*Baby*Care

Dieses Buch entstand in Zusammenarbeit mit

Prof. Dr. Klaus Friese, Direktor der Universitätsfrauenkliniken Innenstadt und Großhadern der
Ludwig-Maximilians-Universität – München
Prof. Dr. Joachim W. Dudenhausen, Professor of Obstetrics and Gynecology, Weill Cornell Medical College,
Deputy Chief Medical Officer, Sidra Medical and Research Center – Doha, State of Qatar
Prof. Dr. Erich Saling, Leiter des Instituts für Perinatale Medizin – Berlin-Neukölln
Prof. Dr. Frank Louwen, Leiter der Geburtshilfe und Pränatalmedizin, Johann Wolfgang Goethe-Universität – Frankfurt am Main
Dipl. med. Ulrich Freitag, Berufsverband der Frauenärzte (BVF) – Wismar
Prof. Dr. Horst Halle, em. Prof. für Geburtshilfe der Charité , Campus Mitte – Berlin
PD. Dr. Dr. Axel Schäfer, Oberarzt an der Frauenklinik Charité, Campus Virchow-Klinikum – Berlin
Dr. med. habil. Bernd Hamann, Niedergelassener Frauenarzt – Berlin
Prof. Dr. Hans Hoffmeister, Ehemaliger Direktor des Robert Koch-Instituts – Berlin
Dr. Wolf Kirschner, Epidemiologe, Forschung, Beratung + Evaluation GmbH – Berlin (Wissenschaftliche Gesamtkonzeption und Texte)

In diesem Handbuch wurden zahlreiche Anregungen von niedergelassenen Frauenärztinnen und -ärzten,
Hebammen und Kinderärztinnen und -ärzten mit langjähriger Erfahrung in der Schwangeren- und Kinderbetreuung
sowie weiteren Fachleuten berücksichtigt.

Wir möchten uns besonders für die kritische und hilfreiche Mitarbeit bedanken bei:
Lea Beckmann, Kinderkrankenschwester, Hebamme und Gesundheitswissenschaftlerin – München
(Kapitel: Schwangerschaft, Liebe und Sex)
Michael Brenner, Soziologe – Hamburg
Heidi Brünion, Diplom Oecotrophologin, Geschäftsführende Gesellschafterin RICHTIG ESSEN INSTITUT – Rosenheim
(Kapitel: Ernährung und Gewicht)
Prof. Dr. Volker Briese, Oberarzt am Klinikum Südstadt Frauenklinik – Rostock (Rezeptbeihefter)
Dr. med. Jakob Derbolowsky, Frauenarzt und Psychotherapeut – München (Kapitel: Stress und psychische Erkrankungen)
Dr. med. Monika Dräger, Erich Saling-Institut für Perinatale Medizin e. V. – Berlin (Kapitel: Infektionskrankheiten)
Gundula Dupont – Berlin (Kapitel: Cytomegalie Virus Infektion (CMV))
Dr. med. Susanna Kramarz, Praktische Ärztin und Medizinpublizistin – Berlin (Reiten in der Schwangerschaft)
Dr. med. Kai Lüthgens, Facharzt für Labormedizin - Labor Enders - Stuttgart und Dipl. med. Kathrin Pötschick,
Praxis für Humangenetik - Berlin (Kapitel Genetische Erkrankungen, Pränataldiagnostik)
Petra Möhrke, Praxis für Atem und Bewegung – Berlin (Schwangerschaftschaftsgymnastik)
Dr. med. Pompilio Torremante, Niedergelassener Frauenarzt – Ochsenhausen (Schilddrüsenerkrankungen)
PD Dr. med. Christof Schaefer, Ärztlicher Leiter des Pharmakovigilanz- und Beratungszentrums für Embryonaltoxikologie Berlin,
Berliner Betrieb für Zentrale Gesundheitliche Aufgaben (BBGes) (Kapitel: Medikamente)
Dr. Clarissa Schwarz, Hebamme – Berlin (Kapitel: Schwangerschaftsbeschwerden, Geburt, Wochenbett)
Marion Sulprizio, Diplom-Psychologin, Psychologisches Institut der Deutschen Sporthochschule – Köln
(Kapitel: Sport)

Die Ernährungsempfehlungen in diesem Handbuch orientieren sich an den Empfehlungen des bundesweiten Netzwerkes
»Gesund ins Leben – Netzwerk junge Familie« – Ernährung in der Schwangerschaft.

Wir bedanken uns bei allen Krankenkassen und Krankenversicherungen, die eine Kooperation mit BabyCare eingegangen sind.

Wir bedanken uns auch bei allen Teilnehmerinnen des BabyCare-Programms, die uns zahlreiche Hinweise gegeben haben.

Wir bedanken uns weiterhin auch für die Unterstützung bei: Alere GmbH Deutschland, Biotest AG, Merck Selbstmedikation GmbH,
Nestlé Nutrition GmbH, Steripharm Pharmazeutische Produkte GmbH & Co. KG, Verla-Pharm Arzneimittel GmbH & Co. KG,
VITA 34 AG

Journalistische Überarbeitung: Dr. Georg Wedemeyer – München

Grafische Gestaltung: eisele grafik·design – München

Coverfoto: Jim Cooper/GettyImages

Produktion und Druck: RieckDruck GmbH, Print | kompetent und effizient – Hamburg

6. Auflage 2014 (200 000 bis 250 000 Exemplare)

ISBN 978-3-00-044853-9

Herausgeber: **FB+E** Forschung, Beratung + Evaluation GmbH, c/o Charite Frauenklinik CVK, Augustenburger Platz 1, 13353 Berlin

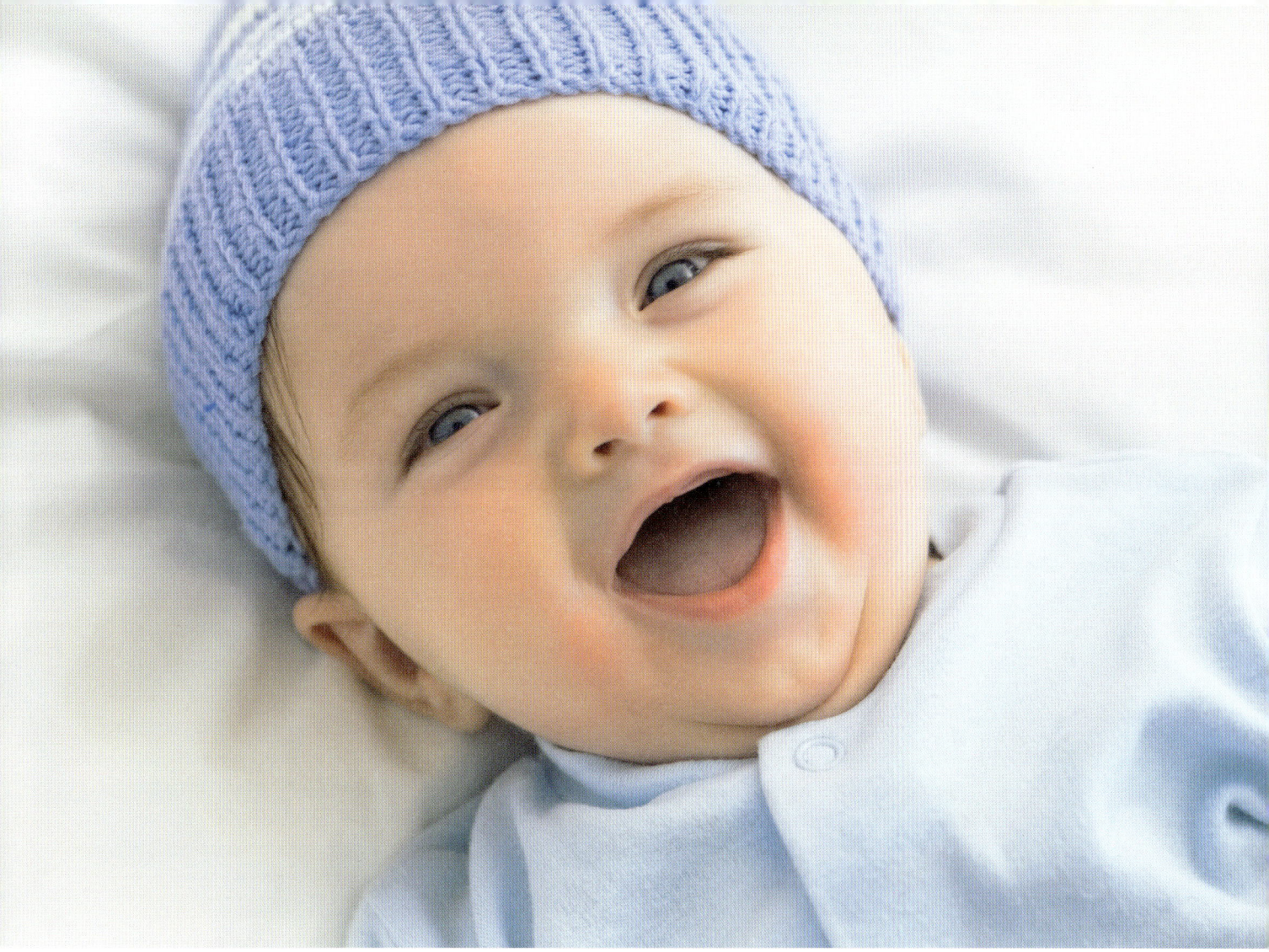

Vorwort

Liebe Leserin,

Sie wissen es vielleicht schon aus Ihrem Bekanntenkreis: Die Schwangerschaft wird von jeder Frau anders erlebt. Manche fühlen sich in dieser Zeit so wohl, dass sie am liebsten »immer nur schwanger« wären. Anderen ist dagegen »ununterbrochen schlecht«. Und wieder andere empfinden diesen Zustand als »völlig normal«. Sicher ist nur, dass mit einer Schwangerschaft, wenn es die erste ist, viel Neues auf Sie zukommt. Ihr Körper wird sich verändern, ebenso Ihr Seelenleben. Ihre Umgebung wird Sie anders behandeln. Sie werden sich Gedanken über Ihre Zukunft sowie die Ihres Babys und Ihrer Partnerschaft machen.

Vermutlich haben Sie neben Ihrem Partner Eltern oder andere Verwandte und Freunde, mit denen Sie sich besprechen können. In allen medizinischen Fragen wird Ihre Frauenärztin/Ihr Frauenarzt Ihnen zur Seite stehen. Unser Sozial- und Gesundheitswesen bietet viele weitere Beratungs- und Unterstützungsmöglichkeiten an.

Warum also dieses Buch und dieses Programm?

Wir, die Autoren und Beteiligten, sind erfahrene Geburtshelfer, Sozialmediziner, Hebammen und Kinderärzte. Dieses Buch und dieses Programm haben wir vor allem aus folgendem Grund verfasst: Wir möchten dazu beitragen, dass Ihre Schwangerschaft möglichst frei von gesundheitlichen Komplikationen verläuft und

» ... und jedem Anfang wohnt ein Zauber inne, der uns beschützt und der uns hilft zu leben.«
Hermann Hesse
(Schriftsteller, 1877–1962)

dass Sie ein gesundes Baby zur Welt bringen. »Ist Schwangerschaft denn etwas so Gefährliches?« denken Sie jetzt vielleicht. Die klare Antwort gleich vorweg: Nein. Mit allergrößter Wahrscheinlichkeit werden Sie eine normale und schöne Schwangerschaft erleben und an deren Ende ein wundervolles Neugeborenes in Ihren Armen halten.

Doch birgt eine Schwangerschaft natürlich auch Risiken. Sie könnten krank werden. Sie könnten sich, ohne es zu wissen, so verhalten, dass Sie dem Kind, das im Bauch heranwächst, schaden. Oder umgekehrt: Nur weil Sie bestimmte wichtige Informationen nicht oder nicht in ausreichendem Maße haben, unterlassen Sie etwas, was Ihrem Kind nützen könnte. Kurzum: Wir sind der Ansicht, dass durch umfassende Information und Beratung, wie dieses Buch sie bietet, noch einiges getan werden kann, um unnötiges Leid und belastende Aufregungen zu vermeiden.

Jährlich werden in Deutschland rund 650.000 Kinder geboren.

- Etwa sieben Prozent aller Neugeborenen wiegen bei der Geburt unter 2.500 Gramm; von diesen kommt der Großteil vor der abgeschlossenen 37. Schwangerschaftswoche zur Welt. Nicht wenige dieser Frühgeborenen leiden lebenslang überdurchschnittlich unter Krankheiten. Auch Behinderungen sind unter Frühgeborenen häufiger als unter normal ausgetragenen Kindern.
- Ein bis zwei Prozent der Neugeborenen weisen Fehlbildungen am Körper oder am Nervensystem auf.

Wir sind überzeugt, dass diese Zahlen kleiner sein könnten. Nehmen Sie das Beispiel der Säuglingssterblichkeit: Noch 1960 starben in Deutschland 35 von 1 000 lebend geborenen Kindern im ersten Lebensjahr. Heute sind dies nur noch etwa 3,5 von 1 000. Sie sehen also: Fortschritt ist möglich. Was Komplikationen während der Schwangerschaft angeht, so glauben wir, dass eine stärkere Berücksichtigung der sozialen und psychischen Situation der Schwangeren und ihrer Angehörigen vonnöten ist. Wieder kann die Säuglingssterblichkeit als Beleg dienen: Lange Jahre war die Sterblichkeit unehelich geborener Säuglinge doppelt so hoch wie die von ehelich geborenen. Die soziale und psychische Situation hat also starken Einfluss auf die körperliche Gesundheit.

Viele wissenschaftliche Studien belegen, dass Komplikationen im Verlauf der Schwangerschaft in der Regel mehrere Ursachen haben. Nur selten sind sie auf eine Ursache oder einen Risikofaktor zurückzuführen, wie dies zum Beispiel bei den monogenetischen Krankheiten – solchen, die aufgrund der unnormalen Ausprägung eines Erbfaktors entstehen – der Fall ist. Das ist eine gute Nachricht für Sie, denn es bedeutet, dass Sie diesen Risiken nicht hilflos ausgeliefert sind. Die Mehrzahl der Risiken in der Schwangerschaft kann durch Ihre aktive Mitarbeit vor und während der Schwangerschaft vermieden oder in ihrer Auswirkung gemildert werden. Allerdings ist der Wunsch nach absoluter Sicherheit leider nicht erfüllbar. Dies gilt für die Schwangerschaft ebenso wie für alle anderen Bereiche des Lebens.

Dieser Leitfaden soll Ihnen keine Angst machen. Er soll Ihnen vielmehr dabei helfen, den Herausforderungen der Schwangerschaft bestmöglich zu begegnen, indem er angemessene Verhaltensweisen aufzeigt und Unterstützung bei eventuell zu treffenden Entscheidungen vor und während der Schwangerschaft bietet. Doch bei aller Information, Beratung und Zuwendung, die Ihnen zuteil wird, kann Ihnen kein Geburtshelfer im möglichen, aber nicht sehr wahrscheinlichen Fall eines Problems die Entscheidung abnehmen. Nutzen Sie also diesen Leitfaden, um sich auf einen wichtigen und meist auch sehr schönen Abschnitt Ihres Lebens gründlich vorzubereiten.

Mit BabyCare haben Sie nicht nur ein Buch, sondern ein **Servicepaket** erhalten. Wir bitten Sie daher, den **Fragebogen** am Buchende oder online unter **fragebogen.baby-care.de auszufüllen und abzusenden**. Ihre Antworten werden mithilfe eines Computerprogramms analysiert und für eine individuell auf Sie zugeschnittene Beratung für ein gesundheitsbewusstes Verhalten in der Schwangerschaft ausgewertet. Wir teilen Ihnen in einem **ausführlichen** Brief (wenn gewünscht auch per E-Mail) die Ergebnisse mit und geben Ihnen die eine oder andere Empfehlung, wie Sie eine möglichst unbeschwerte Schwangerschaft erleben können. Auch Ihr Ernährungsverhalten wird ausgewertet und Sie bekommen detaillierte Ratschläge, was sich gegebenenfalls daran verbessern lässt.

Unter www.facebook.com/BabyCareDE laden wir Sie ein, mit uns zu Themen rund um die Schwangerschaft zu diskutieren. Ihre Anregungen sind gefragt. Wir würden uns auch über die Zusendung oder das Posten eines Fotos des neuen Erdenbürgers freuen.

In unserem BabyCare-Blog (blog.baby-care.de) werden wöchentlich interessante Themen für eine gesunde Schwangerschaft beleuchtet.

Wenn Ihr Kind dann geboren ist, möchten wir Sie bitten, die **die Postkarte am Ende dieses Handbuchs** auszufüllen und an uns abzuschicken. Ihre Angaben zum Geburtstag und dem Geburtsgewicht Ihres Kindes machen es möglich, die Wirksamkeit des BabyCare-Programms zu überprüfen. All diese Dinge verursachen natürlich zusätzliche Kosten, die bei weitem die der Herstellung des Buches übersteigen. Wir haben uns daher entschlossen, auch eine begrenzte Zahl von Werbeanzeigen in das Buch aufzunehmen. Dabei wurde darauf geachtet, dass die beworbenen Produkte eine sinnvolle Neuerung darstellen oder ein günstiges Preis-Leistungs-Verhältnis aufweisen.

Lassen Sie sich von »gesund & schwanger – BabyCare« durch die Schwangerschaft begleiten. **Wir wünschen Ihnen einen glücklichen und vor allem gesunden Schwangerschaftsverlauf.**

Dr. Renate Kirschner
Forschung, Beratung + Evaluation
www.baby-care.de

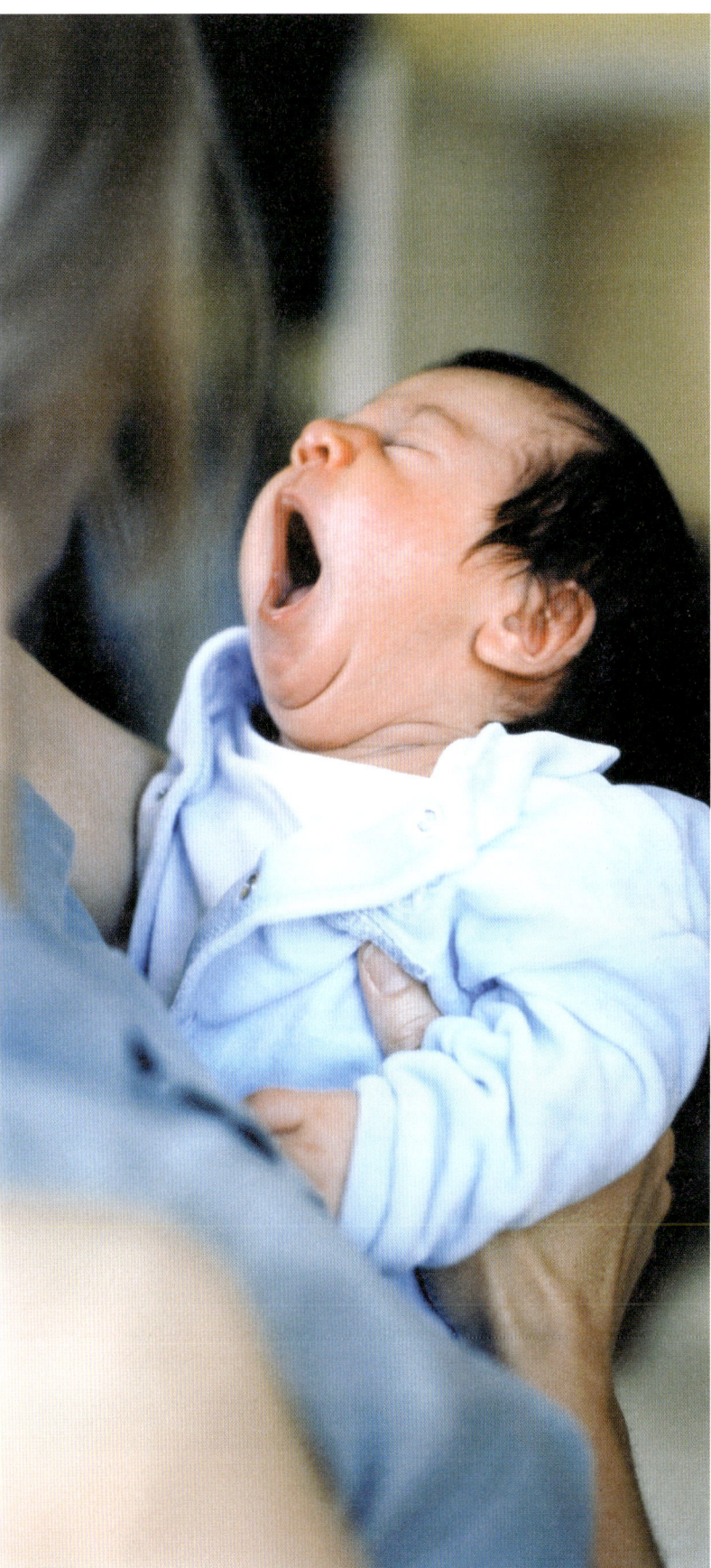

INHALT

1	Was wir für Sie tun können	**8**
2	Warum die Gefühle Achterbahn fahren	**13**
3	**Die Schwangerschaft – so verläuft sie normal**	**19**
3.1	Den Mutterpass verstehen ...	**20**
3.2	Was Monat für Monat passiert – die zehn Schwangerschaftsmonate	**24**
3.3	Übliche Beschwerden und solche, die Sie ernst nehmen sollten	**46**
3.4	Was Sie gegen Schwangerschaftsbeschwerden tun können	**46**
4	**Betreuung in der Schwangerschaft**	**52**
4.1	Die Frauenärztin, der Frauenarzt	**53**
4.2	Die Hebamme	**55**
5	**Schwangerschaft und Berufstätigkeit**	**58**
6	**Wie Frauen die Schwangerschaft erleben**	**66**
6.1	Was beschäftigt die Frauen am meisten?	**66**
6.2	Wie erleben Frauen die Schwangerschaft?	**67**
6.3	Das Erlebnis der Geburt	**69**
7	**Schwangerschaft, Liebe und Sex**	**70**
8	**Risiken im Verlauf der Schwangerschaft**	**73**
8.1	Alkohol	**74**
8.2	Rauchen	**76**
8.3	Illegale Drogen	**79**
8.4	Chemikalien und Nahrungszusätze	**80**
8.5	Sport	**86**
8.6	Reisen	**90**
8.7	Impfungen	**91**
8.8	Lebensalter	**93**
8.9	Ernährung und Gewicht	**95**
8.10	Stress	**118**

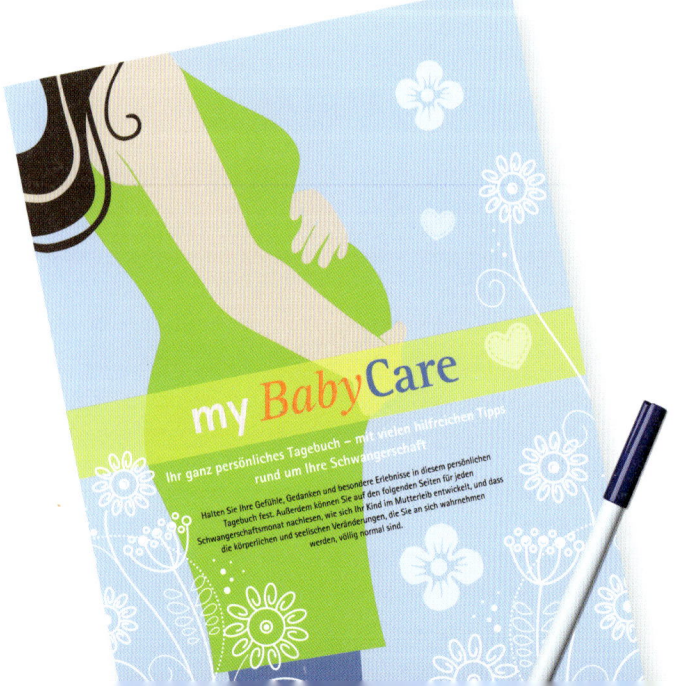
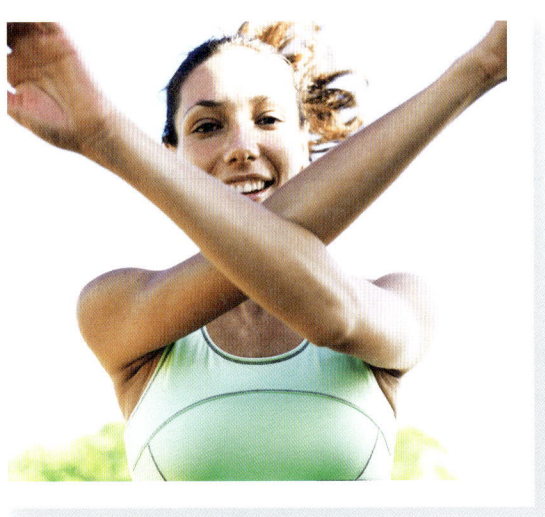

8.11	Infektionskrankheiten	**120**
8.12	Chronische Krankheiten	**133**
8.13	Medikamente	**143**
8.14	Vorausgegangene Schwangerschaften mit Problemen	**147**
8.15	Genetische Erkrankungen, Pränataldiagnostik	**147**
8.16	Parodontitis	**152**
8.17	Krankheit des Partners	**152**
8.18	Zwillinge	**153**
8.19	Mehrfache Risiken – eine Übersicht	**155**
8.20	Angst vor Komplikationen? Sie sind viel seltener, als Sie denken ...	**156**
8.21	Weniger Risiko – jede Fünfte kann etwas tun	**157**
8.22	Die Frühgeburt – das größte Problem in der zweiten Schwangerschaftshälfte	**158**
8.23	BabyCare senkt die Frühgeburtenrate	**160**
8.24	Was tun, wenn es nun doch passiert?	**160**
8.25	Die Fehlgeburt – ein trauriges Ende einer Schwangerschaft	**161**
9	**Die Geburt – was gilt es zu bedenken?**	**164**
9.1	Der Geburtsvorbereitungskurs	**164**
9.2	Geburt in der Klinik, im Geburtshaus oder zu Hause?	**165**
9.3	Wie soll ich die Klinik auswählen?	**169**
9.4	Geburtsschmerzen und was man dagegen unternehmen kann	**176**
9.5	Wie die Geburt abläuft – Spontane Geburt/Kaiserschnitt	**177**
9.6	Wie soll das Kinderzimmer aussehen?	**178**
9.7	Stillen ja oder nein?	**179**
9.8	Screening bei Neugeborenen	**181**
10	**Die ersten Wochen danach**	**183**
10.1	Machen Sie Flitterwochen mit Ihrem Kind	**183**
10.2	Tipps zum Alltag	**187**
10.3	Kinderärztin/-arzt	**189**
10.4	Verhütung	**193**
11	**Was Sie für sich und Ihr Kind tun können**	**195**
12	**Erklärung von Fachausdrücken und Abkürzungen**	**208**
	Schlagwortverzeichnis	**215**

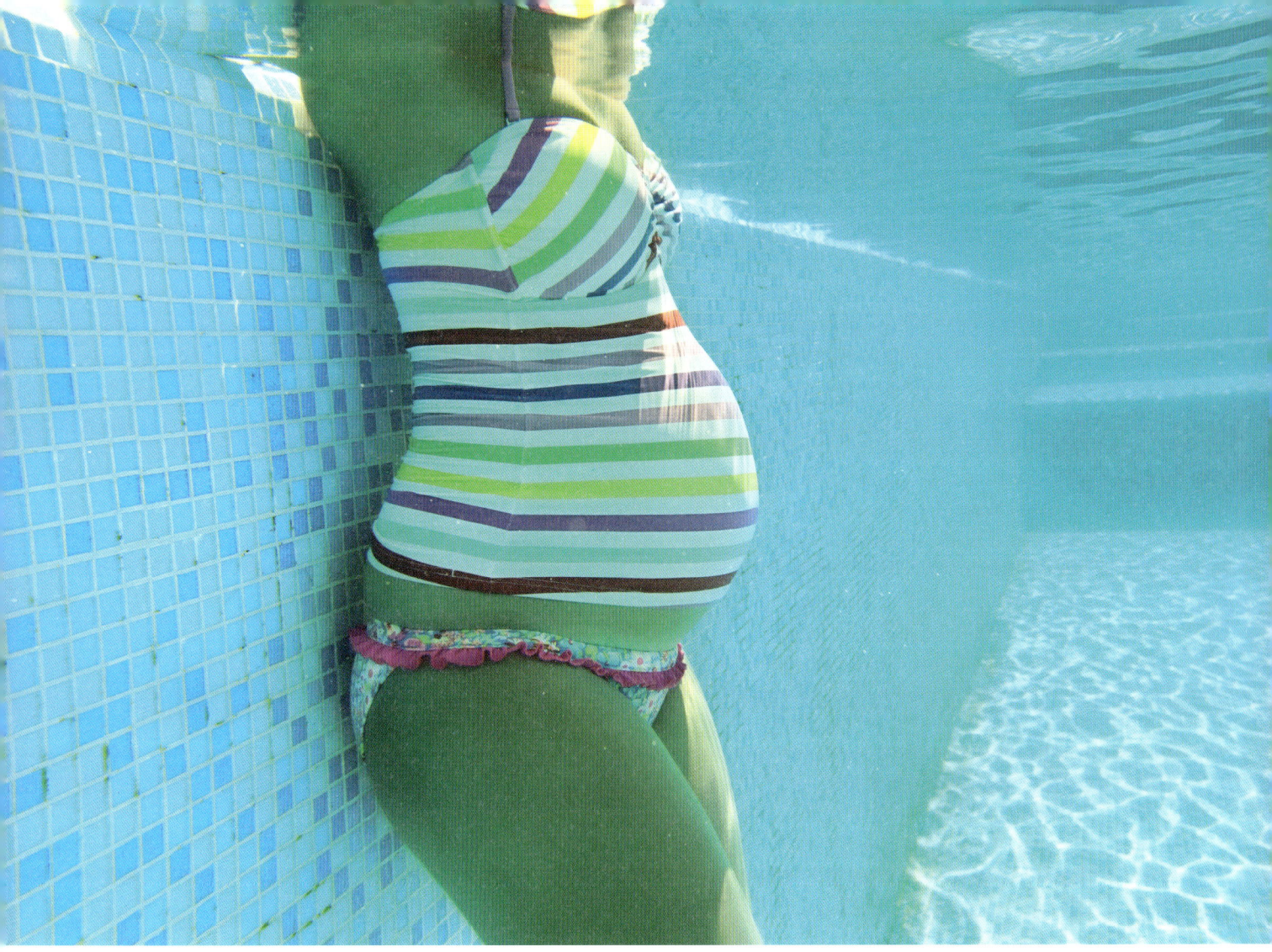

1 Was wir für Sie tun können

»Alles Wissen hat nur dann einen Wert, wenn es uns tatkräftiger macht.«
Jozeph von Eötvös
(ungarischer Politiker und Schriftsteller, 1813–1871)

Jede Schwangerschaft ist ein Wunder. Aus einem Ei und einer Samenzelle entsteht bei einer Befruchtung neues Leben. Die Vereinigung der beiden kann stattfinden, wenn Sie kurz vor oder zur Zeit des Eisprungs, also ungefähr in der Mitte zwischen zwei Periodenblutungen, Geschlechtsverkehr haben. Die neue Zelle nistet sich nach einigen Tagen in der Gebärmutter ein und vergrößert sich durch Teilung. Nach und nach bildet sich der Embryo und die Placenta (der Mutterkuchen), die als »Versorgungsstation« dient. Über die Placenta und die Nabelschnur gelangen Sauerstoff und Nährstoffe in den Blutkreislauf des Embryos. Um diesen bildet sich wiederum innerhalb der Gebärmutter eine Fruchtblase, in deren Fruchtwasser das Kind gut geschützt schwimmt.

Diese biologischen Vorgänge sind kompliziert. Da die Natur selbst darüber zu wachen versucht, dass neues Leben unter möglichst optimalen Bedingungen entsteht, reagiert der mütterliche Organismus in dieser Zeit sehr sensibel und bei Störungen kann es zum automatischen Abbruch der biologischen Prozesse kommen. Die Zahl dieser Abbrüche wird Sie erstaunen:

Etwa jede zweite begonnene Schwangerschaft geht sehr früh, und zwar bis zur zwölften Schwangerschaftswoche mit einer Fehlgeburt zu Ende, was die betroffenen Frauen oft gar nicht merken. Solche und andere Störungen kann man jedoch vermeiden und verringern.

Noch heute gibt es in vielen Entwicklungsländern eine hohe Mütter-, Säuglings- und Kindersterblichkeit. Auch in den Industrieländern war sie vor kaum 100 Jahren ähnlich hoch und in Deutschland verursachte sie selbst in den zwanziger Jahren des vorigen Jahrhunderts noch großes Leid, vor allem in ärmeren Familien. Heute haben sich jedoch bei den wohlhabenden Nationen die Verhältnisse grundlegend gewandelt.

Dazu hat vieles beigetragen. Die verbesserte Hygiene, weniger häufige Schwangerschaften, verbesserte Lebens- und Arbeitsbedingungen zum Beispiel durch die Mutterschutzgesetze, der medizinische Fortschritt, die gute ärztliche Versorgung im niedergelassenen Bereich und im Krankenhaus – das alles hat bewirkt, dass Krankheit und Tod kaum noch mit Schwangerschaft und Geburt in Verbindung gebracht werden. Völlig risikofrei ist die Entstehung neuen Lebens aber nicht.

Der Begriff Risiko wird Ihnen in diesem Buch noch öfter begegnen, deshalb an dieser Stelle einige kurze Erläuterungen. In der Alltagssprache ist Risiko etwa gleichbedeutend mit Gefahr. In der Wissenschaft von der Verbreitung und den Ursachen von Krankheiten (Epidemiologie) ist das nicht anders. Dort versucht man, das Risiko – also die Wahrscheinlichkeit, Schaden zu erleiden – zu berechnen. Das geht ganz einfach. Zunächst werden alle schädlichen Ereignisse einer bestimmten Art in einem bestimmten Zeitraum, zum Beispiel innerhalb eines Jahres, bei einer bestimmten Personengruppe ermittelt. Dann wird diese Zahl durch die Gesamtzahl der Gruppe geteilt. Ein Beispiel: Es werden alle Herzinfarkte bei 60-Jährigen in Deutschland im Jahr 2014 gezählt – nehmen wir der Einfachheit halber an, dass es zehn sind. Dann teilen wir diese Zahl durch die Gesamtzahl aller 60-Jährigen, die wir hier mit 100 ansetzen. Das ergibt 10:100=0,1 (zehn Prozent). Anders ausgedrückt: Die Wahrscheinlichkeit (das Risiko) für einen 60-Jährigen, einen Herzinfarkt zu erleiden, liegt im Durchschnitt bei zehn Prozent.

Nun will man natürlich genauer wissen, wie diese zehn Prozent aufgeteilt sind. Wen trifft es vermutlich? Und wen trifft es wahrscheinlich nicht? Hier kommt der Begriff »Risikofaktor« ins Spiel. Damit ist ein Sachverhalt gemeint, der die Wahrscheinlichkeit, dass ein Schaden eintritt, überdurchschnittlich hoch werden lässt. Beim Herzinfarkt sind Risikofaktoren mittlerweile allgemein bekannt: Einen Menschen, der viel raucht, immer fett isst und sich wenig bewegt, trifft es mit höherer Wahrscheinlichkeit als einen, der dieses alles nicht oder weniger häufig tut. Hier wird also das Risiko bei Personen bzw. Personengruppen, die den Risikofaktor aufweisen, mit dem Risiko bei solchen ohne Risikofaktor verglichen. Bekanntestes Beispiel ist der Vergleich bei Erkrankungen an Lungenkrebs in Abhängigkeit vom Rauchen.

Bei alledem gilt aber immer, dass »Wahrscheinlichkeit« nicht mit »Sicherheit« gleichzusetzen ist. Aussagen über Risiken können immer nur nach Beobachtung sehr vieler Fälle getroffen werden. Sie gelten eben allgemein und nicht für den Einzelfall. Selbst wenn etwas sehr wahrscheinlich, das Risiko also sehr hoch ist, muss der Schaden nicht notwendigerweise eintreten. Nicht jede Raucherin/jeder Raucher erkrankt an Lungenkrebs.

Das allgemeine Risiko einer Schwangeren in Deutschland, von der Säuglingssterblichkeit, also vom Tod ihres Kindes im ersten Lebensjahr betroffen zu werden, ist insgesamt minimal, wenn auch nicht gleich null. Es beträgt 3,5 auf 1.000 Lebendgeburten, ein Risiko, das bisher in kaum einem Land noch weiter gesenkt werden konnte.

Einerseits also sind die Risiken für Mutter und Neugeborenes, also für die Zeit unmittelbar nach Ende der Schwangerschaft, auf einem historischen Tiefststand angekommen. Andererseits aber sinkt die Rate gewisser Komplikationen, die während einer Schwangerschaft auftreten können, seit Jahren nicht mehr, sondern stagniert oder steigt sogar wieder. Warum?

Verantwortlich dafür sind allgemeine gesellschaftliche Entwicklungen. Das Alter, in dem Frauen ihr erstes Kind bekommen, steigt seit Jahren ständig an. Immer mehr Frauen, gerade auch diejenigen im gebärfähigen Alter, greifen zur Zigarette. Gleiches gilt für die Zahl der Konsumentinnen von illegalen Drogen wie Marihuana, Ecstasy oder Crystal-Meth.

Es gibt auch eine ganze Reihe von Medikamenten, die an sich sehr nützlich sind, aber in der Schwangerschaft zum Risiko für Fehlbildungen führen. Bei der Arbeit, im Alltag und im Haushalt sind wir von zahlreichen Stoffen umgeben, die eine ähnlich ungünstige Wirkung haben können. Auch mit der Nahrung nehmen wir solche Substanzen auf.

Es ist einleuchtend, dass diese Risikofaktoren nicht allein durch medizinische Maßnahmen vermindert werden können. Hier ist jeder und jede Einzelne gefragt. Nur durch die Änderung des persönlichen Verhaltens und der Einstellung der werdenden Mutter sowie der Personen in ihrem Umfeld lassen sich hier Verbesserungen erzielen.

Die heute häufigsten Komplikationen in der Schwangerschaft sind:
- Geburt von Kindern mit Fehlbildungen (ein bis zwei Prozent)
- Vorzeitige Wehentätigkeit und Frühgeburt (neun Prozent)
- Spontanabort (Abgang) des Embryos in den ersten zwölf Wochen (etwa 20 Prozent bezogen auf Frauen mit diagnostizierter Schwangerschaft)

Das bedeutet, dass in Deutschland jedes Jahr mehr als 60 000 Kinder als Frühgeborene zur Welt kommen und etwa 25 000 Kinder mit leichten, zum Teil aber auch schwerwiegenden Schädigungen oder Beeinträchtigungen.

Mit der Schwangerschaft beginnt ein neuer Abschnitt im Leben der Frauen. Zunächst jedoch bleibt dieses Leben wie bisher in den Alltag eingebettet: Familie, Nachbarschaft, Arbeit und Freizeit. Das ist auch richtig und gut so.

Dennoch ist eine Schwangerschaft, vor allem wenn es die erste ist, etwas gänzlich Neues. Sie muss von der Frau und ihrer Umgebung »verarbeitet« werden. Sie wird nicht nur als erfreulich empfunden, sie wirkt auch belastend, da auf viele Fragen und Gefühle erst die richtigen Antworten gefunden werden müssen.

Zum Beispiel:
- Kann ich so weiterleben wie bisher?
- Brauchen »wir« eine neue Wohnung?
- Was muss für das Kinderzimmer angeschafft werden?
- Wie verändert sich »unsere« finanzielle Lage?
- Was kann ich für meine Gesundheit und die des Kindes zusätzlich tun?
- Welche gesundheitlichen Risikofaktoren liegen bei mir vor und wie ist mit ihnen umzugehen?
- Wie soll ich mein Ernährungsverhalten ändern?
- Soll ich (mehr) Sport oder Gymnastik treiben?
- Bekomme ich die Unterstützung, die ich mir wünsche?
- Bin ich zufrieden? Geht es mir gut?
- Muss es mir in der Schwangerschaft immer gut gehen?
- Warum habe ich plötzliche Stimmungsschwankungen?
- Wie werde ich mit Alltagsstress fertig?
- Ist es empfehlenswert, Multivitamin- und Mineralstoffpräparate einzunehmen?
- Wie verhält es sich mit der Einnahme von Medikamenten, auch von solchen pflanzlicher Herkunft?
- Liegen erblich bedingte Schwangerschafts- oder Geburtsrisiken vor und soll ich diagnostische Untersuchungen durchführen lassen, um eventuelle Fehlbildungen des Kindes auszuschließen?
- Was ist mit meiner Partnerbeziehung und mit meiner Sexualität?
- Wo mache ich meinen Geburtsvorbereitungskurs?
- Wo soll mein Kind zur Welt kommen und nach welchen Gesichtspunkten treffe ich meine Wahl?
- Wo bekomme ich eine fachlich gute Beratung bei psychischen und psychosozialen Problemen?

- Wo bekomme ich Rat, wenn ich zusätzliche medizinische Fragen habe?
- Wie finde ich eine Hebamme, die zu mir passt?

Die medizinischen Fragen werden bei einem guten Arzt-Patientinnen-Verhältnis sicherlich mit Ihrer Frauenärztin/Ihrem Frauenarzt besprochen. Das ist sehr viel, aber nicht alles. Wissenschaftliche Untersuchungen zeigen, dass sich das Risiko von Komplikationen während der Schwangerschaft und bei der Geburt deutlich vermindern lässt, wenn über die medizinischen Maßnahmen hinaus auch psychosoziale Faktoren stärker berücksichtigt werden, also wenn darauf geachtet wird, dass Sie sich rundum wohlfühlen und dadurch den Optimismus und die Kraft haben, sich den neuen Herausforderungen zu stellen.

Natürlich wünscht sich jede Frau, wünschen sich alle Eltern ein gesundes Kind und möchten zusammen mit der Frauenärztin/dem Frauenarzt und der Hebamme alles tun, damit sich dieser Wunsch erfüllt. Auch Partner, Familie und Freundinnen sind dabei oft gute Ratgeber. Zusätzlich möchten wir mit »gesund & schwanger – BabyCare« den gesunden Verlauf der Schwangerschaft durch ein breites Spektrum von Informationen und Angeboten unterstützen. Denn angemessene Verhaltensweisen und Entscheidungen beruhen auf Information und Wissen. Bei diesem Buch können Sie sicher sein, dass alles, was Sie darin lesen:

- aktuell
- wissenschaftlich gesichert
- verständlich
- durch konkrete Empfehlungen auch für Sie umsetzbar und damit von Nutzen ist.

Hier ein kleiner Überblick über das, was Sie in den einzelnen Kapiteln erwartet:

Kapitel 2 beschäftigt sich mit der Psychologie der Schwangerschaft. Sie werden bei der Lektüre dieses Kapitels erfahren, dass Sie mit Ihren Launen und wechselnden Stimmungen durchaus keine Ausnahme sind. Ängste, wie alles weitergehen soll oder Spannungen mit

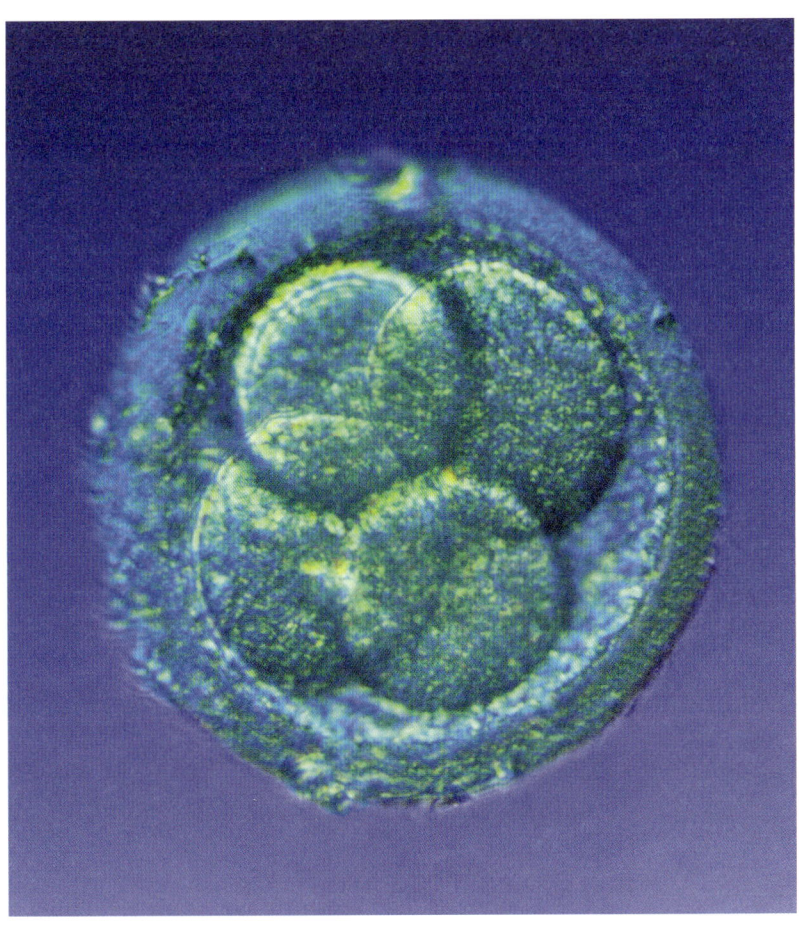

Weibliche Eizelle in der Vergrößerung

dem Partner sind für verschiedene Stadien der Schwangerschaft durchaus typisch und üblich. Nur so können Sie Ihr neues Leben austesten und Sicherheit gewinnen.

Kapitel 3 befasst sich mit dem normalen Schwangerschaftsverlauf. Es enthält Erläuterungen zum Mutterpass und beschreibt in übersichtlicher tabellarischer Form die Entwicklung des Kindes im Mutterleib sowie die normalen körperlichen und seelischen Veränderungen, die Sie an sich wahrnehmen. Sie werden sehen, dass das für Sie ganz Ungewohnte offensichtlich völlig normal ist. Das sollte Sie beruhigen.

Zu jedem Schwangerschaftsmonat bieten wir Ihnen viel Platz in Form eines ganz **persönlichen Tagebuchs**. Nutzen Sie den Raum für Notizen zu den einzelnen Vorsorgeuntersuchungen und um Gefühle, Gedanken, besondere Erlebnisse, aber auch Ängste niederzuschreiben. Was schoss Ihnen durch den Kopf als der Schwangerschaftstest das Ergebnis »schwanger« zeigte? Oder wie haben Sie die ersten Wochen und Monate der Schwangerschaft erlebt? Das Kapitel beantwortet in geraffter Form auch alle grundsätzlichen Fragen. Zum Beispiel geht es darum, welche Risiken in welchem Stadium der Schwangerschaft von besonderer Tragweite sind. Beschrieben wird auch, welche Zustände oder Beschwerden häufig und üblich sind und bei welchen Sie Ihre Frauenärztin/Ihren Frauenarzt aufsuchen oder eventuell Ihre Hebamme um Rat fragen sollten.

Kapitel 4 beschäftigt sich mit der wichtigen Rolle der Frauenärztinnen/Frauenärzte und stellt die Aufgaben und Angebote der Hebammen vor.

Kapitel 5 enthält die wichtigsten gesetzlichen Regelungen für Schwangere.

Kapitel 6 berichtet, wie andere Frauen ihre Schwangerschaft erleben. Dazu haben wir eine Stichprobe von Schwangeren mit unserem Fragebogen »gesund & schwanger – BabyCare« befragt.

Kapitel 7 beschreibt die häufig unvermeidlichen Veränderungen der Gefühle in der Liebe und der Partnerschaft.

Kapitel 8 erläutert die derzeit wissenschaftlich gesicherten Risikofaktoren, die zu Schwangerschaftskomplikationen führen können. Dazu wird in der Regel

- zunächst die Verbreitung dieser Risiken in der weiblichen Bevölkerung im gebärfähigen Alter in Deutschland beschrieben
- und im Anschluss daran die Bedeutung der einzelnen Risikofaktoren erklärt.

Am Ende jeden Abschnitts haben wir für Sie konkrete Empfehlungen zur gesunden Schwangerschaft zusammengestellt. Dieses Kapitel brauchen Sie nicht vollständig durchzulesen. Es ist eher zum Nachschlagen gedacht, wenn Sie einzelne dieser Risikofaktoren aufweisen oder diese nicht ganz ausschließen können.

Kapitel 9 hilft Ihnen bei den konkreten Geburtsvorbereitungen.

Kapitel 10 informiert Sie über das Wichtigste für die Zeit nach der Geburt.

Kapitel 11 enthält unsere Empfehlungen kurz zusammengefasst. Dort finden Sie auch praktische Tipps für den Alltag und wichtige Adressen rund um die Schwangerschaft.

Zum Schluss wird Ihnen die Bedeutung der leider nicht immer vermeidbaren Fachausdrücke und Abkürzungen erklärt, die auch Ihre Frauenärztin/Ihr Frauenarzt verwendet. Über das anschließende Stichwortverzeichnis können Sie die für Sie wichtigen Themen leicht finden.

Das Programm enthält auch einen **Fragebogen**, der sich in der hinteren Umschlagklappe befindet. Füllen Sie ihn möglichst in den ersten zehn bis 15 Schwangerschaftswochen aus und senden ihn an uns. Das Ausfüllen ist auch online (fragebogen.baby-care.de) möglich. Sie erhalten dann **kostenlos** nach etwa zwei bis drei Wochen eine persönliche Analyse Ihrer Situation (ein **Schwangerschaftsprofil**) mit Verhaltensempfehlungen, die ganz auf Sie zugeschnitten sind. Eingeschlossen ist eine Beurteilung Ihrer derzeitigen Ernährungsweise nach dem Programm der Gesellschaft für optimierte Ernährung. Sie können darin erkennen, ob Sie zum Beispiel ausreichend mit Vitaminen und Mineralstoffen versorgt sind, was für Sie und das heranwachsende Kind von größter Bedeutung ist.

Die **Postkarte** am Ende des Handbuchs sollten Sie an uns abschicken, sobald Ihr Baby geboren ist. Viel Platz, um Gedanken und Gefühle zu notieren, haben Sie an vielen Stellen im BabyCare-Buch. Sie sehen also, Sie haben hier keinen bloßen Schwangerschaftsratgeber, sondern ein Servicepaket, das Sie durch die gesamte Schwangerschaft begleiten will.

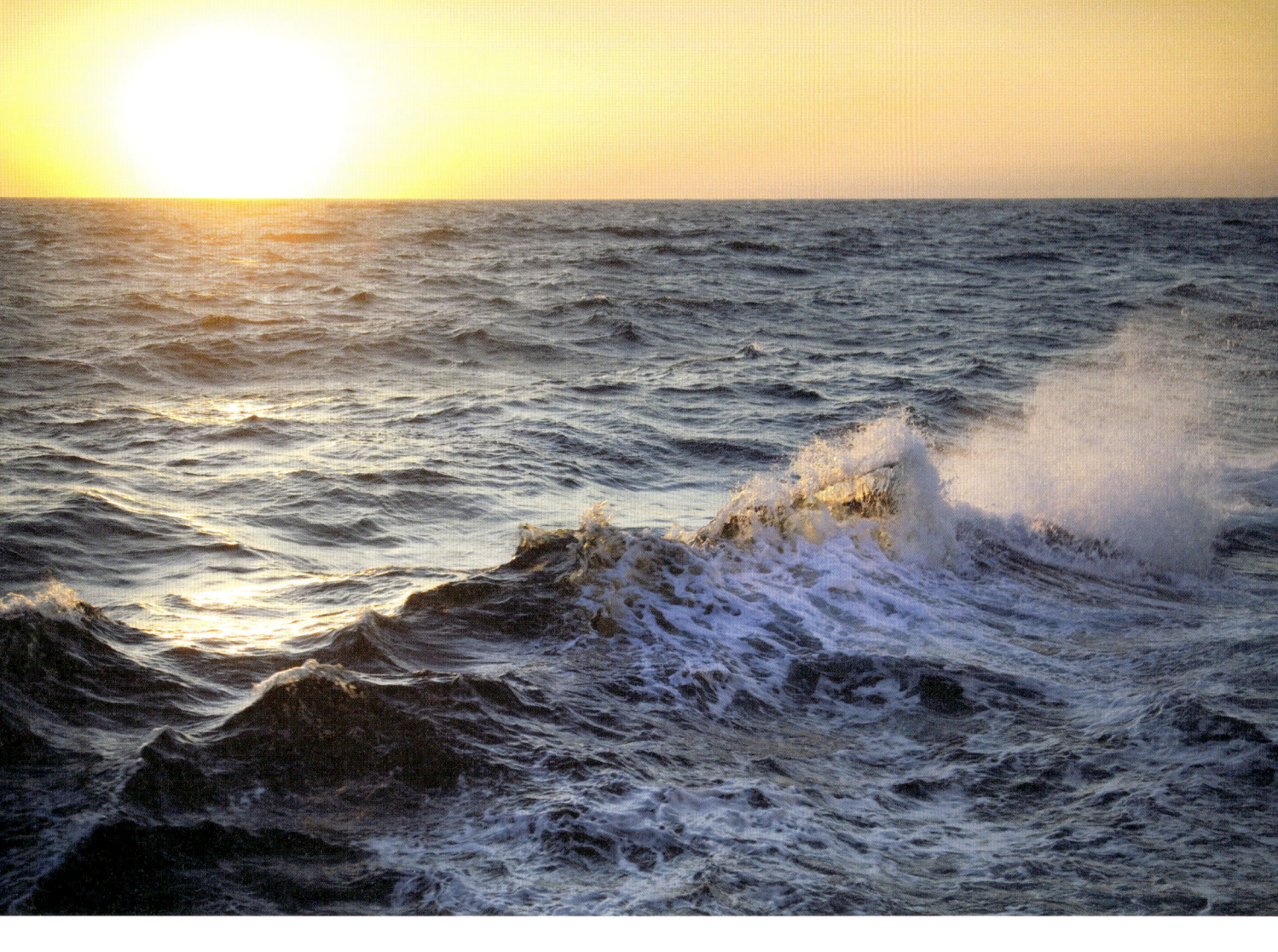

2 Warum die Gefühle Achterbahn fahren

Es gibt kaum ein einschneidenderes Ereignis im Leben einer Frau, als schwanger zu werden. Eine Schwangerschaft – vor allem die erste – und die an deren Ende stehende Geburt verändern so gut wie alles: Familie, Partnerschaft, räumliche Wohnverhältnisse, Haushaltsbudget, Zeiteinteilung, Figur – das ganze bisherige Leben scheint umgekrempelt zu werden. Eine Schwangerschaft stellt den Übergang in eine völlig neue Lebensphase dar. Und es ist gut, dass dieser Übergang ein Dreivierteljahr dauert. Denn nicht nur das Baby braucht so lange, um zu reifen. Die Schwangere und der zukünftige Vater benötigen ebenfalls diese Zeit, um sich auch seelisch auf die neue Situation einzustellen. Auf den nächsten Seiten erfahren Sie, wie Ihr Seelenleben aussehen kann.

In der Psychologie ist die Schwangerschaft ein »lebensgeschichtlicher Umbruchprozess«. Wer Kinder großzieht, erlebt mehrere solcher Umbrüche. Dazu gehören beispielsweise die Einschulung des Kindes, seine Pubertät und die Zeit, wenn es zu Hause auszieht. Jede Phase ist mit reichlich Stress verbunden und alle Beteiligten müssen sich anstrengen, ihr seelisches Gleichgewicht wiederzufinden. Die Geburt des (ersten) Kindes allerdings steht in der Rangliste ganz oben. Sie wird von Müttern und Vätern als die bei weitem wichtigste Veränderung im Familienleben wahrgenommen. Eine amerikanische Psychologin hat dazu über 1.000 Mütter und Väter befragt. In der Abbildung auf der übernächsten Seite sind die Ergebnisse dieser Befragung wiedergegeben.

»Ein Kind bewegt das Oberste zuunterst und rückt gleichzeitig alle Dinge an ihren richtigen Platz.«
Alain Delon
*(Filmschauspieler, *1935)*

Zweifelsfrei ist die Geburt eines Kindes die größte Veränderung im Leben einer Frau und auch in der Partnerbeziehung. Von den Befragten waren 78 Prozent der Auffassung, dass sich durch die erste Geburt ihr Leben stark veränderte. 53 Prozent gaben an, dass sich dadurch auch die Gefühle zu sich selbst stark veränderten und 30 Prozent schließlich fühlten sich durch die Geburt »ziemlich belastet«.

Diese Zahlen sprechen für sich. Zwar sind heute glücklicherweise die allermeisten Frauen gewollt schwanger und freuen sich auf ihr Kind (siehe Kapitel 6). Doch erfahrungsgemäß sollte man während der Schwangerschaft auch mit Psychostress rechnen, das heißt mit Phasen, in denen man glaubt, »es einfach nicht mehr zu schaffen«. Man befürchtet, echte oder auch eingebildete Anforderungen mit den zur Verfügung stehenden Möglichkeiten nicht mehr bewältigen zu können.

Eine gute Gesundheit, wirtschaftliche Sicherheit und eine schöne Wohnung sind Dinge, die im Idealfall helfen, den Stress zu mindern. Auch wenn eine Frau ihre Sorgen auf mehrere Schultern verteilen kann, sei es auf die des Partners, der Eltern oder von Freundinnen, dann wird sie sicherlich ruhiger werden. Aber egal wie die persönlichen Verhältnisse aussehen, alle Frauen scheinen während der Schwangerschaft, vom psychologischen Standpunkt aus betrachtet, Ähnliches zu erleben.

Die Schwangerschaft lässt sich in vier Phasen aufteilen:

Die vier Phasen der Schwangerschaft

1. Verunsicherung (bis zur 12. SSW)
2. Anpassung (12.–20. SSW)
3. Konkretisierung (20.–32. SSW)
4. Vorbereitung auf die Geburt (ab der 32. SSW)

Diese Phasen verlaufen zwar unterschiedlich, weisen jedoch einige Gemeinsamkeiten auf. In jeder läuft nämlich ein ähnlicher Prozess ab. Am Anfang steht die Information, das Wissen um eine neue Situation. Die Frau erfährt, dass sie schwanger ist oder tritt in die nächste Phase der Schwangerschaft. Danach kommen die Gefühle ins Spiel. Die neue Situation und deren Bedeutung werden überdacht. Naturgemäß reagiert der Mensch auf bisher Unbekanntes mit Unsicherheit, vielleicht sogar mit Ängstlichkeit. Das Selbstbild der Frau gerät ins Wanken. Sie weiß nicht, wie sie mit der neuen Situation umgehen soll und ob sie diese gut bewältigen wird. Doch mit zunehmender Vertrautheit mit dem Neuen wachsen meist auch wieder Zuversicht und Selbstvertrauen.

Phase der Verunsicherung (bis 12. Woche)

Bei ungeplanten Schwangerschaften ist der Schock natürlich am größten, wenn Sie plötzlich erfahren, dass Sie schwanger sind. Aber auch wenn schon lange ein Baby herbeigesehnt wurde, kann die Nachricht, dass es nun geklappt hat, zunächst äußerst gemischte Gefühle hervorrufen. Sind wir jetzt wirklich bereit, ein Baby zu bekommen? Was sagt der Freundeskreis? Reicht das Geld? Kann ich eine gute Mutter sein? Das Wissen, schwanger zu sein, löst eine Vielzahl von Fragen, Vorstellungen, Wünschen, Erwartungen, Befürchtungen und Ängsten aus. Eindeutige Antworten sind in dieser Phase selten, Stimmungsschwankungen bis hin zu Gefühlsverwirrungen dagegen häufig. Schlug man sich gestern noch mit Selbstzweifeln herum, so schwelgt man heute plötzlich in übermütigen Glücksgefühlen und ist doch morgen vielleicht schon wieder völlig verzagt.

Himmelhoch jauchzend, zu Tode betrübt – der häufige Wechsel der Gefühlslagen ist völlig normal. Die Rolle der werdenden Mutter, aber auch die des werdenden Vaters wird eben nicht von heute auf morgen angenommen, geschweige denn gelernt. Die Herausforderung der ersten Wochen besteht darin, die neue Situation in das bisherige Leben einzuordnen. Dies geschieht am besten mittels spielerischer Zukunftsplanung. Dabei kann man sich in der Phantasie in die neue Rolle hineindenken und sie so ausprobieren. Gespräche mit engsten Vertrauten helfen dabei, denn in dieser Zeit braucht die Schwangere viel emotionale und soziale Unterstützung.

Phasen des Umbruchs – wie Kinder das Leben verändern

Quelle: Menaghan

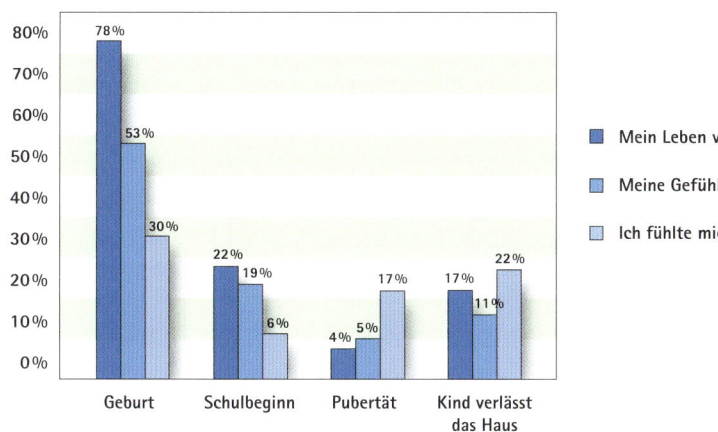

Die Verunsicherungsphase ist dann abgeschlossen, wenn sich die Schwangere und ihr Partner zum Kind bekennen und ihre neuen Rollen zunächst grundsätzlich annehmen. In aller Regel werden dann auch die Eltern, Verwandte, Freundinnen und Freunde sowie die Arbeitskolleginnen und -kollegen über die Schwangerschaft informiert.

Phase der Anpassung (12.–20. Woche)

Freuen Sie sich auf die kommenden Wochen! Nach den ersten Wirren folgt eine ruhigere Zeit. Die Entscheidung für das Kind ist gefallen. Die Zeit bis zur Entbindung ist überschaubar. In aller Gelassenheit kann sich die werdende Mutter auf die Zukunft einstellen. Diese Zeit der Anpassung an das Neue ist in aller Regel eine Phase steigenden Wohlbefindens. Der Körper hat sich zunächst an den neuen Zustand gewöhnt.

Jetzt beginnen viele Frauen in Büchern und Broschüren über den Verlauf einer Schwangerschaft, die Geburt und die kindliche Entwicklung nachzulesen. Auch wenden sie sich an ihre Frauenärztin/ihren Frauenarzt, die eigene Mutter oder die Freundin, die schon eine Schwangerschaft hinter sich hat, um sich zu informieren.

Die Schwangere gewöhnt sich allmählich an ihren wachsenden Bauch und baut eine intensive Beziehung zu dem anfangs noch so fremden Wesen auf, das in ihr reift. Ein bisschen vertrauter wird es auch dadurch, dass in diesem Stadium das Kind auf dem Ultraschallbild bereits als kleiner Mensch zu erkennen ist. So hilft die moderne Technik der werdenden Mutter und auch dem künftigen Vater, sich mit ihren neuen Rollen zu identifizieren.

Stolz beginnt die Schwangere zu erfüllen. Sie spürt, dass sie etwas Besonderes ist und von ihrer Umgebung auch so wahrgenommen wird.

Phase der Konkretisierung (20.–32. Woche)

»Da, es bewegt sich!« Mit diesem erstaunten Ausruf beginnt die sogenannte Konkretisierungsphase, in der die Schwangere die persönliche Beziehung zum Kind findet. Nun kann die Mutter ihr Kind ohne die Hilfe der Technik täglich selbst spüren. Es lebt und es wächst – nahezu alle Schwangeren empfinden bei dieser Feststellung Freude, Sicherheit und Erleichterung. Negative Gefühle, Ängste und Unsicherheiten sind jetzt bei den meisten wie weggeblasen. Auch der Partner kann die Bewegungen des Kindes spüren, wenn er die Hand auf den Bauch legt und wird so in die Schwangerschaft einbezogen. Mehr und mehr stehen die Geburt und das Kind im Vordergrund. Ein Name muss gefunden werden. Das Kinderbett wird gekauft. Und abends geht es zur Schwanger-

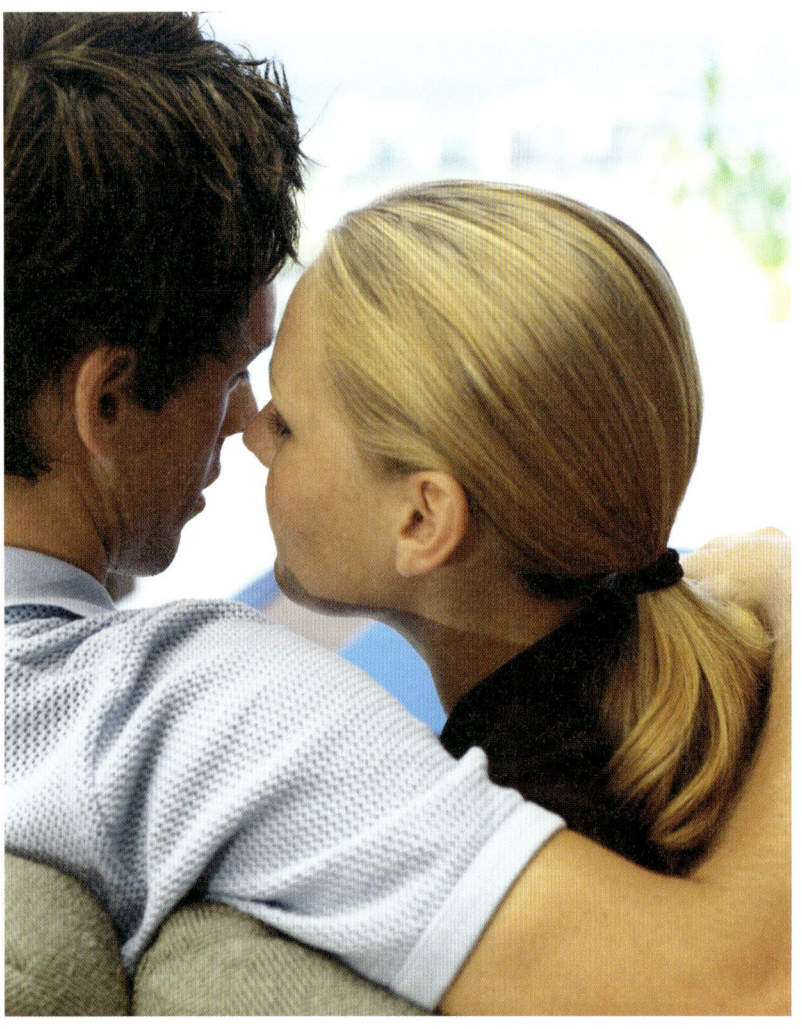

cherheiten tauchen wieder auf. Wie wird die Geburt verlaufen? Ist mein Kind gesund? Das Bedürfnis der Schwangeren nach Schutz und Sicherheit ist in diesen letzten Wochen sehr ausgeprägt. Wer versucht, sich auf die Zeit nach der Geburt zu konzentrieren, also zum Beispiel einen Säuglingspflegekurs besucht oder das Kinderzimmer einrichtet, kann den Stress dieser Phase mildern und ins Positive wenden.

Und der Partner?

Mit der Schwangerschaft tritt ein neuer Mensch in das Leben der Partner. Daran müssen sich beide erst gewöhnen. Der Umgang miteinander wird sich verändern. Das Verhältnis zur Außenwelt auch. Diese neuen Einstellungen müssen erst erlernt, eingeübt und eingespielt werden. Dabei hat die Frau durch die körperlichen Veränderungen einen direkten Bezug zu dem Kind, während der Partner nur indirekt daran teilnimmt. Man sagt daher, Mütter haben es in der Schwangerschaft körperlich schwerer, die Männer dafür seelisch.

Das könnte eine Erklärung dafür sein, dass werdende Väter häufiger erkranken als »nichtschwangere« Männer. Ähnlich wie ihre schwangeren Partnerinnen klagen Männer oft über Beschwerden, die den Verdauungstrakt und die Wirbelsäule betreffen.

Hier gilt es, sich der seelischen Nöte des Partners anzunehmen, beispielsweise dadurch, dass man ihn in die Geburtsvorbereitung und die Planungen für die Zeit danach intensiv mit einbezieht. Es ist für Männer nicht immer leicht, sich in das veränderte Gefühlserleben einer Schwangeren hineinzudenken.

Männer beschäftigen sich zum Beispiel mit ganz praktischen Dingen wie »Wird das Einkommen für alle reichen?« »Welche finanziellen Veränderungen und/oder Einschränkungen kommen auf uns zu?« »Brauchen wir eine größere Wohnung oder ein größeres Auto?«. Auch die Frage nach der Gestaltung des neuen Kinderzimmers rückt dann immer mehr in den

Für den Partner ist die Zeit der Schwangerschaft oft nicht leicht und es fällt ihm schwer, die Gefühle der Frau zu verstehen. Er sollte in die Vorbereitung der Geburt und der Zeit danach einbezogen werden.

schaftsgymnastik und in den Geburtsvorbereitungskurs. All diese Aktivitäten tragen dazu bei, die neue Rolle besser zu verstehen, und verstärken die Gewissheit, der neuen Lebenssituation gewachsen zu sein und diese bewältigen zu können.

Phase der Vorbereitung auf die Geburt (ab der 32. Woche)

Bald ist es so weit. Der Geburtstermin naht. Das Kind im Bauch ist inzwischen so groß geworden, dass die körperliche Beweglichkeit der Schwangeren sehr eingeschränkt wird. Zahlreiche Beschwerden wie etwa Rückenschmerzen können ihr zu schaffen machen. Kein Wunder, dass die Stimmung nicht mehr so gut ist wie in der vorangegangenen Phase. Zweifel, Ängste und Unsi-

Vordergrund. Da Sie als Schwangere nicht gerade die Renovierung des Kinderzimmers übernehmen sollten, hat so Ihr Partner eine wichtige Aufgabe und kann sich auch schon mal auf das Kind einstellen. Wichtige Hinweise und Tipps zur Gestaltung des Kinderzimmers finden Sie auch im Kapitel 9.6.

Außerdem können Sie Ihren Partner noch mehr in Ihre Schwangerschaft einbeziehen, wenn Sie ihn zur Vorsorgeuntersuchung bei Ihrer Frauenärztin/Ihrem Frauenarzt mitnehmen. So kann auch der Vater mit dem Kind in »Kontakt treten«, indem er beispielsweise den Herzschlag hört oder das Heranwachsende im Ultraschallbild sieht.

Für die Bewältigung der neuen Lebenssituation reicht manchmal die liebevolle Partnerbeziehung allein nicht aus. In jedem Fall ist die Nutzung von Informations- und Hilfsangeboten in Form von Schwangerengruppentreffen, Eltern-Gesprächsgruppen, Geburtsvorbereitungsveranstaltungen und Kursen zur Stressbewältigung für beide Partner hilfreich.

Im Geburtsvorbereitungskurs kann der Vater unter anderem Massagetechniken erlernen, die bei der Verarbeitung der Wehen während der Geburt helfen können. So kann der Vater nicht nur durch seine Anwesenheit oder unterstützende Worte seiner Partnerin durch die Wehen helfen. Außerdem erfährt der Vater schon hier, wie die Geburt abläuft und was auf ihn zukommt.

> Die Krankenkassen übernehmen die Kosten für 14 Stunden Geburtsvorbereitungskurs bei einer Hebamme. Zum Teil werden auch die Kosten für die Partnerteilnahme übernommen. Fragen Sie bei Ihrer Krankenkasse nach.

Mit der Geburt ist das Kind plötzlich »wirklich da«. So genau man sich im Voraus alles auch ausgemalt haben mag, der wirkliche Alltag ist anders und fordert die Eltern intensiv. Auf einmal sind Unsicherheiten und Ängste da, die erst mit zunehmender Erfahrung wieder vergehen.

Dadurch entstehen Stress und Spannungen, auch Versagensängste. Wenn Sie rechtzeitig Kontakte zu anderen Schwangeren aufgebaut haben, kann Ihnen das jetzt spürbar helfen.

Der frisch gebackene Vater kann in dieser Zeit seine Partnerin aktiv unterstützen, denn gerade mit dem Neugeborenen benötigt die Mutter auch mal etwas Zeit für sich. So kann sich der Partner in die Aufgaben – das Neugeborene baden, wickeln, spazieren gehen und, und, und – einbinden und so auch seine Partnerin unterstützen und mit seinem Kind in engen Kontakt treten.

Nach der Geburt eines Kindes, so zeigen Untersuchungen, nimmt die Partnerzufriedenheit auch in vorher gut funktionierenden Beziehungen meist ab. Der Hauptgrund liegt darin, dass die Mutter eine derart starke Ausrichtung ihres Lebens auf das Kind nicht vorausgesehen hat. Die – beispielsweise durch das Stillen – vorgegebene Rollenverteilung zwischen Mann und Frau sowohl zu Hause als auch außerhalb ist nun deutlich anders als zuvor.

Dieser Aufgabenverteilung, die häufig als trennend empfunden wird, lässt sich entgegenwirken, wenn sich die werdenden Eltern bereits in der Schwangerschaft gemeinsam zum Stillen informieren und beraten lassen und der Partner während der Schwangerschaft einen Säuglingspflegekurs besucht. Das kann sogar hilfreicher sein als der gemeinsame Besuch der Schwangerschaftsgymnastik, denn der Partner ist dann von Anfang an kompetent, wenn das Baby einmal da ist. Dies verstärkt sein Zugehörigkeitsgefühl und gibt auch ihm mehr Sicherheit in der neuen Situation.

Je stärker sich der Mann im Haushalt und bei der Betreuung des Babys engagiert, umso zufriedener ist die Mutter mit ihrem Partner und der Partnerschaft.

Ungünstig wirkt es sich in jedem Fall auf die Beziehung aus, wenn die Einschränkung der Freizeitaktivitäten durch das Kind nur zu

Lasten eines Elternteils geht. Denken Sie also weit vor der Geburt über ein neues Regelwerk der einzelnen Pflichten auch im Haushalt nach und besprechen dieses mit Ihrem Partner. Die meisten Partner sind hierfür durchaus aufgeschlossen, denn sie wollen auch gute Väter sein. Es regelt sich nicht von selbst – und es stehen Veränderungen an.

Auch im Freundes- und Bekanntenkreis werden sich Veränderungen ergeben, denn Kontakte zu anderen jungen Eltern werden häufig wichtiger als die zu Kinderlosen. Durch das Kind ändern sich die Interessen der Eltern. Vieles dreht sich sinnvollerweise zunächst nur um das Kind. Es ist verständlich, wenn selbst gute Freundinnen und Freunde ohne Kinder die häufigen Gespräche um das Baby nur schwer ertragen können.

Ein Trost für die ersten Monate: Entgegen manchen Vermutungen hält sich die Einschränkung der Freizeit in der Regel in Grenzen, solange das Kind noch nicht laufen kann. Zu vielen Freizeitaktivitäten kann man das Baby einfach mitnehmen. Dies ändert sich erst später, wenn das Kind krabbelt und läuft. Dann muss es intensiv betreut werden, allein schon um unerwünschte Folgen zu verhindern. Jetzt schlägt die Stunde der Großeltern und Babysitter, damit genügend Zeit für die Partnerschaft und die eigene Entspannung, Freizeitaktivitäten und Hobbys bleibt.

Wenn das zweite Kind kommt – Geschwisterkinder einbeziehen

Die zweite Schwangerschaft ist für viele Paare einfacher, da sie ja bereits wissen, was in dieser Zeit passiert. Aber Geschwisterkinder begeben sich auf völliges Neuland. Ihr Erstgeborenes wird allem mit Freude entgegensehen, aber auch Ängste haben. Bereiten Sie Ihr Kind gut und langsam auf die neue Zeit vor. Es ist wichtig, das Erstgeborene möglichst schon in der Schwangerschaft mit am Geschehen teilhaben zu lassen. Erklären Sie, wie das Kind in Ihrem Bauch wächst.

Wichtig ist, dass Sie immer bei der Wahrheit bleiben. Beschreiben Sie das Baby realistisch als hungriges, schreiendes Windelbündel und nicht als Super-Spielgefährten. Später können Sie das große Geschwisterkind aussuchen lassen, welche der Ex-Spielsachen aus der Babyzeit für den Neuankömmling geeignet sind. So entsteht ein Gefühl, ernst genommen zu werden und sie lernen sich leichter von Dingen zu trennen, die sie nicht mehr brauchen. Beziehen Sie auch hier Ihren Partner mit ein. Gewöhnen Sie Ihr Kind daran, dass Papa beispielsweise abends die Geschichte zum Einschlafen vorliest oder es in den Kindergarten bringt. Nehmen Sie sich Zeit und schenken Sie Ihrem Erstgeborenen viel Zuwendung.

Empfehlung

Nutzen Sie lieber frühzeitig die angebotenen Hilfen als zu spät. Schwanger sein will gelernt werden. Suchen Sie Kontakt zu anderen Schwangeren. Daraus können auch Kontakte für die spätere Betreuung Ihres Kindes in einer Kindergruppe entstehen.

Einige Männer sind sehr vorsichtig und skeptisch im Umgang mit dem Neugeborenen und haben Angst, dem kleinen Wesen etwas zu tun. Wie wäre es, wenn der Partner den Säuglingspflegekurs besucht?

Motivieren Sie Ihren Partner dazu, das Handbuch BabyCare zu lesen. Denn auch für den werdenden Vater ist es wichtig zu wissen, was in dieser Zeit in Ihrem Körper passiert und wie die Geburt abläuft. Damit auch er versteht, dass Ihre Gefühle von einem zum anderen Moment verrücktspielen können. So teilen Sie auch Ihre Ängste und Erfahrungen.

Wenn Sie Ihr zweites Kind erwarten, lassen Sie Ihr Erstgeborenes möglichst früh am Geschehen teilhaben, so kann sich Ihr Kind langsam an die neue Situation gewöhnen. Und: Schenken Sie Ihrem Erstgeborenen viel Zuwendung.

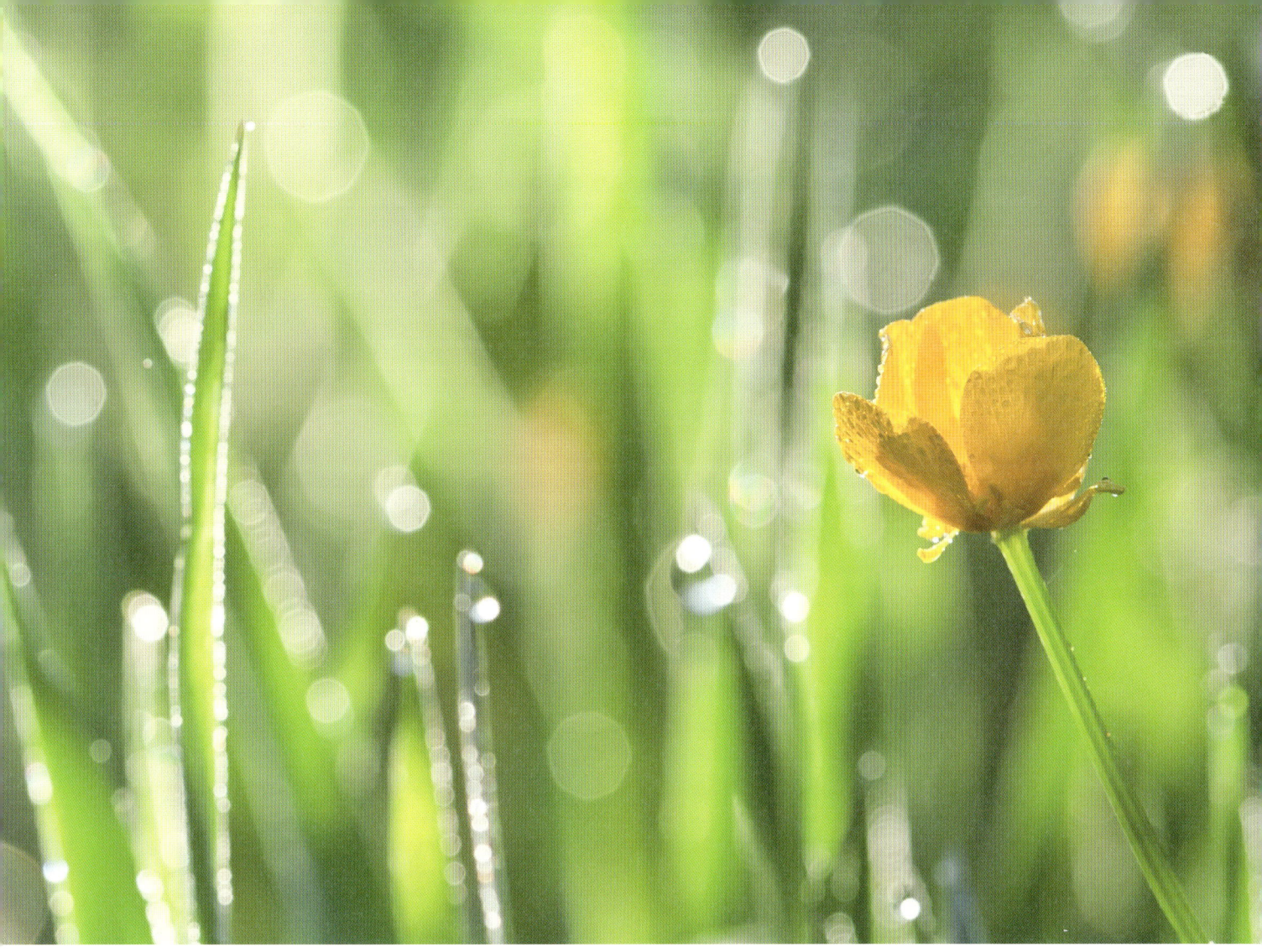

3 Die Schwangerschaft – so verläuft sie normal

Viele Frauen meinen, dass heutzutage eine Schwangerschaft viel zu sehr aus rein medizinischem Blickwinkel betrachtet wird. Dass bei den vielen Arztterminen und Diagnosetests das Natürliche am Kinderkriegen vergessen werde. Das mag sehr wohl sein. Es hat große Anstrengungen gekostet, die seelischen Bedürfnisse der werdenden Mütter wieder zu einem wichtigen Maßstab für das ärztliche Handeln zu machen. Andererseits sollten die Kritikerinnen der »kalten Medizin« die Erfolge der umfassenden medizinischen Schwangerschafts- und Geburtsbetreuung nicht gering schätzen. Ein Beleg dafür ist unter anderem die drastisch gesunkene Säuglingssterblichkeit. Es gilt die alte Volksweisheit: »Gesundheit ist nicht alles, aber ohne Gesundheit ist alles nichts.«

Gehen Sie also bitte möglichst umgehend zu Ihrer Frauenärztin/Ihrem Frauenarzt, wenn Sie vermuten, schwanger zu sein. Je früher Sie dies tun, desto genauer kann der Zeitpunkt der Empfängnis bestimmt und der Geburtstermin errechnet werden.

Nach den ersten Untersuchungen erhalten Sie den Mutterpass. In ihm werden alle Vorsorgeuntersuchungen, alle Testergebnisse und eventuelle weitere Untersuchungen genau festgehalten. Der Mutterpass ist ein wichtiges Dokument. Sie sollten ihn während der Schwangerschaft immer bei sich haben und auch danach noch gut aufbewahren. Auch eine eventuell eintretende weitere Schwangerschaft wird hier wieder dokumentiert.

»Die größten Wunder gehen in der Stille vor sich.«
Wilhelm Raabe
(Schriftsteller, 1831-1910)

Ihre Frauenärztin/Ihren Frauenarzt werden Sie in Zukunft regelmäßig sehen. Zunächst sind bis zur 32. Schwangerschaftswoche Vorsorgetermine im Abstand von vier Wochen vorgesehen und anschließend alle zwei Wochen. Nutzen Sie bitte dieses Angebot und nehmen Sie alle Termine wahr.

Besprechen Sie dabei mit Ihrer Frauenärztin/Ihrem Frauenarzt alles, was Ihnen im Zusammenhang mit Ihrem Kind, Ihrer Schwangerschaft und Ihrer Gesundheit wichtig erscheint.

Bei den Vorsorgeterminen werden unter anderem folgende Untersuchungen durchgeführt und im Mutterpass festgehalten:

- Messung des Körpergewichts
- Messung des Blutdrucks
- Urinuntersuchung auf Eiweiß- und Zuckerwerte sowie auf Nierenfunktionsstörungen
- Blutuntersuchungen: Blutgruppe, Rhesusfaktor, roter Blutfarbstoff, Test auf Chlamydieninfektionen, Lues (Syphilis), Hepatitis-B-Test, HIV-Infektion (nach Rücksprache mit Ihnen) und gegebenenfalls andere Infektionserkrankungen (zum Beispiel Toxoplasmose oder CMV)
- Untersuchung des Bauches, um den Fundusstand (Größe der Gebärmutter) und im späteren Schwangerschaftsverlauf die Kindslage festzustellen
- Abhören der kindlichen Herztöne, in der frühen Schwangerschaft mittels Ultraschallverstärker, in der Spätschwangerschaft (ab der 29. Schwangerschaftswoche) in Kombination mit einem Herztonwehenschreiber (CTG)
- Untersuchung der Hände und Beine auf Schwellungen (Ödeme) und Krampfadern (Varikosis)
- Vaginale Untersuchung (Gebärmutterhals, gegebenenfalls Scheidensekret, pH-Messung) und vaginale Sonographie (Ultraschall) der Zervix (des Muttermundes)

Einige zusätzliche Vorsorgeuntersuchungen werden Ihnen angeboten und Sie müssen selbst entscheiden, ob Sie diese durchführen lassen wollen. Dazu gehören der HIV-Test, der Test auf Schwangerschaftsdiabetes und das Ultraschallscreening. Für diese Untersuchungen hält Ihre Frauenärztin/Ihr Frauenarzt jeweils Informationsblätter vorrätig, die Sie bei der Entscheidungsfindung für oder gegen die Untersuchungen unterstützen sollen. Sie haben auch ein Recht auf Nichtwissen!

3.1 Den Mutterpass verstehen

Der Mutterpass enthält viele medizinische Fachbegriffe und die Ergebnisse der Untersuchungen werden oft in Abkürzungen eingetragen. Für den medizinischen Laien wird dieses wichtige Dokument schnell zu einem Buch mit sieben Siegeln. Damit Sie die Informationen, die der Pass über Sie und die Entwicklung Ihres Kindes enthält, besser verstehen können, erläutern wir im Folgenden die einzelnen Begriffe und Vermerke.

Bei der ersten Vorsorgeuntersuchung erhebt Ihre Frauenärztin/Ihr Frauenarzt zuerst eine **Anamnese**. Sie werden nach der Vorgeschichte der jetzigen Schwangerschaft, nach früheren Schwangerschaften und nach bestehenden Krankheiten und Risiken befragt. Dabei werden folgende Begriffe verwendet:

- Gravida: bezeichnet die Zahl der Schwangerschaften (mit Fehlgeburten und gegebenenfalls Schwangerschaftsabbrüchen) einschließlich der jetzigen Schwangerschaft
- Para: gibt an, wie viele Kinder bereits geboren wurden
- Diabetes: Zuckerkrankheit
- Hypertonie: Bluthochdruck (>140/90 mmHg)
- Genetische Krankheiten: vererbbare Krankheiten (in der eigenen Familie, aber auch bei dem Vater des Kindes oder seiner Familie)
- Rhesus-Inkompatibilität: Unverträglichkeit des Rhesus-Faktors des Blutes von Mutter und Kind
- Adipositas: Übergewicht
- Sterilitätsbehandlung: Kinderwunschbehandlung

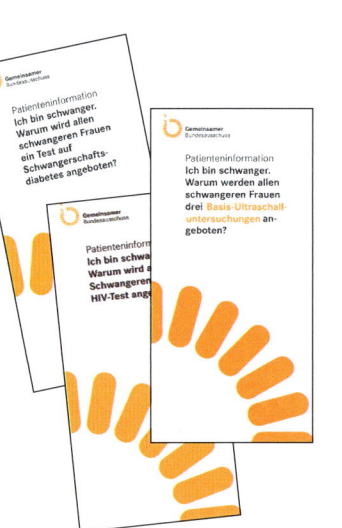

Ihre Frauenärztin/Ihr Frauenarzt hält für einige Untersuchungen gesonderte Informationsblätter für Sie bereit.

- SSW: Schwangerschaftswoche
- Mangelgeburt: untergewichtiges Neugeborenes
- Post partum: nach der Geburt
- Uterusoperation: operativer Eingriff an der Gebärmutter (zum Beispiel Operation am Muttermund, vorheriger Kaiserschnitt)
- Konzeptionstermin: Tag der Empfängnis

Die Angaben zu den **vorangegangenen Schwangerschaften** werden mit folgenden Begriffen dokumentiert:

- Sectio: Kaiserschnitt
- Vaginale Operation: Zangen- oder Sauggeburt
- Abort: Fehlgeburt
- Abruptio: Schwangerschaftsabbruch
- EU: Extra-Uteringravidität (Bauchhöhlen- oder Eileiterschwangerschaft)

Im **Gravidogramm**, dem aufklappbaren Teil des Mutterpasses, ist der Schwangerschaftsverlauf grafisch dargestellt. Hier werden alle Vorsorgeuntersuchungen im Einzelnen festgehalten:

- Anti-D-Prophylaxe: Schutz gegen eine Rhesus-Unverträglichkeit bei künftigen Schwangerschaften, wenn der Rhesusfaktor der Mutter negativ ist
- Fundusstand: Höhenstand der Gebärmutter über dem Schambein
- Ödeme: Wassereinlagerungen im Gewebe
- Varikosis: Krampfadern
- RR: Blutdruck
- Hb (Ery): Blutfarbstoff (Zahl der roten Blutkörperchen)
- Sediment: »Bodensatz« des Urins, der auf Krankheitszeichen untersucht wird
- Vaginale Untersuchung: Untersuchung durch die Scheide

Durch Ultraschalluntersuchungen kann das Kind im Mutterleib bildlich dargestellt werden. Allen gesetzlich krankenversicherten Schwangeren werden insgesamt drei Basis-Ultraschalluntersuchungen angeboten (in der 8.-12. SSW, in der 18.-22. SSW und in der 28.-32.SSW). Ihre Frauenärztin/Ihr Frauenarzt händigt Ihnen

Im Mutterpass werden alle für die Schwangerschaft wichtigen Informationen dokumentiert. Sie sollten ihn stets bei sich tragen.

hierzu ein ausführliches Merkblatt aus, das Sie über diese Ultraschalluntersuchungen detailliert informiert. Hier die im Mutterpass verwendeten Begriffe und Abkürzungen und deren Bedeutung, wobei der verwendete Begriff „Screeening" Suchtest bzw. Reihenuntersuchung bedeutet.

1. Screening: Bestätigung der Schwangerschaft
- Intrauteriner Sitz: Lage des Kindes innerhalb der Gebärmutter
- Monochorial (bei eineiigen Zwillingen): Beide Embryos teilen sich einen Mutterkuchen
- Konsiliaruntersuchung: Kontrolle durch andere/weitere Ärztinnen/Ärzte
- FS: Fundusstand (Höhenstand der Gebärmutter über dem Schambein)
- SSL: Scheitel-Steiß-Länge
- BPD: biparietaler Durchmesser (Durchmesser des Kopfes von Schläfenbein zu Schläfenbein)

2. Screening: Hier können Sie wählen, ob Sie eine Basisuntersuchung (im Mutterpass grau hinterlegt) oder eine erweiterte Basisuntersuchung wollen, die auch bestimmte Körperteile des Kindes genauer untersucht (im Mutterpass nicht grau hinterlegt). Für die Basisuntersuchung wird folgendes eingetragen:

> **Info**
>
> ### Serologische Untersuchungen (Bluttests) im Rahmen der Vorsorge
>
> **Antikörper-Suchtest:**
> Untersucht, ob im Blut der Mutter Antikörper gegen Blutbestandteile des Babys vorhanden sind (bei unterschiedlichem Rhesusfaktor von Mutter und Kind), die das Baby schädigen könnten.
>
> **Nachweis von Chlamydia trachomatis-DNA:**
> Anhand einer Urinprobe oder eines Abstrichs vom Muttermund wird nach bakteriellen Erregern gesucht, die den Gebärmutterhals infizieren können. Während der Schwangerschaft kann sich durch eine solche Infektion der Muttermund öffnen, was eine Frühgeburt oder Fehlgeburt auslösen kann. Bei der Geburt kann es zu einer Ansteckung des Kindes kommen.
>
> **LSR:**
> Lues-Serologie, Untersuchung auf die Geschlechtskrankheit Syphilis.
>
> **Nachweis von HBs-Antigen aus dem Serum:**
> Nachweis von Gelbsuchtviren der Gruppe B (Hepatitis B) im Blut nach der 32. Schwangerschaftswoche (siehe Infokasten auf Seite 128).
>
> **Blutuntersuchung auf Toxoplasmose:**
> Eine Infektionskrankheit, die durch den Verzehr von rohem oder unzureichend gebratenem Fleisch, aber auch durch den Kontakt mit Katzenkot übertragen werden kann. Nach den derzeitigen Richtlinien übernimmt Ihre Krankenkasse die Kosten für die Untersuchung auf Toxoplasmose nur bei klinischen Anzeichen einer Infektion (z. B. eine Lymphknotenschwellung). Andernfalls (zum Beispiel bei alleinigem Verweis auf Katzenhaltung) müssen Sie diese Untersuchung selbst bezahlen.
>
> Ihnen wird auch die Durchführung eines HIV-Tests angeboten, der für Schwangere kostenlos ist. Sie müssen dann entscheiden, ob Sie den Test durchführen lassen. Zur Entscheidungsfindung gibt es in der Praxis eine Patienteninformation. In den Mutterpass wird das Ergebnis des HIV-Tests nicht eingetragen.
>
> Weitere Informationen zu Blutuntersuchungen auf Ihren individuellen Infektionsschutz und die entstehenden Kosten bekommen Sie von Ihrer Frauenärztin/Ihrem Frauenarzt.

- Plazentalok./-struktur: Sitz und Aufbau des Mutterkuchens in der Gebärmutter
- FOD/KU: frontookzipitaler Durchmesser (Durchmesser des Kopfes von Stirn zu Hinterhaupt)/Kopfumfang
- ATD: abdominaler Transversaldurchmesser (Querdurchmesser des kindlichen Bauches)
- APD/AU: Anterior-posterior Durchmesser Durchmesser des kindlichen Bauches (vom Rückrad bis zum Nabel)/Abdomenumfang (kindlicher Bauchumfang)
- FL: Femurlänge (Länge des Oberschenkelknochens)

Bei der erweiterten Basisuntersuchung gibt es folgende medizinische Fachausdrücke:
- Ventrikelauffälligkeiten: Hinweis auf einen Hydrocephalus (Wasserkopf)
- Dorsale Hautkontur: möglicher Hinweis zum Beispiel auf eine Spina bifida (offener Rücken)
- Persistierende Arrhythmie: Herzschlag des Kindes unregelmäßig
- Konturunterbrechung der vorderen Bauchwand: Ist die vordere Bauchwand geschlossen?

3. Screening: hier wird kontrolliert, ob die Schwangerschaft sich weiter gut entwickelt

Nur wenn es besondere medizinische Gründe gibt, können außerhalb der Basis-Ultraschalluntersuchungen noch andere Ultraschalle notwendig werden, beispielsweise die Feindiagnostik (Organ-Ultraschall), die von besonders ausgebildeten Ultraschallspezialisten durchge-

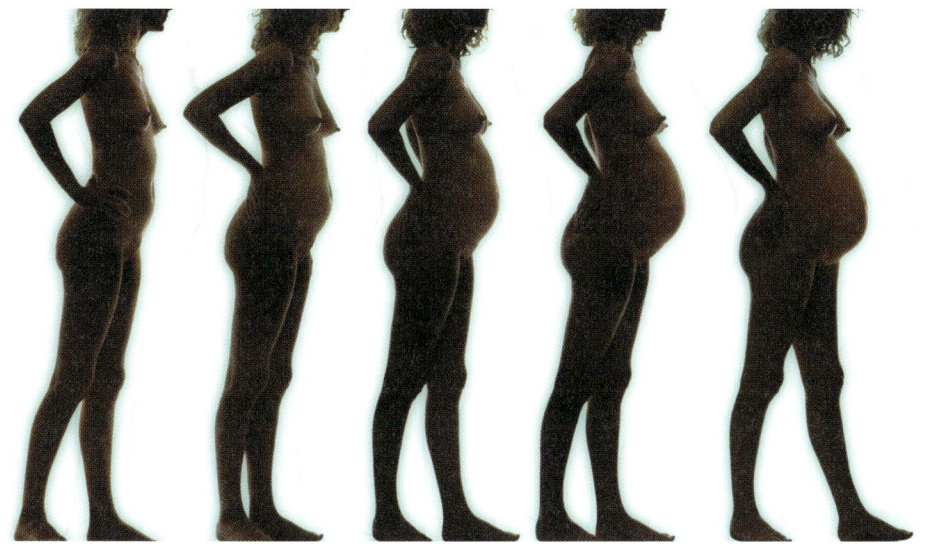

Zu jeder Phase der Schwangerschaft gehören bestimmte Vorsorgeuntersuchungen, deren Ergebnisse im Mutterpass festgehalten werden.

führt wird. Auch die Dopplersonographie wird nur bei Bedarf eingesetzt, zum Beispiel, wenn die Größenentwicklung des Kindes verzögert ist.

Besondere Befunde im Schwangerschaftsverlauf werden in Abschnitt B des Mutterpasses mit folgenden Begriffen festgehalten:

- Dauermedikation: Medikamente, die regelmäßig eingenommen werden müssen
- Abusus: Missbrauch (zum Beispiel von Medikamenten, Alkohol oder Zigaretten)
- Placenta praevia: Lage des Mutterkuchens im unteren Teil der Gebärmutter vor dem Muttermund, sodass der Geburtsweg eventuell verschlossen bleibt
- Hydramnion: vermehrte Fruchtwassermenge
- Oligohydramnie: verminderte Fruchtwassermenge
- Placenta-Insuffizienz: mangelhafte Funktion des Mutterkuchens, über den die Ernährung und Sauerstoffversorgung des Kindes im Mutterleib erfolgt
- Isthmozervikale Insuffizienz: Verschlussschwäche des Gebärmutterhalses
- Anämie: Blutarmut
- Indirekter Coombs-Test positiv: positiver Antikörper-Suchtest; das heißt, die Schwangere hat Antikörper gegen das Blut des Babys gebildet
- Hypotonie: niedriger Blutdruck
- Gestationsdiabetes: in der Schwangerschaft neu auftretende Zuckerkrankheit
- Einstellungsanomalie: das Köpfchen liegt nicht in der richtigen Position für eine Spontangeburt

Zwischen der 24. und 28. Schwangerschaftswoche wird Ihnen auch – falls Sie nicht bereits an Diabetes erkrankt sind – der orale Glukosetoleranztest (oGTT), im Volksmund »Zuckertest«, angeboten. Der Test ermittelt, ob Sie einen Schwangerschaftsdiabetes (vgl. Seite 142) entwickelt haben und erfolgt zweistufig.

Zunächst erhalten Sie im Rahmen der Vorsorgeuntersuchung eine Glukoselösung, die Sie trinken und nach einer Stunde wird Ihnen Blut abgenommen und Ihr Blutzuckerwert bestimmt. Ist der Wert erhöht, muss ein zweiter Test (Bestätigungstest) durchgeführt werden, bei dem Sie nüchtern morgens in die Praxis einbestellt werden. Ihnen wird dreimal Blut abgenommen und der Blutzuckerwert gemessen (vor Einnahme der Glukoselösung, nach einer und nach zwei Stunden). Bei einer bestimmten Wertüberschreitung wird die Diagnose »Schwangerschaftsdiabetes« gestellt und das Ergebnis im Mutterpass dokumentiert. Die weitere Betreuung in der Schwangerschaft wird dann zusammen mit einem Facharzt für Innere Medizin (vorzugsweise einem Diabetologen) erfolgen.

Beispiel für die Berechnung des Geburtstermins:	
Erster Tag der letzten Periode	23.03.2014
+ 7 Tage	30.03.2014
+ 1 Jahr	30.03.2015
– 3 Monate	30.12.2014

Unter www.baby-care.de, im Bereich Service/Interaktive Tests, können Sie den Geburtstermin ganz einfach berechnen.

Gegen Ende der Schwangerschaft (ab der 29. Woche) werden bei Bedarf auch kardiotokographische Befunde erhoben: In der unter CTG oder Herztonwehenschreiber bekannten Untersuchung werden über einen Zeitraum von etwa 20 Minuten die kindlichen Herztöne und die Wehentätigkeit der Mutter aufgezeichnet. Während der Geburt gibt das CTG Hinweise darauf, wie das Kind die Geburt verkraftet.

In der Abschlussuntersuchung (Epikrise) werden Angaben zur Geburt, zur ersten Untersuchung des Kindes, zum Wochenbettverlauf und zur frauenärztlichen Untersuchung sechs bis acht Wochen nach der Geburt dokumentiert. Folgende Begriffe werden verwendet:

- Ante partum: vor der Geburt
- APGAR-Zahl: Beurteilung der Lebensfrische des Kindes direkt nach der Geburt, und dann nach fünf und zehn Minuten
- pH-Wert: Säuregrad des Blutes in der Nabelschnurarterie.

3.2 Was Monat für Monat passiert – die zehn Schwangerschaftsmonate

Sie haben richtig gelesen: zehn Schwangerschaftsmonate. Aber jeder weiß doch, dass es nur neun Monate sind. Ja, für den Laien schon, aber medizinisch korrekt wird die Schwangerschaft nach Mondmonaten zu je 28 Tagen berechnet und beginnt am ersten Tag der letzten Periode. Von diesem Zeitpunkt an dauert sie üblicherweise 280 Tage, das sind 40 Wochen oder zehn Mondmonate. Nach dem Sonnenkalender berechnet entspricht dies einer Schwangerschaftsdauer von etwa neun Monaten.

Frauen mit einem regelmäßigen Zyklus von 28 Tagen können sich den Geburtstermin ihres Babys leicht selbst ausrechnen. Ist ein Schwangerschaftstest nach Ausbleiben der letzten Periode positiv ausgefallen, ermitteln Sie den ersten Tag der letzten Periode, zählen zuerst sieben Tage und dann nochmals ein Jahr dazu. Von diesem Datum ziehen Sie drei Monate ab. Daraus ergibt sich der Geburtstermin.

Da der erste Tag der letzten Regelblutung den meisten Frauen bekannt ist, beginnt an diesem auch die Zählung der Schwangerschaftswochen, obwohl die eigentliche Befruchtung (Konzeption) erst rund 14 Tage später erfolgt.

Zwar gebären 80 bis 90 Prozent aller Frauen innerhalb einer Spanne von zehn Tagen vor oder nach dem errechneten Termin, doch Sie sollten nicht zu genau planen. Nur vier Prozent der Kinder kommen pünktlich am errechneten Geburtstermin zur Welt.

In den Übersichtstabellen des folgenden Tagebuchs schildern wir den normalen Verlauf einer Schwangerschaft. Monat für Monat können Sie damit die körperlichen und seelischen Veränderungen verfolgen, die Sie an sich selbst feststellen können. Auf der rechten Seite können Sie dann für jeden Monat Ihre eigenen Erfahrungen und Veränderungen festhalten.

> **Empfehlung**
>
> So informativ und übersichtlich die Angaben in den Übersichtstabellen auch sind. Sie sollten stets bedenken, dass alle Zeiten und Maße Durchschnittswerte sind. Sie brauchen also nicht beunruhigt zu sein, wenn manche Zustände bei Ihnen etwas früher oder etwas später eintreten. Bei größeren Abweichungen wird Ihre Frauenärztin/Ihr Frauenarzt mit Ihnen darüber sprechen.

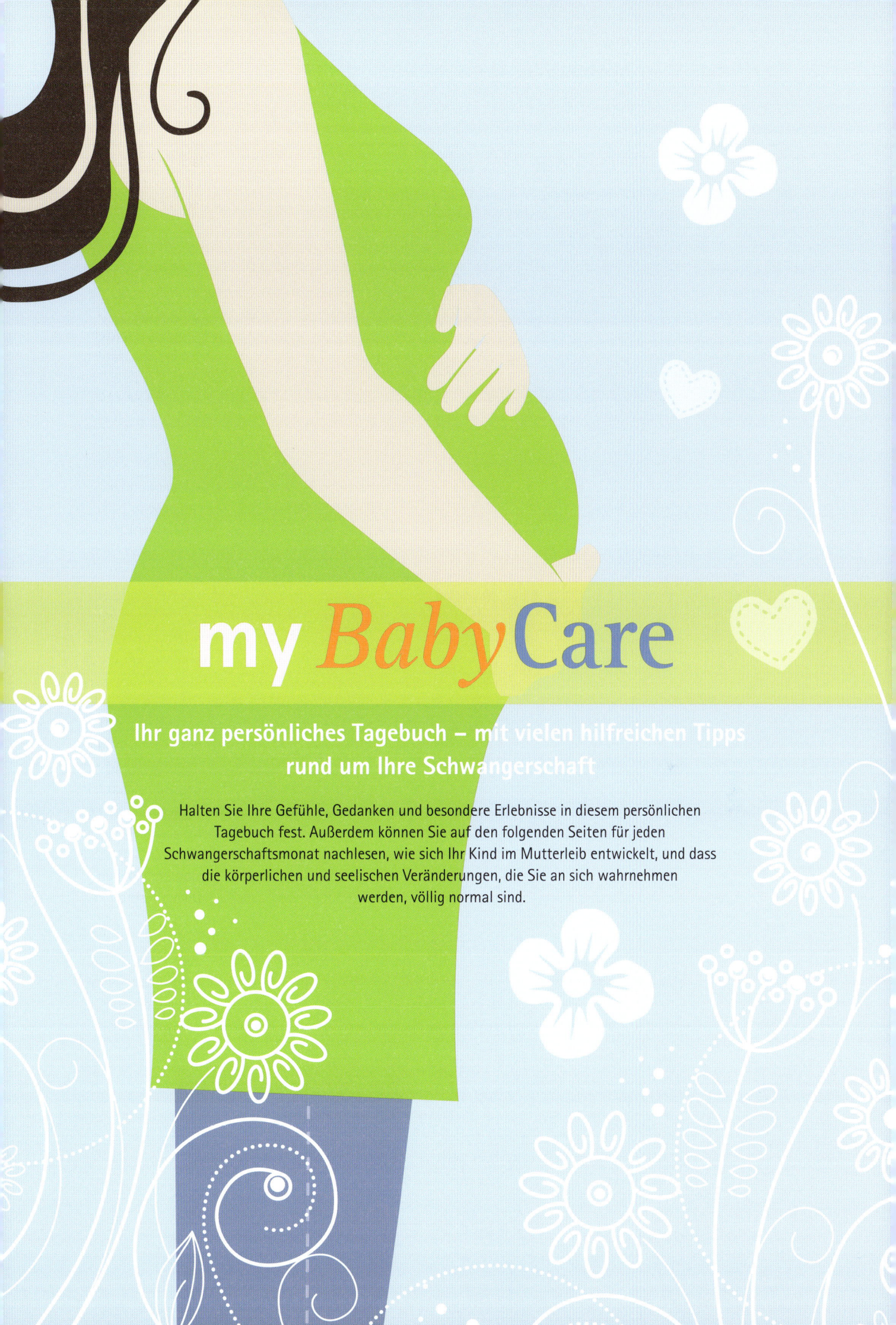

my BabyCare

Ihr ganz persönliches Tagebuch – mit vielen hilfreichen Tipps rund um Ihre Schwangerschaft

Halten Sie Ihre Gefühle, Gedanken und besondere Erlebnisse in diesem persönlichen Tagebuch fest. Außerdem können Sie auf den folgenden Seiten für jeden Schwangerschaftsmonat nachlesen, wie sich Ihr Kind im Mutterleib entwickelt, und dass die körperlichen und seelischen Veränderungen, die Sie an sich wahrnehmen werden, völlig normal sind.

1. Monat (1.–4. Woche)

Das völlig Ungewohnte und Neue ist meist ganz normal.

Vorsorge

Vielleicht haben Sie das Gefühl oder die Gewissheit, dass eine Befruchtung stattgefunden haben könnte, und sind nicht weiter überrascht, dass die Monatsblutung ausbleibt. Wenn Sie eine Temperaturkurve führen, sehen Sie den typischen Temperaturanstieg zur Zeit des Eisprungs. Bleibt die Temperatur auf dem höheren Niveau stehen, ist dies ein Hinweis auf eine stattgefundene Befruchtung.

Bereits zwei bis drei Tage nach Ausbleiben der Periode können Sie bei Ihrer Frauenärztin/Ihrem Frauenarzt einen Schwangerschaftstest durchführen lassen (Frühurin mitbringen). Falls Sie einen Schwangerschaftstest aus der Apotheke verwenden, vereinbaren Sie bei einem positiven Befund einen Arzttermin. Ab dem 16. Tag nach der Befruchtung kann im Ultraschall das Fruchtbläschen sichtbar sein.

Entwicklung des Kindes

Bei der Befruchtung bilden die Eizelle und die Samenzelle eine neue Zelle. Sie teilt sich wiederholt und bildet schließlich eine Zellkugel. Diese Zellkugel wandert innerhalb einer Woche durch den Eileiter in die Gebärmutter und nistet sich wenig später fest in der Gebärmutter ein.

Die Zellkugel teilt sich in den Embryo und die Placenta (den Mutterkuchen), die das Kind mit allem versorgt, was es für seine Entwicklung benötigt. Umgeben ist der Embryo vom schützenden Fruchtwasser. Am Ende des ersten Monats, das heißt ungefähr 14 Tage nach der Befruchtung, ist er etwa zehn Millimeter groß.

In der dritten Schwangerschaftswoche – gerechnet vom ersten Tag der letzten Periode –, also wenn sich die befruchtete Eizelle noch auf dem Weg zur Gebärmutter befindet, beginnt der Prozess der Organogenese, der Organentwicklung, der bis zur 14. Woche abgeschlossen ist.
Schon jetzt sind bestimmte Eigenschaften des Kindes festgelegt, beispielsweise Körperform, Geschlecht, Augen- und Haarfarbe.

Während dieser Phase ist der Embryo besonders gefährdet.

Kalorienbedarf

Normal: etwa 2.300 - 2.400 pro Tag.
Auf unserer Homepage www.baby-care.de können Sie Ihren individuellen Kalorienbedarf berechnen und wir teilen Ihnen diesen auch in Ihrer Ernährungsanalyse mit, wenn Sie den Fragebogen in der hinteren Umschlagklappe ausfüllen und einsenden.
Eine Jod- und Folsäuresubstitution ist sinnvoll. Bei Schilddrüsenerkrankungen Jod nur nach Rücksprache mit Ihrer Ärztin/Ihrem Arzt nehmen.

Gewichtszunahme (des Kindes)

Noch keine. Sie selbst werden über die gesamte Schwangerschaft je nach Körpergröße im Mittel zwischen zwölf und 16 Kilogramm zunehmen.

Tagebuch 1. Monat

» Meine letzte Periode war am

» Erfahren, dass ich schwanger bin am

» Meine Frauenärztin/mein Frauenarzt heißt

» Ich kann mich erinnern, wann es passiert sein könnte
Wann
Wo

» Ich hatte zum ersten Mal das Gefühl schwanger zu sein
Wann
Wo
Situation
Mein Gefühl

» Ich habe meinem Partner von der Schwangerschaft erzählt
Wann
Wo
Situation
Seine Reaktion

» Mein individueller Kalorienbedarf   kcal

» Mein Körpergewicht zu Beginn der Schwangerschaft   kg

2. Monat (5.–8. Woche)

1. Vorsorgeuntersuchung	Zunächst wird die Anamnese (Krankengeschichte) erhoben, um Hinweise auf Schwangerschaftsrisiken und mögliche Komplikationen zu erhalten. Möglicherweise wird bereits eine Ultraschalluntersuchung durchgeführt, um eine Eileiterschwangerschaft auszuschließen. Der Geburtstermin wird bestimmt. Die Blutuntersuchungen auf Blutgruppenzugehörigkeit und Rhesusfaktor, Untersuchungen auf Chlamydien, Syphilis und eventuell HIV (Aids) werden veranlasst. Ein Test auf Toxoplasmose und CMV kann auch durchgeführt werden, muss aber bei fehlenden klinischen Anzeichen der Erkrankung selbst bezahlt werden.
Entwicklung des Kindes	Der Blutkreislauf setzt ein, das Herz wird ausgebildet und beginnt zu schlagen. Das Gehirn wird mit Sauerstoff versorgt, die Arme und Beine wachsen. Am Ende des zweiten Monats bilden sich Wirbel um das Rückenmark – die Wirbelsäule entsteht.
Körperliche und seelische Veränderungen; übliche Beschwerden	Übelkeit am Morgen, oft bis zur zwölften Woche wiederkehrend. Häufig Gewichtsverlust durch Übelkeit und geringere Nahrungsaufnahme. Die Übelkeit kann verschiedene Formen annehmen und sogar als »Seekrankheit« erlebt werden. Entsprechend der »Verunsicherungsphase«, in der Sie sich befinden, können Ängste, Unwohlsein oder andere psychosomatische Beschwerden auftreten. Häufig wird diese Zeit als sehr stressbelastet erlebt. Übliche Beschwerden: • Müdigkeit, aber auch Schlafstörungen • Verstopfung, Harndrang • Stimmungsschwankungen (ab der zwölften Woche nachlassend) • selten morgendliches Erbrechen Was Sie dagegen tun können, erfahren Sie in Kapitel 3.4. Sie brauchen viel Ruhe!
Größe und Gewicht (des Kindes)	Am Ende des zweiten Monats ist der Embryo auf 17 bis 22 Millimeter gewachsen und wiegt etwa eineinhalb Gramm.
Für Berufstätige	Teilen Sie Ihrem Arbeitgeber mit, dass Sie schwanger sind. Als Schwangere unterliegen Sie dem Mutterschutzgesetz und stehen unter einem besonderen Kündigungsschutz.

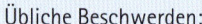

Ein Embryo in der 7. Schwangerschaftswoche

Tagebuch 2. Monat

» Am _____ hat meine Frauenärztin/mein Frauenarzt bestätigt, dass ich schwanger bin. Mein erster Gedanke war

....

....

» Meine 1. Vorsorgeuntersuchung

Wann ....

Besondere Vorkommnisse

....

Errechneter Geburtstermin ....

Nächster Vorsorgetermin ....

» Meine Blutgruppe ist

....

» Meine körperlichen und seelischen Veränderungen in den letzten Wochen

....

....

....

....

» Am _____ habe ich meinem Arbeitgeber mitgeteilt, dass ich schwanger bin und so hat er reagiert

....

....

....

....

» Mein Körpergewicht   kg
» Mein Bauchumfang am Ende des zweiten Schwangerschaftsmonats   cm

> MACHEN SIE EINEN KLEINEN SPAZIERGANG IN IHRE EIGENE KINDHEIT ZURÜCK ODER LASSEN SIE SICH GESCHICHTEN VON FRÜHER ERZÄHLEN.

3. Monat (9.–12. Woche)

2. Vorsorgeuntersuchung	Basis-Ultraschalluntersuchung. Ab der zehnten Woche ist, zum Beispiel wenn erblich bedingte Risiken vorliegen, eine Chorionzottenbiopsie möglich. Dabei wird mit einer Saugnadel Material aus dem Mutterkuchen entnommen. Die Ergebnisse der Untersuchung liegen nach wenigen Tagen vor und geben Auskunft über tatsächliche, chromosomenbedingte Risiken. Häufig wird zuerst das sogenannte nicht-invasive Ersttrimesterscreening durchgeführt, das eine Messung der Nackenfaltendichte mit zwei Serumparametern (freies ß-hCG und PAPP-A) verbindet. Es wird eine Ultraschalluntersuchung und eine Blutentnahme durchgeführt. Diese Untersuchung muss selbst bezahlt werden und kostet ca. 100–150 Euro. Bei auffälligem Befund wird dann oft eine Chorionzottenbiopsie oder die Amniozentese (Fruchtwasseruntersuchung) in der 16. Schwangerschaftswoche durchgeführt. Ab der elften Schwangerschaftswoche ist auch die Durchführung eines nichtinvasiven Bluttests (NIPT) möglich, der Aufschluss über das Risiko für Trisomien (zum Beispiel das Down-Syndrom) gibt und ebenfalls selbst bezahlt werden muss (vgl. Kapitel 8.15).
Entwicklung des Kindes	Das Baby übt jetzt erste Bewegungen. Die Geschlechtsorgane bilden sich aus.
Körperliche und seelische Veränderungen; übliche Beschwerden	• Übelkeit, verschwindet üblicherweise nach der zwölften Woche. • Harndrang • Zahnfleischbluten Sie fühlen sich möglicherweise oft müde. Gönnen Sie sich häufiger eine Ruhepause (Verunsicherungsphase).
Größe und Gewicht (des Kindes)	Es ist schon fünf Zentimeter groß und wiegt 45 Gramm.
Für Berufstätige	Als Schwangere dürfen Sie bestimmte Arbeiten nicht mehr verrichten, wie z. B. Arbeiten, bei denen eine Infektionsgefahr besteht (mehr dazu finden Sie in Kapitel 5).

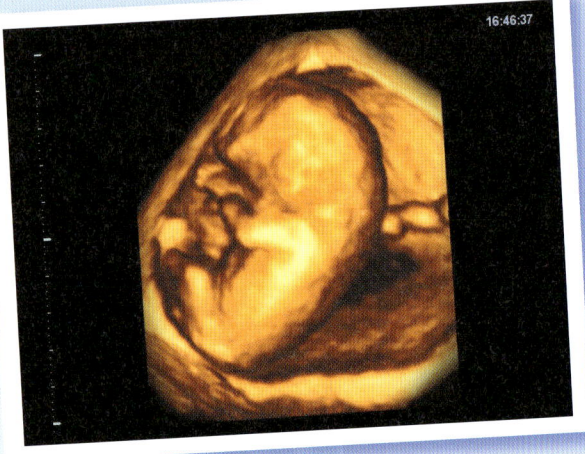

Ein Embryo in der 9. Schwangerschaftswoche

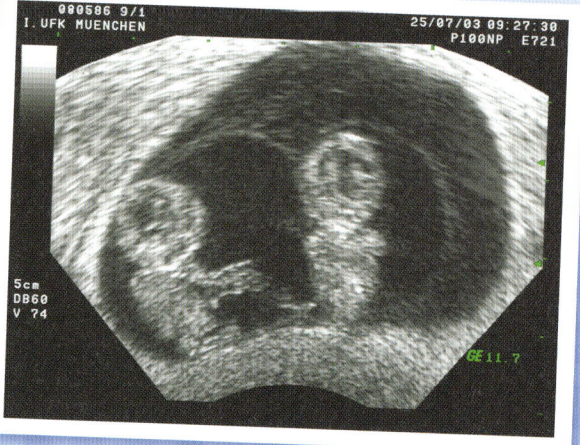

Zwillinge in der 10. Schwangerschaftswoche

Tagebuch 3. Monat

» Meine 2. Vorsorgeuntersuchung

Wann

Besondere Vorkommnisse

Nächster Vorsorgetermin

» Spezielle Schwangerschaftsgymnastik kann mir gut tun. Ich erkundige mich über die Möglichkeiten in meiner Nähe (z.B. Fitnesscenter, Yoga-Schulen, Geburtshäuser, etc.).

Meine Wahl fällt auf

Aus folgendem Grund

» Meine körperlichen und seelischen Veränderungen in den letzten Wochen

» Mein Körpergewicht _____ kg
» Mein Bauchumfang am Ende des dritten Schwangerschaftsmonats _____ cm

TEILEN SIE IHR GLÜCK MIT FREUNDEN UND GEHEN SIE GEMEINSAM ESSEN.

4. Monat (13.–16. Woche)

3. Vorsorgeuntersuchung

Ab der 15. Woche kann bei Frauen ab 35 Jahren oder wenn erblich bedingte Risiken vorliegen oder bei Verdacht auf Fehlbildungen eine Amniozentese durchgeführt werden. Hierbei wird Fruchtwasser entnommen und untersucht. Das Ergebnis liegt zehn bis 21 Tage nach der Entnahme vor. Diese Diagnostik ist sorgfältig gegen Nutzen und Risiken abzuwägen, da ein Abortrisiko von einem halben bis einem Prozent besteht. Lassen Sie sich vorher durch Ihre Frauenärztin/Ihren Frauenarzt gut beraten.

Entwicklung des Kindes

Das Baby bewegt sich immer häufiger, Sie können es aber noch nicht spüren. Organe und Körpersysteme sind weitgehend ausgebildet. Der Embryo wird nun Fetus genannt; der lateinische Begriff bedeutet »das Junge«. Das zentrale Nervensystem des Kindes beginnt seine Bewegungsabläufe zu steuern.

Körperliche und seelische Veränderungen; übliche Beschwerden

Der Bauch beginnt sichtbar zu wachsen. Man verspürt häufig Müdigkeit. Jetzt beginnt die sogenannte Anpassungsphase. Die Entscheidung für die Schwangerschaft und das Kind, die Planung für die Zukunft und die überschaubare Zeit bis zur Entbindung führen in aller Regel zu einer Phase steigenden Wohlbefindens. Von den meisten Frauen werden die körperlichen und seelischen Veränderungen akzeptiert, die eine Schwangerschaft mit sich bringt.

Zur Anpassung trägt weiter bei, dass das bisher unbekannte Kind sinnlich erfahrbar wird, da in dieser Phase die Herztöne hörbar gemacht werden und im Ultraschall das kleine Wesen deutlicher zu sehen ist. Auch dem Vater bietet ein Ultraschallbild die Möglichkeit, das werdende Kind zu erkennen. Dies alles schafft eine gute Grundlage für die Identifikation der Schwangeren mit ihrem Kind und für die Herausbildung der zukünftigen Rolle als Mutter bzw. auch als Vater.

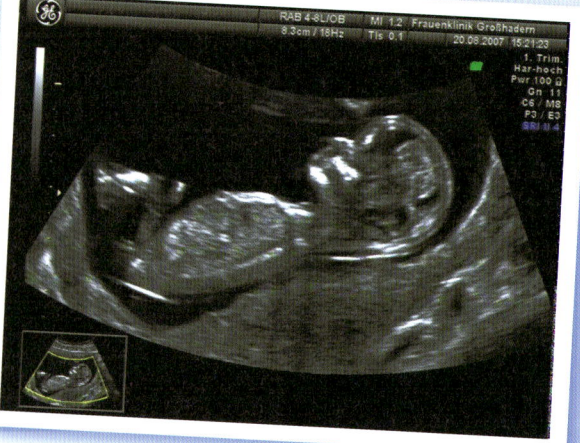

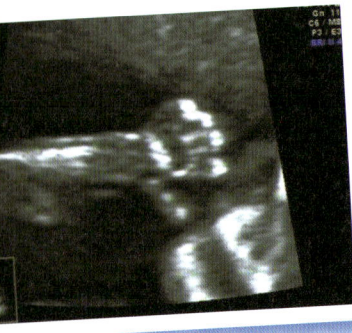

Fetus in der 13. Schwangerschaftswoche

Kalorienbedarf

Ihr Kalorienbedarf erhöht sich um etwa 10 Prozent.
Mein neuer individueller Kalorienbedarf, der mir mit der BabyCare-Ernährungsanalayse mitgeteilt wurde: _____ kcal.
Ausgewogen und abwechslungsreich essen.

Größe und Gewicht (des Kindes)

Nach Ende des vierten Monats ist das Kind zehn Zentimeter lang und wiegt 110 Gramm.

Für Berufstätige

Ab jetzt sieht das Mutterschutzgesetz einige Beschäftigungsverbote vor, wie z. B. schwere körperliche Arbeiten oder Arbeiten mit erhöhter Unfallgefahr (siehe Kapitel 5). Teilen Sie Ihrem Arbeitgeber den voraussichtlichen Geburtstermin Ihres Kindes mit (zum Beispiel mit einer Kopie des unteren Teils der Seite 6 des Mutterpasses).

Tagebuch 4. Monat

» Meine 3. Vorsorgeuntersuchung

Wann

Besondere Vorkommnisse

Nächster Vorsorgetermin

» Nun habe ich es endlich meinen Freunden, Verwandten und Bekannten erzählt.
Wie haben diese reagiert?

Wer	Reaktion

» Meine körperlichen und seelischen Veränderungen in den letzten Wochen

» Mein Körpergewicht   kg
» Mein Bauchumfang am Ende des vierten Schwangerschaftsmonats   cm

VERWÖHNEN SIE SICH: GEBEN SIE IN DIE BADEWANNE EIN PAAR TROPFEN VON IHREM LIEBLINGS-AROMAÖL.

5. Monat (17.–20. Woche)

4. Vorsorgeuntersuchung	Ab der 18. Woche 2. Ultraschalluntersuchung mit Wahlmöglichkeit zwischen Basisuntersuchung und erweiterter Basisuntersuchung (vgl. S. 21).
Entwicklung des Kindes	Jetzt können Sie möglicherweise bereits die ersten Bewegungen des Kindes bemerken. Dies kann jedoch auch erheblich später erfolgen (21.–22. SSW), besonders wenn Sie zum ersten Mal schwanger sind und diese Berührungen eines Kindes noch nicht richtig kennen. Die Sinnesorgane bilden sich aus: Das Kind kann hören. Unterhalten Sie sich mit ihm. Spielen Sie ihm schöne Musik vor und vermeiden Sie Lärm. Sie werden merken, wie sich das Kind sonst durch Strampeln wehrt. Ab der 18. SSW reagiert ihr Kind nun schon auf Licht, da sich die Netzhaut entwickelt hat.
Körperliche und seelische Veränderungen; übliche Beschwerden	Der Bauch wölbt sich. Manche Kleidungsstücke werden zu eng. Verstopfung kann immer noch vorkommen, auch häufiges Schwitzen ist normal. Wenn starkes Schwitzen in Kombination mit anderen Beschwerden (Nervosität, Erschöpfung, Pulsrasen, Fieber) einhergeht, kann eine Schilddrüsenüberfunktion vorliegen. Bitte informieren Sie unbedingt Ihre Frauenärztin/Ihren Frauenarzt darüber!
Größe und Gewicht (des Kindes)	Das Kind wiegt am Ende des fünften Monats etwa 200 Gramm und ist 19 cm lang.

PLATZ FÜR EIN ULTRASCHALLBILD ODER EIN FOTO VON MEINEM BABYBAUCH

DOSIERTES BEWEGUNGSTRAINING IST GESUND FÜR MUTTER UND KIND. EIN SPEZIELLES GYMNASTIKPROGRAMM FINDEN SIE IN DIESEM BUCH AB SEITE 204.

Tagebuch 5. Monat

» Das Geschlecht meines Babys wurde jetzt festgestellt. Es ist ein

....

» Meine ersten Namenseinfälle

....
....
....

» Meine 4. Vorsorgeuntersuchung
Wann
Besondere Vorkommnisse
....

Nächster Vorsorgetermin
....

» Zahnarzttermin
....

» Während ich _____, habe ich mein Baby das erste Mal gespürt.
....
....
....

» Da mein Baby nun hören kann, unterhalte ich es immer mit schöner Musik, am liebsten
....
....

TIPP
Schauen Sie sich auf Baby-Basaren um! Viele Mütter verkaufen dort auch Schwangerschaftskleidung

» Meine körperlichen und seelischen Veränderungen
in den letzten Wochen
....
....
....
....

» Mein Körpergewicht   kg
» Mein Bauchumfang am Ende des fünften Schwangerschaftsmonats   cm

6. Monat (21.–24. Woche)

5. Vorsorgeuntersuchung	Routinekontrolle, ob alles in Ordnung ist. Mit der Wahrnehmung der ersten Kindsbewegungen beginnt die »Konkretisierungsphase«.
Entwicklung des Kindes	Bewegung und Ruhe des Kindes wechseln sich ab. Der Schlaf-Wach-Rhythmus stellt sich ein. Die Käse- oder Fruchtschmiere, die das Kind schützt und das Gleiten während der Geburt erleichtert, wird ausgebildet. Zum Ende des sechsten Monats erreicht die Gebärmutter die Nabelhöhe.
Körperliche und seelische Veränderungen; übliche Beschwerden	Sie spüren das Kind täglich ohne die Hilfe technisch-diagnostischer Verfahren. Nahezu alle Schwangeren empfinden die Beziehung als schön und es kommen Freude und Erleichterung auf. Die Konkretisierungsphase zeichnet sich gegenüber den anderen Phasen durch das geringste Maß an negativen Gefühlen, Ängsten und Unsicherheiten aus. Die Schwangeren bekommen mehr Vertrauen, alles wird konkreter. Auch der zukünftige Vater kann jetzt mehr einbezogen werden; seine Hand auf dem Bauch kann beruhigend auf das Kind wirken. Gespräche, Planung und Handlungen sind auf die Geburt und das zukünftige Kind konzentriert (Schwangerschaftsgymnastik, Geburtsvorbereitungskurse, Namensfindung, Einrichtung des Kinderzimmers). Sie sind auch als aktive Maßnahmen zur Gestaltung der neuen Lebenssituation zu verstehen und verstärken die Gewissheit, sie beherrschen zu können. Ab der 20.–21. Woche kann es zu Gebärmutterkontraktionen kommen; der Bauch wird manchmal hart. Durch das Wachstum des Kindes können folgende Beschwerden auftreten: • Blähungen, Sodbrennen, Verstopfung • Rücken- und Kreuzschmerzen • Harndrang • Muskelkrämpfe, z. B. Wadenkrämpfe; sie können durch Magnesiummangel verursacht sein (siehe Kapitel 8.9) • Hämorrhoiden • Krampfadern, Ödeme • Hautjucken • Kreislaufprobleme Planen Sie Ihren Geburtsvorbereitungskurs und nehmen Sie Kontakt zu einer Hebamme auf.
Größe und Gewicht (des Kindes)	Das Kind ist inzwischen etwa 28 bis 30 cm lang und wiegt 500 bis 700 Gramm.

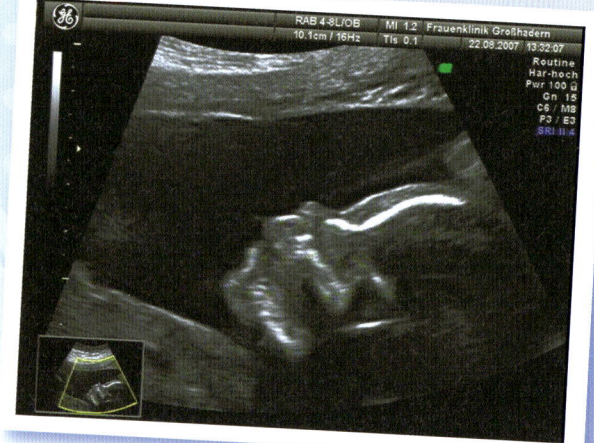

Ein Baby in der 23. Schwangerschaftswoche

Tagebuch 6. Monat

» Meine 5. Vorsorgeuntersuchung
Wann
Besondere Vorkommnisse

Nächster Vorsorgetermin

» Da die Kurse sehr beliebt sind, wird es Zeit und ich begebe mich auf die Suche nach einem Geburtsvorbereitungskurs und einer Hebamme meines Vertrauens.

Meine Hebamme heißt

» Mein Geburtsvorbereitungskurs wird beginnen am
Wo?
» Situationen, in denen ich mein Baby am häufigsten spüre

» Meine körperlichen und seelischen Veränderungen in den letzten Wochen

» Mein Körpergewicht   kg
» Mein Bauchumfang am Ende des sechsten Schwangerschaftsmonats   cm

TIPP
Finden Sie eine Hebamme in Ihrer Nähe
www.hebammensuche.de

MASSIEREN SIE IHREN BAUCH MIT EINEM GUTEN PFLEGEÖL: KLEINE KREISENDE BEWEGUNGEN ODER SANFTES ZUPFEN FÖRDERN DIE DURCHBLUTUNG UND VERBESSERN SO DAS DEHNUNGSVERMÖGEN DES BINDEGEWEBES

7. Monat (25.–28. Woche)

6. Vorsorgeuntersuchung	Kontrolluntersuchung, Test auf Schwangerschaftsdiabetes (oGTT). Falls nicht bereits in der 24. Schwangerschaftswoche erfolgt, wird Ihnen zum Ausschluss einer Blutzuckererkrankung in der Schwangerschaft ein entsprechender Test angeboten. Diesen sollten Sie unbedingt wahrnehmen. Denn bei fünf bis zehn Prozent der Schwangeren entwickelt sich diese Krankheit und nur etwa die Hälfte davon weist entsprechende Risikofaktoren auf.
Entwicklung des Kindes	Ein unverwechselbares Gesicht (Gesichtsphysiognomie) wird ausgebildet. Das Baby kann Schluckauf bekommen, am Ende des siebten Monats die Augen öffnen und hell und dunkel unterscheiden. Ab jetzt wachsen die Überlebenschancen für ein Frühgeborenes. Dennoch weisen viele Kinder, die jetzt schon geboren werden, gesundheitliche Beeinträchtigungen auf.
Körperliche und seelische Veränderungen; übliche Beschwerden	Neben den bereits beschriebenen Beschwerden spüren Sie ab jetzt häufiger Atemnot. Ihre eigenen Organe werden durch die vergrößerte Gebärmutter aus ihrer normalen Lage verdrängt. So zum Beispiel das Zwerchfell, so dass gelegentlich die Atmung erschwert ist. Auch Harndrang kann jetzt wieder verstärkt auftreten. Das Kind belastet Ihre Wirbelsäule; versuchen Sie, diese zu schonen und durch aktive Übungen zu entlasten (siehe Gymnastikkurs auf Seite 204). Schlaflosigkeit kann auftreten – wenn Sie ruhen wollen, ist Ihr Kind besonders aktiv! Bitte keine Schlaf- oder Beruhigungsmittel nehmen!!
Größe und Gewicht (des Kindes)	Das Kind ist jetzt etwa 34 cm lang und wiegt 900 bis 1.100 Gramm. Für »Babyfernsehen« (muss selbst bezahlt werden) ist jetzt eine besonders gute Zeit, ob nun im bewährten oder auch dreidimensionalen Ultraschallbild.

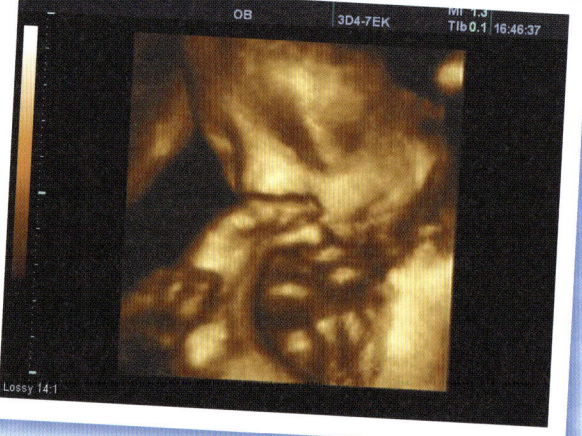

Gesicht und Fuß, 26. Schwangerschaftswoche

Tagebuch 7. Monat

» Weitere Namensideen für mein Baby

TIPP
Auf www.kidsgo.de finden Sie eine Vornamen-Suchmaschine

» Ich habe die Möglichkeit mir kostenpflichtig eine Milchpumpe zu leihen, z.B. in Apotheken oder Kliniken. Da diese sehr begehrt sind, erkundige ich mich früh genug und reserviere mir eine.

Wo

Abholdatum

Für welchen Zeitraum

Kosten

» Meine 6. Vorsorgeuntersuchung

Wann

Besondere Vorkommnisse

Nächster Vorsorgetermin

» Meine körperlichen und seelischen Veränderungen in den letzten Wochen

» Mein Körpergewicht   kg
» Mein Bauchumfang am Ende des siebten Schwangerschaftsmonats   cm

GEHE ICH ODER MEIN PARTNER IN ELTERNZEIT? INFORMATIONEN ÜBER DIE ANMELDEFRIST BEIM ARBEITGEBER AUF SEITE 61.

8. Monat (29.–32. Woche)

7. Vorsorgeuntersuchung	3. Basis-Ultraschalluntersuchung, CTG (Herzton-/Wehenschreiber), (nur wenn Risiken vorliegen.) Bestimmen Sie den Ort der Geburt. Vereinbaren Sie spätestens jetzt einen Geburtsvorbereitungskurs und suchen Sie sich eine Hebamme. Denn auch bei einer Geburt im Krankenhaus können Sie eine Hebamme zur Nachbetreuung zu Hause in Anspruch nehmen.
Entwicklung des Kindes	Das Kind wächst und nimmt kontinuierlich zu. Der Geschmackssinn bildet sich aus. Die Bewegungen nehmen zu und werden kräftiger.
Körperliche und seelische Veränderungen; übliche Beschwerden	Manchmal Atemnot, Rückenschmerzen, Sodbrennen, Minderung der Belastbarkeit, vor allem bei erhöhter Gewichtszunahme. Vorbereitend auf die Geburt kann sich der Uterus zusammenziehen (erste Wehen). Wenn dies öfter als zehn Mal am Tag vorkommt, unbedingt in ärztliche Behandlung begeben (Praxis/Klinik).
Größe und Gewicht (des Kindes)	Am Ende des achten Monats kann Ihr Kind schon 40 cm groß sein und 1.600 bis 1.800 Gramm wiegen.

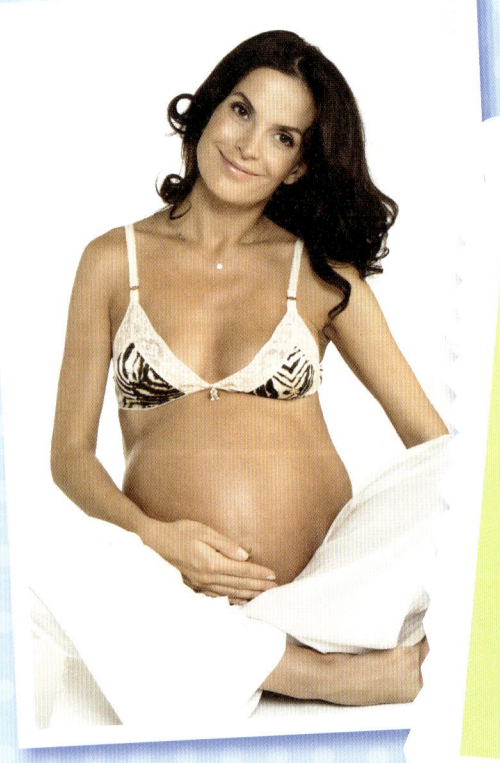

PLATZ FÜR EIN WEITERES BILD

Tagebuch 8. Monat

» Was ist für mich bei der Geburt wichtig?

» Wo ich mein Kind entbinden möchte (in der Klinik, im Geburtshaus oder zu Hause)

» Ich möchte mein Kind in einer Klinik zur Welt bringen. Ich habe die Möglichkeit den Kreißsaal der verschiedenen Kliniken zu besichtigen. Was ist mir wichtig?

» Was hat mir bei der Kreißsaalbesichtigung gefallen? Was hat mir nicht gefallen?

Name der Klinik	Vorteile	Nachteile

TIPP
Informationen über die verschiedenen Möglichkeiten der Geburt finden Sie auf Seite 165.

Ich habe mich entschieden für

Ich sollte mit meiner Frauenärztin/ meinem Frauenarzt besprechen, wie die Geburt ablaufen soll, ob und was für eine Schmerztherapie angewendet werden soll etc.

Was ich möchte

Was ich nicht möchte

» Meine 7. Vorsorgeuntersuchung

Wann

Besondere Vorkommnisse

Nächster Vorsorgetermin

TIPP
Kriterien zur Wahl der Entbindungsklinik finden Sie auf Seite 169.

» Meine körperlichen und seelischen Veränderungen in den letzten Wochen

» Mein Körpergewicht   kg
» Mein Bauchumfang am Ende des achten Schwangerschaftsmonats   cm

9. Monat (33.–36. Woche)

8. und 9. Vorsorgeuntersuchung	Die Vorsorgeuntersuchungen werden nun alle 14 Tage durchgeführt. Vier Wochen vor dem errechneten Geburtstermin sollten Sie eine Tasche für die Klinikentbindung packen. Die meisten Geburtskliniken bieten ab der 36. Schwangerschaftswoche eine Konsultation zur Geburtsplanung an. Dieses Angebot sollten Sie nutzen, um sich mit dem Kreißsaal vertraut zu machen. Ihre Frauenärztin/Ihr Frauenarzt stellt Ihnen hierfür eine Überweisung aus. Beginn der Vorbereitungsphase.
Entwicklung des Kindes	Neun von zehn Kindern liegen bereits im neunten Monat mit dem Kopf nach unten, das heißt in der besten Geburtsposition.
Körperliche und seelische Veränderungen; übliche Beschwerden	Etwa vier bis sechs Wochen vor der Geburt senkt sich der Bauch, der kindliche Kopf tritt tiefer in das Becken ein. Der Harndrang wird häufiger, die Atemprobleme lassen nach. Es kann auch zu unregelmäßigen Vorwehen kommen. Die körperlichen Veränderungen sind nun besonders beschwerlich. Die Beweglichkeit ist deutlich eingeschränkt und zahlreiche körperlich-seelische Beschwerden treten auf oder nehmen in ihrer Häufigkeit noch zu. Dies führt häufig zu negativen Gefühlsreaktionen. Kopfschmerzen, Übelkeit, Kreislaufprobleme, Schlafstörungen Bewusst setzen sich die Schwangeren nun häufig praktisch und psychisch mit der körperlichen Trennung von ihrem Kind auseinander. Die emotionale Grundstimmung ist oft eher zwiegespalten bis negativ. Ängste und Unsicherheiten nehmen zu. Das Verlangen nach Schutz und Sicherheit sind in besonders hohem Maße ausgeprägt. Die vorsorgliche Beschäftigung mit der Säuglingspflege und der Situation nach der Geburt kann diesen Stress mindern und überwinden helfen.
Größe und Gewicht (des Kindes)	Ab der 33. Woche nimmt das Kind pro Woche um etwa 200 Gramm zu. Am Ende des neunten Monats ist es etwa 45 Zentimeter lang und wiegt 2.400 bis 2.750 Gramm.
Für Berufstätige	Mit 34 (+0) Wochen beginnt der Mutterschutz. Er dauert bis acht Wochen nach der Geburt des Kindes (bei Früh- und Mehrlingsgeburten zwölf Wochen). Mein Mutterschutz beginnt am _____

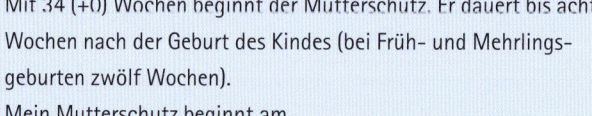

Ein Baby in der 33. Schwangerschaftswoche

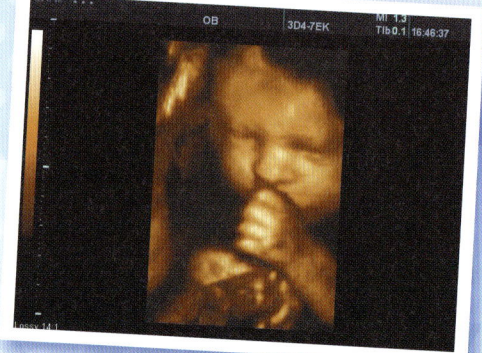

Tagebuch 9. Monat

» Ich packe meinen Klinikkoffer und nehme mit
- Mutterpass, Familienstammbuch oder Heiratsurkunde (Geburtsurkunde bei unverheirateten Müttern)
- Personalausweis ○ Versichertenkarte
- Zwei Nachthemden oder lange T-Shirts, frische Unterwäsche ○ Still-BH/Stilleinlagen
- Rutschfeste Hausschuhe und dicke Socken ○ Bademantel
- Kleidung für die Zeit im Krankenhaus, z.B. Jogginganzug, bequeme Shirts
- Bequeme Kleidung für den Weg nach Hause, am besten etwas, das im fünften oder sechsten Monat gepasst hat.
- Kosmetikartikel wie Zahnbürste, Zahnpasta, Duschgel, Shampoo, Bürste, Handtücher
- Bücher, Musik ○ Fotoapparat (im Kreißsaal keinen Blitz benutzen), evtl. Videokamera
- Monatshygiene (Binden)
- Waschlappen (wenn Sie ins Schwitzen kommen)

Für mein Baby
- Hemdchen, Bodys, Strampler, Socken, Jacke und Mütze, Windeln
- Babydecke und Spucktücher
- Baby-Sicherheitsschale für den Nachhause-Transport im Auto oder einen Kinderwagen (bringt am besten der Abholer mit).

> 34. SSW:
> Mein Mutterschutz beginnt.
>
> Im Kapitel 5 finden Sie wichtige Informationen rund um »Schwangerschaft und Berufstätigkeit«.

Eindrücke und Wünsche

....

....

» Meine 8. Vorsorgeuntersuchung	» Meine 9. Vorsorgeuntersuchung
Wann	Wann
Besondere Vorkommnisse	Besondere Vorkommnisse
Nächster Vorsorgetermin	Nächster Vorsorgetermin

» Meine körperlichen und seelischen Veränderungen in den letzten Wochen

....

....

» Mein Körpergewicht kg
» Mein Bauchumfang am Ende des neunten Schwangerschaftsmonats cm

10. Monat (37.–40. Woche)

10. Vorsorgeuntersuchung	Die letzte Kontrolle Falls Sie sich für eine ambulante Geburt im Krankenhaus oder in einer Geburtsklinik oder eine Hausgeburt entschieden haben, prüfen Sie nochmals, ob alle wichtigen Punkte geregelt sind, beispielsweise Hebamme, Kinderärztin/Kinderarzt.
Entwicklung des Kindes	Das Kind produziert das Hormon Kortison, das seine Lungen für den Zeitpunkt, wenn es den Körper der Mutter verlässt, auf die eigene Atmung vorbereitet. Die Entwicklung des Kindes ist damit abgeschlossen, es ist reif für die Geburt. Zum Ende der Schwangerschaft können die Bewegungen des Kindes nachlassen; das Baby hat einfach keinen Platz mehr zum Strampeln. Nur weniger als fünf Prozent aller Kinder liegen in der Steißlage, also mit den Füßen oder dem Po nach unten.
Körperliche und seelische Veränderungen; übliche Beschwerden	Ein bisschen Aufregung, zunehmende Ungeduld und Nervosität sind normal. Viele Schwangere werden kurz vor der Geburt aktiv, putzen zum Beispiel ihre Wohnung, um für die Ankunft ihres Kindes alles vorbereitet zu haben. Der Geburtsbeginn kündigt sich durch die Zunahme der Wehentätigkeit, den Abgang von Schleim und Blut und eventuell einen Blasensprung an. Wenn Sie über einen Zeitraum von einer Stunde regelmäßig im Abstand von zehn Minuten Wehen haben, Ihre Fruchtblase platzt oder Sie eine leichte Blutung feststellen, sollten Sie in die Klinik fahren, besser noch sich dorthin fahren lassen. Die Geburt des Kindes kann sich aber auch ganz normal verzögern. Ist der errechnete Geburtstermin überschritten, werden sie anfangs alle zwei Tage und später sogar täglich einbestellt, um mittels CTG (Kardiotokogramm/Wehenschreiber) zu prüfen, ob alles in Ordnung ist. Manchmal ist es notwendig, die Geburt künstlich einzuleiten; in der Geburtsklinik werden Sie dazu beraten.
Größe und Gewicht (des Kindes)	Das reife Kind ist im Durchschnitt 50 bis 54 Zentimeter lang und wiegt 3.000 bis 3.800 Gramm.
Für Berufstätige	Nach der Geburt ist für einen Zeitraum von acht Wochen eine Ausübung des Berufs gesetzlich verboten.

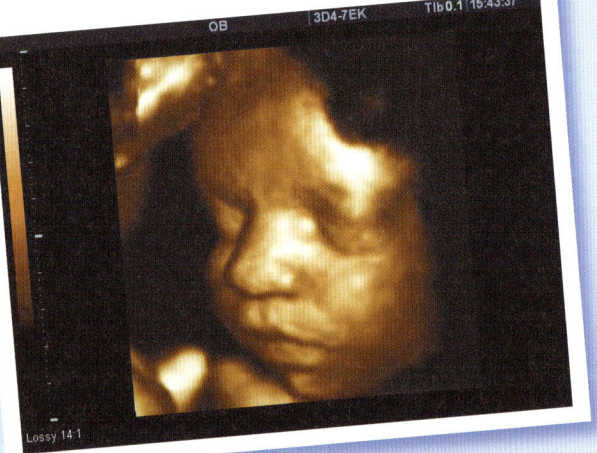

Ein Baby in der 40. Schwangerschaftswoche

Tagebuch 10. Monat
Mein Baby ist da!

Name
....

Geburtsdatum .... Zeit ....
Gewicht .... Größe ....
Haarfarbe .... Augenfarbe ....
Sternzeichen ....

Die ersten Wehen spürte ich am .... um
....
Als meine Fruchtblase geplatzt ist, habe ich gerade ....
Wie ist meine Geburt verlaufen? Wie lange hat sie gedauert?
....
....

Meine ersten Gedanken und Gefühle nach der Geburt
....
....
....
....

Bei der Geburt war dabei ....
Wie erging es meiner Begleitung/meinem Partner während der Geburt?
....

Erste Besucher
....
....

Das erste Babyfoto

3.3 Übliche Beschwerden und solche, die Sie ernst nehmen sollten

Vor allem die ersten Wochen einer Schwangerschaft können – aber müssen nicht – unangenehm sein. Übelkeit, Unwohlsein und Erbrechen kommen wegen der hormonellen Veränderungen in Ihrem Körper und der psychischen Anspannung häufiger vor. Auch später können psychische und körperliche Allgemeinsymptome wie Müdigkeit, Jucken der Haut, Kopfschmerzen, Harndrang, Krämpfe in den Beinen, Nasenschleimhautentzündung und Nasenbluten, Schlafstörungen und Rückenschmerzen öfter oder verstärkt auftreten. So abschreckend sich diese Aufzählung anhört, dies alles kann vorkommen und bewegt sich doch im Rahmen des Üblichen. Was dagegen zu tun ist, erfahren Sie im nächsten Kapitel. Wenn diese Symptome oder Beschwerden über längere Zeit auftreten, sollten Sie die Frauenarztpraxis aufsuchen.

Generell gilt: Nehmen Sie bitte jeden der Vorsorgetermine wahr. Falls Sie einmal einen versäumen sollten – das kann vorkommen – machen Sie einen neuen Termin mit Ihrer Frauenärztin/Ihrem Frauenarzt aus. Kontrollieren Sie Ihre Gewichtszunahme und achten Sie auf Ihren Gesundheitszustand. Aber hören Sie nicht täglich ängstlich in sich hinein.

Bei den folgenden Beschwerden oder Vorkommnissen sollten Sie allerdings umgehend zur Frauenärztin/zum Frauenarzt gehen, sollte sie/er einmal nicht erreichbar sein, auch direkt in das nächstgelegene Krankenhaus mit geburtshilflicher Abteilung:

- Blutungen aus der Scheide
- Starke und anhaltende Bauchschmerzen in den ersten Wochen der Schwangerschaft, ungewöhnliche Schmerzen im Unterbauch
- Starke Gewichtszunahme
- Abgehendes Fruchtwasser (vorzeitiger Blasensprung); Symptome wie ein tropfender Wasserhahn
- häufige, starke Kopfschmerzen
- häufiges Nasenbluten
- Schwindel, Schmerzen, Augenflimmern (Hinweiszeichen auf Bluthochdruck)
- Anhaltendes leichtes oder plötzlich hohes Fieber
- Stechende Schmerzen im Oberbauch gegen Ende der Schwangerschaft
- Schwellungen im Gesicht, an Händen, Füßen und Gelenken (Ödeme)
- Starke und anhaltende Kopfschmerzen in der späten Schwangerschaft

3.4 Was Sie gegen Schwangerschaftsbeschwerden tun können

In den zehn Monaten der Schwangerschaft verändert sich sehr viel in Ihrem Körper. Das geht bei vielen Frauen mit Beschwerden einher. Da es sich dabei in der Regel nicht um krankhafte Zustände handelt, sondern um Umstellungsprobleme und Wachstumsschmerzen, kann man nicht wirklich die Ursachen behandeln. Dennoch ist es möglich, viele »Zipperlein« zu lindern.

Hier haben wir für Sie stichwortartig bewährte Tipps und Hausmittel aus dem Erfahrungsschatz einer Hebamme zusammengestellt, die gegen Beschwerden helfen können. Aber erschrecken Sie bitte nicht. Sie können auftreten, müssen es aber nicht.

Wenn es sich bei Ihren Beschwerden nicht um eine Befindlichkeitsstörung, sondern um einen krankhaften Zustand handelt, der behandelt werden muss, ist Ihre Frauenärztin/Ihr Frauenarzt zuständig. Gehen Sie hin, wenn sich die Beschwerden durch die hier vorgeschlagenen Maßnahmen nicht bessern.

Eine besondere Rolle spielen dabei oft sogenannte Aromaöle, die man in Drogerien oder Apotheken kaufen kann. Mit Aromaölen in einer Duftlampe können Sie im ganzen Raum einen schönen Duft verbreiten, eine Kombination für Ihr persönliches »Riechfläschchen«

zusammenstellen, Ihr Massageöl herstellen (insgesamt 15–30 Tropfen auf 100 Milliliter Öl) oder als Badezusatz verwenden (für ein Vollbad 8–15 Tropfen mit etwas Honig, Sahne oder Salz vermischt ins Wasser geben).

Blähungen
- Fenchel-Anis-Kümmel-Tee
- In Ruhe essen, gut kauen
- Auf weißen Zucker verzichten

Aromaöle:
Basilikum, Bergamotte, Fenchel, Lavendel, Majoran, Melisse, Muskatellersalbei, Myrrhe, Pfefferminze, schwarzer Pfeffer, Rosmarin (nicht bei hohem Blutdruck), Sandelholz, Wacholder, Ysop (nicht bei hohem Blutdruck)

Blutdruck zu hoch
- Stress abbauen: Denken Sie darüber nach, was Sie besonders unter Druck setzt, und versuchen Sie dann, für Entspannung zu sorgen.
- Entspannungsübungen, autogenes Training
- Scharfe Gewürze meiden, keine Lakritze (Süßholz), kein Rosmarin

Kräutertees:
Malve (Hibiskus), Brennnessel

Gut sind Kopfsalat, Tomaten, Birnen, Gurken (möglichst reife), Knoblauch und Zwiebeln (möglichst roh), ebenso Aromaöle, vor allem Majoran und Thymian, auch Lavendel, Melisse, Muskatellersalbei; kein Rosmarin, kein Ysop, kein Koffein oder Teein.

Blutdruck zu niedrig
- Ausreichend trinken
- Bürstenmassagen
- Nicht zu warm baden oder duschen
- Rosmarinzusatz im Badewasser
- Wechselduschen oder -bäder für Arme und Beine
- Kreislaufanregende gymnastische Übungen
- Schwimmen
- Flott gehen
- Atemübungen, Yoga

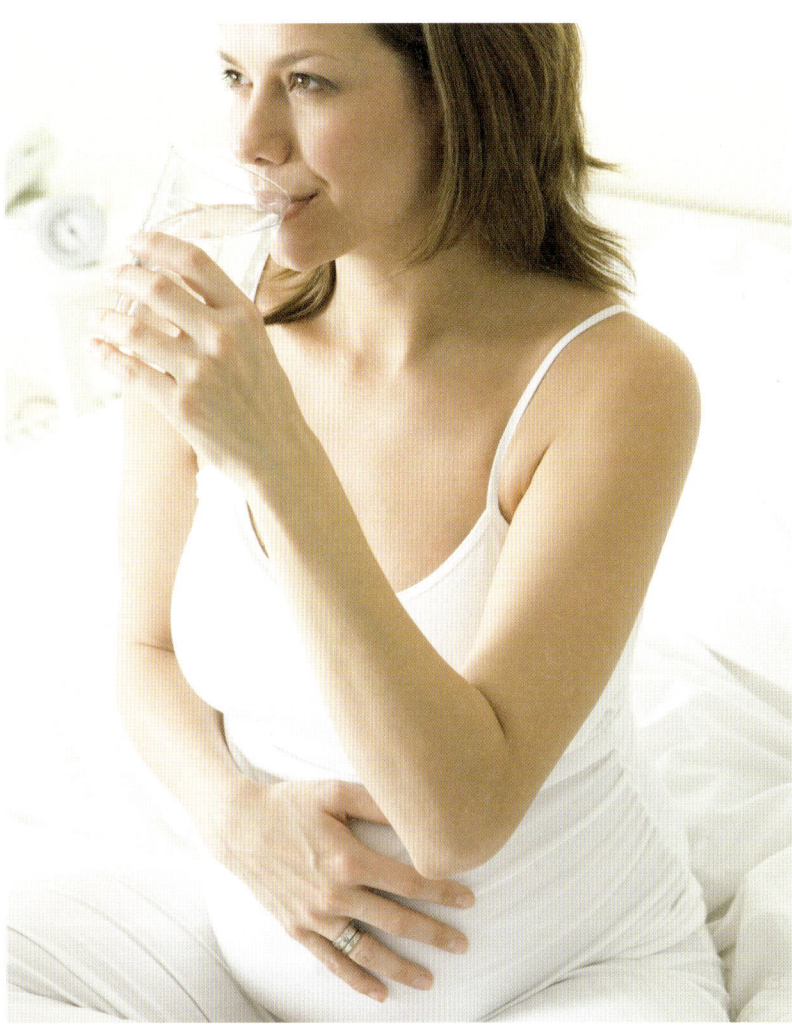

Kreislaufstärkende Aromaöle:
vor allem Rosmarin und Ysop, auch schwarzer Pfeffer, Wacholder

Brustspannen
- Gut stützenden Büstenhalter tragen
- Brustmassage mit dem Öl, das Sie für Ihren Bauch verwenden, aber die Brustwarzen aussparen oder ein warmes Bad mit entspannendem Badezusatz, zum Beispiel Lavendel

Blutarmut
Wichtig sind genügend Eisen, Folsäure, Vitamin C und Vitamin B_{12}.
Wenig Kaffee und schwarzen Tee trinken, weil diese die Aufnahme dieser Stoffe hemmen.

Trinken Sie bei Übelkeit schon vor dem Aufstehen ein Glas Wasser.

Dammvorbereitung

In den letzten vier Wochen vor dem Termin:
- Tägliche Dammmassage mit einem guten Öl
- Ein- bis zweimal täglich einen Esslöffel geschroteten Leinsamen mit viel Flüssigkeit zu sich nehmen, zum Beispiel in Joghurt.
- Himbeerblättertee
- Dampfsitzbad mit Lindenblüten oder Heublumen einmal pro Woche: Blüten in einen Topf mit kochendem Wasser geben, ins Bidet oder die Toilette stellen, abkühlen lassen und sich darüber setzen.

Krampfadern (Varizen)

- Kreislauf anregen, zum Beispiel zügig gehen
- Schwimmen
- Für guten Stuhlgang sorgen (siehe Verstopfung)
- Öfter mal die Beine einige Minuten hoch lagern oder senkrecht an einer Wand in die Höhe strecken, dann mit den flachen Händen beklopfen und zum Herz hin streichen (eventuell mit Rosskastanienextrakt, Krampfadernöl oder einem Gel aus der Apotheke)
- Keine Kniestrümpfe tragen; die Beine nicht übereinanderschlagen und nicht im Schneidersitz sitzen; Stützstrümpfe tragen

Aromaöle, örtlich: Zypresse

Hämorrhoiden

- Auflagen mit Quark oder geriebener roher Kartoffel, mit Schwedenbitter (Apotheke) oder Apfelessig betupfen, anschließend Ringelblumensalbe oder Beinwellsalbe
- Kühle Sitzbäder mit Hamamelis, Eichenrinde, Beinwell oder Brennnessel oder mit Aromaölen wie Myrrhe, Schafgarbe, Wacholder oder Zypresse
- Salben oder Zäpfchen aus der Apotheke (es gibt auch naturheilkundliche)
- Keine scharfen Gewürze essen
- Für leichten Stuhlgang sorgen (nicht pressen)

Harnwegsbeschwerden

- Keine parfümierten, desinfizierenden Intimpflegemittel mit Konservierungsstoffen verwenden
- Kein weißer Zucker
- Viel Vitamin C macht den Urin sauer und schwemmt Bakterien aus.

Wichtig sind warme Kleidung sowie Unterwäsche aus Naturfasern (häufig wechseln!).

Aromaöle:
Bergamotte, Lavendel, Sandelholz, Wacholder, Sitzbad mit Zinnkraut (Schachtelhalm)

Hautjucken (Pruritus)

Abwaschung oder Bad mit Apfelessig, Kleie- oder Molkebad

Aromaöle: Jasmin, Pfefferminze

Kreuzschmerzen

- Achten Sie auf Ihre Haltung beim Stehen und Gehen!
- Übungen auf allen Vieren (Katzenbuckel); Gymnastikbeispiele mit Übungen speziell bei Kreuzschmerzen finden Sie auf den Seiten 204-207
  Eine Hebamme, Physiotherapeut/-in oder Yogalehrer/-in kann mit Übungen helfen, zum Beispiel in einem Schwangerenkurs. Auch Massagen können helfen; Vorsicht im Kreuzbeinbereich, kann wehenanregend wirken
- Schwimmen in warmem Wasser, vor allem Rückenschwimmen oder Übungen, die Sie in Kursen wie Schwangerenschwimmen lernen können

Mutterbandschmerzen

- Leichte Massage im Leistenbereich, den Schmerz verteilen und wegstreichen
- Warmes Bad mit entspannenden Zusätzen wie Lavendel oder Melisse

> *Achtung*: Wenn die Schmerzen kommen und gehen und der Bauch dabei hart wird, handelt es sich um Wehen. Wenn der Bauch häufiger als zehnmal am Tag hart wird, wenden Sie sich bitte umgehend an Ihre Frauenärztin/Ihren Frauenarzt, die Geburtsklinik oder Ihre Hebamme.

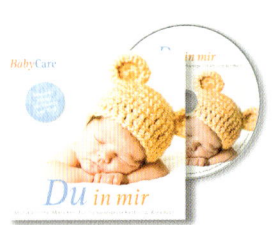

»Du in mir«, Entspannungsmusik für Mutter und Kind, zu bestellen unter www.baby-care.de

Verstopfte Nase
Die ist eine normale Begleiterscheinung der Schwangerschaft.

- Naturheilkundliches Nasenspray oder Nasenbalsam aus der Apotheke

Aromaöle:
Lavendel, Myrrhe, Sandelholz, Weihrauch, Ysop (nicht bei hohem Blutdruck)

Ödeme
- Für mehr Ruhe sorgen
- Belastung, Stress abbauen
- Fußbad mit Salz und Wacholderbadezusatz

Aromaöle:
Fenchel, Geranie, Lavendel, schwarzer Pfeffer, Rosmarin (nicht bei hohem Blutdruck), Sandelholz, Wacholder, Ysop (nicht bei hohem Blutdruck), Zypresse

Essen:
Spargel (nicht bei Nierenproblemen), Salatgurken (möglichst reif), Pellkartoffeln, Reis, Sellerie (vor allem roh), rohe Ananas, Sauerkirschen, Liebstöckel (nicht bei Wehenbereitschaft), Kochsalzreduktion

Schlafprobleme
- Atem- und Entspannungsübungen
- Entspannungsmusik hören
- Warmes Fußbad
- Heiße Milch trinken oder Tee aus Melisse, Orangenblüten (nur kurz ziehen lassen), Hopfen (oder alkoholfreies Bier), Beruhigungs- oder Schlaftee-Mischung

Aromaöle:
Basilikum, Kamille, Lavendel, Majoran, Orangenblüte, Rose, Sandelholz

Schwangerschaftsstreifen
- Häufige Massage, die auch die tieferen Hautschichten erreicht, an Bauch, Gesäß und Oberschenkeln mit einem Öl, das die Hautfunktion anregt
- Bürstenmassagen, Hautrollen, die man über den Bauch wandern lässt, und Kneifen oder Zupfen sind wirksamer und nicht so wehenanregend wie große kreisende Bewegungen über den Bauch.

Sodbrennen
- Langsam essen, gut kauen, kleine Portionen
- Beim Essen nicht trinken, dafür zwischen den Mahlzeiten reichlich Flüssigkeit zu sich nehmen
- Anis- oder Fencheltee nach dem Essen, Papaya nach dem Essen (Früchte, Saft oder Tabletten)
- Magenstärkend wirken Senf und Meerrettich, Ingwer (nicht bei Wehenbereitschaft), Hopfentee
- Keine scharf gebratenen, fettgebackenen, schwer verdaulichen Nahrungsmittel; auch Süßes und Kaffee reizt den Magen
- Nach dem Essen nicht gleich flach liegen
- Mit erhöhtem Oberkörper schlafen

Gut sind Karotten, Kartoffeln, Gerste, Hafer, Milch, Quark; Mandeln oder Nüsse; so lange wie möglich kauen.

Bei hartnäckigen Beschwerden Heilerde für die innerliche Anwendung (Apotheke) in Wasser auflösen und trinken.
Vorsicht: Säurebindende Medikamente vermeiden! Sie binden oft auch Spurenelemente und Mineralien und verhindern deren Aufnahme in den Körper.

Magenstärkende Aromaöle:
Basilikum, Fenchel, Melisse, Muskatellersalbei, Myrrhe, Pfefferminze, schwarzer Pfeffer, Rose, Rosmarin (nicht bei hohem Blutdruck), Wacholder

Übelkeit, Erbrechen
Da diese Beschwerden oft mit niedrigem Blutzucker zusammenhängen, helfen ein kleiner Imbiss (Zwieback) und gesüßter Tee morgens vor dem Aufstehen oder eine kleine Zwischenmahlzeit (Müsliriegel dabeihaben). Ingwer (Tee, Sticks, Ingwer in den Bauchnabel legen (nicht bei Wehenbereitschaft)).

> Gegen starke Übelkeit kann auch Akupunktur helfen. Fragen Sie Ihre Hebamme!

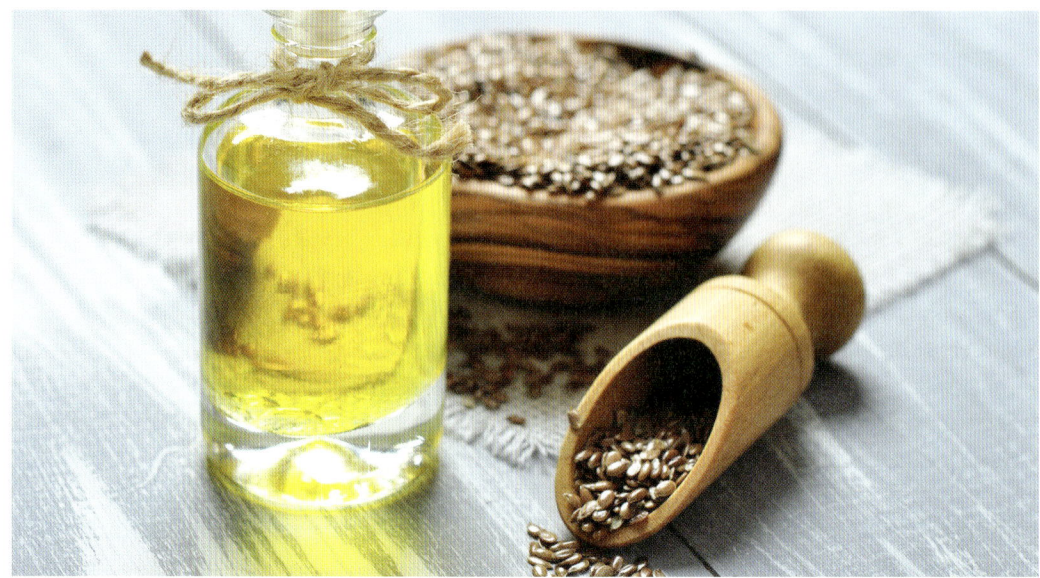

Gegen viele Beschwerden in der Schwangerschaft bieten Naturprodukte wirksame Hilfe.

Tee:
Fenchel, Anis, Melisse, Pfefferminze, Himbeerblätter oder eine Tasse Wasser mit einem Esslöffel Apfelessig

Riechfläschchen mit Aromaölen Ihrer Wahl:
Basilikum, Kardamom, Fenchel, Lavendel, Melisse, Pfefferminze, Rose, Sandelholz, Zitrone, Pampelmuse

Ergänzungsstoffe:
Genügend Eisen, Magnesium, Vitamin B (vor allem B_1 und B_6), viel Vitamin C (Früchte, schwarzer Johannisbeersaft), siehe auch Magenstärkendes bei Sodbrennen

Verstopfung
Sie kommt häufig vor und wird durch Eisengaben verstärkt. Keine starken Abführmittel nehmen; sie könnten Wehen auslösen.

- Für regelmäßigen weichen Stuhlgang sorgen durch Ernährung mit viel Ballaststoffen, zusätzlich Milchzucker, eingeweichte Trockenpflaumen (oder als Saft), Leinsamen geschrotet oder eingeweicht mit viel Wasser
- Sauerkrautsaft

Aromaöle:
Fenchel, Majoran, schwarzer Pfeffer, Rose

Wadenkrämpfe
Sie können auf Magnesium- oder Calciummangel hindeuten.
- Kreislauf anregen mit flottem Gehen
- Schwimmen
- Massagen

Wenn die Krämpfe vor allem nachts auftreten, vor dem Schlafengehen Fußgymnastik, Wechselbäder oder -duschen der Beine, anschließend mit kreislaufanregendem Mittel (Apotheke oder Hebamme fragen) beklopfen und massieren.

Zahnfleischbluten
- Auf genügend Vitamin C achten
- Mund mit Salbei, Myrrhentinktur, Mundwasser spülen

Vorzeitige Wehen
Senkwehen etwa vier Wochen vor der Geburt sind normal und meist werden die Kinder vier Wochen nach dem Senken geboren. Aber nicht alle senken sich vorher, sondern manche erst unmittelbar vor der Geburt. Schwangerschaftswehen sind als Übungswehen normal. Dabei wird der Bauch hart. Das tritt oft auf, wenn sich Mutter oder Kind kräftig bewegen. Übungswehen sollten allerdings nicht öfter als zehnmal am Tag vorkommen, sonst sollten Sie ärztlichen Rat suchen.

- Auf genügend Schlaf achten: Schwangere sollen zehn Stunden täglich schlafen!
- Für äußere und innere Ruhe sorgen, also ein geruhsames, faules Leben führen
- Konflikte austragen oder Kontakte mit Menschen, über die man sich ärgert, meiden (egal, ob Schwiegermutter oder Kolleginnen)
- Entspannungsübungen aus dem Geburtsvorbereitungskurs regelmäßig machen
- Yoga, autogenes Training
- Entspannungsmusik hören
- Husten behandeln
- Verstopfung und Blähungen behandeln

Beruhigende Tees:
Melisse, Hopfenblüten (als Tee oder alkoholfreies Bier), Lavendel, Beruhigungs- und Schlaftee-Mischungen ohne Himbeer- und Brombeerblätter (lockert das Gewebe)

Beruhigende Aromaöle:
Bergamotte, Geranie, Jasmin, Lavendel, Majoran, Melisse, Muskatellersalbei, Myrrhe, Orangenblüte, Patschuli, Rose, Sandelholz, Wacholder, Zypresse

*Ölmischung**:
100 Milliliter Mandelöl mit jeweils fünf bis zehn Tropfen ätherischem Öl von Majoran, Lavendel und Rosenholz für eine sanfte Bauchmassage oder mit einem warmen Umschlag (Wärmflasche)

*Teemischung**:
Baldrian, Thymian, Hopfen, Melisse, Johanniskraut, Majoran: pro Tag zwei Tassen schluckweise über den ganzen Tag verteilt trinken.
*Rezepturen aus: Ingeborg Stadelmann, »Hebammensprechstunde«.

Alles, was wehenanregend wirkt, sollten Sie unbedingt vermeiden.

- Keinen Kaffee, schwarzen Tee, Cola und Ähnliches trinken (alles gibt es auch ohne Koffein bzw. Tein)
- Keine chininhaltigen Getränke (Bitter Lemon, Tonic)
- Bei weichem Muttermund Vorsicht mit Himbeer- und Brombeerblättertee (entspannt das Gewebe auch im Becken)
- Vorsicht auch mit Ölen von Eisenkraut, Kampfer, Rosmarin, Ysop, Zedernholz, Nelke, Ingwer und Zimt
- Keine Manipulation oder Stimulation der Brustwarzen
- Durchfall behandeln
- Nicht zu heftig abführen, aber für regelmäßigen, weichen Stuhlgang sorgen
- Nicht fasten und nicht dursten
- Keine körperlichen Anstrengungen, bei denen der Bauch hart wird
- Bauchmuskulatur schonen
- Nicht vornüberbeugen, sondern in die Knie gehen (um beispielsweise kleine Kinder aufzuheben, sich erst setzen, dann das Kind auf den Schoß nehmen)
- Bauch nicht mit großen kreisenden Bewegungen behandeln, sondern mit sehr kleinen Kreisen oder zupfen oder mit Hautrollen über den Bauch wandern, um ihn zu pflegen.

Kräuter und Gewürze, die zu meiden sind:
Petersilie, Liebstöckel, Basilikum, Oregano, Verbene/Eisenkraut, Zimt, Nelken, Ingwer, Kardamom (wichtig in der Weihnachtszeit)

> **Empfehlung**
>
> Falls Sie homöopathische Arzneimittel zu sich nehmen, lassen Sie sich bei der Verwendung von ätherischen Ölen gut beraten. Hier kann es zu Nebenwirkungen kommen.
>
> **Vorsicht mit Kamillentee:** Nicht auf alle wirkt er beruhigend, bei manchen sorgt er eher für Unruhe. Außerdem kann er Allergien auslösen. Tee- und Ölrezepte können Sie sich auch in der Apotheke mischen lassen.
>
> **Seien Sie vorsichtig bei Ratschlägen von Laien.** Auch was sonst hilft, kann in der Schwangerschaft schädlich sein.

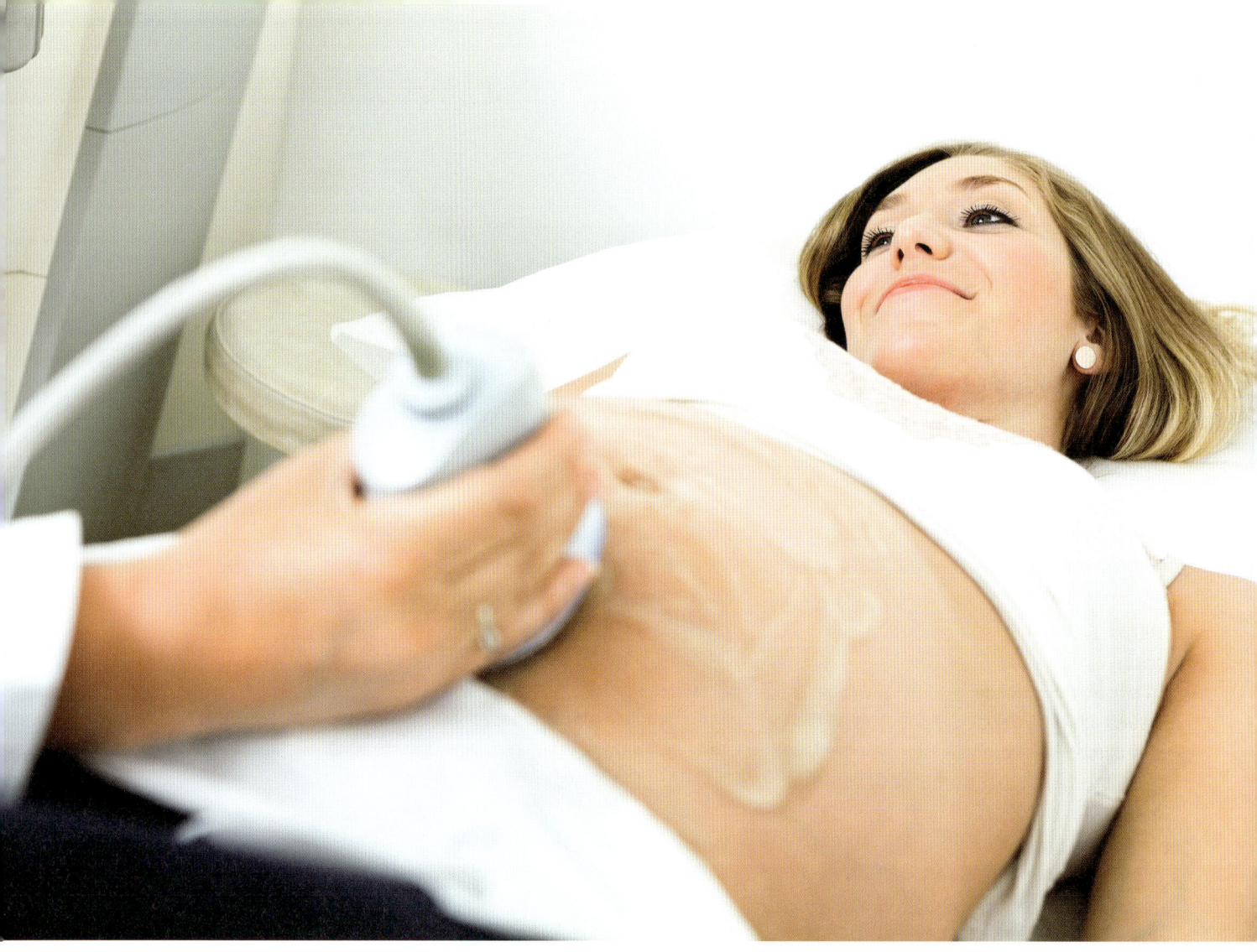

4 Betreuung in der Schwangerschaft

»Wir sind nicht nur verantwortlich für das, was wir tun, sondern auch für das, was wir nicht tun.«
Molière (franz. Schauspieler, Theaterdirektor, Dramatiker, 1622-1673)

Bei Ihrer Frauenärztin/Ihrem Frauenarzt sind Sie in guten Händen. Das ist auch wichtig, denn während der Schwangerschaft werden Sie sich noch häufiger sehen als bisher.

Zu den zehn bzw. zwölf Prozent der Frauen, die im Laufe eines Jahres nie eine Frauenarztpraxis aufsuchen, gehören Sie ohnehin nicht.

Die Grafik auf der folgenden Seite zeigt, dass die Gynäkologinnen/Gynäkologen für die Frauen weitgehend Hausarztfunktionen übernehmen. Frauenarztpraxen werden viel häufiger als Allgemeinarztpraxen besucht, von etwa zwei Drittel ein- bis dreimal pro Jahr. Im Durchschnitt konsultieren 20- bis 39-jährige Frauen Allgemeinarztpraxen zweieinhalbmal, Frauenarztpraxen aber dreieinhalbmal im Jahr.

In der Schwangerschaft nehmen die Arztbesuche in erster Linie wegen der Vorsorgeuntersuchungen an Häufigkeit zu. So haben in unserem Fragebogen die Schwangeren, die im Mittel in der 13. Schwangerschaftswoche waren, angegeben, in den vergangenen zwölf Monaten etwa neunmal bei Frauenärztinnen/Frauenärzten gewesen zu sein. Neben Ihrer Frauenärztin/Ihrem Frauenarzt werden Sie im späteren Verlauf der Schwangerschaft, bei und nach der Geburt auch von einer Hebamme betreut. Suchen Sie sich rechtzeitig (etwa ab der 20. Schwangerschaftswoche) eine Hebamme, zu der Sie Vertrauen finden können.

4.1 Die Frauenärztin, der Frauenarzt

Wie überall in der Medizin ist der Fortschritt auch in der Geburtshilfe und Frauenheilkunde rasant. Die Möglichkeiten, eine Krankheit aufzuspüren und zu heilen, nehmen ständig zu. Durch die Teilnahme an Weiterbildungsveranstaltungen und die Lektüre von Fachzeitschriften kann Ihre Frauenärztin/Ihr Frauenarzt auf dem Laufenden bleiben und Sinnvolles von Überflüssigem unterscheiden.

Eines hat sich allerdings auch gezeigt: Gleichzeitig mit der Ausweitung der Medizintechnik ist der Beratungsbedarf bei schwangeren Frauen deutlich gewachsen. Einerseits liegt dies daran, dass durch die neuen Diagnosemöglichkeiten im Vergleich zu früher eine wahre Informationsflut eingesetzt hat.

Wenn der Spruch gilt: »Was ich nicht weiß, macht mich nicht heiß.«, dann gilt auch seine Umkehrung: Stellen Sie also Fragen zu allen Untersuchungen, die an Ihnen durchgeführt werden und lassen Sie sich die Ergebnisse erläutern.

Andererseits besteht auch ein erhöhter Beratungsbedarf bei eher nichtmedizinischen Themen. Meistens sind es sogenannte psychosoziale Fragen, also solche, die das Alltagsleben betreffen und die heute verstärkt gerade junge Frauen bewegen. Schließlich stellt eine Schwangerschaft eine sehr weitreichende Veränderung aller Lebensbereiche dar und diese sind ja längst nicht mehr so traditionell geordnet und damit »verhaltenssicher« wie früher.

Viele Schwangere kennen ihre Frauenärztin/ihren Frauenarzt schon lange. Andere hingegen – etwa weil sie umgezogen sind – müssen eine vertrauensvolle neue Beziehung zu ihrer Frauenarztpraxis erst aufbauen.

Die Frauenärztin/der Frauenarzt ist Ihre professionelle medizinische Begleitung in der Schwangerschaft. Durch die fachärztliche Ausbildung sowie regelmäßige Fortbildung einerseits und oft langjährige Erfahrung andererseits kennen sie die Probleme und Komplikationen, die in einer Schwangerschaft auftreten und wissen mit diesen umzugehen. Sie kennen aber auch die nicht selten auftretenden Sorgen und Ängste der Schwangeren.

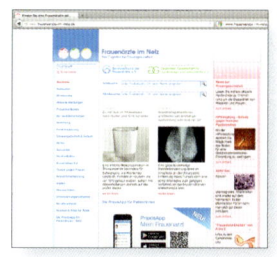

Frauenarztsuche im Internet: www.frauenaerzte-im-netz.de

Zahl der Besuche in Frauenarzt-/Allgemeinarztpraxen pro Jahr
Quelle: Kirschner W., Schäfer A.

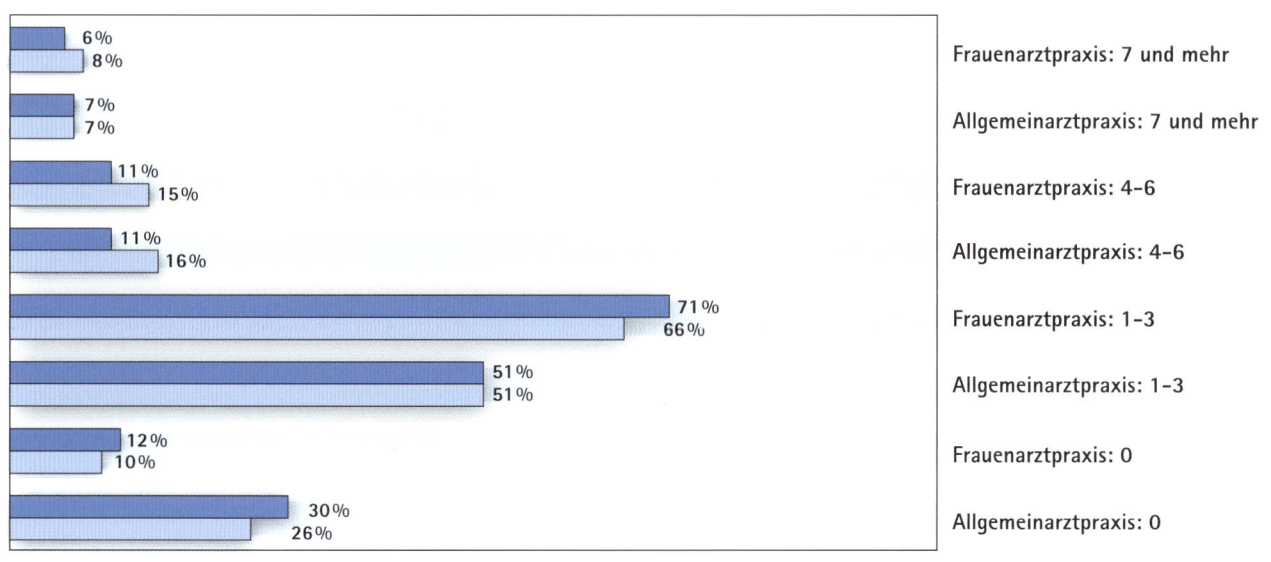

> **Info**
>
> ### MOMMY-APP – Der mobile Begleiter für das größte Abenteuer im Leben
>
>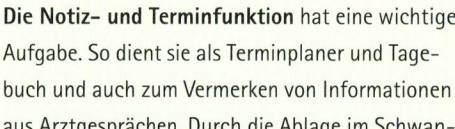
>
> www.mommy-app.com
>
>
>
> Eine Schwangerschaft gehört zur spannendsten Zeit im Leben. Die Mommy-App gibt jeden Tag in einem umfangreichen Ereigniskalender nützliche Tipps zu typischen Schwangerschaftsbeschwerden, optimaler Ernährung, Bewegung und Entspannung und unterstützt die werdende Mutter und ihr Baby bei einem guten Start für ein gemeinsames neues Leben während der gesamten Schwangerschaft und auch in den ersten Wochen nach der Geburt.
>
> **Die Gesundheitstipps und medizinischen Informationen** wurden in Zusammenarbeit mit dem Berufsverband der Frauenärzte e.V. entwickelt und basieren auf jahrzehntelanger Praxiserfahrung in der Geburtshilfe. Keiner kann so gut beurteilen, was schwangere Frauen bewegt wie Frauenärztinnen und Frauenärzte, die jeden Tag schwangere Frauen begleiten.
>
> **Die Notiz- und Terminfunktion** hat eine wichtige Aufgabe. So dient sie als Terminplaner und Tagebuch und auch zum Vermerken von Informationen aus Arztgesprächen. Durch die Ablage im Schwangerschaftskalender wird der Inhalt dem entsprechenden Zeitraum der Schwangerschaft zugeordnet und kann jederzeit im Nachhinein wieder aufgerufen werden. Mit einer **Fotofunktion** werden die Schwangerschaftsfotos direkt im Smartphone in einem speziellen Mommy-App Bilderordner gespeichert und bilden so ein eigenes Schwangerschafts-Fotoalbum. Auf Wunsch kann aber auch eine Kopie jedes Bildes im allgemeinen Bilderalbum festhalten werden.
>
> Mit der Funktion **Dokumentation** kann die Schwangere eine wichtige Aufgabe im Verlauf einer Schwangerschaft übernehmen und unterstützt auf diese Weise verantwortungsvoll die Betreuung durch die Frauenärztin/den Frauenarzt. Die mütterliche Gewichtsentwicklung in einer individuell nach dem BMI der Schwangeren erstellten Gewichtskurve, vaginale pH-Messung und vieles mehr können in der Mommy-App dokumentiert und kommuniziert werden. Die erstellten Diagramme geben wertvolle Informationen über den Verlauf der Schwangerschaft und ergänzen den gesetzlichen Mutterpass.

Daran hat auch das Internet mit seiner ganzen Informationsflut zum Thema Schwangerschaft und Geburt nichts geändert.

Natürlich spricht gar nichts dagegen, dass Sie sich bei Fragen oder Problemen, die in der Schwangerschaft auftreten, zunächst auch im Internet informieren. Der Berufsverband der Frauenärzte hat in Zusammenarbeit mit der Deutschen Gesellschaft für Gynäkologie und Geburtshilfe eine eigene Internetseite mit Informationen zu Schwangerschaft und Geburt (www.frauenaerzte-im-netz.de), auf der Sie sich auch für einen Newsletter anmelden können.

Achten Sie aber im Internet – insbesondere in Schwangerschaftforen – auf die Qualität. Sie sollten möglichen Ratschlägen oder Vorschlägen, die Sie dort finden, niemals ohne Rücksprache mit Ihrer Frauenärztin/Ihrem Frauenarzt folgen, vor allem wenn es um medizinische Fragen geht.

Man muss heute davon ausgehen, dass eine weitere Verringerung von Komplikationen in der Schwangerschaft – zum Beispiel von Frühgeburten – nur noch zum Teil durch rein medizinisch-technische Maßnahmen zu erreichen ist. Dies scheint allein durch die allgemeine Gesundheitsförderung (zum Beispiel die Ernährung), durch Vorsorge und psychosoziale Beratung in nennenswertem Umfang gelingen zu können. Haben Sie also keinerlei Scheu, auch diese Bereiche bei Ihrer Frauenärztin/Ihrem Frauenarzt anzusprechen. Sie kennen sich in der Materie aus und werden sich gerne die Zeit nehmen, Ihre Fragen zu beantworten. Das vorliegende Handbuch unterstützt das

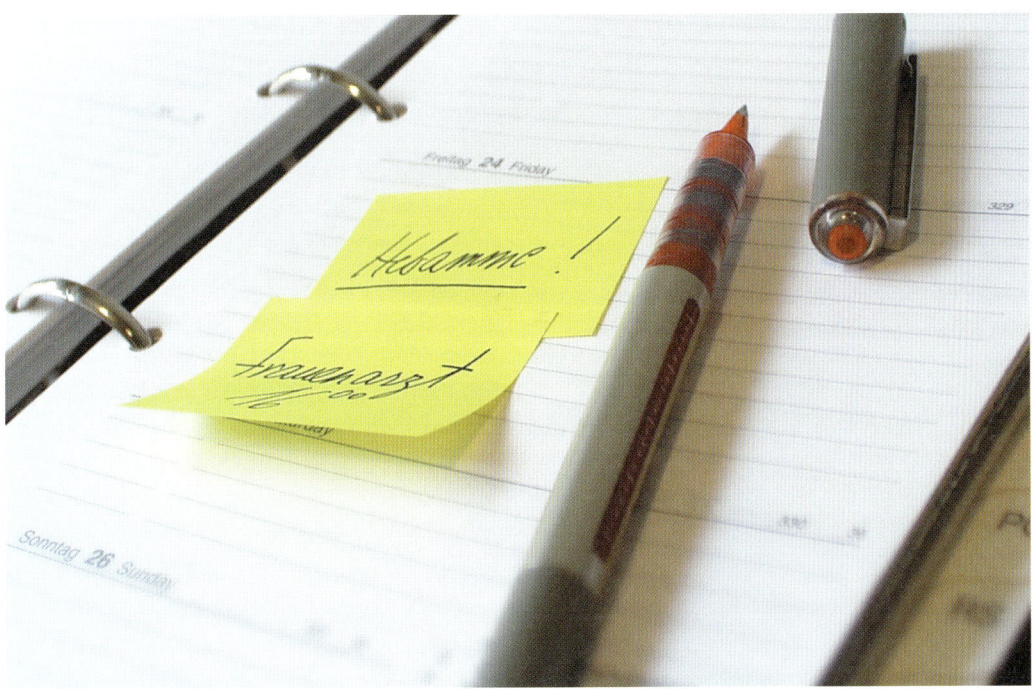

Während der Schwangerschaft ist es wichtig, alle Vorsorgetermine wahrzunehmen.

Gespräch mit Ihrer Ärztin/Ihrem Arzt. Es kann ein solches Gespräch aber nicht ersetzen, sondern ermöglicht Ihnen die jeweils für Sie wichtigen Dinge dabei anzusprechen.

4.2 Die Hebamme

Hebammen begleiten nicht nur die Geburt, sondern können auch Ansprechpartnerinnen sowie Begleiterinnen in der gesamten Zeit der Schwangerschaft und auch nach der Geburt sein.

Nicht selten arbeitet Ihre Frauenärztin/Ihr Frauenarzt eng mit Hebammen in der Schwangerenvorsorge zusammen. Das erspart Ihnen die eigene Suche.

In der Geburtshilfe arbeiten Hebammen, die im Krankenhaus angestellt sind und solche, die freiberuflich tätig sind (Beleghebammen). Diese sind selbstständig, haben aber mit einer oder mehreren Geburtskliniken Belegverträge geschlossen. Wenn Sie sich eine Beleghebamme suchen, dann muss die Entbindung auch in einem Krankenhaus stattfinden, mit dem diese einen Vertrag abgeschlossen hat. Da Beleghebammen sehr gefragt sind, sollten Sie sich schon frühzeitig um einen Kontakt bemühen.

Sie können aber auch bei einer freiberuflichen Hebamme Geburtsvorbereitung und die Wochenbettbetreuung in Anspruch nehmen und bei der Entbindung in der Klinik mit der Hebamme gebären, die gerade Dienst hat. Fragen Sie am besten bei Ihrer Hebamme nach, wie diese arbeitet.

Während der Schwangerschaft, während der Geburt sowie nach der Schwangerschaft können Sie Hebammenleistungen in Anspruch nehmen, im Einzelnen für:

- Beratung in der Schwangerschaft (auch telefonisch)
- Schwangerenvorsorge (abgesehen von Ultraschalluntersuchungen)
- Hilfe bei Schwangerschaftsbeschwerden und Vorwehen
- Geburtsvorbereitungskurse
- Betreuung während der Geburt
- Wochenbettbesuche
- Kurse für Rückbildungsgymnastik
- Stillberatung (auch telefonisch)

Betreuung durch die Hebamme vor und nach der Geburt

Quelle: BabyCare Wiederholungsbefragung (1136 Befragte)

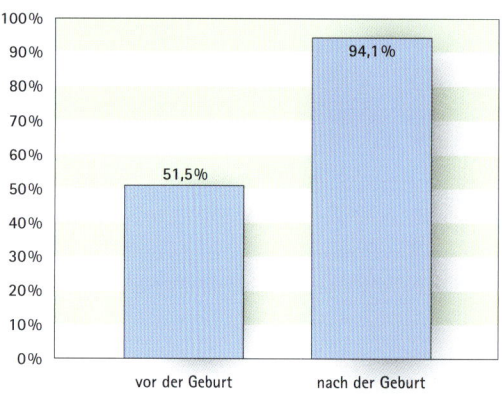

Die Hebamme rechnet dies alles direkt mit Ihrer Krankenkasse ab, ohne dass Sie sich darum kümmern müssen. Sollten Sie privat versichert sein, erhalten Sie eine Rechnung wie gewohnt und reichen diese an Ihre Versicherung weiter.

Anders ist das nur bei einer Beleghebamme. Da Sie diese immer anrufen können, müssen Sie die Kosten für die Rufpauschale selbst tragen. Diese schwankt je nach Hebamme und Ihrem Wohnort zwischen 150 und 300 Euro.

Von der Wochenbettbetreuung einmal abgesehen, die 94 Prozent aller Schwangeren nutzen, werden die anderen genannten vorgeburtlichen Leistungen der Hebammen jedoch nur von etwa der Hälfte aller Schwangeren in Anspruch genommen.

Betreuung während der Geburt

Zu den Aufgaben einer Hebamme gehört die gesamte Betreuung während einer Geburt: Angefangen von den ersten Wehen oder einem Blasensprung, über die Zeit der Wehen bis zur Geburt des Kindes und der Placenta. Diese Aufgabe ist erst zwei Stunden nach der Geburt beendet, wenn die Hebamme sich überzeugt hat, dass mit dem Kind und der Mutter alles in Ordnung ist. Während die Hebamme eine normal verlaufende Geburt in eigener Verantwortung leitet, ist sie verpflichtet, bei Abweichungen eine Gynäkologin/einen Gynäkologen hinzuzuziehen. Allerdings ist es in den meisten Kliniken ohnehin üblich, zur Geburt die diensthabende Ärztin/den Arzt zu rufen, auch wenn alles normal verläuft.

Im Kreißsaal einer Klinik wird in der Regel eine dort angestellte Hebamme für Sie zuständig sein. Im Schichtdienst wird zumeist alle acht Stunden gewechselt. In einigen Kliniken besteht die Möglichkeit der Geburt mit einer Beleghebamme.

In manchen Kliniken gibt es auch die Möglichkeit, in einem Hebammenkreißsaal zu entbinden. Es handelt sich hier um ein hebammengeleitetes geburtshilfliches Betreuungsmodell in der Frauenklinik, in dem Hebammen gesunde Frauen in der Schwangerschaft, während und nach der Geburt sowie im Wochenbett betreuen. Die Hebammen arbeiten in dieser Abteilung selbstständig und eigenverantwortlich. Sollten während der Geburt im Hebammenkreißsaal weitere medizinische Maßnahmen notwendig werden, wird die Geburt an den ärztlich mitbetreuten Kreißsaal übergeben.

Sie können Ihr Kind auch in einem der etwa 150 Geburtshäuser, die es mittlerweile in Deutschland gibt, zur Welt bringen. In Geburtshäusern gibt es aber in der Regel keine frauenärztliche Betreuung, so dass die Hebamme Sie in die nächste Klinik begleiten muss, wenn es zu Komplikationen kommen sollte. In den meisten Geburtshäusern erfolgt die Entbindung ambulant, denn es fehlt an stationärer Betreuung.

Wenn Sie ihr Kind zu Hause bekommen wollen, können Sie sich an eine der Hebammen wenden, die auch für die Begleitung von Hausgeburten zur Verfügung stehen.

Allerdings bringen über 95 Prozent der Schwangeren in Deutschland ihr Kind in einer Geburtsklinik auf die Welt. Nur fünf Prozent erwägen eine Geburt in einem Geburtshaus und nur ein Prozent eine Hausgeburt.

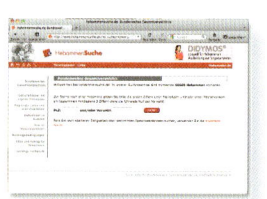

Hebammensuche im Internet unter www.hebammensuche.de

Zur Frage, ob außerklinische Geburten ein höheres Risiko für Komplikationen bei der Geburt aufweisen als klinische Geburten, gibt es unterschiedliche Erkenntnisse. Einige wissenschaftliche Untersuchungen zeigen, dass eine außerklinische Geburt für eine gesunde Schwangere mit einem normalen Schwangerschaftsverlauf – also ohne ersichtliche Risikofaktoren für eine Frühgeburt – mit keinem erhöhten Risiko verbunden ist. Eine aktuelle große Studie zeigt jedoch, dass sich bei Hausgeburten das Risiko einer Totgeburt verdoppelt.

Wochenbettbesuche

Bei den Wochenbettbesuchen kümmert sich die Hebamme um Sie und Ihr Baby. Sie untersucht das Kind, versorgt den Nabel und achtet darauf, ob es vielleicht eine Neugeborenen-Gelbsucht entwickelt. Bei allen Fragen und Unsicherheiten, die nun in der Zeit nach der Geburt auftauchen können, ist Ihre Hebamme für Sie da. Sie unterstützt Sie beim Stillen, hilft, wenn Probleme auftreten und berät bei Fragen zum Thema Ernährung.

Die Hebamme beobachtet die Rückbildung der Gebärmutter sowie den Wochenfluss und gibt Tipps zur Dammpflege. Sie beobachtet die Brust und hilft bei ersten Anzeichen von Verhärtungen oder wunden Brustwarzen. Sie zeigt Ihnen auch die ersten Übungen der Rückbildungsgymnastik.

Sie haben Anspruch auf tägliche Hebammenhilfe in den ersten zehn Tagen nach der Geburt und, falls nötig, macht die Hebamme während der ersten acht Wochen noch bis zu 16 weitere Hausbesuche. Bei Stillproblemen können Sie die Hebamme bis zum Ende der Stillzeit in Anspruch nehmen. Auch nach einer Fehlgeburt steht Ihnen die Betreuung durch eine Hebamme zu.

Die Wochenbettbetreuung ist ein ganz besonders wichtiges Angebot der Hebammen, auf das Sie auch nicht verzichten sollten.

Kurse für Rückbildungsgymnastik

Gymnastische Übungen helfen, die Umstellungsprozesse des Körpers nach Schwangerschaft und Geburt zu unterstützen. Dabei geht es um die Kräftigung der gelockerten und gedehnten Muskulatur, um Entspannung und allgemeine »Rückenstärkung« für den zunächst häufig stressigen Alltag mit dem neuen Baby. Empfehlenswert ist es, vier bis acht Wochen nach der Geburt mit einem Kurs zu beginnen. Die Krankenkasse bezahlt zehn Zeitstunden Rückbildungsgymnastik in einer Gruppe.

Stillberatung

Über die übliche Stillberatung im Rahmen der Wochenbettbesuche hinaus können Sie bei Ihrer Hebamme bis zum Ende der Stillzeit noch zwei weitere Hausbesuche und zwei telefonische Beratungen zu Stillproblemen in Anspruch nehmen, zum Beispiel, wenn Sie eine Brustentzündung befürchten oder Hilfe beim Abstillen benötigen.

Sonstige Angebote

Zusätzlich bieten Hebammen noch andere Kurse an, und zwar für Säuglingspflege, Yoga, Schwimmen, Babymassage und Ähnliches, die zumeist jedoch aus der eigenen Tasche bezahlt werden müssen. Viele haben auch Zusatzqualifikationen in naturheilkundlichen Behandlungsmethoden (Kräuterheilkunde, Homöopathie, Akupunktur, Aromatherapie) oder beherrschen spezielle Massagetechniken und besondere Atem- und Entspannungsmethoden.

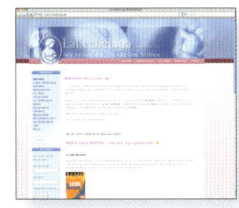

Gute Informationen und Hilfen zum Stillen erhalten Sie auch unter www.lalecheliga.de

> **Empfehlung**
>
> Suchen Sie sich möglichst frühzeitig eine Hebamme, die zu Ihnen passt und bei der Sie sich gut aufgehoben fühlen.
>
> Sechs bis acht Wochen nach der Entbindung sollten Sie sich auf jeden Fall zur Nachuntersuchung bei Ihrer Frauenärztin/Ihrem Frauenarzt vorstellen.

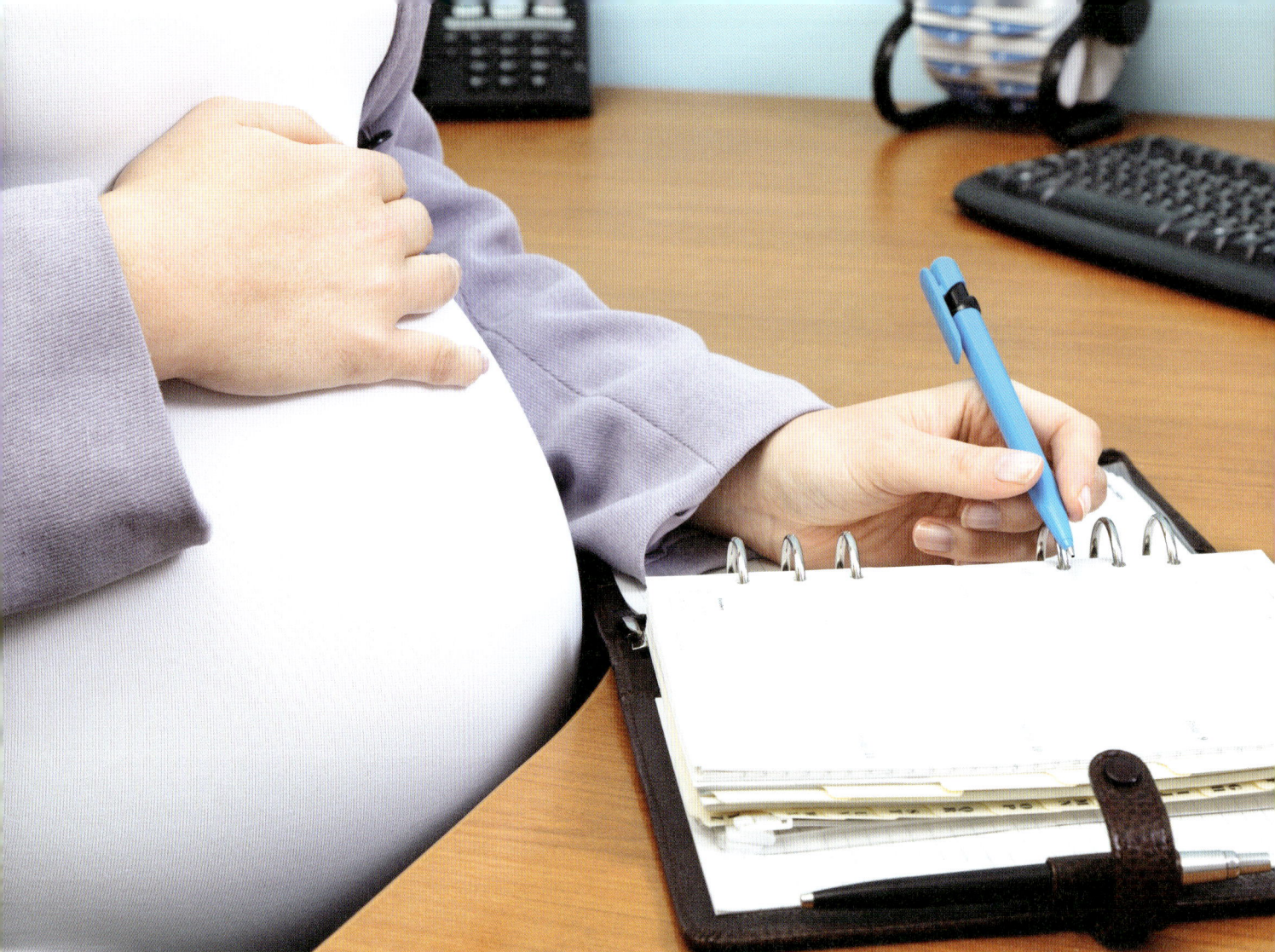

5 Schwangerschaft und Berufstätigkeit

»Die wesentlichen Dinge, um in diesem Leben Glück zu erlangen sind: etwas zu vollbringen, etwas lieben und auf etwas zu hoffen.«
Joseph Addiso
(Dichter, 1672-1719)

Vom Beginn der Schwangerschaft bis nach der Entbindung und während der Stillzeit gilt für Frauen, die in einem Arbeitsverhältnis stehen, das Mutterschutzgesetz. Es gilt uneingeschränkt für alle Arbeitnehmerinnen, die in einer Firma, einem Privathaushalt oder in Heimarbeit beschäftigt sind, für Voll- und Teilzeitbeschäftigte, Azubis, Leiharbeitnehmerinnen und geringfügig Beschäftigte. Für Beamtinnen gelten ähnliche Regelungen, die im Beamtenrecht festgelegt sind. Nur Hausfrauen und selbstständig Tätige fallen nicht darunter.

Übrigens: In einem Vorstellungsgespräch ist die Frage nach der Schwangerschaft generell unzulässig. Wenn Sie vom zukünftigen Arbeitgeber danach gefragt werden, dürfen Sie die Unwahrheit sagen, das heißt Sie dürfen eine in Wahrheit gegebene Schwangerschaft verheimlichen.

Meldepflicht

Wenn Ihre Schwangerschaft zweifelsfrei festgestellt wurde, sollten Sie Ihren Arbeitgeber darüber sowie über den voraussichtlichen Geburtstermin unterrichten. Denn nur so kann der Fürsorgepflicht Ihnen gegenüber nachgekommen werden. Eine mündliche Information genügt. Verlangt der Arbeitgeber ausdrücklich einen schriftlichen Nachweis der Schwangerschaft, muss dieser die für das Attest anfallenden Kosten tragen.

Außerdem ist der Arbeitgeber nicht befugt, die Vorlage des Mutterpasses zu verlangen. Und Ihr Arbeitgeber ist zudem gesetzlich verpflichtet, jede Schwangerschaft dem Gewerbeaufsichtsamt, das als Aufsichtsbehörde die Einhaltung des Mutterschutzgesetzes überwacht, mitzuteilen.

Andere Personen darf der Arbeitgeber nicht über Ihre Schwangerschaft informieren.

Freizeit für Untersuchungen

Der Arbeitgeber ist verpflichtet, Ihnen die Freizeit zu gewähren, die für die ärztlichen Untersuchungen bei Schwangerschaft und Mutterschaft benötigt wird, einschließlich der Untersuchung zur Feststellung der Schwangerschaft. Voraussetzung ist, dass die Untersuchungen nicht auch außerhalb der üblichen Arbeitszeit erfolgen können.

Berufstätigkeit in der Schwangerschaft

Ihre gewohnte berufliche Tätigkeit kann in der Schwangerschaft weiter ausgeführt werden, außer wenn diese durch das Mutterschutzgesetz untersagt ist (siehe Infokasten auf der nächsten Seite). Die obere Abbildung rechts zeigt, dass 64 Prozent der befragten BabyCare-Teilnehmerinnen während der Schwangerschaft voll berufstätig sind. 18 Prozent üben eine Beschäftigung in Teilzeit aus und neun Prozent arbeiten nicht.

Im Rahmen der täglichen Berufstätigkeit entwickeln sich aber auch Arbeitsbelastungen, die – wenn sie häufig auftreten – negative Auswirkungen auf das Ungeborene bzw. die Mutter haben können. Nahezu die Hälfte der BabyCare Teilnehmerinnen geben gelegentliche Arbeitsbelastungen an. Ein Drittel ist sogar häufig und sehr häufig belastet.

Die Stärke der Arbeitsbelastung schätzen 49 Prozent als »es geht« ein. Stark und sehr stark belastet fühlen sich aber 39 Prozent der Befragten.

Angaben zur Berufstätigkeit bei BabyCare-Teilnehmerinnen
Quelle: BabyCare-Daten (35.670 Befragte)

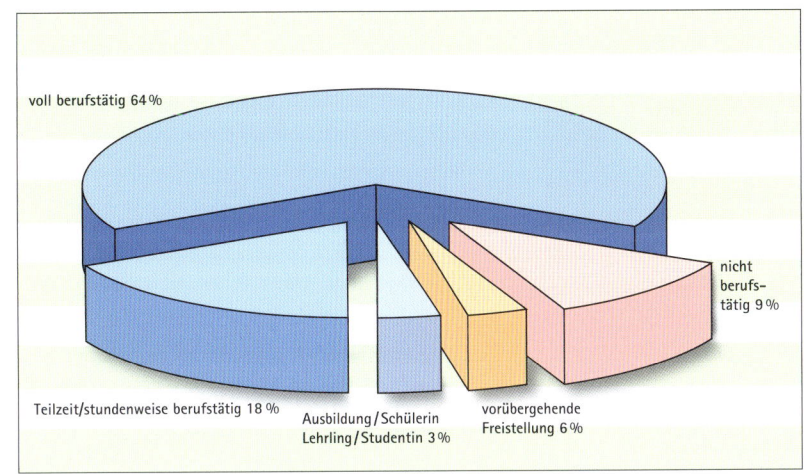

Häufigkeit von Arbeitsbelastungen bei BabyCare-Teilnehmerinnen
Quelle: BabyCare-Daten (27.006 Befragte)

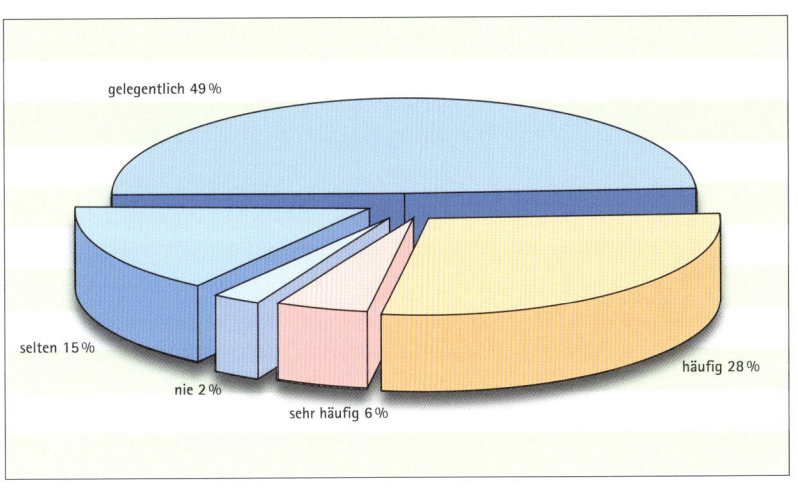

Stärke von Arbeitsbelastungen bei BabyCare-Teilnehmerinnen
Quelle: BabyCare-Daten (26.398 Befragte)

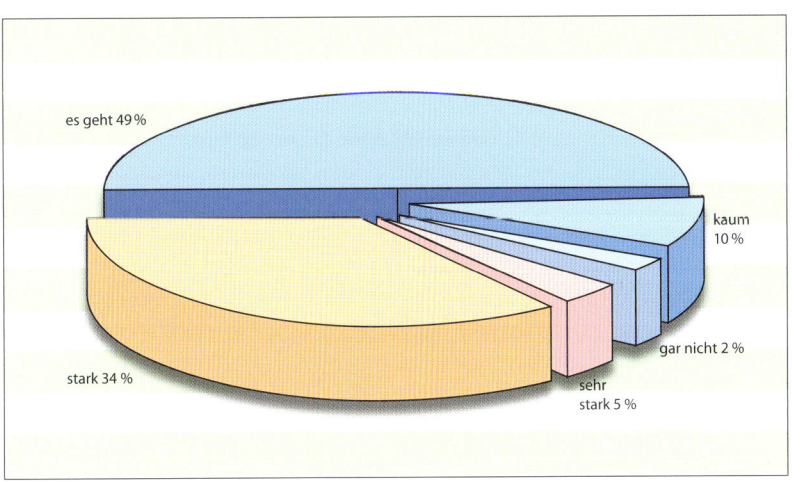

Info

Beschäftigungsverbote

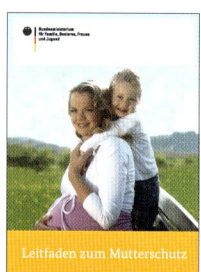

Eine ausführliche Broschüre des zuständigen Bundesministeriums finden Sie im Internet zum Bestellen oder Herunterladen: www.bmfsfj.de Rubrik Gesetze.

Beschäftigungsverbote laut §§ 4 und 8 des Mutterschutzgesetzes sind mit der Bekanntgabe der Schwangerschaft sofort wirksam. Der Arbeitgeber ist verpflichtet, diese umzusetzen.

Sie dürfen nicht an einem Arbeitsplatz beschäftigt werden, der gesundheitliche Gefahren für Sie oder Ihr Kind birgt. Jeder Arbeitgeber ist deshalb verpflichtet, Ihren Arbeitsplatz auf mögliche Gefährdungen hin zu überprüfen. Der Arbeitgeber trägt die volle Verantwortung dafür, dass zum Beispiel folgende Tätigkeiten nicht von Schwangeren ausgeübt werden:

- schwere körperliche Arbeiten oder Arbeiten mit erhöhter Unfallgefahr
- Arbeiten, bei denen man gesundheitsgefährdenden Stoffen oder Strahlen, Staub, Dämpfen, Hitze, Kälte, Lärm oder Erschütterungen ausgesetzt ist
- Arbeiten, bei denen man ständig stehen muss, ohne gelegentlich hin und her gehen oder sich kurz hinsetzen zu können
- Arbeiten, bei denen man sich häufig erheblich strecken oder beugen, dauernd hocken oder sich gebückt halten muss
- Arbeiten, bei denen Infektionsgefahr besteht
- Fließbandarbeit, Akkordarbeit und sonstige Arbeiten, bei denen durch ein gesteigertes Arbeitstempo ein höheres Entgelt erzielt werden kann
- Mehrarbeit, Nachtarbeit und Arbeit an Sonn- und Feiertagen (mit Ausnahmen für bestimmte Berufsgruppen, z. B. Hotel- oder Gaststättengewerbe, Krankenpflege)

Wenn an Ihrem Arbeitsplatz geraucht wird, brauchen Sie das als Schwangere nicht hinzunehmen. Sprechen Sie mit Ihren Vorgesetzten oder dem betriebsärztlichen Dienst darüber.

Schweres Heben und Tragen sind in der Schwangerschaft grundsätzlich zu vermeiden. Empfohlene Höchstgrenzen: Gelegentliches Heben (maximal 2x pro Stunde): 10kg. Häufiges Heben: 5 kg

Stellt ein Arbeitgeber fest, dass Gefährdungen vorliegen, muss er sofort handeln, also:

- Abhilfe durch technische oder organisatorische Maßnahmen schaffen
- dafür sorgen, dass die Arbeit gefährdungsfrei verrichtet werden kann
- Sie auf einen anderen Arbeitsplatz umsetzen oder
- Sie aus dem Arbeitsprozess herausnehmen

Auch Ihre Frauenärztin/Ihr Frauenarzt kann aus medizinischen Gründen ein Beschäftigungsverbot erteilen, wenn festgestellt wird, dass bei Fortdauer der Beschäftigung die Gesundheit von Mutter oder Kind gefährdet ist. Hier ist zu entscheiden, ob und wie lange Sie mit leichteren Arbeiten, mit verkürzter Arbeitszeit oder gar nicht mehr beschäftigt werden dürfen.

Durch ein solches Beschäftigungsverbot darf Ihnen kein finanzieller Nachteil entstehen. Selbst wenn Sie völlig mit der Arbeit aussetzen, müssen Sie den Durchschnittsverdienst der letzten drei Monate vor Eintritt der Schwangerschaft erhalten, inklusive aller eventuell gezahlten Zuschläge. In den letzten sechs Wochen vor der Entbindung dürfen Sie grundsätzlich gar nicht beschäftigt werden, es sei denn, Sie selbst wollen weiterarbeiten. In diesem Fall können Sie sich dazu bereit erklären – am besten schriftlich. Allerdings muss der Arbeitgeber dieses Angebot nicht annehmen. Sie können aber diese Erklärung jederzeit ohne Angabe von Gründen widerrufen. Solange Sie weiterarbeiten, erhalten Sie kein Mutterschaftsgeld, da Sie ja noch Arbeitsentgelt bekommen. Es gibt also keinen finanziellen Anreiz, auf die Schutzfrist vor der Entbindung zu verzichten.

Nach der Geburt dauert die Schutzfrist acht Wochen, nach Früh- und Mehrlingsgeburten zwölf Wochen. Kommt das Kind zu früh, steht Ihnen außerdem die Zeit zu, die Sie aufgrund der verfrühten Entbindung vor der Geburt nicht in Anspruch nehmen konnten. In der Schutzfrist nach der Entbindung besteht für die Mutter ein zwingendes Beschäftigungsverbot.

Wenn Ihnen die Berufstätigkeit zu viel oder zu stressig wird, sprechen Sie mit Ihrer Frauenärztin/Ihrem Frauenarzt darüber.

Mutterschaftsgeld

Ob und wie viel Mutterschaftsgeld Sie erhalten, hängt sehr stark davon ab, wie Sie zu Beginn der Schutzfrist arbeiten und versichert sind.

- Wenn Sie zu Beginn der Schutzfrist mit Anspruch auf Krankengeld versichert sind, erhalten Sie von Ihrer Krankenkasse für den Entbindungstag und die Dauer der Schutzfristen vor und nach der Entbindung Mutterschaftsgeld, und zwar maximal 13 Euro je Kalendertag. Die Differenz zu Ihrem durchschnittlichen Nettoverdienst zahlt Ihr Arbeitgeber.
- Wurde Ihr Arbeitsverhältnis während der Schwangerschaft zulässig aufgelöst, erhalten Sie diesen Zuschuss in voller Höhe ebenfalls von Ihrer Krankenkasse.
- Sind Sie arbeitslos und hatten bei Beginn der Schutzfrist vor der Entbindung Anspruch auf Arbeitslosenbezüge, erhalten Sie Mutterschaftsgeld in Höhe dieser Bezüge.
- Ob und wie viel Mutterschaftsgeld Sie zu Lasten des Bundes erhalten, wenn Sie zu Beginn der Schutzfrist nicht selbst Mitglied einer gesetzlichen Krankenkasse sind, entscheidet im jeweiligen Einzelfall das Bundesversicherungsamt.

> **Bundesversicherungsamt**
> **- Mutterschaftsgeldstelle -**
> **Friedrich-Ebert-Allee 38**
> **53113 Bonn**
> **Tel. 0228 - 619 1888**
> **www.mutterschaftsgeld.de**
> **mutterschaftsgeldstelle@bva.de**

Wenn Sie gesetzlich krankenversichert oder arbeitslos sind, beantragen Sie Mutterschaftsgeld bei Ihrer Krankenkasse.

Sind Sie nicht selbst Mitglied einer gesetzlichen Krankenkasse (familien- oder privat versichert) oder befinden sich in einem sozialversicherungsfreien Job, dann beantragen Sie das Mutterschaftsgeld beim Bundesversicherungsamt.

Elternzeit

Elternzeit ist ein höchstpersönlicher Anspruch auf Freistellung von der Arbeit zur Betreuung und Erziehung von Kindern. Den Anspruch auf Elternzeit haben alle Arbeitnehmerinnen/Arbeitnehmer und Personen in Berufsausbildung, die als Elternteil ein Kind, mit dem sie im Haushalt zusammen leben, betreuen wollen. Die Elternzeit beginnt frühestens mit der Geburt des Kindes, wenn der Vater sie nimmt oder nach dem Ende der Mutterschutzfrist, wenn die Mutter sie nimmt.

Elternzeit ist ein Individualanspruch, Sie oder Ihr Partner haben die Möglichkeit, maximal drei Jahre (bis zur Vollendung des dritten Lebensjahres des Kindes) diese für sich in Anspruch zu nehmen. Elternzeit wird für jeden Elternteil separat betrachtet und kann auch nur für die Partnermonate des Elterngeldes genutzt werden. Zwölf Monate der Elternzeit können auch auf die Zeit bis zum achten Lebensjahr des Kindes übertragen werden.

Wenn die Elternzeit unmittelbar nach der Geburt des Kindes oder nach der Mutterschutzfrist beginnen soll, muss diese sieben Wochen vor ihrem Beginn schriftlich vom Arbeitgeber des jeweiligen Elternteils verlangt werden. Wird die Anmeldefrist nicht eingehalten, verschiebt sich der Termin für den Beginn der Elternzeit entsprechend. Diese Erklärung gegenüber dem Arbeitgeber ist verbindlich. Wollen Sie dies nachträglich verlängern oder verkürzen, muss der Arbeitgeber zustimmen.

Für Sie oder Ihren Partner ist während der Elternzeit eine Erwerbstätigkeit bis zu 30 Stunden wöchentlich zulässig, allerdings muss das Einkommen aus dieser Teilzeittätigkeit in die Berechnung des Elterngeldes einbezogen werden.

Übrigens: Die Zeit des Mutterschutzes mindert nicht den vollen Urlaubsanspruch.

Während der Elternzeit ist eine Kündigung nicht zulässig, dieser Kündigungsschutz beginnt mit der Anmeldung der Elternzeit, frühestens jedoch acht Wochen vor deren Beginn, und endet mit dem Ablauf der Elternzeit.

In Unternehmen mit mehr als 15 Beschäftigten besteht ein Anspruch auf Teilzeiterwerbstätigkeit zwischen 15 und 30 Wochenstunden, wenn keine dringenden betrieblichen Gründe dagegen sprechen.

> Der vorzeitigen Beendigung der Elternzeit wegen der Geburt eines weiteren Kindes oder wegen eines besonderen Härtefalles kann der Arbeitgeber nur innerhalb von vier Wochen aus dringenden betrieblichen Gründen schriftlich widersprechen.

Elterngeld

Das Elterngeld beläuft sich auf 65 bzw. 67 Prozent der laufenden Nettoeinnahmen (ohne Sonderzahlungen) des Elternteils, der nach der Geburt des Kindes zu Hause bleibt.

Es beträgt mindestens 300 Euro/Monat und maximal 1.800 Euro/Monat und wird Müttern oder Vätern für maximal 14 Monate (inklusive Partnermonate) gezahlt. Alleinerziehende, die das Elterngeld zum Ausgleich wegfallenden Erwerbseinkommens beziehen, können allein für die vollen 14 Monate Elterngeld erhalten.

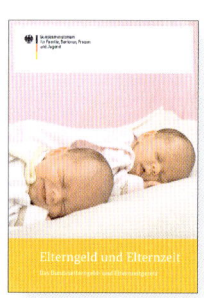

Informieren Sie sich über Ihre Ansprüche mit der Broschüre des Bundesministeriums.

Näheres zum Thema Elterngeld und Elternzeit finden Sie in einer kostenlosen Broschüre des zuständigen Bundesministerium für Familie, Senioren, Frauen und Jugend, die im Internet bestellt oder heruntergeladen werden kann. Unter www.bmfsfj.de finden Sie noch weitere Informationen rund um die Themen Schwangerschaft, Familie und Kinderbetreuung.

Auch auf unserer Homepage www.baby-care.de finden Sie unter der Rubrik Service – Wissenswertes für Schwangere – Informationen zum Thema Elterngeld.

Schon jetzt an die Zeit nach der Geburt denken!

Denn ist Ihr Kind auf der Welt, haben Sie wenig Zeit – das werden Sie am eigenen Leib erfahren. Aber keine Angst! Es wird eine schöne Zeit. Dennoch sollten Sie sich bereits jetzt informieren, was Sie nach der Geburt erledigen müssen.

Geburtsurkunde

Innerhalb von einer Woche muss die Geburt Ihres Kindes beim Standesamt des Geburtsortes angezeigt werden. Dort werden auch die Geburtsurkunde sowie die erforderlichen Kopien, zum Beispiel für den Eltern- und Kindergeldantrag ausgestellt.

An dieser Stelle erfolgt auch die Wahl des Vor- und Familiennamens Ihres Kindes. Oft kann das Kind aber auch direkt im Krankenhaus angemeldet werden und man muss dann nur noch zum Abholen der Geburtsurkunden zum Standesamt.

Benötigte Unterlagen? Geburtsbescheinigung der Klinik, Personalausweise beider Elternteile, Heiratsurkunde oder beglaubigte Abschrift aus dem Familienbuch.

Nicht verheiratete Paare brauchen zusätzlich die Geburtsurkunde der Mutter und die Vaterschaftsanerkennung.

Die Vaterschaftsanerkennung muss nur bei unverheirateten Paaren vorgenommen werden! Am besten sollte dies bereits vor der Geburt erfolgen, damit der Vater direkt in die Geburtsurkunde aufgenommen werden kann. Die Vaterschaftsanerkennung ist beim Standes- oder Jugendamt des Wohnortes vorzunehmen. Bringen Sie Ihre Personalausweise, Geburtsurkunden oder Abstammungsurkunden und die Geburtsurkunde des Babys mit. Wenn die Vaterschaftsanerkennung bereits vor der Geburt erfolgt ist, reichen Sie die Geburtsurkunde des Babys nach.

Melden Sie Ihr Kind an

Sie sollten Ihr Kind nach der Geburt so früh wie möglich beim Einwohnermeldeamt des Wohnortes anmelden. Normalerweise leitet das Standesamt die Meldung weiter. Rufen Sie aber trotzdem beim Einwohnermeldeamt an, um sich einen überflüssigen Weg zu sparen.

Versicherung des Kindes

»Wie versichere ich mein Kind nach der Geburt?« Diese Frage taucht oft auf und hierzu haben wir drei Varianten des Versicherungsschutzes für Ihr Kind erläutert.

Wenn beide Eltern gesetzlich versichert sind, dann wird Ihr Kind ebenfalls gesetzlich versichert. Sind Sie und Ihr Partner Mitglied in verschiedenen gesetzlichen Krankenkassen, so können Sie die gesetzliche Krankenkasse für das Kind frei wählen.

Sind beide Elternteile privat versichert, dann muss auch das Kind privat versichert werden.

Ist ein Elternteil privat versichert und der andere ist Mitglied einer gesetzlichen Krankenversicherung, dann hängt es von den Einkommensverhältnissen der Eltern ab, ob ein Kind privat oder gesetzlich krankenversichert werden kann.

Lassen Sie sich am besten von Ihrer Versicherungsvertreterin/Ihrem Versicherungsvertreter oder Ihrer Krankenkasse dazu beraten.

Kinderbetreuung

Viele berufstätige Eltern stellen sich bald die Frage: »Wie kann ich sicherstellen, dass mein Kind während meiner Arbeitszeit gut betreut ist?« Darüber sollten Sie sich frühzeitig Gedanken machen – am besten bereits während der Schwangerschaft, denn da haben Sie noch etwas Zeit und Ruhe.

Wenn das Kind dann erst einmal da ist, wird es voll und ganz Ihre Aufmerksamkeit erfordern.

> Ob Tagesmutter oder Kita – stellen Sie rechtzeitig einen Antrag, denn gute Kindertageseinrichtungen sind begehrt und führen lange Wartelisten.

Die jeweiligen Einrichtungen stellen Anträge zur Aufnahme des Kindes bereit.

Aber Achtung: Diese sind noch keine verbindliche Zusage, dass das Kind wirklich einen Platz in der entsprechenden Kita erhält. Erst bei Vertragsabschluss hat das Kind einen Anspruch auf die Betreuung in dieser Einrichtung.

Stillzeiten

Wenn Sie noch stillen, nachdem Sie die Arbeit wieder aufgenommen haben, stehen Ihnen voll bezahlte Stillpausen zu. Der Arbeitgeber muss Ihnen auf Ihr Verlangen hin die Zeit einräumen, die zum Stillen erforderlich ist. Auch diese ist genau geregelt, und zwar erhalten Sie mindestens zweimal täglich eine halbe Stunde oder einmal täglich eine Stunde. Haben Sie eine zusammenhängende Arbeitszeit von mehr als acht Stunden, erhöht sich diese Zeit auf zweimal mindestens 45 Minuten. Wenn in der Nähe der Arbeitsstätte keine Stillgelegenheit zur Verfügung steht, soll einmal eine Stillzeit von mindestens 90 Minuten gewährt werden.

Die Stillzeit darf weder vor- noch nachgearbeitet, noch auf die betrieblich festgesetzten Ruhepausen angerechnet werden. Diese Regelungen gelten im Allgemeinen, bis Ihr Kind ein Jahr alt ist.

Lässt sich mit Ihrem Arbeitgeber keine Einigung über Zahl, Lage und Dauer der Stillzeiten erzielen, können Sie das Gewerbeaufsichtsamt um Unterstützung bitten.

Auch wenn Sie Ihr Kind stillen, gelten für Sie bestimmte Beschäftigungsverbote, und zwar:

- Verbot der Nacht-, Mehr-, Sonn- und Feiertagsarbeit (mit Ausnahmen für bestimmte Berufsgruppen)

- Verbot der Beschäftigung mit chemischen Gefahrstoffen, mit biologischen Arbeitsstoffen, mit gefährlichen Gegenständen oder unter sonstigen gesundheitsgefährdenden Arbeitsbedingungen

In Zweifelsfällen wenden Sie sich an den betriebsärztlichen Dienst, die Sicherheitsfachkraft oder das zuständige Gewerbeaufsichtsamt.

Kündigung des Arbeitsverhältnisses

Wenn Sie nach der Geburt Ihres Kindes nicht wieder arbeiten gehen möchten, können Sie Ihr Arbeitsverhältnis während der Schwangerschaft und während der Schutzfrist nach der Entbindung jederzeit ohne Einhaltung einer Frist zum Ende der Schutzfrist kündigen.

Während der Elternzeit können Sie selbst jederzeit unter Einhaltung Ihrer gesetzlichen oder vertraglichen Kündigungsfrist kündigen. Wollen Sie das Arbeitsverhältnis zum Ende der Elternzeit beenden, müssen Sie aber eine Kündigungsfrist von drei Monaten einhalten, damit der Arbeitgeber die Möglichkeit hat, sich rechtzeitig um Ersatz zu bemühen.

Sie selbst können in dieser Zeit kaum gekündigt werden. Vom Beginn der Schwangerschaft bis vier Monate nach der Entbindung und während der Elternzeit genießen Sie einen weitgehenden Kündigungsschutz, der auch gilt, wenn Sie noch in der Probezeit sind.

> Aber beachten Sie, dass durch die Schwangerschaft oder Elternzeit ein befristeter Arbeitsvertrag nicht verlängert wird, sondern zum vereinbarten Zeitpunkt ausläuft. Der Kündigungsschutz für diese Zeit greift hier nicht, denn es erfolgt ja keine Kündigung, lediglich eine Beendigung des Vertrages.

In Ausnahmefällen, zum Beispiel bei Schließung des Betriebes, Wegfall des Arbeitsplatzes, erheblichem Fehlverhalten der Frau, ist eine Kündigung möglich, jedoch nur mit Zustimmung des Gewerbeaufsichtsamtes, das vor der Entscheidung die Betroffene anhören muss. Voraussetzung ist, dass dem Arbeitgeber das Bestehen der Schwangerschaft bekannt ist. Diese Information kann innerhalb von zwei Wochen nach Zugang der Kündigung nachgeholt werden.

Wird Ihnen ohne die erforderliche Genehmigung gekündigt, müssen Sie sich wehren, da Sie sonst Ihre Rechte verlieren könnten. Das heißt, dass Sie der Kündigung schriftlich beim Arbeitgeber widersprechen und, wenn dieser eine Kündigung nicht zurückzieht, beim Arbeitsgericht eine Kündigungsschutzklage erheben müssen. Dafür wird kein Rechtsanwalt benötigt; das Verfahren ist kostenfrei.

Empfehlung

Laut Gesetz müssen Arbeitnehmerinnen den Arbeitgeber von der Schwangerschaft unterrichten, wenn sie davon wissen. Es sind aber keine Sanktionen zu erwarten, wenn Sie – wie viele es tun – bis zur zwölften Woche mit der Meldung warten.

Das Mutterschaftsgeld beantragen Sie bei Ihrer Krankenkasse, wenn Sie gesetzlich krankenversichert oder arbeitslos sind. Sind Sie familienversichert oder in einem sozialversicherungsfreien Job, dann beantragen Sie dieses beim Bundesversicherungsamt – Mutterschaftsgeldstelle. (Die Adresse finden Sie im Infokasten auf Seite 61)

Überdenken Sie die Dauer der Elternzeit bei der Antragstellung sorgfältig, denn eine Beantragung ist zwar ohne, aber die nachträgliche Verlängerung oder auch Verkürzung der Elternzeit nur mit Zustimmung des Arbeitgebers möglich!

Der Antrag auf Elterngeld sollte rechtzeitig gestellt werden, denn rückwirkend können nur die letzten drei Lebensmonate vor Beginn des Monats, in dem der Antrag gestellt wurde, erstattet werden.

Melden Sie Ihr Kind so früh wie möglich nach der Geburt beim zuständigen Einwohnermeldeamt an.

Machen Sie sich Gedanken, wo Sie Ihr Kind unterbringen wollen, wenn Sie nach der Geburt wieder arbeiten gehen. In manchen Regionen gibt es lange Wartelisten.

Die Bertelsmannstiftung hält im Internet eine Checkliste von 14 wichtigen Fragen bereit, die Eltern bei der Suche nach der richtigen Kindertageseinrichtung helfen kann.

Einigen Sie sich mit Ihrem Arbeitgeber über Stillzeiten, denn diese stehen Ihnen zu.

Wer eine nicht zulässige Kündigung akzeptiert oder das Arbeitsverhältnis in gegenseitigem Einvernehmen (zum Beispiel mit einem Auflösungsvertrag) beendet, muss damit rechnen, dass die Arbeitsagentur eine dreimonatige Sperrfrist verhängt. In dieser Zeit wird kein Arbeitslosengeld gezahlt.

Checkliste für meine Schwangerschaft

Leider bleiben Sie auch während der Schwangerschaft nicht vom »Papierkram« befreit. Deshalb haben wir Ihnen eine Liste der lästigen – aber notwendigen – Dinge, die erledigt werden müssen, zusammengestellt.

☐ **Ich habe meinen Arbeitgeber über meine Schwangerschaft unterrichtet.**
Hinweis: Es gelten ab sofort die besonderen Schutzbestimmungen nach dem Mutterschutzgesetz.

☐ **Ich habe das Mutterschaftsgeld bei meiner Krankenkasse oder beim Bundesversicherungsamt beantragt.**
Hinweis: Frühestens sieben Wochen vor dem Entbindungstermin beantragen.

☐ **Ich habe Elternzeit bei meinem Arbeitgeber beantragt.**
Hinweis: Sieben Wochen vor dem Beginn muss der Antrag über Elternzeit (inklusive der Dauer) bei Ihrem Arbeitgeber vorgelegt werden.

☐ **Ich habe den Elterngeldantrag ausgefüllt.**
Hinweis: Am besten Sie füllen den Antrag noch vor der Geburt Ihres Kindes aus. Denn das Elterngeld wird nur drei Monate rückwirkend bezahlt.

☐ **Ich habe mich über die Möglichkeiten der Versicherung meines Kindes informiert.**
Hinweis: Lassen Sie sich von Ihrer Krankenkasse bzw. Ihrer Versicherungsvertreterin/Ihrem Versicherungsvertreter dazu beraten.

☐ **Ich habe mich über die Möglichkeiten der Kinderbetreuung informiert.**
Hinweis: Gute Kindertageseinrichtungen sind begehrt, stellen Sie rechtzeitig einen Antrag auf Kinderbetreuung in der Kita oder bei der Tagesmutter Ihrer Wahl.

☐ **Bei nicht verheirateten Paaren: Vaterschaftsanerkennung**
Hinweis: Diese ist beim Standes- oder Jugendamt Ihres Wohnortes vorzunehmen.

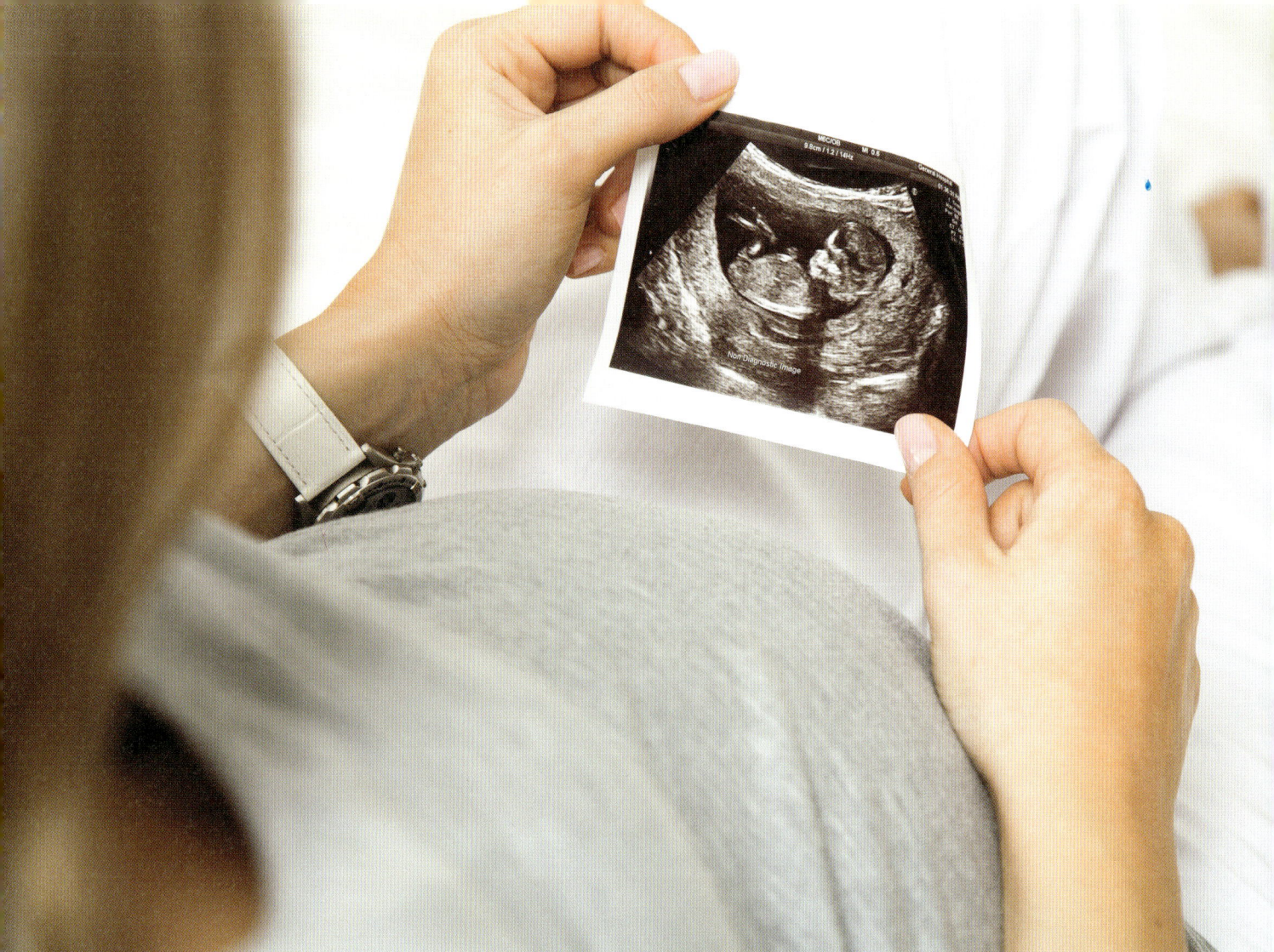

6 Wie Frauen die Schwangerschaft erleben

»Nicht müde werden,
sondern dem Wunder
leise wie einem Vogel
die Hand hinhalten.«
*Hilde Domin
(Schriftstellerin, 1909-2006)*

Frauen, die zum ersten Mal schwanger sind, sind natürlich neugierig, was sie in den nächsten Monaten alles erleben werden. Aber jede Schwangerschaft ist einzigartig. Das wissen Frauen, die schon zwei oder mehrere Schwangerschaften hinter sich haben. Nur selten verlaufen Schwangerschaften gleichartig, beim zweiten oder dritten Mal kann alles völlig anders sein. Gleichwohl gibt es Gemeinsamkeiten.

6.1 Was beschäftigt die Frauen am meisten?

Im Mittelpunkt steht natürlich die Frage, wie sich das Leben durch das Kind bzw. das weitere Kind nun verändern wird:

- Noch mehr Verantwortung mit einem (weiteren) Kind?
- Wie wird sich meine Beziehung zu meinem Partner verändern?
- Wie viel Zeit bleibt für mich, wenn das Kind einmal da ist?
- Werde ich dem Kind gerecht? Wie viel Zeit brauche ich für das Kind?
- Werden mein Partner und ich die Zukunft gemeinsam meistern?
- Wird es weniger Zeit für mich und den Partner geben?
- Wie wird das Leben mit dem Kind sein?
- Wie verändert sich unser Leben?
- Wie vereinbaren wir Familie und Beruf?
- Wie sieht es später mit Betreuungsmöglichkeiten aus?

Genausoviel Aufmerksamkeit wird Gefühlen, Ängsten und der psychischen Stimmungslage insgesamt geschenkt. Beispiele dafür:

- Besinnung auf sich selbst
- Bangen, ob alles gut geht
- Spannung
- Unmut: Warum ist Deutschland so wenig kinderfreundlich?
- Uneingeschränktes Glücksgefühl
- Zuversicht
- Ungeduld
- Unsicherheit oder Angst vor der Geburt
- Unsicherheit bezüglich bestimmter diagnostischer Maßnahmen
- Vorfreude auf das Kind
- Warten auf die Geburt

6.2 Wie erleben Frauen die Schwangerschaft?

In unserem BabyCare-Fragebogen haben wir die Schwangeren danach befragt. Nahezu alle Schwangeren freuen sich auf das Kind, auch wenn die Schwangerschaft in einzelnen Fällen der Schwangeren, dem Partner oder der Familie Probleme bereitet.

93 Prozent der Schwangeren haben einen Ansprechpartner bei auftretenden Problemen und das ist gut so, da eine entsprechende Unterstützung durch den Partner, die Mutter oder eine gute Freundin gut für einen gesunden Verlauf der Schwangerschaft ist. 88 Prozent sehen mit Optimismus in die Zukunft, auch

Wie Frauen die Schwangerschaft erleben
Quelle: BabyCare-Daten

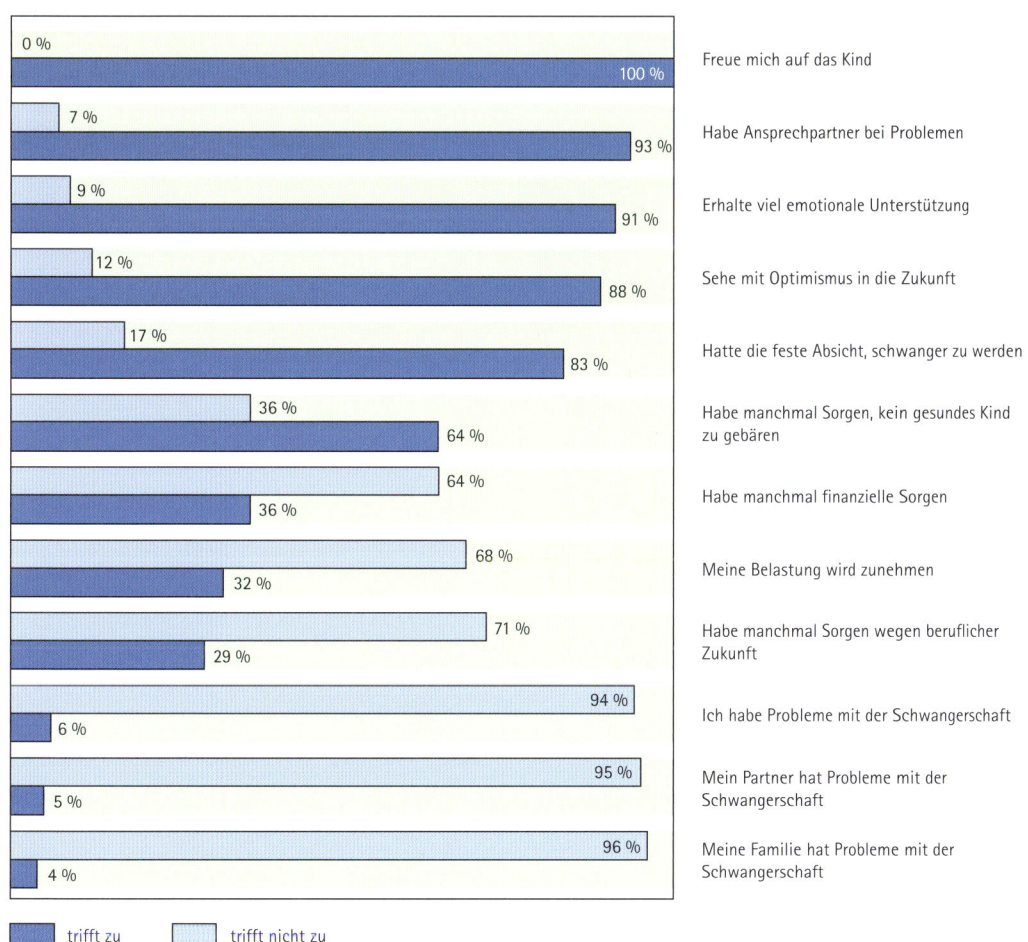

Medizinische Komplikationen in der Schwangerschaft vor der 37. Schwangerschaftswoche

Quelle: BabyCare Wiederholungsbefragung (1.019 Befragte)

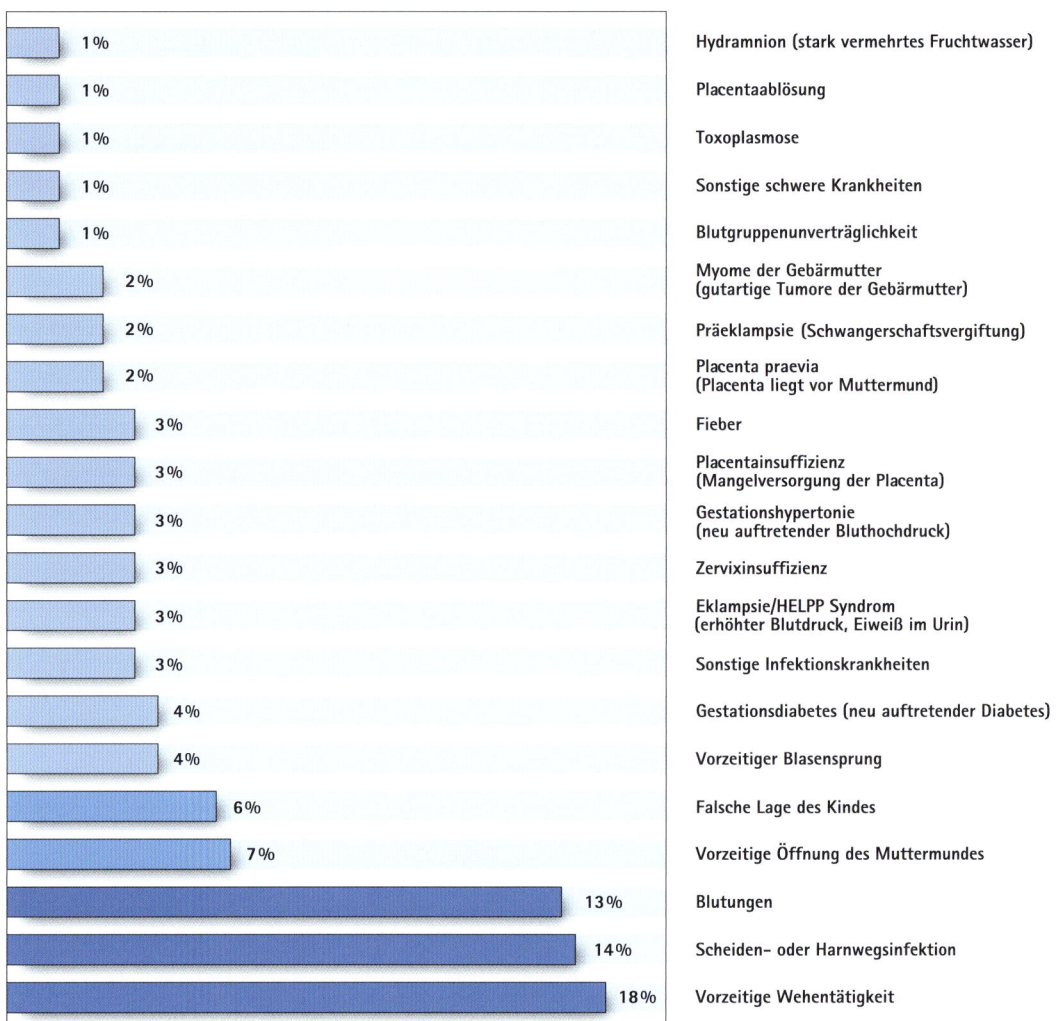

wenn sich etwa ein Drittel der Befragten Sorgen wegen der Finanzen oder wegen der zunehmenden Belastungen macht. Auch Sorgen wegen der beruflichen Zukunft sind nicht selten.

Zwei Drittel der Schwangeren machen sich manchmal Sorgen, kein gesundes Kind zu gebären. Diese Sorge ist ganz normal und glücklicherweise in der großen Mehrzahl der Schwangerschaften unbegründet, da die Häufigkeit der Geburt von Kindern mit schweren Erkrankungen unter zehn Prozent liegt.

Viele Schwangere machen sich auch Sorgen, dass im Verlauf der Schwangerschaft medizinische Komplikationen eintreten könnten. Auch hier gilt es erst einmal Ruhe zu bewahren, denn erstens sind schwere Komplikationen insgesamt recht selten und zweitens können viele – wenn sie rechtzeitig diagnostiziert werden – oft gut medizinisch behandelt oder beherrscht werden.

Welche medizinischen Komplikationen tatsächlich in der Schwangerschaft auftraten, haben wir bei einem Teil unserer BabyCare-Teilnehmerinnen in einer Wiederholungsbefragung nach der Geburt des Kindes erhoben. Die Ergebnisse sind in der Abbildung oben dargestellt.

Am häufigsten kommen vor der 37. Schwangerschaftswoche vorzeitige Wehen, Harnwegsinfektionen oder Blutungen vor. Schwerere Komplikationen, die häufig auch zu einer Frühgeburt führen, treten glücklicherweise nur bei etwa fünf von 100 Schwangeren auf. Das Risiko von Harnwegsinfektionen können Sie im übrigen durch Schutzmaßnahmen und eine passende Intimhygiene (siehe Kapitel 8.11) verringern und durch die Nutzung des pH-Testhandschuhs rechtzeitig selbst erkennen (siehe Infokasten auf Seite 127).

6.3 Das Erlebnis der Geburt

Frauen, die zum ersten Mal ein Kind erwarten, sehen dem Geburtstermin verständlicherweise mit großer Spannung und vielleicht auch mit etwas Angst entgegen. Viele Gespräche mit Freundinnen, die diese Erfahrung schon gemacht haben, kreisen um die Frage, wie man die Geburt wohl selbst erleben wird.

In unserer Befragung war die Geburt trotz der damit verbundenen Schmerzen für etwa die Hälfte (47 Prozent) der Frauen, die bereits ein oder mehrere Kinder geboren hatten, ein angenehmes bis sehr angenehmes Erlebnis.

34 Prozent empfanden die Geburt aber als eher oder sogar sehr unangenehm, während 17 Prozent auf diese Frage keine Antwort geben wollten oder konnten.

Bei den Frauen, die das Erlebnis der Geburt als eher unangenehm oder sehr unangenehm bezeichnen, sind in der späten Schwangerschaft oder im Laufe der Geburt deutlich häufiger Komplikationen aufgetreten.

Schwangere, die sich vor der Geburt und/oder den Geburtschmerzen fürchten, sollten sich eingehend mit den verschiedenen Möglichkeiten der Erleichterung von Geburten bzw. der Verringerung von Geburtsschmerzen informieren. Dazu zählen beispielsweise Akupunktur, Hypnose, aber auch die traditionellen schulmedizinischen Anästhesieverfahren (vgl. Kapitel 9.4).

> Knapp die Hälfte der von uns nach der Geburt befragten Schwangeren empfanden die Geburt als angenehm und nur etwa 10 Prozent waren vor der 37. Schwangerschaftswoche von eher schwereren Komplikationen betroffen. Grund genug, die Schwangerschaft mit Optimismus zu durchleben, was die große Mehrzahl der Schwangeren auch tut.

Wie Frauen, die bereits ein Kind geboren haben, die Geburt empfunden haben
Quelle: BabyCare-Daten (1.181 Befragte)

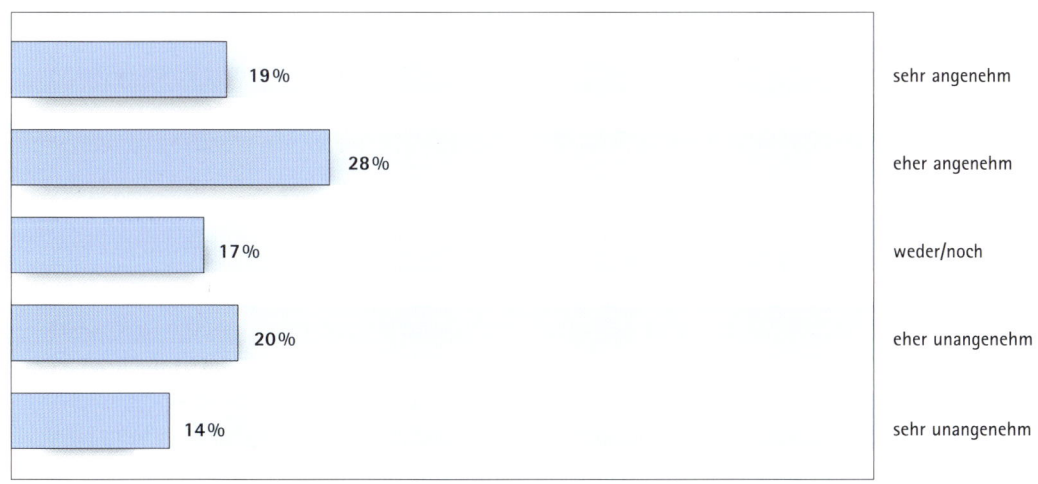

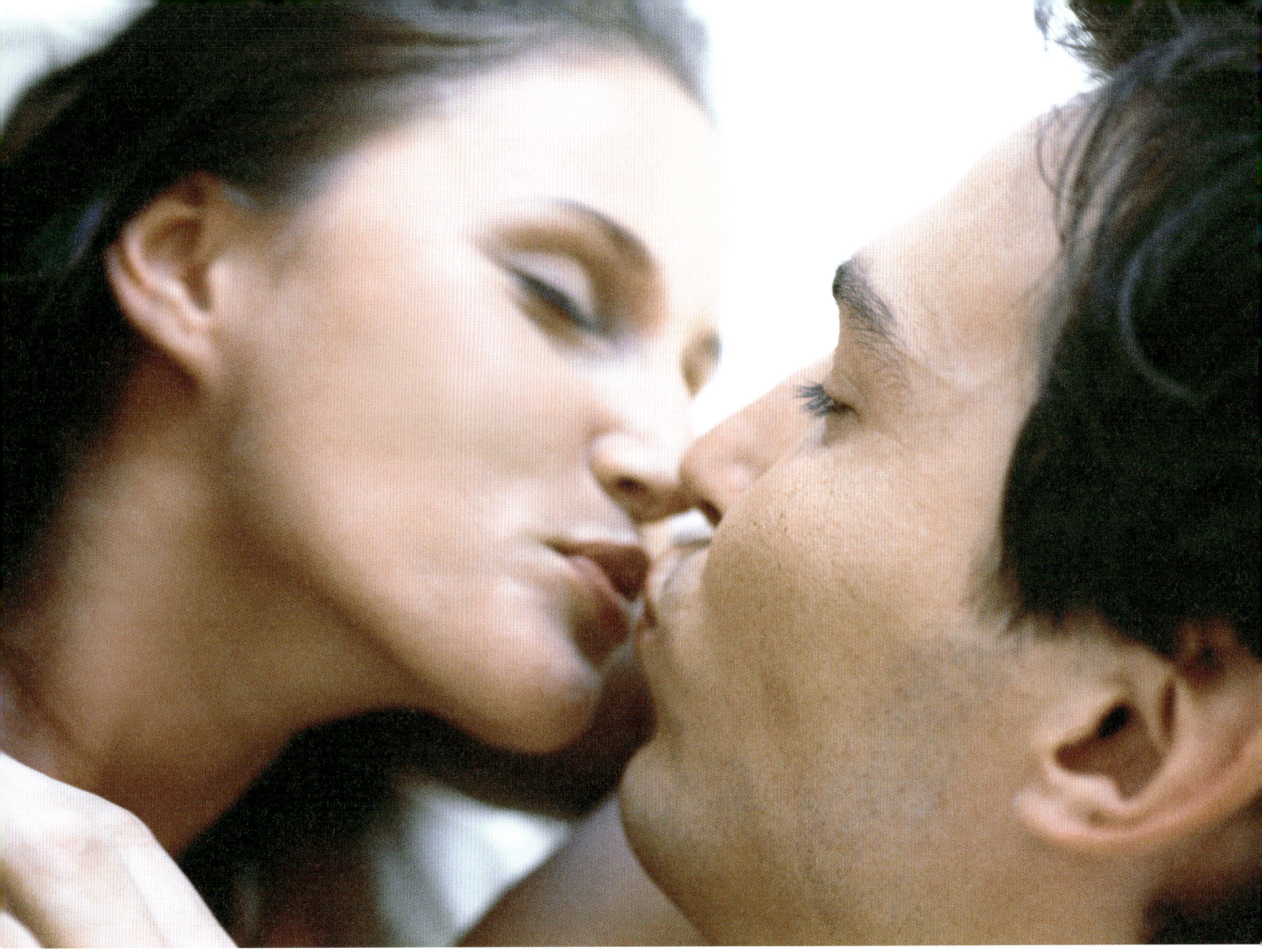

7 Schwangerschaft, Liebe und Sex

»Das Schönste aber hier auf Erden, ist lieben und geliebt zu werden.«
Wilhelm Busch
(Dichter und Zeichner, 1832-1908)

Sex während der Schwangerschaft ist für viele Paare ein heikles Thema. Man spürt, dass sich etwas verändert hat, aber man spricht nicht gerne darüber. Doch warum sollte ausgerechnet die Sexualität in der Schwangerschaft von dem häufigen Wechselbad der Gefühle unbeeinflusst bleiben? Dass alles gleich bleibt, dürfte sogar sehr selten der Fall sein.

Meist, nicht in allen Fällen, gehen die Wünsche nach einer Veränderung von der Schwangeren aus. Manche Frauen wollen in dieser Zeit häufiger Verkehr, in der Regel aber ist ihr Verlangen danach weniger stark. Viel stärker ist jetzt der Wunsch nach Zärtlichkeit, nach Schmusen oder liebevoller Massage. Es ist weniger ein sexuelles Verlangen als eine Sehnsucht nach emotionaler Unterstützung in den ersten nicht einfachen Wochen der Schwangerschaft.

Es gibt Männer, die behaupten, »normalerweise« täten es die anderen »viel häufiger« miteinander. Wissen Sie eigentlich, was in dieser Hinsicht »normal« ist? Oder ob man hier überhaupt von Normen sprechen kann?

Frauen in Deutschland haben im Durchschnitt zehnmal im Monat Geschlechtsverkehr, also jeden dritten Tag. Wie so oft sagt ein Durchschnittswert aber wenig aus. Die Lust auf körperliche Liebe ist sehr unterschiedlich verteilt: Ein Fünftel der Frauen hat gar keinen oder höchstens zweimal Geschlechtsverkehr im Monat, 13 Prozent 20mal und häufiger.

Wie es im Einzelfall aussieht, hängt von sehr vielen Faktoren ab: ob ein Paar frisch verliebt oder schon seit Jahren zusammen ist. Ob es Kinder gibt, die das Beisammensein stören oder die berufliche Belastung besonders groß ist.

Und auch eine Schwangerschaft und wie dieser Zustand erlebt wird, kann den Stellenwert der Sexualität in der Partnerschaft beeinflussen. Dies ergab eine Umfrage unter Frauen ein Jahr nach der Geburt eines Kindes. Die befragten Frauen wurden gebeten, den Stellenwert auf einer Skala von 0 - 100 im Rückblick für die Zeit vor der Schwangerschaft, während der Schwangerschaft, ein Jahr nach der Geburt und vorausschauend in einem Jahr einzuschätzen. Die Ergebnisse sind in der Abbildung unten ersichtlich und zeigen, dass der Stellenwert der Sexualität in der Schwangerschaft im Durchschnitt nahezu halbiert wird und auch ein Jahr nach der Geburt noch nicht den Stellenwert einnimmt, den sie vor der Schwangerschaft hatte. Die Frauen glauben jedoch, dass im Laufe des kommenden Jahres ihr partnerschaftliches Sexualleben wieder das alte Niveau erreichen oder sogar überschreiten wird.

Die mangelnde Lust kann sowohl psychische als auch körperliche Ursachen haben. Wer unter körperlichen Schwangerschaftsbeschwerden leidet, kann häufig keine Lust mehr entwickeln.

Psychisch gesehen kann ein Problem sein, dass die körperlichen Veränderungen der Schwangeren zu Beginn der Schwangerschaft im Unterschied zu den späteren Stadien kaum sichtbar sind: Der Mann reagiert auf die »ohne ersichtlichen Grund« veränderten sexuellen Bedürfnisse seiner Partnerin oft mit Misstrauen oder Angst.

Mancher wird aber auch gerade durch wahrnehmbare körperliche Veränderungen der Frau besonders erregt und entwickelt gesteigerte sexuelle Bedürfnisse. Dabei tritt dann häufig etwas auf, was sich nach der Geburt des Kindes verstärken kann: Er erfährt das Kind als Konkurrenz um die Zuneigung der Partnerin.

Er wird neidisch auf die Liebe und Zuwendung, die die Schwangere ihrem heranwachsenden Kind schenkt.

Der wichtigste Rat, den man den Partnern in einer solchen Situation geben kann, ist ehrlich und offen über die Gefühle und die Veränderungen zu sprechen und möglichst verständnisvoll miteinander umzugehen. Selbst wenn es Ihnen nicht leicht fällt, über Sexualität zu sprechen, sollten Sie sich überwinden, denn es ist vor allem jetzt sehr wichtig. Am besten sprechen Sie das Thema schon zu Beginn der Schwangerschaft – auch wenn noch keine Probleme aufgetreten sind – im Hinblick auf die kommenden Monate an. Geschieht es nicht, können sich die Partner auf die Veränderungen in ihrem Sexualleben nicht richtig einstellen.

Besteht etwa der Mann darauf, dass alles so bleibt, wie es war, einschließlich Häufigkeit und Sexualpraktiken, wird es wahrscheinlich zu Enttäuschungen kommen. Vielleicht wird sich die Partnerin emotional von ihm zurückziehen. Jetzt ist mehr Phantasie erforderlich. Veränderungen werden umso leichter verkraftet, je vielfältiger das Sexualleben in der Partnerschaft vorher war. Sehen Sie es positiv: Es ist eine Chance, die bisherige Beziehung auch sexuell mit neuen Ideen weiterzuentwickeln.

Im letzten Drittel der Schwangerschaft wird es für die Frau immer beschwerlicher, beim Geschlechtsverkehr die Rückenlage, die am

Stellenwert der Sexualität in der Partnerschaft auf einer Skala von 0 – 100

Quelle: Dreyer u.a.

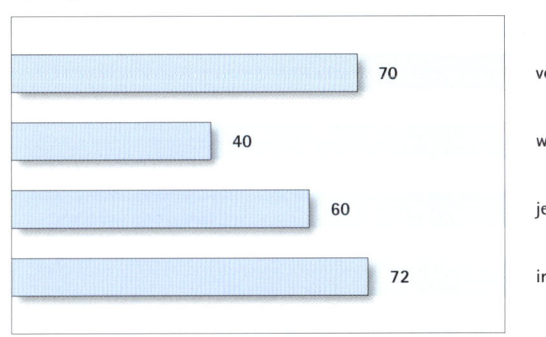

70	vor der Schwangerschaft
40	während der Schwangerschaft
60	jetzt (1 Jahr nach der Geburt)
72	in einem Jahr

meisten bevorzugte Stellung, einzunehmen. Dann sind Stellungen zu empfehlen, bei denen die Frau dem Mann den Rücken zuwendet, in der Seitenlage, im Liegen, Sitzen oder Knien. Auch Befriedigung durch Masturbation, Petting und Oralgenitalverkehr ist ebenfalls möglich.

Bei wechselnden Sexualpartnern bitte immer Kondome benutzen.

Aus medizinischer Sicht spricht gegen Sex in der gesamten Schwangerschaft überhaupt nichts. Die Sorge, das Kind oder die Fruchtblase zu verletzen, ist völlig unbegründet. Neueste Untersuchungen bestätigen, dass es keinen Zusammenhang zwischen häufigem Sexualverkehr und Frühgeburten gibt. Das ist gut zu wissen, da im zweiten Drittel der Schwangerschaft das sexuelle Verlangen der Frauen häufig wieder deutlich zunimmt. Frauen, bei denen die Gefahr einer Fehlgeburt oder Frühgeburt besteht, sollten auf Geschlechtsverkehr allerdings verzichten.

Wie die Grafik unten zeigt, werden in manchen Partnerschaften, und zwar in jeder fünften, sexuelle Beziehungen zu anderen Partnern toleriert. Diese Paare sollten bei wechselnden oder weiteren Geschlechtspartnern in jedem Fall Kondome verwenden, um eine mögliche Vaginalinfektion, eine der wichtigsten Ursachen der Frühgeburt, zu vermeiden.

Bei Beschwerden wie Jucken, Schmerzen oder Entzündungen im Genitalbereich sollten Sie sich medizinischen Rat einholen und zunächst auf Geschlechtsverkehr verzichten.

Wann wieder Sex nach der Geburt?

Theoretisch ist Geschlechtsverkehr möglich, sobald der Wochenfluss versiegt ist, also nach etwa sechs Wochen. Dann ist auch meist die Wunde eines Dammschnitts verheilt. Während des Wochenflusses – so empfehlen Ärzte – sollten Sie wegen der Infektionsgefahr auf Geschlechtsverkehr verzichten. Wenn Sie jedoch nicht verzichten wollen, benutzen Sie auf jeden Fall ein Kondom.

Bei vielen Paaren aber dauert es Monate, bis sie wieder miteinander schlafen. Spätestens wenn die Stillzeit vorüber ist, lösen sich die Schwierigkeiten dann wieder. Jetzt kann die Frau wieder unabhängiger von ihrem Baby leben. Und je älter das Kind wird, desto sicherer werden auch die Eltern in ihrer neuen Rolle.

Zum Schluss sei noch gesagt: Bei fast der Hälfte aller Paare ist die sexuelle Beziehung nach der Geburt eines Kindes dieselbe wie davor, bei manchen wird sie sogar besser.

> **Empfehlung**
>
> Sprechen Sie mit Ihrem Partner offen über die Veränderungen in Ihrem Sexualleben. Verdrängen Sie Probleme oder Konflikte nicht, denn diese können bis über die Geburt hinaus andauern.
>
> Und scheuen Sie sich nicht, bei anhaltenden Konflikten mit Freunden zu sprechen, die in der gleichen Situation sind oder waren. Sie werden staunen, wie viele Gemeinsamkeiten schwangere Paare haben.
>
> Ihre Frauenärztin/Ihr Frauenarzt oder Ihre Hebamme können Ihnen auch wenn nötig den Kontakt zu einer fachlichen Partnerberatung vermitteln.

Einen Seitensprung würde ich meinem Partner nie verzeihen
Quelle: Kirschner, W.

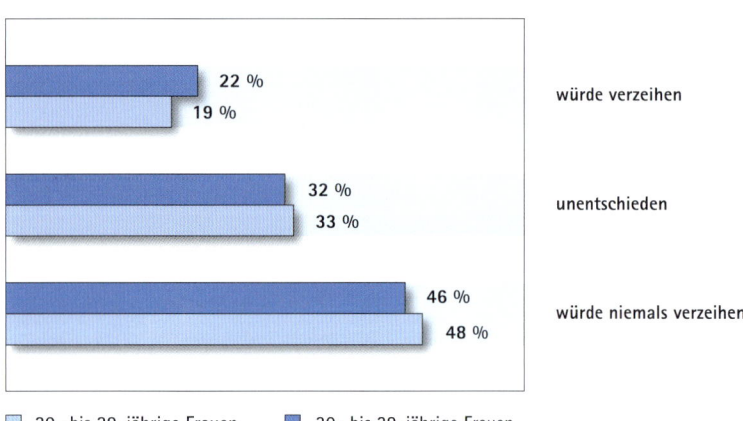

	20- bis 29-jährige Frauen	30- bis 39-jährige Frauen
würde verzeihen	19 %	22 %
unentschieden	33 %	32 %
würde niemals verzeihen	48 %	46 %

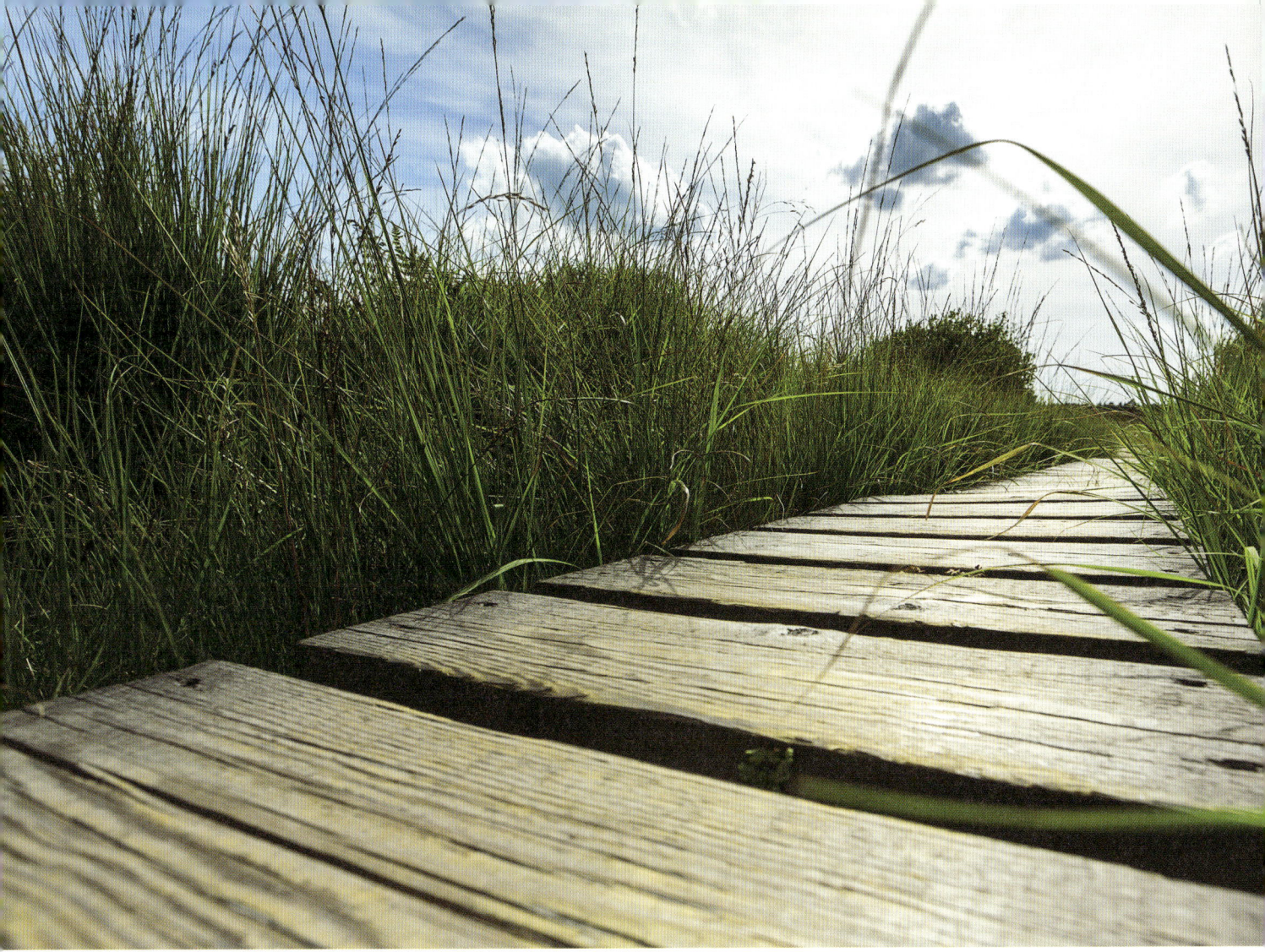

8 Risiken im Verlauf der Schwangerschaft

In diesem Buch wollen und müssen wir Sie auch auf die möglichen Risiken und Gefahren hinweisen, die in einer Schwangerschaft auftreten können. Denn in 20 bis 25 Prozent aller Schwangerschaften kommt es zu Komplikationen. Diese können sowohl die Mutter als auch das ungeborene Kind oder beide betreffen. Um was für Komplikationen handelt es sich im Einzelnen?

- Etwa zehn Prozent der Schwangeren entwickeln in der Schwangerschaft eine Krankheit. Am häufigsten ist dabei der sogenannte Schwangerschaftsdiabetes, der in fünf bis zehn Prozent aller Schwangerschaften auftritt. Aber auch Thrombosen und weitere Krankheiten und Probleme treten nicht selten auf.
- Bei einigen Schwangerschaften ist - je nach familiärer Disposition - die Wahrscheinlichkeit erhöht, dass das heranwachsende Kind Fehlbildungen oder andere gesundheitliche Beeinträchtigungen aufweist.
- Fehlgeburten führen in 20 Prozent aller begonnenen Schwangerschaften zu einem frühen und traurigen Ende der Schwangerschaft.
- Und schließlich sind knapp zehn Prozent aller Schwangeren von einer Frühgeburt betroffen.

Das alles sind Dinge, die man nicht verschweigen darf. In den meisten Fällen kann beim rechtzeitigen Erkennen von Symptomen und/oder einer schnellen und gezielten Diagnostik medizinisch viel getan werden. Für Sie ist es aber noch viel wichtiger, dass Sie bei einigen

»Zufall ist ein Wort ohne Sinn. Nichts kann ohne Ursache existieren.«
Voltaire
(Schriftsteller, 1694-1778)

der genannten Komplikationen und Risiken selbst durch Ihr persönliches Verhalten sehr viel tun können, um die Wahrscheinlichkeit ihres Eintritts zu verringern. Dies gilt vor allem für die Frühgeburt.

Im Laufe der Zeit hat die Wissenschaft viele Faktoren, also Einflüsse, Umstände und Verhaltensweisen entdeckt, die für medizinische Probleme im Verlauf der Schwangerschaft mit verantwortlich sind. In vielen Fällen ist es der Forschung auch gelungen, genau zu ermitteln, wie groß der Einfluss jedes einzelnen Faktors auf den Schwangerschaftsverlauf ist. Das ist ein bedeutender Fortschritt und für jede Frau eine große Hilfe bei der Einschätzung, mit welchem Risiko sie für sich persönlich rechnen muss.

Doch auch wenn auf Sie einige wenige der im Folgenden beschriebenen Risikofaktoren zutreffen sollten, so ist das noch kein Grund zur Panik. Sie haben zwar statistisch gesehen ein etwas erhöhtes Risiko für eine Frühgeburt, aber trotzdem wird Ihr Kind in aller Regel immer noch mit einer Wahrscheinlichkeit von über 90 Prozent oder mehr gesund und rechtzeitig zur Welt kommen.

Das Positive dabei: Wenn Sie diese Risikofaktoren kennen und vermeiden beziehungsweise verringern, dann können Sie diese Wahrscheinlichkeit noch weiter erhöhen.

Im Folgenden wird die allgemeine Verbreitung jedes Risikofaktors in der weiblichen Bevölkerung der Bundesrepublik im Alter zwischen 20 und 39 Jahren aufgezeigt. Anschließend werden die möglichen Folgen dieser Risiken für die Schwangerschaft dargestellt. Als Beleg werden Zahlen und Beispiele aus wissenschaftlichen Studien angeführt. Wenn möglich wird darauf eingegangen, wie stark der einzelne Faktor das Risiko erhöht, in der Schwangerschaft ein medizinisches Problem (in der Regel eine Frühgeburt) zu bekommen.

Dieses Kapitel brauchen Sie nicht von vorn bis hinten durchzulesen, sondern können es einfach als Nachschlagewerk benutzen. Wir sind sicher, dass Sie viele neue und überraschende Erkenntnisse gewinnen werden.

8.1 Alkohol

Allgemeiner Konsum

Wer was trinkt und vor allem wie viel, ist aus Befragungen ziemlich genau bekannt. Die Hälfte der Frauen trinkt maximal einmal pro Woche alkoholische Getränke, jede Zehnte ist abstinent, trinkt also gar nicht. 38 Prozent trinken mehrmals in der Woche Alkohol und zwischen zwei und vier Prozent trinken täglich und regelmäßig (siehe die Abbildung unten). Wer zu viel trinkt, schädigt seine Gesundheit.

Häufigkeit des Alkoholkonsums bei Frauen
Quelle: Bundes-Gesundheitssurvey

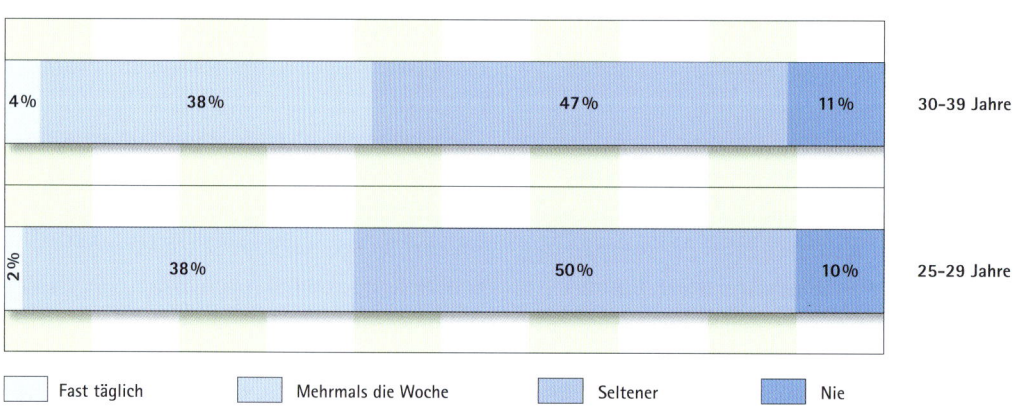

Tägliche Trinkmengen der Weintrinkerinnen

Quelle: Bundes-Gesundheitssurvey

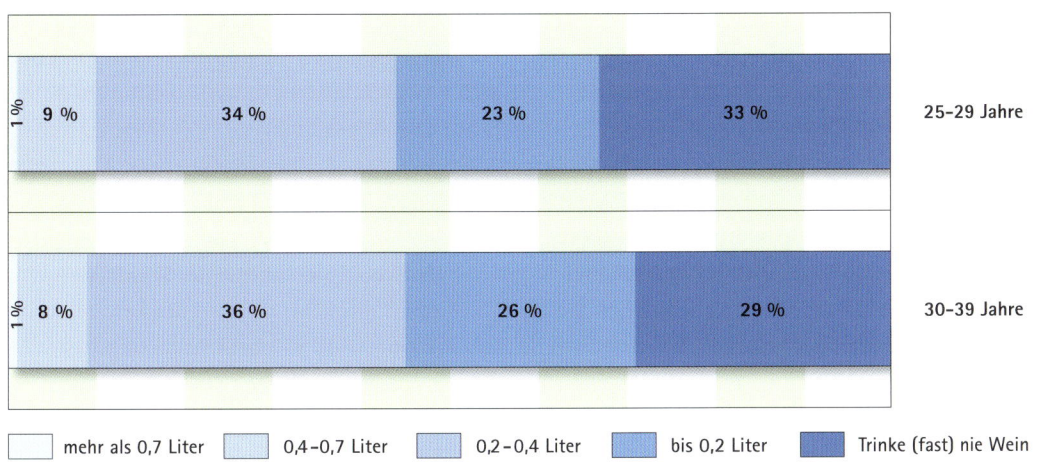

Alkohol im Übermaß ist giftig, daran gibt es keinen Zweifel. Im Übermaß heißt für Frauen: 20 Gramm reiner Alkohol und mehr jeden Tag. Das beginnt ab dem dritten Glas Bier oder dem zweiten Glas Wein. Man sollte sich nicht von einigen Befunden der letzten Jahre irre machen lassen, die Alkohol auch eine schützende Funktion zuschreiben. In Maßen genossen – Betonung auf »in Maßen«! – soll er zum Beispiel der Entstehung von Herz-Kreislauf-Erkrankungen entgegenwirken. Das ist auch sicher nicht falsch. Für die Zeit der Schwangerschaft gilt aber auf jeden Fall, dass Alkohol – wie alle auf das Nervensystem wirkende Substanzen – gemieden werden muss. Dies gilt besonders für den Beginn der Schwangerschaft, die Zeit, in der die Organe des Embryos gebildet werden.

Frauen, die Alkohol trinken, greifen eher zu Wein als zu Bier. Von den Weintrinkerinnen nehmen zehn Prozent täglich einen halben Liter oder mehr zu sich. Da Wein einen höheren Alkoholgehalt hat als Bier, erreichen sie so mehr als 40 Gramm reinen Alkohol und liegen damit schon weit über der kritischen Grenze von 20 Gramm Alkohol täglich. Etwa 30 Prozent der Frauen im Alter von 25 bis 39 Jahren trinken nie Wein, ein Viertel trinkt ein Glas pro Tag, ein Drittel bis zu zwei Gläser. Insgesamt gilt etwa jede sechste bis zehnte Frau im ge-

Gesundheitsschädlicher Alkoholkonsum bei Frauen

Quelle: IFT Repräsentativerhebung

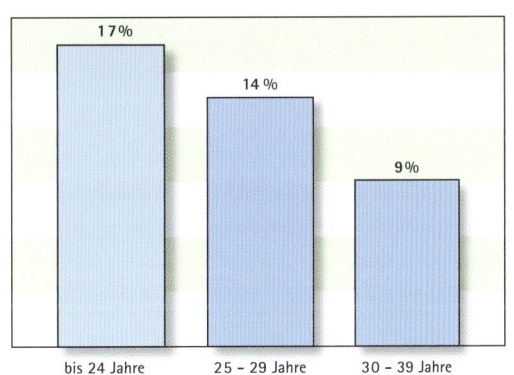

bärfähigen Alter als alkoholgefährdet. Dies verdeutlicht die obige Abbildung.

Alkohol und Schwangerschaft

Wie schädlich Alkohol in der Schwangerschaft ist, wurde in der Wissenschaft umfangreich dokumentiert. Am gefährlichsten ist er in der Zeit, in der der Embryo die Organe entwickelt, also zwischen dem 15. und 60. Tag nach der Befruchtung. Er kann zu einer ganzen Reihe von folgenschweren Erkrankungen beim Kind führen:

- zu geringes Wachstum
- zu geringes Gewicht

Alkohol? In der Schwangerschaft am besten ganz darauf verzichten.

- psychomotorische Störungen
- Hyperaktivität
- Gesichtsanomalien
- Fehlbildungen
- Störungen des zentralen Nervensystems
- geistiges Zurückbleiben

In Deutschland werden jährlich etwa 1.700 Kinder (0,25 Prozent) mit schweren Formen dieser Krankheiten geboren. Große Mengen Alkohol wirken wie ein starkes Gift und schädigen das Erbgut, daher auch die Empfehlung, schon vor der Schwangerschaft Exzesse zu vermeiden.

Gibt es einen Schwellenwert, unter dem Alkohol in der Schwangerschaft nicht schädlich ist? Ein Gläschen in Ehren kann doch niemand verwehren? Es gibt dazu keine absolut sicheren Daten. Doch die ganz große Mehrzahl der medizinischen Vereinigungen empfiehlt, während der ganzen Schwangerschaft auf jeden Alkoholkonsum zu verzichten.

Wenn Sie hier auf der ganz sicheren Seite sein wollen, dann trinken Sie während der Schwangerschaft überhaupt keine alkoholischen Getränke. Vielleicht überzeugen Sie auch unsere Daten.

Das Risiko für Fehl- und Totgeburten verdoppelt sich beim Alkoholkonsum in der Schwangerschaft. Und dies, obwohl von den zwölf Prozent der Teilnehmerinnen, die Alkohol in der Schwangerschaft konsumierten, die ganz große Mehrzahl nur recht geringe Alkoholmengen pro Woche (<60 Gramm) zu sich nahm.

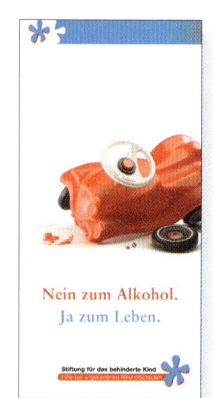

Kampagne »Nein zum Alkohol« (2010) der »Stiftung für das behinderte Kind« www.stiftung-behindertes-kind.de

Alkohol und das Risiko für Fehl- und Totgeburten
Quelle: BabyCare-Daten

BabyCare Teilnehmerinnen		
Alkohol-Konsum	NEIN	JA
n =	8.347	1.087
Anteile	88%	12%
Fehl- und Totgeburten	1,5%	3,1%

Eines sollten Sie in jedem Fall beherzigen: Trinken Sie in den ersten Wochen der Schwangerschaft keinen Tropfen! In dieser Zeit ist die Möglichkeit einer Schädigung des sich entwickelnden Embryos (Organentwicklung) besonders hoch.

 Empfehlung

Verzichten Sie während der Schwangerschaft möglichst ganz auf den Konsum von Alkohol. Falls Sie damit Probleme haben, sprechen Sie mit Ihrer Frauenärztin/Ihrem Frauenarzt. Sie können sich (auch anonym) bei der Bundeszentrale für gesundheitliche Aufklärung telefonisch beraten lassen: 02 21-89 20 31

Es gibt übrigens nicht nur alkoholfreies Bier, sondern auch alkoholfreien Wein und Sekt. Probieren Sie einmal.

8.2 Rauchen

Allgemeines Rauchverhalten

Immer mehr Frauen rauchen: Inzwischen greift mehr als jede dritte Frau im gebärfähigen Alter zumindest gelegentlich zur Zigarette (siehe Abbildung rechts oben). Unter den Schwangeren rauchen noch 18 Prozent; die restlichen sind offenbar von ihrem Laster wenigstens vorübergehend losgekommen. Die Gefahren des Rauchens für die Gesundheit sind allgemein bekannt. Selbst Raucherinnen ist zu über 90 Prozent klar, dass sie ihre Gesundheit schädigen. Trotzdem machen sie weiter. Die Gründe dafür sind Nikotinabhängigkeit, Gewöhnung und »weil das einfach zu einer angenehmen Stimmung passt«.

Mit zunehmendem Alter versuchen immer mehr Frauen, wieder von der Zigarette loszukommen. Mit unterschiedlichem Erfolg. Auch unter den 20- bis 29-jährigen Raucherinnen hat über die Hälfte schon ein- oder mehrmals aufzuhören versucht.

Rauchverhalten bei 18- bis 44-jährigen Frauen

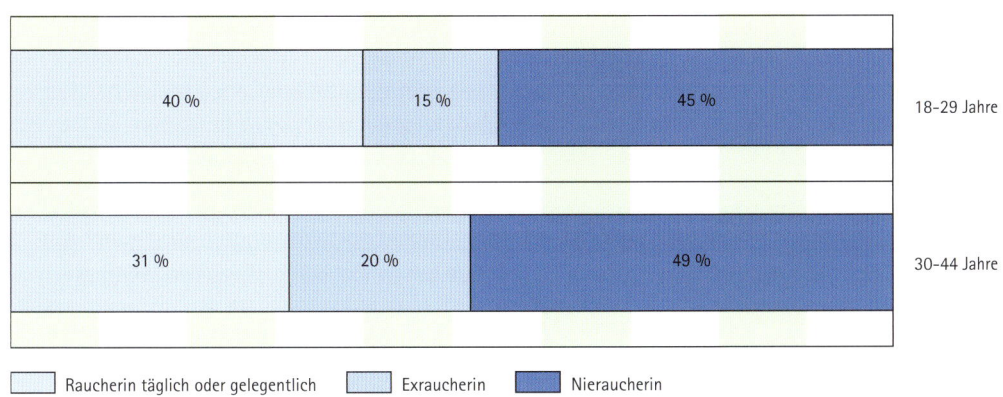

Nicht wenige Frauen, die nicht selbst rauchen, entkommen den Schadstoffen der Zigarette dennoch nicht: Sie sind durch Passivrauchen belastet (siehe Grafik unten).

Das bedeutet, dass in ihrer Umgebung viel geraucht wird und sie diesen Rauch einatmen müssen, sei es zu Hause (neun Prozent), im Beruf (sieben Prozent) oder woanders, zum Beispiel im Kegelclub (drei Prozent).

Rauchen und Schwangerschaft

An der Gefährlichkeit des Rauchens in der Schwangerschaft gibt es nichts zu beschönigen. Rauchen schädigt das sich entwickelnde Kind auf mindestens drei Wegen:

- Nikotin verengt die Blutgefäße. Das verringert die Durchblutung der Placenta und lässt den Blutdruck auch beim Kind ansteigen.
- Das im Zigarettenrauch enthaltene Kohlenmonoxid führt zu einer Verringerung des Sauerstoffgehalts im Blut. Das Kind leidet dadurch praktisch immer unter »Atemnot«.
- Zigaretten enthalten über 100 giftige chemische Substanzen, die ungefiltert an das Kind weitergegeben werden und sogar das Erbgut schädigen können.

Rauchen vor und während der Schwangerschaft kann die Risiken der folgenden Krankheiten oder Komplikationen deutlich erhöhen:

- Unfruchtbarkeit
- Spontanaborte
- Geringes Geburtsgewicht
- Frühgeburt
- Erhöhte Krankheitsanfälligkeit des Kindes
- Hyperaktivität des Kindes
- Placenta praevia (der Mutterkuchen liegt im unteren Teil der Gebärmutter)
- Kleinwuchs
- Einschränkung der Stillfähigkeit

Ob Rauchen auch zu Fehlbildungen beim Kind führen kann, ist noch umstritten. Vieles spricht dafür, aber die Studienergebnisse liefern kein eindeutiges Bild. Dafür weiß man über die anderen Komplikationen sehr genau Bescheid. Es kann gemessen werden, wie mit jeder gerauchten Zigarette das Risiko ansteigt. Man

Passivrauchen bei der Arbeit müssen Sie in der Schwangerschaft nicht hinnehmen (siehe Kapitel 5).

Anteil der 18-jährigen und älteren Nichtraucherinnen, die Passivrauchbelastungen ausgesetzt sind
Quelle: Robert-Koch Institut, GEDA 2009

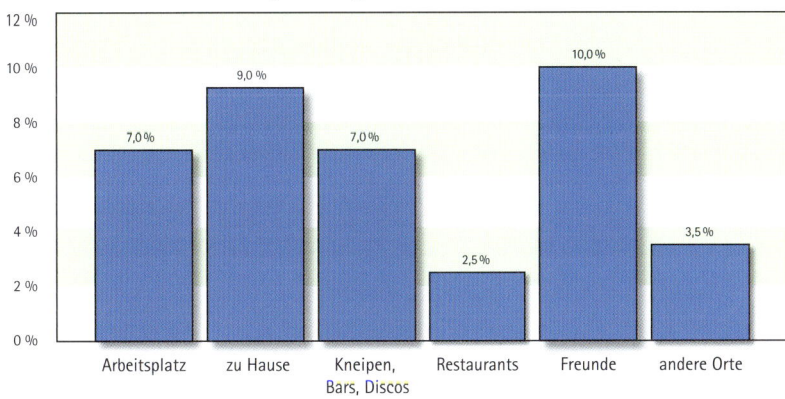

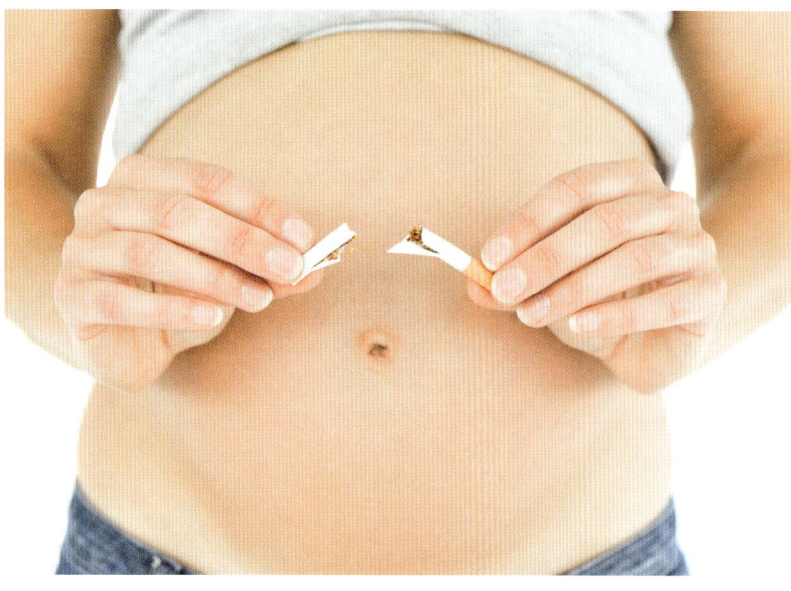

Die Gefahren des Rauchens in der Schwangerschaft für das ungeborene Kind sind eindeutig erwiesen.

spricht von einer klaren »Dosis-Wirkungs-Beziehung«: je größer die Dosis, desto schädlicher die Wirkung.

So nimmt das Geburtsgewicht des Kindes mit zunehmender Menge des inhalierten Zigarettenrauchs beständig ab. Die Kinder von Raucherinnen sind 150–250 Gramm leichter als die von Nichtraucherinnen. Genauso steigt die Wahrscheinlichkeit, dass es zu einem Spontanabort kommt und die Rate der Frühgeburten ist mehr als verdoppelt (siehe Grafik unten).

Die Kinder von rauchenden Schwangeren sind in ihrer Kindheit und Jugend deutlich anfälliger für viele Krankheiten. Auch die Folgen des Passivrauchens sind messbar: Schwangere, die selbst nicht rauchen, aber am Arbeitsplatz oder zu Hause starkem Zigarettenrauch von anderen ausgesetzt sind, gebären ebenfalls Kinder mit geringerem Geburtsgewicht. Ihre Babys sind bei der Geburt im Schnitt um 30 Gramm leichter als die Babys von Müttern, die überhaupt nicht mit Rauch in Berührung kommen. Rauchende Schwangere stillen ihre Kinder seltener und wenn sie es tun, dann meist nur für eine kurze Zeit.

Viele Frauen stellen das Rauchen ein, sobald sie bemerken, dass sie schwanger sind. Intuitiv tun sie das Richtige. Leider schaffen es andere nicht. Oft sind es die starken Raucherinnen, die der Zigarette nicht ganz entsagen können – viele von ihnen schränken das Rauchen aber deutlich ein. Nikotinersatzpräparate können hilfreich sein. Sie sollten aber erst benutzt werden, wenn das Durchhaltevermögen allein nicht ausreicht.

Nikotinpflaster in der Schwangerschaft?

Sie haben sicher schon gehört, dass viele durch Nikotinpräparate (Pflaster, Kaugummi, Nasalspray) von der Sucht nach der Zigarette loskommen. Diese Methode ist in der Schwangerschaft nur dann zu empfehlen, wenn Sie es ohne diese Hilfe nicht schaffen. Sie müssen diese Möglichkeit aber unbedingt mit Ihrer Frauenärztin/Ihrem Frauenarzt besprechen.

Die Risiken der Nikotinaufnahme durch diese Medikamente müssen gegenüber den Risiken des Rauchens abgewogen werden. Entsprechende Präparate werden nur dann empfohlen, wenn Sie zum Beispiel sehr stark rauchen und es Ihnen nicht gelingt, Ihren Zigarettenkonsum in einem nennenswerten Umfang zu reduzieren.

Rauchen und Frühgeburten
Quelle: Kirschner, W., Hoeltz, J.

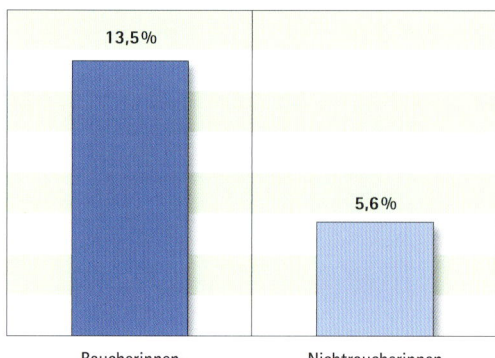

 Empfehlung

Was Sie in der Schwangerschaft ganz bestimmt nicht tun sollten, ist rauchen. Verringern Sie auf jeden Fall Ihren Zigarettenkonsum deutlich. Halten Sie sich nicht in Räumen auf, in denen geraucht wird oder wurde. Auch hierzu können Sie sich telefonisch beraten lassen. Bundeszentrale für gesundheitliche Aufklärung: 01805-31 31 31

8.3 Illegale Drogen

Allgemeiner Konsum

Ab und zu »einen Joint durchzuziehen«, also Haschisch oder Marihuana zu rauchen, gehört für viele Jugendliche zum guten Ton. Es ist ein Stück Jugendkultur, dem sich einige kaum entziehen können. Aber nur wenige bleiben an den Drogen hängen. Die meisten belassen es beim Probieren. In den letzten Jahren hat sich zudem der Gebrauch von sogenannten Modedrogen wie Ecstasy ausgeweitet.

Im Alter von 25 bis 39 Jahren verwenden Frauen zu höchstens drei Prozent aktuell illegale Drogen, wie die Abbildung auf der nächsten Seite verdeutlicht.

Harte Drogen wie Heroin oder Kokain werden nur von einem kleinen Teil der Jugendlichen und Erwachsenen genommen. Nach Schätzungen gibt es in Deutschland derzeit rund 300.000 Verwender harter Drogen; davon ist etwa die Hälfte von Heroin abhängig. Betroffen sind ungefähr 90.000 Frauen im Alter bis zu 39 Jahren.

Illegale Drogen und Schwangerschaft

Marihuana: Es ist sehr schwer, dazu genaue Aussagen zu machen. Das liegt vor allem daran, dass meist nicht nur eine Droge genommen wird, sondern mehrere. Wer einen Joint raucht, setzt sich häufig auch den Schadstoffen von Tabak aus. Meist wird dazu noch Alkohol getrunken oder weitere illegale Drogen werden genommen.

Die Schwangere, die nur Marihuana zu sich nimmt, gibt es nur selten oder jedenfalls nicht in so großen Zahlen, dass sich daraus eine statistische Wahrscheinlichkeit für Gesundheitsrisiken sicher berechnen ließe. Das gilt in ähnlicher Weise für die isolierte Betrachtung von allen anderen Drogen. Eine aktuelle Studie aus Großbritannien zeigt allerdings, dass Frauen, die häufig Ecstasy verwenden, ein erhöhtes Risiko haben, ein Kind mit Fehlbildungen zu gebären.

Bei aller Unsicherheit ist nach dem derzeitigen Forschungsstand nicht auszuschließen, dass der mittlere bis starke Konsum von Marihuana vor und während der Schwangerschaft zu folgenden Komplikationen führt:

- Frühgeburt
- geringere Gewichtszunahme der Mutter
- Fehlbildungen
- geringeres Geburtsgewicht
- Entwicklungsstörungen des Kindes

Kokain: Was für Marihuana gesagt wurde, gilt auch für Kokain, das jedoch entschieden gefährlicher als Marihuana ist. Es gibt Hinweise auf Zusammenhänge mit:

- verfrühter Wehentätigkeit
- Spontanabort
- vorzeitigem Blasensprung
- geringerem Geburtsgewicht
- geringerem Wachstum des Kindes
- Frühgeburt
- Verhaltensstörungen des Kindes

Ecstasy und Crystal-Meth: Aktuelle Untersuchungen aus Großbritannien zeigen Zusammenhänge zwischen dem Konsum und Fehlbildungen sowie Frühgeburten.

Heroin: Heroinabhängigkeit bei Schwangeren ist höchst gefährlich, weil das Risiko, sich von unsauberen Spritzen Infektionen zu holen, außerordentlich groß ist. Deshalb bekommen heroinabhängige werdende Mütter in der Regel den Ersatzstoff Methadon. Ergebnisse zu Folgen des Heroinkonsums auf die Gesundheit des Kindes liegen nicht vor. Sicher ist nur, dass die Kinder nach der Geburt schwere Entzugserscheinungen aufweisen. Das Gleiche gilt leider auch für Babys, die sich unter Methadon entwickeln.

Konsum illegaler Drogen

Quelle: Institut für Therapieforschung (IFT)

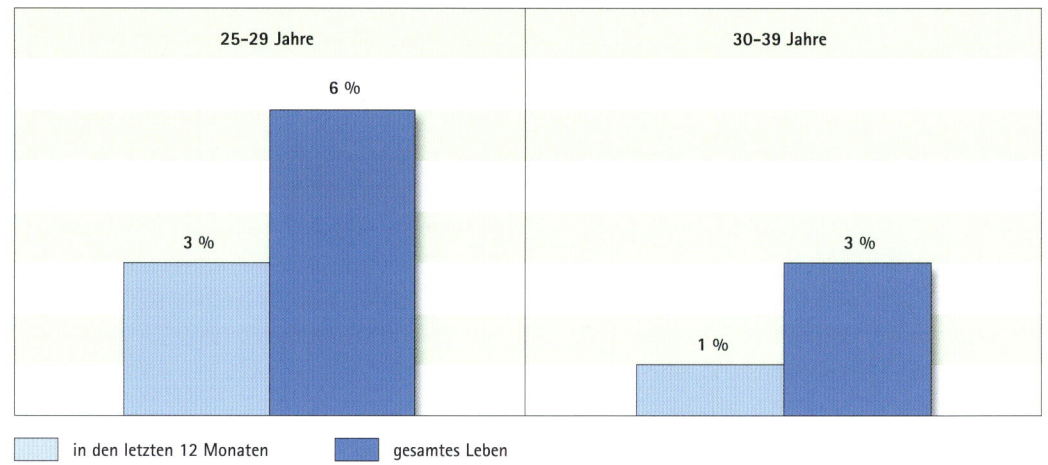

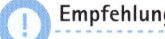 **Empfehlung**

Meiden Sie Drogen: Sie sind grundsätzlich giftig. Das gilt im besonderen Maße in der Schwangerschaft. Wenn Sie Drogen nehmen, versuchen Sie, mit fachkundiger Hilfe davon loszukommen. Sie können sich auch hierzu bei der Bundeszentrale für gesundheitliche Aufklärung telefonisch beraten lassen: 02 21-89 20 31.

8.4 Chemikalien und Nahrungszusätze

Allgemeine Bedeutung

Für viele ist dieses Thema mit großen Bedenken und Ängsten verbunden, umgibt uns die Chemie doch ständig und überall. Aus den USA liegen Zahlen vor: 55.000 chemische Verbindungen werden dort in der Industrie verwendet. 35.000 Schädlingsbekämpfungsmittel (Pestizide) und 3.600 Nahrungszusatzstoffe sind registriert. Dieser Bereich ist also allemal einer kritischen Betrachtung wert. Da dies aber auch der Einstellung der Überwachungsbehörden entspricht, gibt es keinen Grund für übertriebene Ängste. Theoretisch kann es zu drei verschiedenen ernsten Schädigungen kommen:

- Mutagene Effekte (Schädigung des Erbguts und der Fortpflanzungsfähigkeit)
- Teratogene Effekte (Schädigung der Kindesentwicklung)
- Karzinogene Effekte (Krebsverursachung)

Logischerweise hängt die Frage, ob Gesundheitsschäden eintreten, davon ab, wie giftig der einzelne Stoff ist. Dies wird meist im Tierversuch ermittelt. Dann kommt es darauf an, wie viel der Mensch davon in welchem Zeitraum aufnimmt und wie häufig das geschieht. Dies alles im täglichen Leben genau zu erfassen, ist sehr schwierig. Grundsätzlich lässt sich jedoch sagen, dass die Belastungen wesentlich geringer sind, als gemeinhin befürchtet wird.

So ist zum Beispiel das Misstrauen gegen bestimmte Lebensmittel oft übertrieben. In Deutschland regeln strenge gesetzliche Bestimmungen die Verwendung von Zusatzstoffen. Werden negative Auswirkungen auf die Gesundheit bekannt, so werden solche Stoffe verboten.

Zusatzstoffe haben aber auch positive Wirkungen, wie etwa sogenannte Antioxidantien oder solche, die das Schimmeln verhüten. Auch der Einsatz von Pflanzenschutzmitteln und mögliche Rückstände davon in Lebensmitteln werden streng überwacht. Gesundheitsgefahren durch Zusatzstoffe und Pestizidrückstände sind für die Schwangerschaft nach derzeitigem Wissen bei einer ausgeglichenen Ernährungsweise nicht zu erwarten.

Anhand von Einzelfallstudien, Tierversuchen und Chemikalienkatastrophen lässt sich eine Übersicht über die Wirkung von Stoffen erstellen, die – allerdings nur bei hoher Dosis und längerer Einwirkung – zu Komplikationen im Verlauf der Schwangerschaft und zu anderen Störungen führen können.

Über die Auswirkungen elektromagnetischer Felder (Handys, Stromleitungen, PC) liegen keine gesicherten Daten vor. Bei ordnungsgemäßem Umgang mit PC und Handy dürften allerdings keine Risiken zu erwarten sein.

Wurden Sie in den ersten Wochen der Schwangerschaft geröntgt, teilen Sie es, falls noch nicht geschehen, auf jeden Fall Ihrer Frauenärztin/ Ihrem Frauenarzt mit. Um jedes Risiko auszuschließen, werden Sie möglicherweise an eine Spezialpraxis überwiesen.

> Die tatsächliche Belastung der Bevölkerung mit den genannten und für die Schwangerschaft gegebenenfalls gefährlichen Schadstoffen ist gering.

Das weiß man aus vielen Untersuchungen, bei denen ermittelt wurde, wie viel von diesen Substanzen sich im Blut, im Haar oder in anderen Organen angereichert hatte. In den allermeisten Fällen lagen die Konzentrationen weit unterhalb gesundheitlich bedenklicher Grenzwerte.

Als Beispiel sei dies an der Belastung der Bevölkerung mit Blei (gemessen im Blut) gezeigt (siehe dazu die Abbildung unten). Man sieht deutlich, dass Bleibelastungen von mehr als 20 Mikrogramm je 100 Milliliter Blut nur bei weniger als einem Prozent der Bevölkerung vorkommen. Dies ist weit unterhalb des Grenzwerts für eine gesundheitliche Gefährdung. Gleiches gilt für die Bleiaufnahme mit der Ernährung.

Blei wird vor allem über das Trinkwasser aufgenommen. Wasserleitungen aus Blei wurden in Deutschland noch bis in die 70er Jahre des 20. Jahrhunderts verwendet. Man erkennt sie im Unterschied zu Kupferleitungen daran, dass sie mit einem spitzen Gegenstand eingeritzt werden können. Die Bleibelastung im Trinkwasser – und die Belastung mit anderen möglichen Schadstoffen – können Sie deutlich verringern, wenn Sie das Wasser (vor allem morgens) etwa ein bis zwei Minuten laufen lassen, bevor Sie es zum Kaffee- oder Teekochen verwenden. Wenn Sie ganz sicher sein wollen, verwenden Sie Tafel- oder Mineral-

Lassen Sie morgens vor dem Wasserkochen das sogenannte Stagnationswasser im Wasserhahn ein bis zwei Minuten ablaufen.

Blei im Blut der deutschen Bevölkerung

Quelle: Umweltsurvey

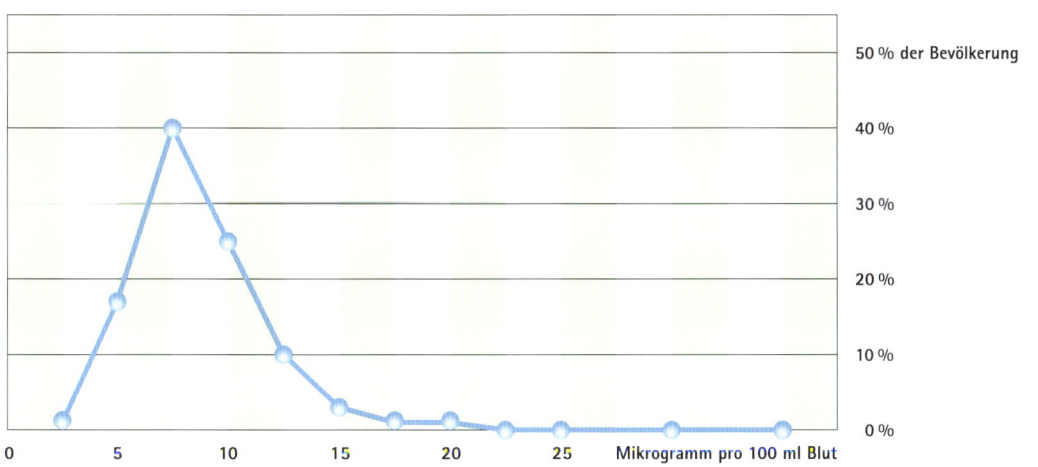

> **Info**

Stoffe, Gase und Strahlen, die in der Schwangerschaft zu meiden sind

Stoff	Mögliche Folgen	Vorkommen
Blei	Spermienveränderungen Menstruationsstörungen Spontanaborte Totgeburt Geistige Retardierung	Bleirohre im Haus (Wasserversorgung) Batterien Farben Keramik Automobilabgase Nahrungsmittel (Grund- wasserbelastung) Bleiverarbeitung
Quecksilber	Entwicklungsstörungen des Fetus Geistige Retardierung	Tinte Pestizide Amalgamproduktion
Chloroform Benzol Toluol Trichlorethylen	Fehlbildungen	Chemische Reinigungen Entfettungsmittel Tipp-Ex Textilindustrie
Vinylchlorid	Fruchtbarkeitsstörungen Chromosomenveränderungen Spontanabort Totgeburt Fehlbildungen	Kunststoffherstellung und -verarbeitung
PCB	Totgeburt	Pestizide Kopierpapier Nahrungsmittel
Pestizide	Spontanabort Totgeburt Geburtsschädigungen	Insektenvernichtungsmittel Holzbearbeitung Nahrungsmittel
Kohlenmonoxid	Geringes Geburtsgewicht Totgeburt	Automobilabgase Zigarettenrauch
Röntgenstrahlen v. a. in den ersten sechs Wochen (Organbildung)	Geburtsschäden Fruchtbarkeitsstörungen Fehlbildungen	Medizinische Anwendungen
Kupfer	Bei Neugeborenen: Leberfunktionsstörungen bzw. Leberzirrhose	Kupferrohre in der Wasser- versorgung

wasser. Pressemeldungen über Schadstoffe in Mineralwässern können Sie getrost vergessen. Die im Einzelfall gemessenen Konzentrationen liegen auch hier fast immer unter den Grenzwerten für eine gesundheitliche Gefährdung.

Die Bleibelastung durch die Autoabgase ist in den letzten Jahren in Deutschland durch das Benzin-Blei-Gesetz deutlich zurückgegangen.

Problematisch in der Ernährung sind vor allem **Pestizide** (Schädlingsbekämpfungsmittel). Über 800 davon werden EU-weit in der Landwirtschaft eingesetzt; für 73 gibt es Grenzwerte. Für alle anderen Schädlingsbekämpfungsmittel können die nationalen Behörden Höchstmengen festlegen.

Laut dem Bericht »Monitoring von Rückständen von Schädlingsbekämpfungsmitteln in der Europäischen Union und Norwegen« fanden sich in 39 Prozent der Stichproben Pestizidrückstände unterhalb der nationalen Grenzwerte; in Deutschland waren es 33 Prozent. Bei drei Prozent der europaweit untersuchten 41.000 Früchte- und Gemüseproben wurden die Grenzwerte für Pestizidrückstände überschritten, in Deutschland bei zwei Prozent (89 von 4.257 Proben). In 13 Prozent aller beanstandeten Proben ergaben die Untersuchungen Rückstände gleich mehrerer Pestizide.

Neben der nationalen Überwachung gibt es auch ein koordiniertes EU-Monitoring für sieben Pestizide und zwei Pestizidgruppen, deren Rückstände in Äpfeln, Tomaten, Kopfsalat, Erdbeeren und Weintrauben untersucht wurden. Im Kopfsalat fanden sich die höchsten Rückstände, in Tomaten die geringsten.

Wir können hier keine Nahrungsmittel nennen, bei denen Sie generell vorsichtig sein müssen. Es kommt immer darauf an, wie viel Sie von etwas konsumieren. Wenn Sie bestimmte Obst- und Gemüsearten oder Getränke (Tee, grüner Tee) sehr häufig in großen Mengen verzehren, raten wir Ihnen, (wenigstens diese) Erzeugnisse aus biologischem Anbau zu kaufen.

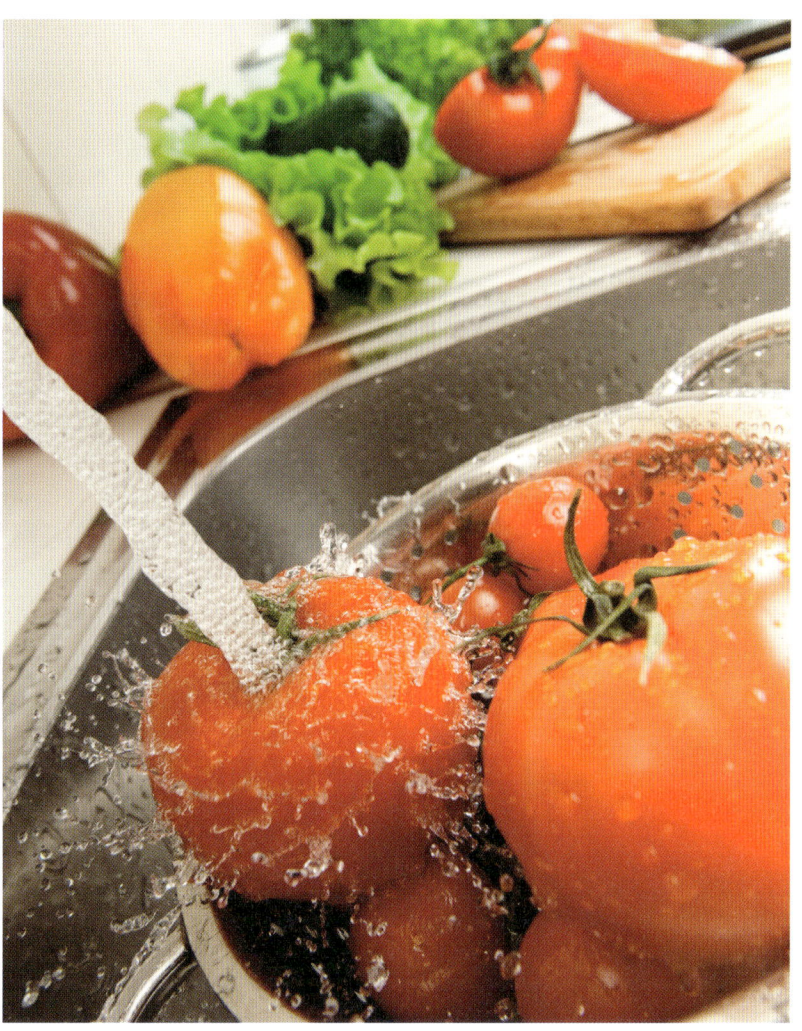

Vorsicht bei Ayurveda-Produkten

Quelle: Saper RB et al. Heavy metal content of ayurvedic herbal medicine products. JAMA. 2004 Dec 15; 292(23)2868-73

Nicht wenige Verbraucher schwören auf Ayurveda, seien es Nahrungsergänzungsmittel, Gewürztees und Getränke oder Kosmetik- und Körperpflegeartikel. Hierbei ist gerade in der Schwangerschaft Vorsicht geboten, denn die Ayurveda arbeitet unter anderem bewusst mit Metallen, darunter Kupfer, Silber, Blei, Eisen, Zinn, Zink und sogar Quecksilber. Forscher aus Boston untersuchten 190 Ayurveda-Produkte, die sie im Internet gekauft hatten, auf Schwermetalle. 20 Prozent der Produkte wiesen verschiedene Schwermetalle auf, die teilweise deutlich über den jeweiligen Grenzwerten lagen.

Obst und Gemüse aus biologischem Anbau enthalten weniger Schadstoffe.

Weitere nicht ungefährliche Stoffe sind die polychlorierten Biphenyle und Dioxine. Untersuchungen haben ergeben, dass in dieser Hinsicht deutsche Produkte generell weniger belastet sind als ausländische. Wir empfehlen Ihnen, vor allem bei Geflügelprodukten (beispielsweise Eiern) Erzeugnisse aus biologischem Anbau zu kaufen.

> Eine abwechslungsreiche Ernährung bewahrt Sie in der Regel vor gesundheitlichen Schäden. Die Dosis ist es, die eine Substanz zu einem Gift macht.

Falls Sie wegen der Qualität Ihres Trinkwassers begründeten Anlass zur Sorge haben, können Sie es unter anderem bei der Stiftung Warentest oder Inlabo auf mögliche Schadstoffe untersuchen lassen. Dies ist auch den rund zwei Prozent der Haushalte mit eigenem Brunnenwasser unbedingt zu empfehlen.

Das Trinkwasser kann gelegentlich erhöhte Kupferwerte aufweisen, Sie brauchen sich dabei jedoch keine übertriebenen Sorgen zu machen. Eine Studie fand heraus, dass zwar 60 Prozent der Haushalte in Deutschland über Kupferrohrleitungen versorgt werden, aber nur in zwei Prozent der Haushalte Konzentrationen von über 0,8 Milligramm Kupfer pro Liter vorliegen. Bei höheren Werten allerdings wird es bedenklich: Nehmen nicht gestillte Säuglinge solches Wasser längerfristig zu sich, kann es zu Störungen der Leberfunktion kommen. Hohe Kupferwerte treten meist nur dann auf, wenn das Wasser einen hohen Säuregehalt besitzt. Die an der Leber erkrankten Säuglinge lebten alle in Haushalten, die mit Wasser aus Brunnen versorgt wurden, und dieses Wasser ist oft besonders sauer.

Die meisten Menschen neigen dazu, Dinge, die sie nicht beeinflussen können, in ihrer Gefährlichkeit zu überschätzen. Dazu gehören zweifellos die Umweltschadstoffe. Man weiß, dass sie da sind, aber man weiß nicht, wie hoch die Belastung ist, und kann wenig daran ändern. Das Ergebnis ist oft eine überkritische Haltung,

Pestizidbelastung von Obst und Gemüse bei biologischem und konventionellem Anbau

Quelle: Untersuchungsämter Baden-Württemberg

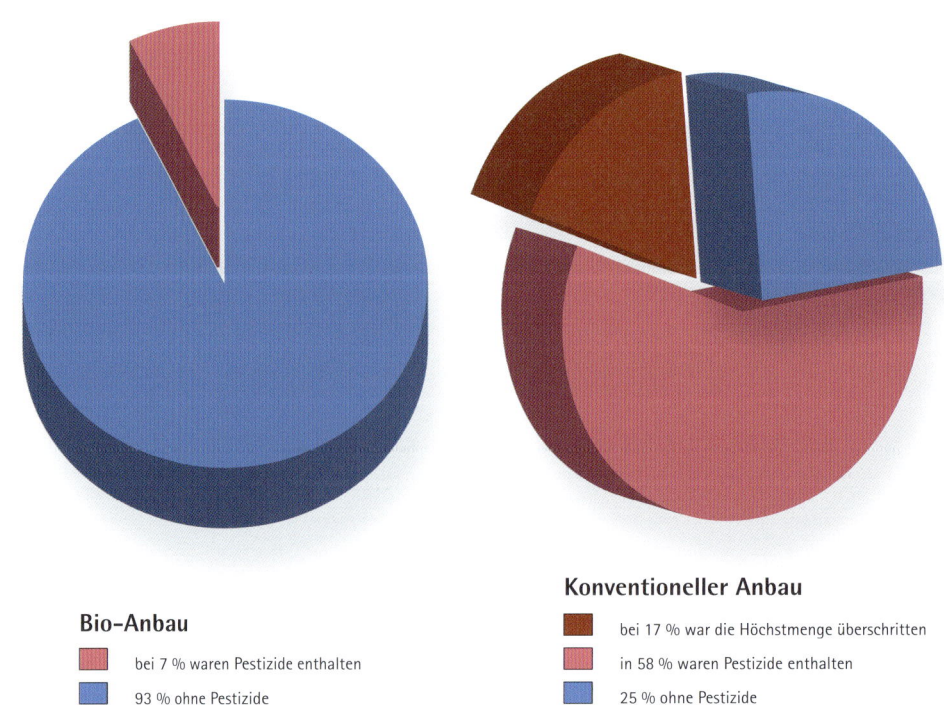

Bio-Anbau
- bei 7 % waren Pestizide enthalten
- 93 % ohne Pestizide

Konventioneller Anbau
- bei 17 % war die Höchstmenge überschritten
- in 58 % waren Pestizide enthalten
- 25 % ohne Pestizide

> ## Presseinformation zur Kupferbelastung des Trinkwassers
>
> **Kupferrohre sind nicht für alle Trinkwasserinstallationen geeignet** (so das Bundesinstitut für gesundheitlichen Verbraucherschutz und Veterinärmedizin und das Umweltbundesamt). Der Einsatz sollte bei Wasser mit niedrigem pH-Wert vermieden werden. Dies gilt insbesondere für Hausbrunnen, weil dort vielfach auf eine Aufbereitung des Trinkwassers verzichtet wird.
>
> Durch diese Vorsorgemaßnahme lassen sich mögliche Gefahren für die Gesundheit vermeiden. Ein stark erhöhter Kupfergehalt von Trinkwasser wird mit Leberschäden (Leberzirrhosen) bei Säuglingen in Verbindung gebracht.
>
> Grundsätzlich sollen nur Materialien für die Trinkwasserinstallation benutzt werden, aus denen möglichst wenig Stoffe in das Trinkwasser gelangen können (Minimierungsgebot). Die örtlichen Wasserversorger geben über pH-Werte und geeignete Werkstoffe Auskunft.
>
> Wichtig ist die Unterscheidung zwischen weichen, salzarmen Wässern und Wässern im Härtebereich 4. Bei ersteren ist es möglich, einen hohen pH-Wert, beispielsweise 7,8 und höher, einzustellen. Das wird auch von der Trinkwasserverordnung (TrinkwV) vorgeschrieben und führt zu einer sehr geringen Kupferbelastung. Dagegen kann bei Wässern im Härtebereich 4 aus technischen Gründen der pH-Wert nicht beliebig angehoben werden [...].
>
> Das technische Regelwerk schränkt deshalb für alle Härtebereiche die Verwendung von Kupferrohren auf Wässer mit pH-Werten über 7,0 ein. Nach neueren Erkenntnissen des Umweltbundesamtes, Institut für Wasser-, Boden und Lufthygiene, sind Kupferrohre für den Härtebereich 4 auch im pH-Bereich zwischen 7,0 und 7,3 nicht in allen Fällen geeignet. Es wird empfohlen, sich in Zweifelsfällen vor der Neuinstallation von Kupferleitungen beim Gesundheitsamt zu erkundigen.

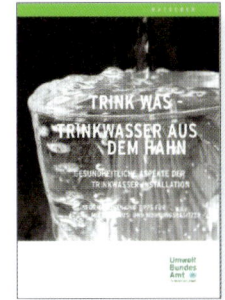

Informationen und TIPPS zu Trinkwasser aus dem Hahn bietet die Broschüre »Trink was« zum Herunterladen unter www.umweltbundesamt.de

die von manchmal reißerischen Medienberichten noch geschürt wird, denen wir aber immerhin unsere strengen Umweltgesetze verdanken. Im Allgemeinen ist eine solche Haltung jedoch nicht sinnvoll, denn auf der einen Seite werden die »Umweltgefahren«, denen man ausgesetzt ist, stark übertrieben und auf der anderen Seite die recht hohen Risiken, etwa durch Bewegungsmangel und einseitige Ernährung, unterschätzt. Die Deutschen schätzen beispielsweise die Gefahren der Luftverschmutzung um fast 20 Prozent höher ein als die Gefahren durch einseitige Ernährung. In Deutschland sterben aber jährlich viel mehr Menschen an ernährungsbedingten Krankheiten als an solchen, die auf die Luftverschmutzung zurückgeführt werden können.

Umweltschadstoffe und Schwangerschaft

Medizinische Probleme in der Schwangerschaft durch Umweltschadstoffe sind sehr, sehr selten. Unter normalen Arbeitsbedingungen und bei üblichen Freizeitverhaltensweisen und einer abwechslungsreichen Ernährung dürften sie kaum vorkommen.

Dass Schadstoffe die Verursacher etwaiger gesundheitlicher Probleme sind, wäre auch nur sehr schwer nachzuweisen.

Ein neueres Beispiel dafür ist die Frage, inwieweit hormonähnlich wirkende Substanzen, die in Industriegesellschaften überall in der Umwelt vorkommen, Schäden verursachen. Die Vorgänge sind sehr kompliziert. Nach jüngsten Erkenntnissen scheinen Schädigungen von Schwangerschaften möglich, aber nicht in der ersten, sondern erst in der zweiten Generation. Betroffen wären also nicht Ihre Kinder, sondern erst Ihre Enkel, da die Möglichkeit besteht, dass die Erbsubstanz des Embryos in Ihrem Bauch durch die hormonähnlichen Substanzen verändert werden könnte.

Zweifellos sind wir häufig Schadstoffen ausgesetzt, doch die von ihnen ausgehende Gefahr wird oft stark überschätzt.

Wenn Sie sehr häufig und intensiv mit Chemikalien in Kontakt kommen, sollten Sie zur Sicherheit eine Umweltberatungsstelle aufsuchen. Wenn dies bei der Arbeit zutrifft, sprechen Sie mit Ihrem betriebsärztlichen Dienst oder Ihren Vorgesetzten.

Dass ausgerechnet in der Schwangerschaft oft die Wohnung renoviert wird und neue Möbel angeschafft werden, ist nicht gerade günstig. Viele Materialien und Einrichtungsgegenstände können durch Chemikalien stark belastet sein, die sie besonders in den ersten Wochen abgeben. Achten Sie deshalb auf die Inhaltsstoffe, wenn Sie etwas kaufen, und lüften Sie renovierte und neu eingerichtete Zimmer regelmäßig durch. Das sollten Sie übrigens auch mit Textilien tun, die von der chemischen Reinigung kommen.

Vermeiden Sie ebenfalls die häufige Anwendung von bestimmten Büromaterialien wie Tipp-Ex und den Kontakt zu Tonern in Kopiergeräten. Sie enthalten stark gesundheitsschädliche Bestandteile.

Entwarnung kann dagegen beim PC gegeben werden. Die Ergebnisse einer Vielzahl von Studien zeigen, dass die Arbeit am Computer keine gesundheitsschädigende Wirkung durch Strahlung oder elektromagnetische Felder hat. Voraussetzung ist natürlich, dass die Richtlinien der Berufsgenossenschaften eingehalten werden.

> **Empfehlung**
>
> **Bedenken Sie, dass die Risiken durch Umweltgifte oft überschätzt werden. Wenn Sie am Arbeitsplatz regelmäßig mit Chemikalien, Gasen oder Staub zu tun haben, fragen Sie beim betriebsärztlichen Dienst nach. Der (richtige) Umgang mit dem PC stellt nach allen bisherigen Untersuchungen keine gesundheitliche Gefahr dar.**
>
> **Gehen Sie im Haushalt oder bei Hobbys möglichst selten mit Chemikalien um.**

Meiden Sie Haus- oder Gartenarbeiten, bei denen Sie mit Farben, Lacken oder anderen Chemikalien längere Zeit in Kontakt kommen. Lassen Sie morgens, bevor Sie Kaffee oder Tee kochen, ein bis zwei Minuten das Wasser laufen. So können Sie eventuelle Schadstoffe im Trinkwasser vermeiden. Achten Sie bei der Einrichtung des Kinderzimmers auf einen möglichst geringen Schadstoffgehalt etwa bei Teppichen oder Schränken. Bei ernsten Zweifeln kann Ihnen eine örtliche Umweltberatungsstelle oder das Umweltbundesamt weiterhelfen (Tel. 0340-2103-0).

Umweltschadstoffe in der Nahrung (PCB, Dioxine, Pestizide) vermeiden Sie durch eine abwechslungsreiche Ernährung oder durch den Kauf von Produkten aus biologischem Anbau, vor allem bei Gemüse, Obst und Geflügelprodukten.

8.5 Sport

Sport auf allen Bildschirmen, Fitnessstudios an jeder Ecke – der Eindruck täuscht. Statistisch gesehen ist es mit der körperlichen Bewegung nicht weit her. Nur etwa die Hälfte der 18- bis 44-jährigen Frauen treibt regelmäßig mindestens zwei Stunden Sport pro Woche (siehe Grafik auf der nächsten Seite unten).

Sport in der Schwangerschaft

Es ist noch gar nicht lange her, da wurde Schwangeren von jeder sportlichen Aktivität abgeraten. Nur ein wenig Gymnastik, schwimmen und spazieren gehen waren erlaubt. Das hat sich geändert. Heute gilt Sport in Maßen für werdende Mütter als durchaus empfehlenswert.

Dabei sollten allerdings immer die folgenden Punkte berücksichtigt werden:

- Die Schwangerschaft an sich stellt bereits extreme Anforderungen an den ganzen

Körper und an bestimmte Körperfunktionen. So nehmen beispielsweise das Herzvolumen und die Herzfrequenz zu.

- Schwangerschaftsbedingte körperliche Veränderungen treten vor allem ab dem sechsten Monat ein. Sie sind gerade auch beim regelmäßigen Sporttreiben zu beachten. Der wachsende Uterus führt zu einer Schwerpunktverlagerung und zu einer Kippung des Beckens nach vorn.

- Der Körper gibt während der Schwangerschaft das Hormon Relaxin ab, wodurch Sehnen und Bänder gelockert werden. Deshalb ist es sehr wichtig, Bewegungen nicht abrupt zu beenden, sondern sanft und schonend. Generell sollte bei sportlichen Aktivitäten auf eine richtige Atemtechnik geachtet werden, das heißt bei Belastung sollte man ausatmen, bei Entlastung einatmen.

Frauen, die erst in der Schwangerschaft mit sportlichen Aktivitäten einsteigen, sollten sich einen Kurs suchen oder unter fachlicher Anleitung trainieren, damit sich keine falschen Bewegungsmuster einschleichen. Durch spezielle Übungen sollte auch die Bauch- und Beckenmuskulatur gestärkt werden.

Diejenigen, die bisher schon sportlich aktiv waren, sollten weiterhin Sport treiben, aber die im Infokasten auf der nächsten Seite genannten gefährlichen Sportarten meiden.

Die Vorteile von Sport sind unter anderem:

- Verminderung körperlicher und psychischer Probleme in der Schwangerschaft
- Geburtserleichterung
- Vorbeugung möglicher Probleme im Wochenbett (zum Beispiel Herz-Kreislauf-Probleme)
- Steigerung der Fitness und des Wohlbefindens
- Stressbekämpfung
- Stärkung der Muskulatur von Bauch und Rücken
- Verringertes Risiko für Gestationsdiabetes

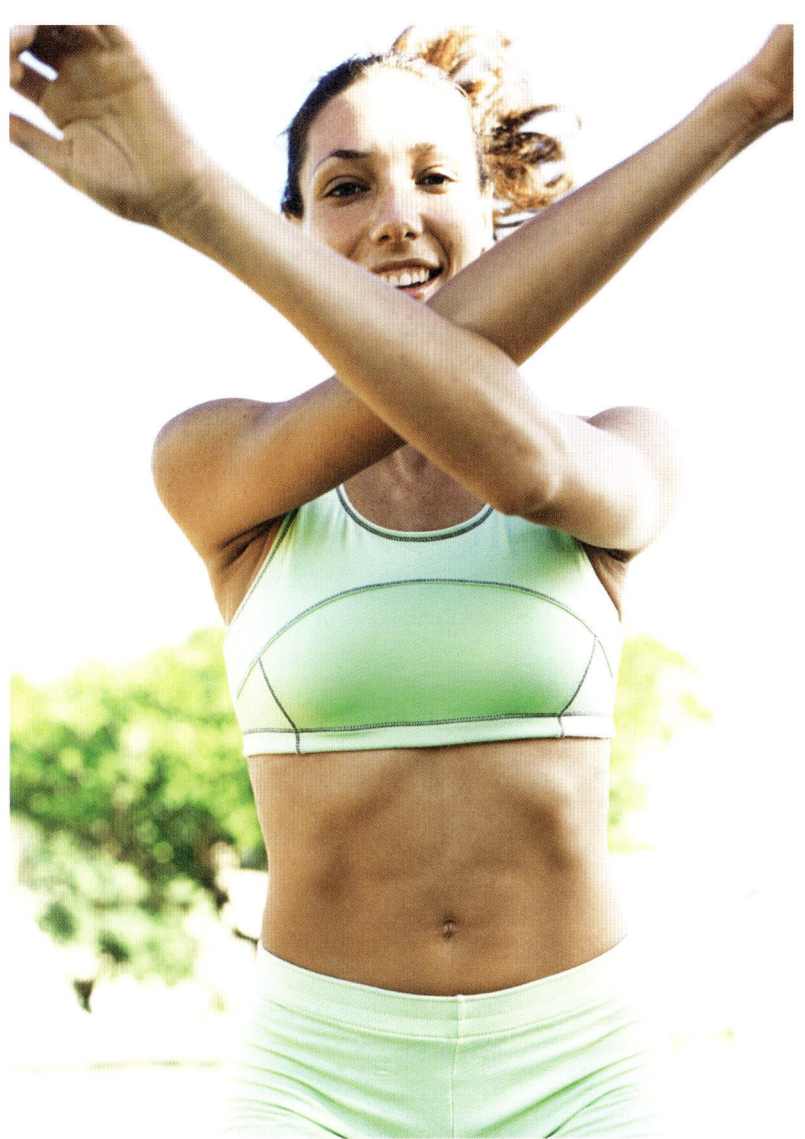

Sportliche Aktivität von 18- bis 44-jährigen Frauen

Quelle: GEDA

Nur etwa die Hälfte der 18- bis 44-jährigen Frauen betreibt regelmäßig Sport.

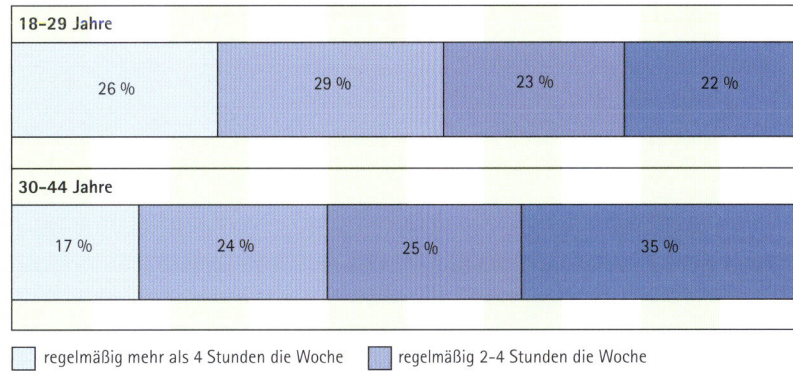

18-29 Jahre			
26 %	29 %	23 %	22 %

30-44 Jahre			
17 %	24 %	25 %	35 %

☐ regelmäßig mehr als 4 Stunden die Woche ☐ regelmäßig 2-4 Stunden die Woche
☐ regelmäßig 1-2 Stunden die Woche ☐ keine sportliche Betätigung

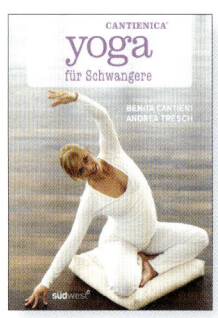

BUCHTIPP
»CANTIENICA®-Yoga
für Schwangere«,
Benita Cantieni,
Andrea Tresch,
Südwest Verlag

Besonders empfehlenswert ist Sport im Wasser (Schwimmen, Aquajogging etc.), weil durch das Wasser ein Kühlungseffekt entsteht und durch den hydrostatischen Druck der Körper getragen und entlastet wird. Außerdem ist es Frauen bis spät in die Schwangerschaft möglich, Wassersportarten trotz wachsendem Bauch beizubehalten.

Sport birgt jedoch auch Risiken und kann in bestimmten Fällen sogar schädlich sein. Besonders Frauen, die bereits früher Fehlgeburten hatten oder andere Probleme in früheren Schwangerschaften, sollten keinen anstrengenden Sport betreiben.

Eine dänische Studie warnt vor den Risiken von Sportaktivität bei hohem Sportpensum in der Frühschwangerschaft (mehr als sieben Stunden pro Woche). Vor allem High-Impact-Sportarten werden in Zusammenhang mit Schwangerschaftsrisiken bis zur 18. Schwangerschaftswoche gebracht. High-Impact (engl. »hohe Belastung«) sind Schrittmuster, bei denen für kurze Zeit beide Füße den Bodenkontakt verlieren (zum Beispiel Joggen, Kampfsportarten, Springen etc.). Trotzdem spielt auch hier der individuelle sportliche Background eine Rolle, der Sport kann bei jahrelanger Ausübung im angepassten Modus durchaus weitergeführt werden.

Achtung! Bei Zwillings- bzw. Mehrlingsschwangerschaften gelten verschärfte Regeln im Umgang mit sportlichen Aktivitäten, trotzdem muss nicht auf Sport verzichtet werden.

Info

Empfohlen

- Schwimmen
- Wandern, längere Spaziergänge
- Radfahren
- Leichtes Laufen (Spezialschuhe, um Stöße zu dämpfen)
- Atemgymnastik
- Muskeltraining (leicht)
- Entspannungsübungen
- Yoga, Tai-Chi, Chi-Gong
- Skilanglauf
- Tanzen

Bedingt geeignet

- Anstrengendes Laufen
- Schnorcheln
- Sauna (nur kurzfristig, nicht in den ersten Wochen)
- Aerobic
- Sport in großer Höhe (2.000 Meter und höher nicht zu empfehlen)
- Rudern
- Bodenturnen
- Segeln
- Tischtennis

Nicht zu empfehlen

- Sport mit harten Stößen oder schnellen Beschleunigungen
- Squash (für Ungeübte)
- Tennis (für Ungeübte)
- Tauchen (strengstens verboten)
- Reiten (für Ungeübte)
- Handball
- Fußball
- Kampfsport
- Kraftsport
- Fallschirmspringen, Drachenfliegen
- Surfen
- Alpinski (für Ungeübte)
- Bodybuilding

Denken Sie daran, dass die Schwangerschaft Ihren Körper schon wie beim Leistungssport belastet. Seien Sie nicht zu ehrgeizig. Akzeptieren Sie, dass sich ab dem sechsten Monat Einschränkungen ergeben werden.

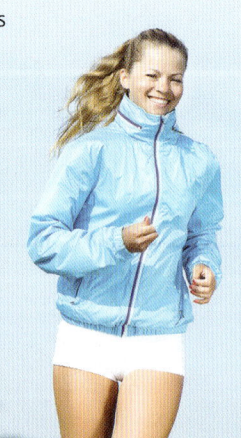

Ein weiteres Risiko ist die Überwärmung des Körpers (Hyperthermie). Die Körpertemperatur des Fetus ist immer rund ein halbes Grad höher als die der Mutter. Anstrengender Sport, der Sie richtig ins Schwitzen bringt, kann innerhalb einer Stunde zu einer Körpererwärmung um fast zwei Grad führen. Eine Überwärmung des Körpers und vor allem des Fetus wird nach verschiedenen Untersuchungen mit Fehlbildungen in Zusammenhang gebracht und sollte vor allem in der Zeit der Organbildung vermieden werden. Aus diesem Grund sind zumindest am Anfang der Schwangerschaft Besuche in Saunen, Whirlpools und heißen Thermen eher tabu.

Wenn Sie zu den 15 Prozent der Deutschen gehören, die regelmäßig eine Sauna besuchen, schränken Sie die Zahl der Saunagänge ein, kürzen Sie die Saunagänge ab und besuchen Sie eine Sauna mit geringerer Temperatur.

Bevor Sie einen Sport anfangen, sollten Sie frauenärztlich abklären lassen, ob einer der folgenden Sachverhalte zutrifft:

- frühere Spontanaborte oder andere Schwangerschaftskomplikationen
- Bluthochdruck
- Diabetes
- Herz-Kreislauf-Krankheiten
- extremes Übergewicht
- extremes Untergewicht

! **Empfehlung**

Schwangere sollen täglich in Bewegung sein. Wenn Sie bisher nicht sportlich aktiv waren, beginnen Sie mit leichter Gymnastik oder gehen Sie Schwimmen.

Wenn Sie bereits regelmäßig Sport treiben, sollten Sie etwas schonender vorgehen und auf jeden Fall die nicht empfohlenen Sportarten meiden. Wenn Sie täglich Sport oder Leistungssport treiben, lassen Sie sich sportmedizinisch beraten.

Reiten in der Schwangerschaft

Schadet das der Schwangeren oder dem Kind? Und ist das nicht zu gefährlich? Auf diese Fragen gibt es zwei Neins und ein Ja. Erfahrene und gut trainierte Reiterinnen können aus sportlicher und medizinischer Sicht weiterreiten, so lange sie sich leistungsfähig und völlig gesund fühlen. Wenn Krankheiten oder Komplikationen auftreten oder wenn sich eine Schwangere nicht mehr so fit und belastungsfähig fühlt wie früher, dann sollte sie mit dem Reiten aufhören, denn in diesem Fall besteht die Gefahr, dass die Schwangerschaft in eine Frühgeburt mündet.

Viele Reiterinnen passen im Laufe der Schwangerschaft ihre Reitweise an, verzichten auf anstrengendes Dressur- und Springtraining und reiten lieber im Entlastungssitz, statt wie in der klassischen Dressur jede Pferdebewegung tief im Sattel mitzureiten. Wenn die Schwangere gesund und leistungsfähig ist, ist es für das Baby völlig unschädlich, wenn die werdende Mutter reitet, wie neuere Untersuchungen ergeben haben. Die durchschnittliche Dauer der Schwangerschaft, die Entbindung, Größe und Gesundheit der Babys werden durch das Reiten nicht negativ beeinflusst.

Trotzdem ist das Reiten für Schwangere nicht die ideale Sportart: In einer Untersuchung mit über 1.800 Frauen, die während ihrer Schwangerschaft geritten sind, hatte fast jede Zehnte in dieser Zeit einen Reitunfall oder einen Unfall im Umgang mit den Pferden. Darunter waren sogar viele Frauen, die von sich selbst sagten, dass sie sich mit ihrem Pferd völlig vertraut und sicher gefühlt haben, und sehr viele erfahrene, gut trainierte, professionelle Reiterinnen.

Wenn eine Frau in ihrer Schwangerschaft weiterreiten will, so sollte sie immer darauf achten, dass sie fit und konzentriert genug ist, um sich auf unerwartete Situationen einzustellen und sie sollte jedes vorhersehbare Risiko meiden. Außerdem ist bekannt, dass Anfängerinnen und Anfänger beim Reiten ein sehr hohes Unfallrisiko haben. Deshalb sollten Ungeübte und Gelegenheitsreiterinnen in der Schwangerschaft auf gar keinen Fall in den Sattel steigen.

Ein speziell für die Schwangerschaft entwickeltes Gymnastikprogramm finden Sie auf Seite 204 – 207

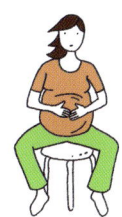

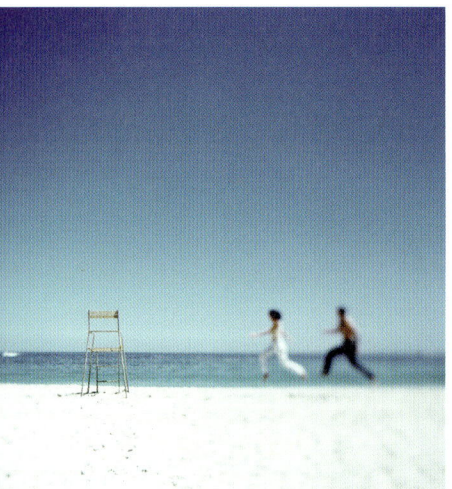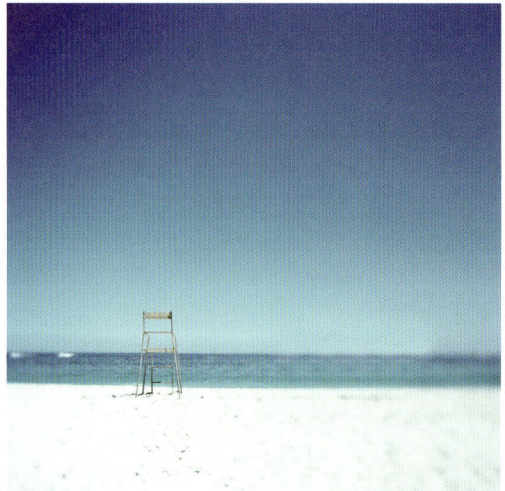

Der Traumurlaub setzt oft lange Flugreisen voraus, die jedoch am Beginn und Ende der Schwangerschaft nicht zu empfehlen sind.

8.6 Reisen

Sie reisen gern und viel? Auch wenn Sie schwanger sind, müssen Sie sich Ihren Traumurlaub nicht verkneifen. Kürzere Flugreisen sind bis auf die letzten vier Wochen vor dem errechneten Geburtstermin unbedenklich. Lange Flugreisen zu Beginn der Schwangerschaft oder am Ende der Schwangerschaft sind nicht zu empfehlen. Im letzteren Fall werden Sie dann von den Fluggesellschaften nicht mehr befördert, außer in dringenden, ärztlich vertretbaren Fällen. Falls Sie den Zeitpunkt der Reise frei wählen können, ist das zweite Drittel der Schwangerschaft am ehesten geeignet.

Die Frage ist nicht, ob Sie in der Schwangerschaft Urlaub machen, sondern wo. 14 Prozent der Bundesbürger im Alter zwischen 20 und 39 sind in den letzten drei Jahren mindestens einmal ins außereuropäische Ausland gereist. Zieht es auch Sie in der Schwangerschaft in die Ferne, sollten Sie Folgendes beachten:

- Bei Reisen außerhalb Europas werden oft Impfungen empfohlen oder sogar vorgeschrieben. Diese können für Schwangere Risiken bergen. Das gilt auch für die Malaria-Prophylaxe durch das Medikament Mefloquin, das zumindest im ersten Drittel der Schwangerschaft nicht verordnet werden darf (siehe auch Kapitel 8.7).

- Bei Reisen in Länder mit unterdurchschnittlichen hygienischen Verhältnissen besteht generell ein erhöhtes Risiko für Infektionskrankheiten (siehe auch die Kapitel 8.7 und 8.11). Eine norwegische Untersuchung unter Touristen, die außerhalb Europas und Nordamerikas unterwegs waren, fand heraus, dass 59 Prozent der Reisenden während des Urlaubs Diarrhoe (Durchfall) hatten, 18 Prozent medizinische Leistungen in Anspruch nehmen mussten, sieben Prozent während des Urlaubs Ärzte oder Krankenhäuser aufsuchen mussten und 25 Prozent noch nach der Rückkehr anhaltende gesundheitliche Probleme hatten.

- Denken Sie bei Fernreisen auch an die langen Flugzeiten und die eingeschränkte Bewegungs- und Beinfreiheit. Dies erhöht die Gefahr einer Thrombosebildung (Blutgerinnselbildung in Venen oder Arterien), vor allem, wenn Sie Ödeme oder Krampfadern haben.

Kennen Sie das Economy-Class-Syndrom?

- Tiefe Beinvenenthrombose
- Risiko einer Lungenembolie
- Dehydration durch geringe Luftfeuchte und zu geringe Flüssigkeitsaufnahme

Während eines Langstreckenflugs sollte man
- ausreichend Flüssigkeit (nichtalkoholische Getränke) zu sich nehmen

- möglichst einen Gangplatz buchen, um während des Fluges häufiger aufstehen zu können, um sich die Beine zu vertreten und sich zu bewegen
- bei Schwellneigung der Beine Kompressionsstrümpfe tragen
- unbedingt Kompressionsstrümpfe tragen und sich vor der Reise ärztlich beraten lassen, wenn man Risikofaktoren für Thrombosen aufweist.

Auch in der Schwangerschaft sollten Sie beim Autofahren den Gurt benutzen, dabei aber seine Stellung verändern und ihn nicht quer über den Bauch spannen. Legen Sie den Quergurt unter dem Bauch an! Und fahren Sie während der Schwangerschaft besonders vorsichtig. Wenn Sie sehr häufig mit dem Auto unterwegs sein müssen, empfiehlt sich die Anschaffung eines speziellen Sitzgurtes für Schwangere, der im Babyfachhandel etwa 35 Euro kostet.

Empfehlung

Wenn Sie auf die genannten Hinweise achten, dann steht Ihrem Urlaubsgenuss nichts im Wege. Mit Gesundheitsrisiken verbunden sind vor allem Fernreisen in Länder mit schlechten hygienischen Verhältnissen und die dazu erforderlichen Langstreckenflüge. Vor und nach ausgedehnteren Reisen sollten Schwangere sich ärztlich beraten lassen.

8.7 Impfungen

Bei vielen Infektionskrankheiten, die durch Bakterien oder Viren verursacht werden, gibt es heute die Möglichkeit, sich durch Impfungen zu schützen. Der aktuelle Impfschutz der deutschen Bevölkerung ist jedoch besonders bei erwachsenen Frauen völlig unzureichend. Bei Männern ist er bisher deutlich besser, da sie während des Wehrdienstes Auffrischungsimpfungen erhalten haben.

Frauen, die eine Schwangerschaft planen, sollten mit ihrer Frauenärztin/ihrem Frauenarzt rechtzeitig über die Möglichkeiten und Notwendigkeiten von Impfungen bzw. Auffrischungsimpfungen sprechen. Der durch die Impfung erzielte Impfschutz kommt in der Schwangerschaft und nach der Geburt auch dem Kind zugute. Sie können damit sowohl sich als auch Ihr Kind in der Schwangerschaft vor einer ganzen Reihe von Krankheiten erfolgreich bewahren.

Wer jedoch erst an den Impfschutz denkt, wenn das Kind schon unterwegs ist, muss sich darüber im Klaren sein, dass eine Schwangerschaft sicher nicht die richtige Zeit ist, die notwendigen Auffrischungsimpfungen alle nachzuholen. Impfungen belasten das Immunsystem der Schwangeren. Sie sollten daher grundsätzlich im ersten Drittel der Schwangerschaft (der Zeit der Organbildung des Embryos) nicht durchgeführt werden. Nur wirklich dringend nötige Impfungen sollten überhaupt in der Schwangerschaft verabreicht werden. Gefährlich sind vor allem Impfungen mit Lebendimpfstoffen gegen Gelbfieber, Masern, Mumps, Röteln, Varizellen. Eine versehentlich in der Schwangerschaft durchgeführte Impfung mit Lebendimpfstoffen – auch gegen Röteln – ist jedoch kein Grund für einen Schwangerschaftsabbruch.

Gegen welche Krankheiten in der Schwangerschaft geimpft oder nicht geimpft werden darf, finden Sie im Infokasten auf der nächten Seite.

Hier noch einmal eine Zusammenfassung für Impfungen im Zusammenhang mit Fernreisen:

Im ersten Schwangerschaftsdrittel sollten zur Vorsicht generell keine Impfungen durchgeführt werden.

Unbedenklich Diphtherie, Tetanus, Poliomyclitis (IPV-Impfstoff)

Vermutlich unbedenklich Cholera (inaktivierter Impfstoff), FSME, Meningokokkenmeningitis, Hepatitis A und B, japanische Enzephalitis

Bedenklich Gelbfieber, Tollwut, Typhus

> Beim Autofahren auch jetzt den Gurt benutzen! Legen Sie den Quergurt unter dem Bauch an.

Auf keinen Fall durchzuführen Masern, Mumps, Röteln, Tuberkulose, Varizellen

- Die Medikamente Mefloquin, Halofantrin und Chinin sind in der Schwangerschaft nicht erlaubt.
- Die Malariaprophylaxemittel Chloroquin und Paludrine sind bei genauer Abwägung erlaubt. Auf Reisen in Malariagebiete sollte aber generell verzichtet werden.

Die neusten Impfempfehlungen der Ständigen Impfkommission (STIKO) befürworten Grippeimpfungen gegen saisonale Grippe für Schwangere. Experten raten besonders Schwangeren, die im Herbst bzw. Winter schwanger sind, zum Grippeschutz ab dem zweiten Schwangerschaftsdrittel. Aus verschiedenen Studien aus den USA und Kanada geht außerdem hervor, dass es keinen Hinweis darauf gibt, dass die Impfung der Mutter in der Schwangerschaft die Gesundheit des Kindes beeinflusst.

Sogar Ihr Neugeborenes kann von einer solchen Impfung profitieren. Denn die Antikörper der Mutter werden über den Mutterkuchen auch an das Kind weitergegeben und schützen so in den ersten Monaten nach der Geburt.

Info

Damit Ihr Impfstatus überprüft werden kann, bringen Sie zum Frauenarztbesuch unbedingt Ihren Impfpass mit.

Gegen diese Krankheiten kann ggf. auch während der Schwangerschaft geimpft werden:

Diphtherie Eine durch Bakterien mittels Tröpfcheninfektion übertragbare Krankheit, die mit einer Infektion des Rachenraums beginnt und mehrere Organe befällt. Die Diphtherie wird mithilfe einer Serumtherapie und Antibiotika behandelt.

Hepatitis A Diese Virusinfektion ist in tropischen und subtropischen Ländern weit verbreitet und wird durch verseuchte Lebensmittel und Trinkwasser übertragen. Die Befallenen leiden unter Allgemeinbeschwerden, Schmerzen im Oberbauch und Gelbsucht. Eine aktive Impfung ist abzuwägen, wenn die Schwangere in ein Risikogebiet reist.

Hepatitis B Virusinfektion. In manchen Ländern Südostasiens sowie in Zentral- und Südafrika sind über zehn Prozent der Bevölkerung Träger des Virus, das durch den Austausch von Körperflüssigkeiten übertragen wird. Die Symptome sind allgemeiner Art (Übelkeit, Erbrechen, oft gefolgt von Gelbsucht). Eine Hepatitisinfektion in der Schwangerschaft kann zu einer Frühgeburt und zur Infektion des Kindes führen.

Influenza (Grippe) Die Ständige Impfkommission (STIKO) rät besonders Schwangeren, die im Herbst bzw. Winter schwanger sind, zum Grippeschutz.

Poliomyelitis (Kinderlähmung) Virusinfektion. Wird durch Tröpfchen- und Schmierinfektion übertragen. Symptome sind Fieber, Allgemeinbeschwerden, Lähmungserscheinungen sowie Muskelveränderungen.

Tetanus (Wundstarrkrampf) Stäbchenbakterium. Die Sporen treten über Schmutz oder Staub in die Haut oder die Schleimhaut ein. Allgemeinbeschwerden, Muskelkrämpfe, Herzstillstand.

Gegen diese Krankheiten darf man in der Schwangerschaft nicht impfen:

- **Masern**
- **Mumps**
- **Röteln**
- **Tuberkulose**
- **Varizellen** (Windpocken)

Kommt es in der Schwangerschaft zu einer Ansteckung mit einer dieser Krankheiten, kann mit Immunglobolinen der Ausbruch gestoppt werden oder ein leichterer Krankheitsverlauf erreicht und somit eine Schädigung des Kindes verhindert werden. Dies gilt auch bei einer Hepatitis-A- und -B-Infektion.

> **Empfehlung**
>
> Bei der Diagnose der Schwangerschaft bzw. bei der ersten Vorsorgeuntersuchung wird Ihr Impfschutz überprüft. Auch wenn Sie keinen ausreichenden Impfschutz haben und jetzt nicht geimpft werden können, gibt es für die im Schwangerschaftsalter seltenen Erkrankungen wie Masern, Röteln, Mumps oder Windpocken noch therapeutische Möglichkeiten mit Immunglobulinen. Am besten ist ein vollständiger Impfschutz, der ausreichend lange (drei bis sechs Monate) vor dem Eintritt der Schwangerschaft durchgeführt wird.

8.8 Lebensalter

Im Jahr 2012 war über die Hälfte der Schwangeren 30 Jahre und älter, womit sich der Trend zur späteren Geburt fortsetzt. Der Anteil der Schwangeren unter 30 Jahren sinkt seit dem Jahr 2002 von 47 Prozent auf 44 Prozent. Noch deutlicher wird diese Entwicklung, wenn man sich längere Zeiträume betrachtet. Im Jahr 1965 waren die Schwangeren bei der Geburt ihres ersten Kindes im Durchschnitt 25 Jahre alt, heute sind sie 30 Jahre alt.

Sowohl bei sehr jungen werdenden Müttern als auch bei vergleichsweise älteren kann es verstärkt zu medizinischen Komplikationen kommen – aber aus unterschiedlichen Gründen.

Mütter ab 35 Jahren

Frauen, die ab dem 35. Lebensjahr zum ersten Mal schwanger werden, bezeichnet man manchmal als »Risikoschwangere«. Der Begriff ist falsch und irreführend. Die Altersgrenze von 35 Jahren, nach der alles so viel riskanter sein soll, gibt es nicht. Mit steigendem Alter der Mutter treten aber zunehmend Chromosomenanomalien (»unnormale« Chromosomen) auf. Diese können in der Tat zu schweren Erkrankungen und Behinderungen des Kindes führen. Die »Grenze 35« basiert lediglich darauf, dass ab diesem Zeitpunkt die Kosten für entsprechende diagnostische Maßnahmen von

Durchschnittsalter der Schwangeren bei der Geburt des ersten Kindes und weiterer Kinder (Westdeutschland)

Quelle: Statistisches Bundesamt 2011

	1. Kind	2. Kind	3. Kind
1965	24,9	27,5	29,9
1975	24,8	27,4	30,1
1985	26,2	28,3	30,4
1995	28,2	29,8	31,3
2000	29,0	30,7	32,1
2005	29,7	31,4	32,7
2010	30,2	31,9	33,3

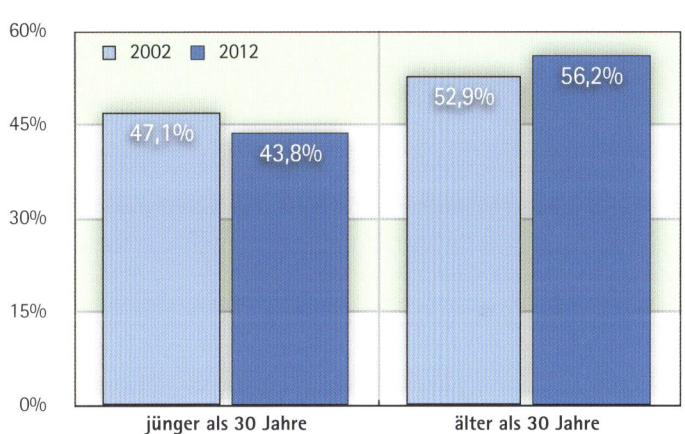

Altersverteilung der Schwangeren 2002/2012
Quelle: Aqua-Institut 2013

jünger als 30 Jahre: 2002: 47,1%, 2012: 43,8%
älter als 30 Jahre: 2002: 52,9%, 2012: 56,2%

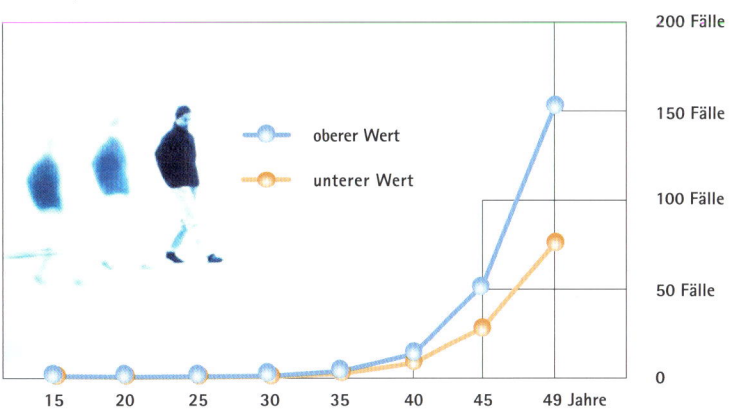

Wahrscheinlichkeit des Auftretens von Chromosomenanomalien (Down-Syndrom) auf 1.000 Geburten nach Alter der Mutter
Quelle: Cefalo/Moos

den Krankenkassen übernommen werden. Aber wie groß ist das Risiko ab 35 wirklich?

Betrachten wir einmal die Wahrscheinlichkeit des Auftretens von Chromosomenanomalien nach dem Alter der Schwangeren in der Grafik auf Seite 93 unten. Zur Erläuterung: Von 1.000 Kindern, die von 20-jährigen Frauen geboren werden, haben rechnerisch 0,6 eine solche Chromosomenanomalie. Das Risiko, ein solches Kind zu bekommen, liegt also für 20-Jährige bei 0,06 Prozent. Bei 35-jährigen Frauen beträgt es rund 0,3 Prozent, also drei von 1.000 Kindern können betroffen sein. So stimmt es, dass Frauen mit 35 Jahren ein fünfmal höheres Risiko als 20-Jährige haben, doch positiv ausgedrückt beträgt die Wahrscheinlichkeit für 35-Jährige, ein Kind ohne solche Anomalien zu bekommen, immer noch 99,7 Prozent! Erst ab 40 steigt das Risiko auf 1,4 Prozent, mit 45 auf 5,2 Prozent und mit 49 sogar auf 15,3 Prozent. Erst ab 40, zumindest aber ab 45 liegen also wirklich erhebliche Risiken vor.

Ausführliche Informationen zu pränataldiagnostischen Untersuchungen zum Ausschluss bestimmter Genmutationen finden Sie in Kapitel 8.15.

Nach allen vorliegenden Untersuchungen ist aber über alle Problembereiche hinweg die Häufigkeit von Komplikationen bei älteren Schwangeren, also bei solchen ab 35 Jahren, höher als bei jüngeren.

Folgende Krankheiten und Ereignisse können bei älteren Schwangeren etwas häufiger auftreten:

- Hypertonie (Bluthochdruck)
- Diabetes (Zuckerkrankheit)
- geringes Geburtsgewicht
- Früh- und Totgeburten
- Spontanaborte
- vorzeitiger Blasensprung
- Fehlbildungen
- Mehrlingsschwangerschaften

Das Risiko einer Frühgeburt ist bei Schwangeren ab 40 Jahren gegenüber den 25- bis 29-Jährigen um knapp das Zweifache erhöht (siehe Abbildung unten).

Andererseits haben auch **ganz junge Schwangere**, das heißt solche, die jünger als 18 Jahre sind, besondere medizinische Probleme. Ihre Kinder haben meist ein niedrigeres Geburtsgewicht. Nicht das Alter spielt hier tatsächlich die entscheidende Rolle, sondern die psychische Belastung der jungen Mädchen. Häufig fehlt eine ausreichende Unterstützung durch den Partner und das Umfeld. Außerdem mangelt es bei den ganz jungen Schwangeren oft

Frühgeburtenrate nach dem Gebäralter

Quelle: Perinatalstatistik Niedersachsen

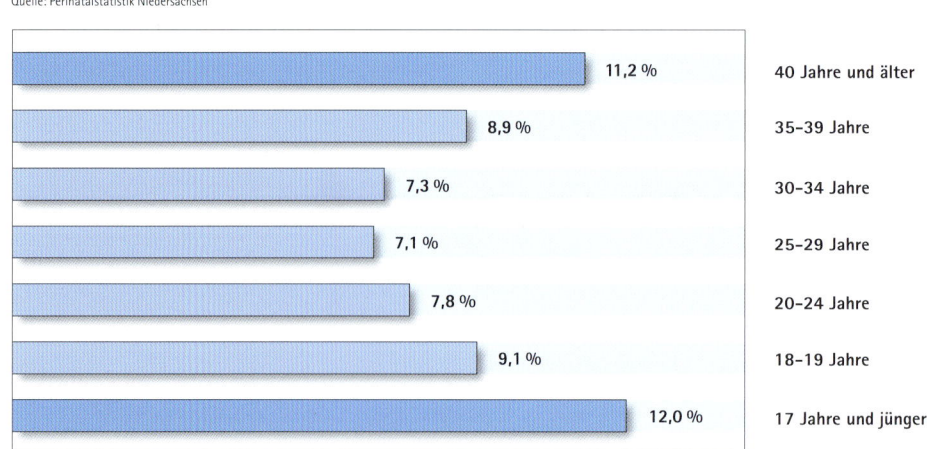

am Problembewusstsein im Hinblick auf die nötige Vorsorge (Rauchen, Alkoholkonsum).

Empfehlung

Die Schwangerschaftsrisiken für Frauen ab 35 Jahren sind leicht, ab 40 Jahren etwas stärker erhöht. Das Risiko, ein Kind mit Fehlbildungen zu gebären, ist leicht erhöht und kann durch pränataldiagnostische Untersuchungen ermittelt werden. Ausführliche Informationen dazu im Kapitel 8.15.

8.9 Ernährung und Gewicht

Das Wichtigste gleich zu Anfang

- Eine Schwangerschaft ist im Normalfall nicht die Zeit für Einschränkungsdiäten
- Sie ist aber auch nicht die Zeit, in der man plötzlich »für zwei« essen muss
- Wichtig ist vielmehr die Zusammensetzung Ihrer Nahrung

Für die Mehrzahl der normalgewichtigen Schwangeren gilt, dass sie bis zum Ende des dritten Monats täglich 2.300 bis 2.400 kcal beziehungsweise die ihrer Körpergröße entsprechende Kalorienmenge zu sich nehmen sollten. Ihr täglicher Energiebedarf ist vom Alter, von der Körpergröße und vom Umfang der körperlichen Betätigung abhängig.

Auf unserer Website www.baby-care.de finden Sie einen Energiebedarfsrechner, der das Alter und die körperlichen Aktivitäten berücksichtigt. In den letzten Monaten der Schwangerschaft ist der Energiebedarf um etwa 10 Prozent erhöht.

Ihre Nahrung sollte zu etwa 15 Prozent aus Eiweiß (zum Beispiel Fleisch, Hülsenfrüchte, Milchprodukte), zu 30–35 Prozent aus Fett (möglichst pflanzliches) und zu 50 Prozent aus Kohlenhydraten (Brot, Müsli, Nudeln, Reis, Kartoffeln) bestehen. In Bezug auf die Zusammensetzung Ihrer Nahrung können Sie sich an der Ernährungspyramide orientieren.

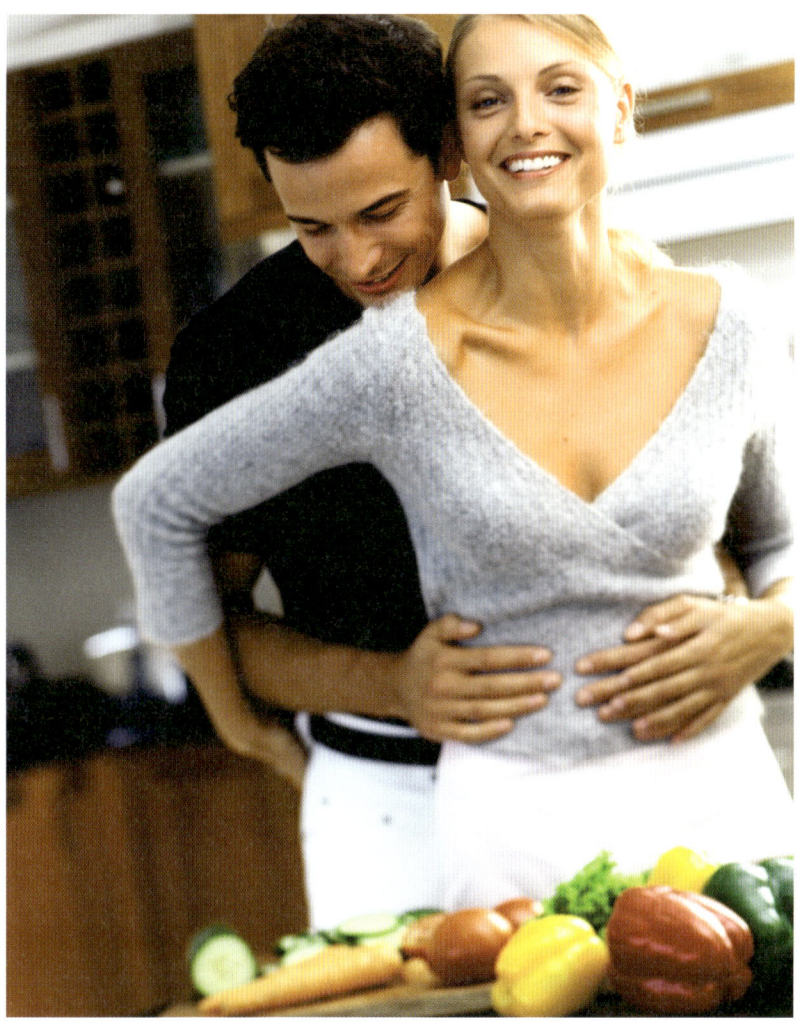

Achten Sie neben der richtigen Zusammensetzung Ihrer Nahrung, was Kohlenhydrate, Eiweiß und Fett anbelangt, auch auf den Gehalt an Mineralien und Vitaminen (Mikronährstoffen). Eine unzureichende Versorgung bei bestimmten Mikronährstoffen erhöht das Risiko, Fehlgeburten oder Frühgeburten zu erleiden oder Kinder mit geringem Geburtsgewicht, aber auch mit Anomalien und Fehlbildungen oder anderen Gesundheitsstörungen zu gebären.

Zur gesunden Ernährung gehört frisches Obst und Gemüse. Es liefert viele der Vitamine, die besonders in der Schwangerschaft wichtig sind.

Alle Mineralien und Vitamine sind bereits ab den ersten Schwangerschaftswochen in der Phase der Organbildung des Embryos sehr, sehr wichtig. Besonders bedeutsam sind: Calcium, Eisen, Jod und Folsäure.

Empfohlene Ernährungszusammensetzung

Nach den Empfehlungen der Deutschen Gesellscft für Ernährung

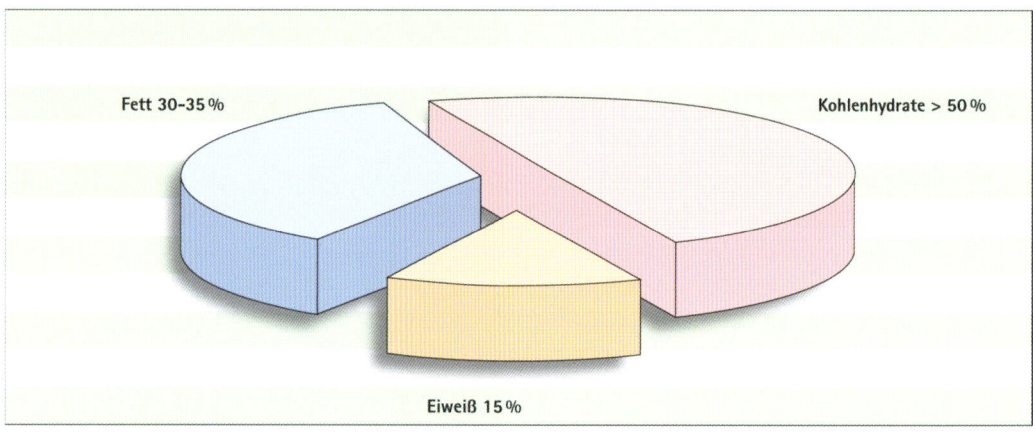

Fett 30-35 %
Kohlenhydrate > 50 %
Eiweiß 15 %

Dennoch müssen Sie keinen Kurs in Ernährungswissenschaften machen, um eine gesunde Schwangerschaft zu erleben und ein gesundes Kind zur Welt zu bringen. Aber etwas Aufmerksamkeit und Mühe lohnt sich schon, um sich über seine Ernährung in der Schwangerschaft klarer zu werden. Machen Sie doch jetzt einfach den Ernährungs-Check auf der übernächsten Seite, um zu erfahren, ob Sie mit Mikronährstoffen möglicherweise unterversorgt sind.

Der BabyCare-Fragebogen in der hinteren Umschlagklappe enthält das Ernährungsprotokoll der Gesellschaft für optimierte Ernährung. Wenn Sie dort Ihre Ernährung über sieben Tage genau dokumentieren, erhalten Sie mit der übrigen Fragebogenauswertung eine individuelle Analyse Ihres Ernährungsverhaltens, die Ihnen auch Ihre aktuelle Versorgung mit Mikronährstoffen durch die Ernährung anhand einer einfachen Grafik zeigt.

Mit der Ernährungsanalyse:

- erfahren Sie Ihre persönliche Versorgungssituation für alle Vitamine und Mineralstoffe sowie für Eiweiß, Fett und Kohlenhydrate
- können Sie leicht ersehen, wo ein Bedarf besteht
- können Sie zusammen mit Ihrer Frauenärztin/ Ihrem Frauenarzt entscheiden, ob Sie gegebenenfalls Zusatzpräparate benötigen
- können Sie in einer Ernährungsberatung Möglichkeiten finden, Ihre Ernährung zu verbessern.

Die Abbildung unten zeigt Ihnen ein Beispiel der Auswertung eines Ernährungsprotokolls. Anhand der Farbe der Balken können Sie ganz leicht erkennen, ob alles in Ordnung ist. Grün bedeutet mit dem angegebenen Nährstoff gut versorgt zu sein. Bei gelb wird weniger zu sich genommen als empfohlen. Rote Balken in die linke Richtung bedeuten, dass die Empfehlungen erheblich unterschritten werden. Das Risiko einer Unterversorgung ist groß.

Weitere gute Infomationen zur Ernährung erhalten Sie unter www.gesundinsleben.de

Vitamin K	60 µg	351 µg	1
Vitamin B1 (Thiamin)	1 mg	1,23 mg	1
Vitamin B2 (Riboflavin)	1,2 mg	1,41 mg	1
Niacinäquivalent	13 mg	23,5 mg	0,88
Pantothensäure	6 mg	4,64 mg	0,96
Vitamin B6 (Pyridoxin)	1,2 mg	1,49 mg	1
Biotin	60 µg	40,2 µg	0,97
Gesamte Folsäure	0,55 mg	0,201 mg	0,15
Vitamin B12 (Cobalamin)	3,5 µg	4,9 µg	1
Vitamin C (Ascorbinsäure)	0,1 g	0,146 g	1
Mineralstoffe			
Natrium	> 0,62 g	2,15 g	1
Kalium	> 2 g	2,65 g	0,99
Calcium	1 g	0,97 g	1
Magnesium	0,31 g	0,359 g	1
Phosphor	0,8 g	1,36 g	0,92
Eisen	30 mg	11,8 mg	0,17
Zink	7 mg	11,0 mg	0,79
Kupfer	1 - 1,5 mg	1,69 mg	0,99
Mangan	2 - 5 mg	5,28 mg	0,99
Fluoride	3,1 mg	1,11 mg	0,97
Jod	0,23 mg	0,103 mg	0,24
Spezielle Inhaltsstoffe			
Ballaststoffe	30 g	27,7 g	0,98
Saccharose, Anteil		19 %	
Saccharose (Rübenzucker)		86,5 g	
Cholesterin	< 0,3 g	0,297 g	0,9
Alkohol	< 1,00 g	0 g	1

Quelle: Deutsche Gesellschaft für Ernährung (DGE)

Wer es noch genauer wissen will, kann auch die angegebenen Ist- und Sollwerte (DGE-Empfehlungen) miteinander vergleichen. Die Auswertung erfolgt über mehr als 40 angegebene Mikronährstoffe.

Am Ende des Buches finden Sie zusätzlich noch einen Rezeptbeihefter mit vielen Rezepten, die Lebensmittel mit jeweils hohem Gehalt an verschiedenen Mikronährstoffen enthalten und die einfach nachzukochen bzw. zuzubereiten sind.

Im diesem Kapitel erfahren Sie alles zum Thema Ernährung und Gewicht. Zunächst geht es um die Zufuhrempfehlungen der Deutschen Gesellschaft für Ernährung für die in der Schwangerschaft wichtigen Vitamine und Mineralstoffe. Wir zeigen Ihnen, dass Sie glücklicherweise nicht auf über 40 Substanzen achten müssen. Ihre besondere Aufmerksamkeit sollten Sie aber drei Mikronährstoffen schenken, die für Ihre Gesundheit und die Gesundheit des Kindes besonders wichtig sind, Folsäure, Eisen und Jod. Hier gibt es ab Beginn der Schwangerschaft einen deutlich erhöhten Zufuhrbedarf. Wir zeigen Ihnen auch, welche gesundheitlichen Risiken sich ergeben, wenn Sie hier nicht ausreichend versorgt sind.

Die Ernährungspyramide

Obst und Gemüse sollten Sie zu den Hauptbestandteilen Ihrer Ernährung machen, davon kann man gar nicht zu viel essen. Vollkornprodukte sind verlässliche Ballaststoff-Lieferanten und sollten Weißmehlprodukten vorgezogen werden.

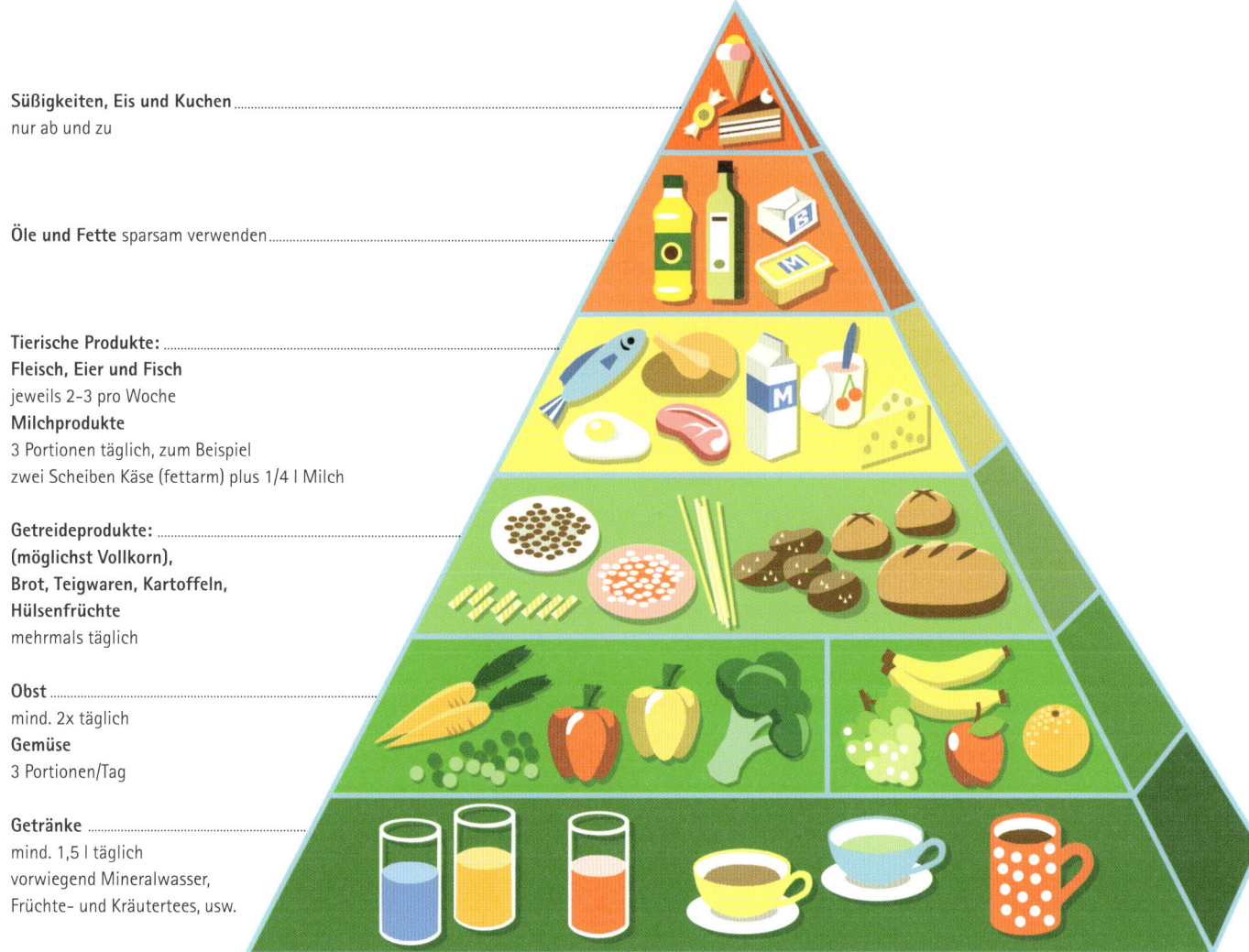

Süßigkeiten, Eis und Kuchen
nur ab und zu

Öle und Fette sparsam verwenden

Tierische Produkte:
Fleisch, Eier und Fisch
jeweils 2–3 pro Woche
Milchprodukte
3 Portionen täglich, zum Beispiel
zwei Scheiben Käse (fettarm) plus 1/4 l Milch

Getreideprodukte:
(möglichst Vollkorn),
Brot, Teigwaren, Kartoffeln,
Hülsenfrüchte
mehrmals täglich

Obst
mind. 2x täglich
Gemüse
3 Portionen/Tag

Getränke
mind. 1,5 l täglich
vorwiegend Mineralwasser,
Früchte- und Kräutertees, usw.

Der Ernährungs-Check

Wenn Sie die folgenden drei Fragen beantworten, haben Sie einen ersten Anhaltspunkt, wie es um Ihre Versorgung mit Vitaminen und Mineralstoffen steht. Kreuzen Sie die für Sie zutreffenden Antworten an und zählen Sie die jeweils am Ende angegebenen Punkte zusammen. Sicher ist das Ergebnis nicht, da der Test Ihr persönliches Ernährungsverhalten nicht berücksichtigt. Das tut nur das Ernährungsprotokoll, das Teil des Fragebogens in der hinteren Umschlagklappe ist.

Ich ergänze meine Ernährung mit Vitamin- und/oder Mineralstoffpräparaten.

☐ Trifft voll und ganz zu	-5
☐ Trifft zu	-3
☐ Trifft eher nicht zu	3
☐ Trifft gar nicht zu	5

Welchem der sechs Ernährungstypen würden Sie sich zuordnen, welcher Typ beschreibt Ihre Ernährung am zutreffendsten?

☐ Schnell & bequem	2
☐ Gesund & fit	-3
☐ Schnell & preiswert	2
☐ Exklusiv & genussvoll	0
☐ Gesund & natürlich	-3
☐ Traditionell & gut	0

Bitte beantworten Sie folgende Fragen für den Zeitraum der letzten drei Monate (bis heute)
Falls zutreffend, bitte die entsprechende Zeile ankreuzen.

☐ Ich lasse eine Kinderwunschbehandlung durchführen	20
☐ Ich bin schwanger	20
☐ Ich stille	20
☐ Ich habe leichtes Untergewicht	1
☐ Ich habe Diäten durchgeführt	1
☐ Ich rauche bis zu 10 Zigaretten am Tag	3
☐ Ich rauche mehr als 10 Zigaretten am Tag	5
☐ Ich trinke Alkohol eher regelmäßig	1
☐ Ich habe viel Stress	1
☐ Ich verrichte körperlich schwere Arbeit	1
☐ Ich treibe mehr als 5 Stunden Sport pro Woche	2
☐ Ich treibe Leistungssport	5
☐ Ich leide an Krankheiten und Beschwerden	1
☐ Ich nehme Antibiotika oder die Pille ein	1
☐ Ich esse häufiger Fertiggerichte oder in Kantinen/im Imbiss	1
☐ Ich esse nur 1 bis 2 Portionen Obst oder Gemüse pro Tag	1
☐ Ich trinke Obst- und Gemüsesäfte eher nur selten	1
☐ Ich bin Vegetarier/in oder Veganer/in	10

Die Auswertung des Tests finden Sie rechts oben. >>   Gesamtpunktzahl:............................

Testauswertung

bis 5 Punkte	Unterversorgung sehr wahrscheinlich auszuschließen
6 bis 10 Punkte	Unterversorgung nicht sehr wahrscheinlich, aber nicht auszuschließen
11 bis 19 Punkte	Unterversorgung durchaus möglich
20 bis 25 Punkte	Unterversorgung wahrscheinlich
26 bis 34 Punkte	Unterversorgung sehr wahrscheinlich
ab 35 Punkte	Unterversorgung äußerst wahrscheinlich

Durch die Ernährungsanalyse erkennen Sie relativ gut, ob Sie ausreichend versorgt sind oder ob ein Zufuhrmangel bei bestimmten Stoffen besteht. Es stellt sich dann die Frage, wie Sie diesen Mangel decken können. Geht es allein über eine bessere Lebensmittelauswahl oder sollten auch zusätzlich entsprechende Präparate verwendet werden? Dabei müssen die genannten Mikronährstoffe jeweils gesondert unter die Lupe genommen werden.

Es folgt eine Beschreibung, welche Ernährungstypen es in der Bevölkerung und unter Schwangeren gibt. Hier können Sie sich selbst zuordnen und noch einiges mehr über Ihre Versorgung mit Mikronährstoffen erfahren.

Viele Schwangere sind verunsichert, was das Thema »Infektionen und Erkrankungen durch Lebensmittel« betrifft. So wird zum Beispiel generell Käse als vermeintliches Rohmilchprodukt gemieden. Unklarheiten dazu wollen wir beseitigen und Sie über die wenigen Nahrungsmittel und Stoffe in der Ernährung informieren, die in der Schwangerschaft gefährlich sind, weil ihr Verzehr die Wahrscheinlichkeit für ernährungsbedingte Infektionskrankheiten oder andere Gesundheitsstörungen deutlich erhöhen kann.

Danach geht es um den Flüssigkeitsbedarf in der Schwangerschaft und wie viel und was Sie trinken sollten und zum Schluss geben wir Ihnen einige wichtige Informationen, auf was Sie achten sollten, wenn Sie unter- oder übergewichtig sind.

Bedarf an Mikronährstoffen vor und in der Schwangerschaft

In der Schwangerschaft erhöht sich der Bedarf an vielen Mikronährstoffen. So steigt beispielsweise die Empfehlung für die Eisenzufuhr um 100 Prozent von 15 Milligramm auf 30 Milligramm. Die Zufuhrempfehlung für Folsäure steigt bereits ab Beginn der Schwangerschaft um fast 85 Prozent, bei Vitamin B_6 ab dem 4. Schwangerschaftsmonat um fast 60 Prozent und bei Jod liegt sie für die gesamte Schwangerschaft um 15 Prozent höher. Diese erhöhten Zufuhrempfehlungen berücksichtigen damit Ihren eigenen Bedarf und den Zusatzbedarf, den Sie zur Versorgung des heranwachsenden Kindes haben.

Glücklicherweise müssen Sie sich nicht über alle möglichen Vitamine und Mineralstoffe Gedanken machen. Denn bei der Mehrzahl der Stoffe ist – wie wir aus den Ernährungsanalysen von mehr als 35.000 Schwangeren wissen – auch der zusätzliche Bedarf in der Schwangerschaft durch die übliche Ernährung in der Regel gedeckt. Bei Mikronährstoffen, bei denen die Aufnahme häufig unter 70 Prozent oder sogar unter 50 Prozent des empfohlenen Aufnahmewertes liegt, ist aber besondere Vorsicht geboten und wirklich Handlungsbedarf angesagt.

Wie in der Tabelle unten ersichtlich, verdienen drei Stoffe Ihre uneingeschränkte Aufmerksamkeit:

- Eisen
- Folsäure
- Jod

Hier waren schon vor der Schwangerschaft viele Frauen mit diesen Stoffen deutlich unterversorgt (siehe Grafiken rechts). Durch die schwangerschaftsbedingten Mehrbedarfe erreichen fast alle Frauen nicht mehr die empfohlenen Mengen, wenn man eine unveränderte Ernährungsweise der Frauen in der Frühschwangerschaft im Vergleich zu der Zeit vor der Schwangerschaft unterstellt. War beispielsweise vor der Schwangerschaft immerhin noch fast die Hälfte der Frauen mit Eisen gut versorgt, so kann dies bei bestehender Schwangerschaft oft nicht mehr gelingen.

Ein Teil der Schwangeren ist zusätzlich mit anderen Vitaminen und Mineralstoffen, wie beispielsweise mit Calcium und Vitamin E, aber auch mit Magnesium unterversorgt. Schauen Sie hier bitte genau in Ihre persönliche Ernährungsanalyse. Im Folgenden erläutern wir Ihnen, warum Sie sich um diese Stoffe kümmern sollten und was Sie jeweils tun können oder sollten.

Die Tabelle auf Seite 102 gibt Ihnen einen Überblick, in welchen Lebensmitteln besonders viele Mikronährstoffe enthalten sind. Die Rezepte und Ideen fürs Frühstück und Abendbrot im Rezeptbeihefter können Ihnen helfen, durch gesundes Essen diesen Mehrbedarf zu decken.

In der Schwangerschaft verdoppelt sich der empfohlene Zufuhrwert für **Eisen** aus der Nahrung von 15 auf 30 mg pro Tag, allerdings entfällt der Blutverlust durch die Menstruation und Eisen wird besser aufgenommen. Viele Schwangere nehmen jedoch weniger Eisen als empfohlen zu sich.

Eisenmangel gehört weltweit und auch in den Industrieländern immer noch zu den häufigsten Ernährungsdefiziten. Die Bedeutung eines Eisenmangels wird selbst heute häufig noch verkannt und in vielen Fällen nicht oder nicht richtig oder oft nur als Zufallsbefund zu spät diagnostiziert. Die Folge kann eine Vielzahl von Symptomen wie Blässe, Müdigkeit, Abgeschlagenheit, Konzentrationsstörungen, Haarausfall,

Empfohlene Zufuhr an Mikronährstoffen pro Tag und Bedarfsdeckung

Quellen: DGE-Empfehlungen und BabyCare-Daten

Mikronährstoff:	Zufuhr-bedarf	Frauen 25 <= 51 J.	Schwangere	Stillende	Zusatz abs.	Zusatz %	Für Schwangere Abweichung vom Bedarf in %		
							>=90 %	<70 %	<50 %
Eisen	mg	15	30	20	15	100 %	0,8 %	96,1 %	71,6 %
Folsäure	μg	300	550	450	250	83 %	4,4 %	86,0 %	53,4 %
Vitamin B$_6$	mg	1,2	1,9*	1,9	0,7	58 %	70,8 %	10,4 %	2,1 %
Zink	mg	7	10*	11	3	43 %	76,6 %	7,4 %	1,3 %
Vitamin B$_2$	mg	1,2	1,5*	1,6	0,3	25 %	83,6 %	7,4 %	2,2 %
Vitamin B$_1$	mg	1	1,2*	1,4	0,2	20 %	76,1 %	7,9 %	1,6 %
Vitamin E	mg	12	13	17	1	8 %	58,1 %	18,6 %	4,8 %
Vitamin B$_{12}$	μg	3	3,5	4	0,5	17 %	83,6 %	7,4 %	2,2 %
Niacin	mg	13	15*	17	2	15 %	98,4 %	0,5 %	0,1 %
Jod	μg	200	230	260	30	15 %	13,6 %	69,7 %	42,3 %
Phosphor	mg	700	800	900	100	14 %	96,4 %	1,0 %	0,2 %
Vitamin C	mg	100	110*	150	10	10 %	90,0 %	4,7 %	1,7 %
Magnesium	mg	300	310	390	10	3 %	82,3 %	6,3 %	1,3 %
Calcium	mg	1000	1000	1000	0	0 %	60,3 %	17,1 %	4,3 %

* = ab dem 4. Schwangerschaftsmonat

Veränderungen an den Fingernägeln, Einrisse an den Mundwinkeln und Herzjagen sein, um nur die wichtigsten zu nennen.

Für Schwangere bedeutet Eisenmangel ein zusätzliches und vermeidbares Risiko. Er steht in Zusammenhang mit Früh- oder sogar Totgeburten, aber auch mit einem zu geringen Geburtsgewicht des Kindes, was dann für das Neugeborene eine ziemlich schwierige Eisengabe nötig macht. Eisenmangel im Kleinkindalter gefährdet die geistige Entwicklung. Es besteht offenbar auch ein Zusammenhang zwischen dem Aufmerksamkeitsdefizitsyndrom (ADHS) und Eisenmangel. Bei Kindern sind später oft schnelle Ermüdbarkeit, eingeschränktes Leistungsvermögen und Lern- und Konzentrationsstörungen typische Folgen der Unterversorgung mit Eisen.

Es ist nicht einfach, durch die normale Ernährung auf eine tägliche Eisenzufuhr von 30 mg zu kommen, zumal Sie Leberprodukte wegen des hohen Vitamin A-Gehaltes in der Frühschwangerschaft nicht essen sollten. Die Aufnahme von Eisen wird durch den Konsum von Obst und Gemüse erleichtert, da Vitamin C die Aufnahme von Eisen im Körper begünstigt, während Tee- und Kaffeekonsum die Eisenaufnahme behindert.

Die Rezepte im Beihefter zeigen, wie Sie die Eisenzufuhr optimieren können. Ob die Verwendung eines Eisenpräparats zu befürworten ist, muss immer individuell entschieden werden. Dazu muss der Eisenstatus durch Anamnese und Blutuntersuchungen beobachtet werden.

Denn während bei vielen Mikronährstoffen die Ernährungsanalyse gute Hinweise auf die Versorgung im Körper gibt, ist dies bei Eisen nicht immer der Fall. Dies liegt darin begründet, dass die Eisenversorgung nicht nur von der nahrungsbedingten Eisenaufnahme, sondern auch vom Eisenverlust bestimmt wird. Und dieser kann bei Frauen mit starker Menstruation, bei Blutspenderinnen, Sportlerinnen, Vegetarierinnen oder bei Schwangeren mit kurz zurückliegenden Geburten sehr hoch sein. So gehen die-

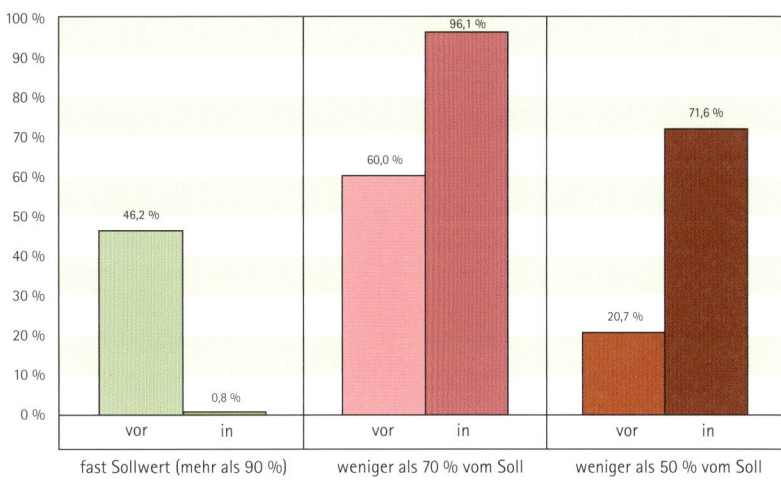

Eisenaufnahme vor und in der Schwangerschaft

Quelle: BabyCare-Daten

Sollaufnahme vor der Schwangerschaft 15 mg, in der Schwangerschaft 30 mg

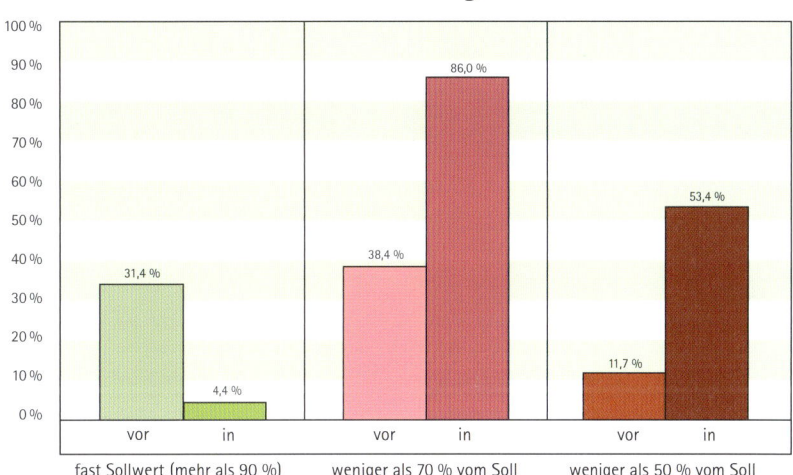

Folsäureaufnahme vor und in der Schwangerschaft

Sollaufnahme vor der Schwangerschaft 300 Mikrogramm, in der Schwangerschaft 550 Mikrogramm

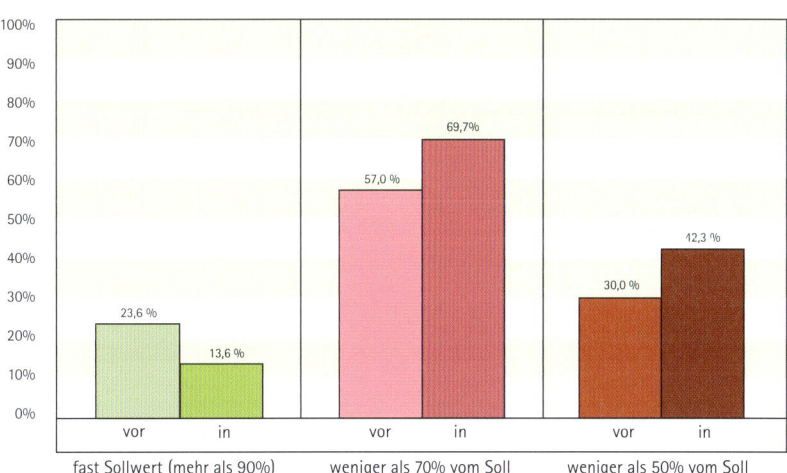

Jodaufnahme vor und in der Schwangerschaft

Sollaufnahme vor der Schwangerschaft 200 Mikrogramm, in der Schwangerschaft 230 Mikrogramm

se bereits mit sehr geringen Eisenspeichern in die Schwangerschaft. Bei Eisen ist daher zusätzlich auch eine Bestimmung der Eisenspeicher durch eine Blutabnahme und Laboranalyse sehr zu empfehlen.

Eine von uns im Jahr 2013 durchgeführte Untersuchung mit Schwangeren zeigt auch, dass eine alleinige Bestimmung des Hb-Wertes nicht ausreicht, um einen Eisenmangel zu diagnostizieren. In der Untersuchung wurde ein Eisenmangel bei alleiniger Bestimmung des Hb-Wertes nur bei 15 Prozent diagnostiziert. Es hatten jedoch weitere 32 Prozent einen deutlichen Eisenmangel, der nur über die Serum-Ferritin Bestimmung entdeckt wurde.

Empfehlung

Zur sicheren Bestimmung des individuellen Eisenstatus sind eine Blutprobe und die Analyse verschiedener Werte (Hb-Wert, Serum-Ferritin, Transferrinsättigung und CRP-Wert) optimal. Das Serum-Ferritin ist sehr aussagekräftig, kann jedoch bei bestimmten Krankheiten einen Eisenmangel oder eine Eisenmangelanämie verschleiern.

Bei **Folsäure** ist es schon vor der Schwangerschaft nicht einfach, die empfohlenen Mengen von 300 Mikrogramm Folsäure durch die Ernährung zu sich zu nehmen. Hier sind bereits 40 Prozent der Frauen unterversorgt. In der

Die aufgeführten Lebensmittel enthalten besonders hohe Anteile an Eisen, Jod, Folsäure und Calcium

Jeweils 100 g des Lebensmittels enthalten (in mg bzw. µg):

Eisen: mg		Jod: µg		Folsäure: µg		Calcium: mg	
Blutwurst	17	Schellfisch	200	Weizenkeime	520	Mohn	1 460
Hirse	9	Garnelen	130	Rinderleber*	160	Parmesan	1 200
Weizenkeime	8	Fischfilet (gebraten)	120	Sonnenblumenkerne	100	Emmentaler	1 100
Rinderleber*	7,9	Kabeljau	120	Mandeln	96	Gouda	800
Leberwurst*	7	Seelachs	100	Tofu	84	Tilsiter	750
Sonnenblumenkerne	6,3	Miesmuscheln	80	Walnüsse	77	Sesam	738
Haferflocken	4,6	Feldsalat	60	Haselnüsse	71	Blauschimmelkäse	550
Schokolade (Zartbitter)	4,6	Hering	50	Hühnerei	65	Camenbert	500
Miesmuscheln	4,5	Scholle	40	Spargel	65	Schafskäse	450
Haselnüsse	4	Thunfisch (frisch)	40	Erdbeeren	60	Gummibärchen	360
Mandeln	4	Thunfisch in Öl (Dose)	40	Fenchel	60	Ölsardinen	330
Müsli-Frucht	3,3	Makrele	36	Leberwurst	54	Mandeln	250
Müsli-Schoko	3,2	Sardinen	22	Brokkoli	50	Haselnüsse	230
Getrocknete Feigen	3	Käse (hart, frisch)	20	Erdnussbutter	50	Grünkohl	210
Kichererbsen	3	Champignons (Pilze gesamt)	18	Paprika (frisch)	50	Leinsamen	200
Mangold	3	Hühnerei	18	Linsen	48	Tofu	159
Roggenvollkornbrot	3	Brokkoli	15	Toastbrot	46	Milcheis	150
Spinat	3	Rinderleber*	14	Kakaopulver	44	Weiße Bohnen	130
Weiße Bohnen	2,7	Sonnenblumenkerne	14	Weiße dicke Bohnen	44	Garnelen	125
Weizenvollkornbrot	2,67	Grünkohl (Rosenkohl)	12	Salat (frisch)	42	Milch	120
Linsen	2,64	Salat (frisch)	12	Artischoke	40	Quark (Magerstufe)	120
Schinken (gekocht)	2,59	Möhren	11	Tomaten	40	Joghurt	120
Tofu	2,5	Schwarzwurzeln	11	Porree	39	Fenchel	110
Walnüsse	2,5	Mangold/Spinat	10	Müsli-Frucht	38	Brokkoli	105
Getrocknete Pflaumen	2,44	Milch	10	Mangold	37	Mangold	103
Fenchel	2,3	Quark (Magerstufe)	10	Spinat	37	Sonnenblumenkerne	100
Kalbfleisch	2,3	Getrocknete Feigen	9	Roggenvollkornbrot	36	Porree	90

*Leber (rot markiert) sollte im ersten Schwangerschaftsdrittel aufgrund ihres hohen Vitamin A - Gehalts nicht gegessen werden (vgl. Infokasten auf Seite 112)

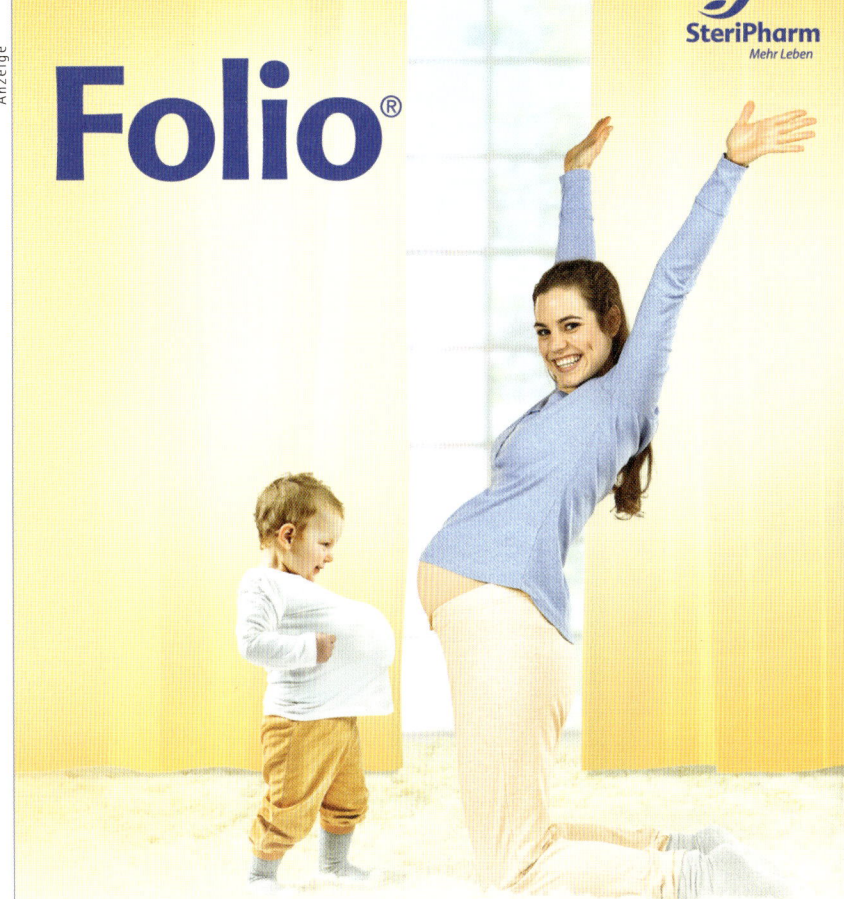

Folio®

Vom Kinderwunsch bis zur Stillzeit passend versorgt.

Schwangerschaft nehmen fast 90 Prozent der Schwangeren weniger als 70 Prozent zu sich, jede Zweite nimmt sogar weniger als die Hälfte der empfohlenen Mengen auf (siehe Grafik auf Seite 101, Mitte).

Der Mangel an Folsäure führt nicht nur zu einem erhöhten Risiko für Fehl- und Frühgeburten. Studien zeigten, dass eine Supplementierung mit 400 Mikrogramm Folsäure das Risiko für Fehlbildungen erheblich senkt. Frauen mit Kinderwunsch sollten deshalb zusätzlich zu einer ausgewogenen Ernährung 400 Mikrogramm Folsäure einnehmen und mindestens bis zum Ende des dritten Schwangerschaftsmonats damit fortfahren. Wer ungeplant schwanger wird, sollte in den ersten Schwangerschaftswochen zusätzlich Folsäure zu sich nehmen. Die meisten Präparate enthalten Dosierungen zwischen 400 und 600 Mikrogramm, da von einer Aufnahme von durchschnittlich 250 Mikrogramm durch die normale Ernährung ausgegangen werden kann.

Den Mehrbedarf in der Schwangerschaft durch die normale Ernährung vollständig zu decken ist sehr schwer oder sogar unmöglich. Folsäure ist ein sehr hitze- und lichtempfindliches Vitamin, der Vitamingehalt verringert sich durch Kochen oder längeres Lagern. Im Rezeptbeihefter finden Sie Rezepte, die die Folsäureaufnahme optimieren. Wird die empfohlene Zufuhr trotzdem nicht erreicht, sprechen Sie mit Ihrer Frauenärztin/Ihrem Frauenarzt über die Verwendung eines Folsäurepräparates. Folsäurepräparate sind durchweg sehr gut verträglich.

Auch bei **Jod** ist es schon vor der Schwangerschaft nicht einfach, die empfohlenen Mengen von 200 Mikrogramm Jod durch die Ernährung zu sich zu nehmen. Sind schon vor der Schwangerschaft fast 60 Prozent der Frauen unterversorgt (weniger als 70 Prozent vom Soll), so nehmen in der Schwangerschaft nahezu alle Frauen zu wenig zu sich,

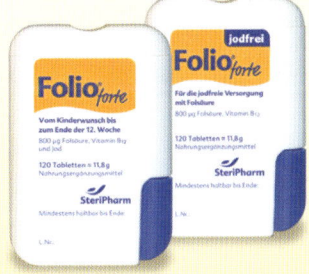

Vom Kinderwunsch bis zum Ende der 12. Schwangerschaftswoche
— mit Jod oder jodfrei —

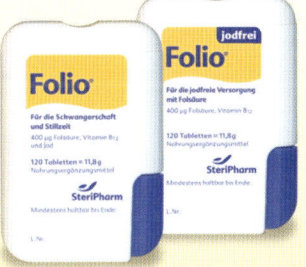

Ab der 13. Schwangerschaftswoche bis zum Ende der Stillzeit
— mit Jod oder jodfrei —

Alle Produkte sind frei von Laktose, Fructose, Gluten, Farbstoffen und tierischen Bestandteilen.

Erhältlich in allen Apotheken.

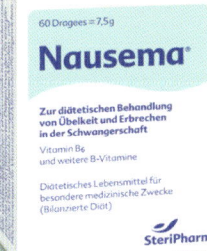

JETZT NEU als geruchs- und geschmacksneutrale Dragees

Nausema®
Bei Übelkeit und Erbrechen in der Schwangerschaft

folio-familie.de

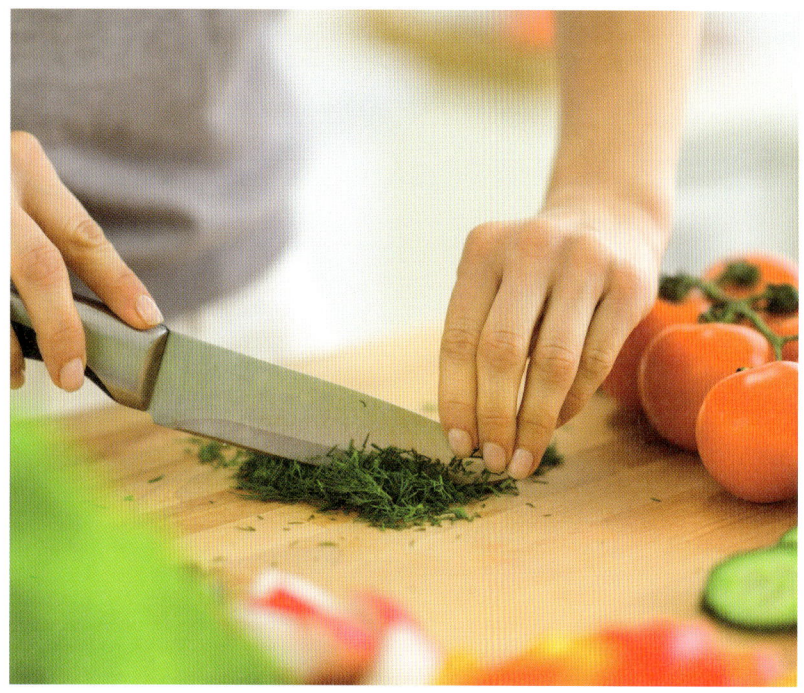

Wichtig für die Gesundheit von Mutter und Kind ist eine ausgewogene Ernährung.

fast die Hälfte nimmt weniger als 50 Prozent der empfohlenen Mengen auf (vgl. die Grafik auf Seite 101 unten).

Jodmangel kann neben einem Kropf beim Neugeborenen (und bei der Mutter) zum geistigen Zurückbleiben des Kindes führen. Schilddrüsenhormone spielen bei der fetalen Gehirnentwicklung eine herausragende Rolle. Neuere Untersuchungen haben gezeigt, dass auch leichte Formen der Schilddrüsenunterfunktion bei Schwangeren, die häufig unerkannt bleiben, die Intelligenz der Kinder mindern können. Bis zur 20. Schwangerschaftswoche ist das Ungeborene ausschließlich von der mütterlichen Schilddrüsenfunktion abhängig. In einigen Ländern wird daher erwogen, ein Screening (Reihenuntersuchung) auf Jodmangel und Schilddrüsenunterfunktion in der Schwangerschaft einzuführen. Dies ist bislang allerdings in Deutschland nicht der Fall.

Dem Jodmangel kann selbst durch die regelmäßige Verwendung von jodiertem Speisesalz oder den Verzehr von Seefisch und Produkten, die mit Jodsalz hergestellt werden (z. B. Brot), nicht mit Sicherheit vorgebeugt werden. Lesen Sie dazu auch die nebenstehende Pressemitteilung des Arbeitskreises Jodmangel.

Für Erwachsene empfiehlt die Deutsche Gesellschaft für Ernährung eine tägliche Jodaufnahme von 200 Mikrogramm. Die durchschnittliche Jodaufnahme der deutschen Bevölkerung beträgt aber nur 119 Mikrogramm. Vor allem bei Schwangeren und Wöchnerinnen ist sie viel zu gering. Hier betragen die Empfehlungen für die Tagesdosis 230 Mikrogramm für Schwangere und 260 Mikrogramm für Stillende.

Die Tabelle auf Seite 102 listet auch Nahrungsmittel auf, die viel Jod enthalten. Wir können es hier ganz kurz machen: Wer keinen Seefisch oder keine Meeresfrüchte mag und keine Milch oder Milchprodukte verzehrt, hat ersichtlich größte Schwierigkeiten, den Tagesbedarf zu decken. Die Rezepte im Beihefter helfen Ihnen, Ihre Jodaufnahme zu optimieren. Oft wird der empfohlene Bedarf dennoch nicht erreicht. Die Verwendung eines Jodpräparates wird daher empfohlen. Frauen mit Schilddrüsenerkrankungen sollten die zusätzliche Jodverwendung aber unbedingt ärztlich abklären lassen. Näheres dazu auf Seite 136.

> Allgemein gilt: Von der Verwendung getrockneter Algen- und Tangpräparate ist abzuraten. Große Raubfische wie Thunfisch oder Schwertfisch sollten möglichst selten verzehrt werden.

Die gute Versorgung mit **Vitamin E** vor der Schwangerschaft geht in der Schwangerschaft deutlich zurück. Kritische Aufnahmemengen liegen allerdings nur bei knapp 20 Prozent der Schwangeren vor. Einige Studien legen nahe, dass die Unterversorgung mit Vitamin E zu einem erhöhten Risiko für allergische Erkrankungen des Kindes, vor allem zu Asthma führt. Symptome des Vitamin E Mangels können Müdigkeit, Muskelschwund, Unlust und eine Vielzahl weiterer unspezifischer Symptome sein. Pflanzliche Öle wie Sonnenblumen-, Mais-, Soja- und Weizenkeimöl, Nüsse, Leinsamen, Haferflocken, Eier, Schwarzwurzel, Grünkohl und Avocado enthalten viel Vitamin E. Auf diese Lebensmittel sollte bei einer Unterversorgung besonders geachtet werden. Eine Supplementierung sollte nur bei einer Unterversorgung kleiner 70 Prozent in der Ernährungsanalyse erwogen werden.

Laut Nationaler Verzehrsstudie (NVS II) erreichen 55 Prozent aller Frauen die Empfehlungen für **Calcium** (1.000 Milligramm) nicht.

Daher kommen Schwangere mit ihrer gewohnten Kost häufig in eine Unterversorgung.

Calcium wird vor allem zur Knochenbildung des Fetus benötigt. Ein Calciummangel in der Schwangerschaft erhöht das Risiko für Präeklampsie (Schwangerschaftshypertonie). Dies ist eine sehr schwere Komplikation im Verlauf der Schwangerschaft, die häufig zu Kaiserschnitten und Frühgeburten führt.

Info

Mitteilung des Arbeitskreises Jodmangel, Jod & Schwangerschaft

Jodmangel bei schwangeren Frauen gefährdet die Intelligenz ihrer Kinder. Wenig Jod in der Nahrung bedeutet zu wenig Schilddrüsenhormone. Experten empfehlen werdenden Müttern Jodtabletten und Jodsalz. Ein Mangel an Schilddrüsenhormonen in der Schwangerschaft führt zu einer verzögerten oder auch schlechteren geistigen Entwicklung des Kindes. Dies stellten amerikanische Forscher in einer Untersuchung zum wiederholten Male fest.

Ein Mangel an Schilddrüsenhormonen kann durch eine Schilddrüsenimmunentzündung entstehen, in Deutschland ist jedoch meist ein ernährungsbedingter Jodmangel die Ursache. In beiden Fällen fehlen dem mütterlichen Körper die wichtigen Hormone, die den Stoffwechsel ausreichend »anfeuern«.

Besonders empfindlich reagieren auf diesen Mangel die Nerven- und Gehirnzellen des Kindes im Mutterleib, insbesondere während der frühkindlichen Entwicklung. In Deutschland, einem ausgeprägten Jodmangelgebiet, leidet etwa ein Viertel aller Schwangeren unter dem Schilddrüsenhormonmangel und entsprechend sind genauso viele Kinder als Folge davon in ihrer geistigen Entwicklung gefährdet. Denn in den ersten Monaten der Schwangerschaft ist der kindliche Stoffwechsel von den Hormonen der Mutter abhängig.

Meist ist der Hormonmangel der Schwangeren nicht so stark ausgeprägt, dass man klare Anzeichen hierfür erkennen kann. Auch beim sogenannten Neugeborenen-Screening fallen diese Kinder nicht auf. Der Hormonmangel reicht aber aus, um den Intelligenzquotienten (IQ) unter den der Kinder gesunder und ausreichend mit Jod versorgter Mütter fallen zu lassen. 19 Prozent der Kinder, deren Mütter in der in den USA durchgeführten Studie einen Schilddrüsenmangel aufwiesen, hatten einen IQ unter 85.

Den Mangel an Schilddrüsenhormonen kann man nur mit einer Blutuntersuchung feststellen. Deswegen fordern der Frauenarzt und Schilddrüsenspezialist Prof. Dr. Heinz G. Bohnet, Hamburg, und die Experten des Arbeitskreises Jodmangel für Schwangere eine Blutreihenuntersuchung über den Schilddrüsenfunktionszustand im zweiten oder dritten Schwangerschaftsmonat.

Gleichzeitig fordern die Wissenschaftler eine Gabe von bis zu 150 Mikrogramm Jod am Tag als Tablette für jede Schwangere in Deutschland, um den in der Schwangerschaft erhöhten Jodbedarf sicher abzudecken. Gleiches gilt auch für die Stillzeit.

Schwangeren und Stillenden empfehlen sie weiterhin, auf jeden Fall regelmäßig Seefisch und Milchprodukte zu essen, im Haushalt nur Jodsalz zu verwenden und bevorzugt Lebensmittel einzukaufen, die mit Jodsalz hergestellt sind. Dies sollte lebenslang erfolgen, denn Jodmangel muss das ganze Leben lang ausgeglichen werden.

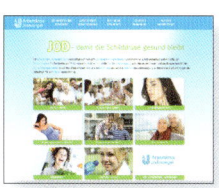

Weitere Informationen unter: www.jodmangel.de

Info

Vorsicht bei übermäßigem Konsum von Lakritz

Lakritz wird neben medizinischen Anwendungen – es wirkt entzündungshemmend und krampflösend – nicht selten auch gerne genascht. Gerade Schwangere greifen im Rahmen der hormonell bedingten Heißhungerattacken häufig auch nach Lakritz.

Bei Lakritz-Erzeugnissen, die viel Glycyrrhizin enthalten, kann es bei regelmäßigem oder übermäßigem Verzehr zu gesundheitlichen Problemen wie Kopfschmerzen, Schwindel, Bluthochdruck, Wassereinlagerungen oder Muskelschwäche kommen. Doch nicht nur diese »Nebenwirkungen« sind in der Schwangerschaft zu vermeiden. Ein übermäßiger Verzehr in der Schwangerschaft ist ein Risikofaktor für Frühgeburten und auch geistige Entwicklungsstörungen des Kindes, wie eine norwegische Untersuchung zeigte. Danach stellt der Konsum von mehr als 500 Milligramm Glycyrrhizin pro Woche ein hohes gesundheitliches Risiko dar.

Es gibt auch Hinweise auf ein erhöhtes Risiko für eine spätere Hypertonie der Kinder. Symptome des Calciummangels können Muskelkrämpfe und eine ganze Reihe weiterer unspezifischer Symptome sein.

Wenn Sie gerne Milch und Milchprodukte wie Käse und Joghurt essen, gelingt die Deckung des Bedarfs aus der Ernährung. Auch calciumreiche Mineralwässer (über 300 mg/l) helfen beim Erreichen des Ziels. Achten Sie auf calciumreiche Nahrungsmittel (siehe Übersichtstabelle auf Seite 102) und die entsprechenden Rezepte im Rezeptbeihefter.

Eine Supplementierung sollte bei einer Unterversorgung kleiner 70 Prozent in der Ernährungsanalyse unbedingt erwogen werden. Eine generelle Supplementierung ist nicht notwendig, da eine ausgewogene Ernährung den Calciumbedarf decken kann. Wichtig: Um Calcium richtig aufnehmen zu können, ist eine ausreichende Vitamin D-Versorgung notwendig.

Die Deutsche Gesellschaft für Ernährung empfiehlt eine tägliche Zufuhrmenge von 310 mg **Magnesium** aus der normalen Ernährung. Auch wenn mit der Ernährungsanalyse der DGE mehr als 80 Prozent der Schwangeren eine ausreichend gute Versorgung mit Magnesium aus der üblichen Ernährung aufweisen, kommen Unterversorgungen durchaus vereinzelt vor. Sechs Prozent der schwangeren Frauen nehmen weniger als 70 Prozent vom Soll auf, ein Prozent erreicht nur die Hälfte der empfohlenen Mengen.

Verschiedene Untersuchungen des Magnesiumspiegels im Serum von Schwangeren zeigen zudem, dass knapp 30 Prozent Werte unterhalb des Referenzwertes von 0,8 mmol/l aufweisen. Frauen, die unter Stress stehen und Sportlerinnen haben einen höheren Magnesiumbedarf.

Ein Magnesiummangel ist in der Regel die Ursache für die ab dem zweiten Schwangerschaftsdrittel sehr häufig auftretenden Wadenkrämpfe oder Schulter-Nacken-Rückenmuskel-Verspannungen. Weitere Symptome, die auch auf einen Magnesiummangel hinweisen können, sind:

- Appetitlosigkeit,
- Übelkeit und Erbrechen

Aufnahme von Magnesium vor und in der Schwangerschaft

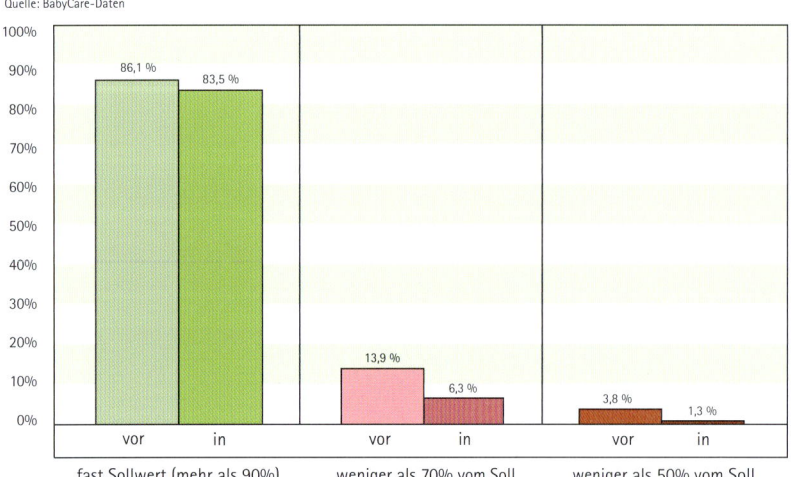

Quelle: BabyCare-Daten

Sollaufnahme vor der Schwangerschaft 300 mg, in der Schwangerschaft 310 mg

- Müdigkeit und Schwäche

Viel Magnesium enthalten beispielsweise Milch und Milchprodukte, Vollkornprodukte, Geflügel, Fisch, Kartoffeln, Reis, Bohnen, Linsen, Tofu, Sonnenblumenkerne und Nüsse.

Achten Sie auf magnesiumreiche Lebensmittel in Ihrer Ernährung. Ist eine Veränderung der Ernährung nicht möglich, sollte eine Supplementierung bei einer Unterversorgung (kleiner 70 Prozent in der Ernährungsanalyse) erwogen werden. Das gilt auch, wenn sich aus den weiteren Fragebogenangaben Hinweise auf einen möglichen Magnesiummangel ergeben, zum Beispiel bei Stress, Sport oder einschlägigen Symptomen.

Ob Sie einen Magnesiummangel haben, teilen wir Ihnen im Auswertungsschreiben mit. Eine generelle Supplementierung von Magnesium ist aber nicht notwendig.

Zusammenfassend ist eine gesunde Ernährung mit vielen Vitaminen und Mineralstoffen (Mikronährstoffen) in der Schwangerschaft wichtig und jedem einleuchtend. Eine Einnahme von Supplementen kann eine ausgewogene Ernährung nicht ersetzen. Eine Vielzahl von Untersuchungen über die gesundheitlichen Folgen einer Unterversorgung mit bestimmten Mikronährstoffen und die Daten über das Ernährungsverhalten von Frauen im gebärfähigen Alter sowie Schwangeren zeigen ohne jeden Zweifel, dass:

- der oft erhöhte Bedarf in der Schwangerschaft bei der großen Mehrzahl der Mikronährstoffe durch eine normale Ernährung gedeckt werden kann,
- bei Folsäure und auch bei Jod eine Supplementierung notwendig ist und bei Eisen eine individuelle Abklärung empfohlen wird.
- Frauen, die in der Ernährungsanalyse Unterversorgungen bei Calcium, Magnesium und Vitamin E aufweisen, sollten sich gezielt nährstoffreicher ernähren; ggf. sollten sie entsprechende Präparate verwenden.

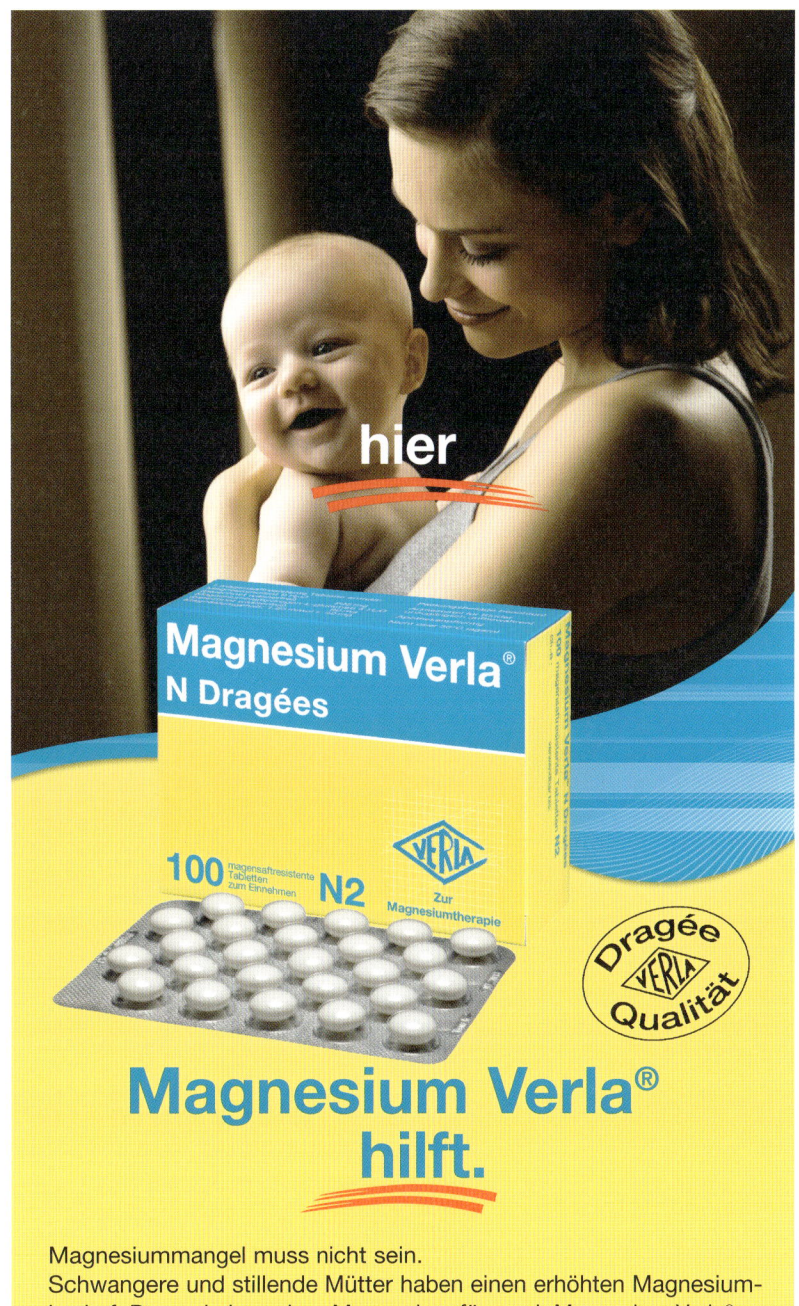

Ernährungstypen unter BabyCare-Teilnehmerinnen

Quelle: BabyCare-Daten (29.815 Befragte)

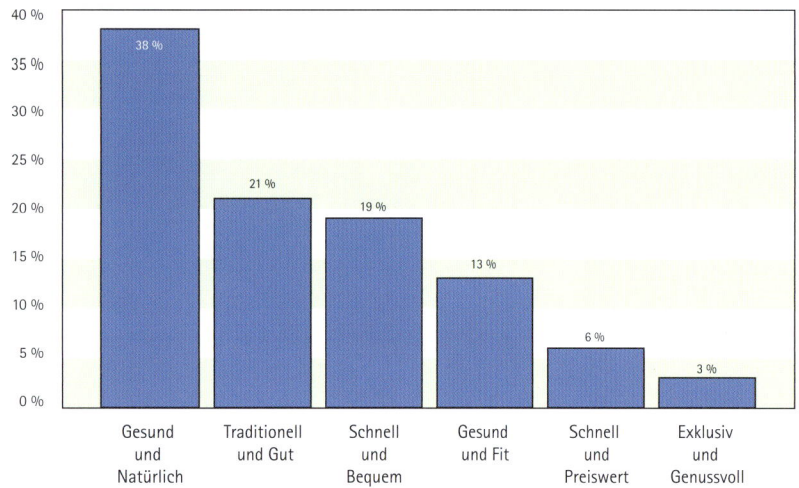

Unzureichende Mikronährstoffzufuhr nach Ernährungstypen

Quelle: BabyCare-Daten (29.815 Befragte)

	Schnell & Bequem	Schnell & Preiswert	Exklusiv & Genussvoll	Traditionell & Gut	Gesund & Natürlich	Gesund & Fit
n=	5.652	1.739	914	6.304	11.465	3.741
Eisen <50 %	79,4 %	74,9 %	73,4 %	74,7 %	66,8 %	65,1 %
Folsäure <50 %	80,6 %	77,4 %	73,0 %	77,1 %	66,0 %	63,5 %
Jod <50 %	47,6 %	47,2 %	31,8 %	40,6 %	30,1 %	27,6 %
Calcium <70 %	20,5 %	20,7 %	18,6 %	20,0 %	13,4 %	10,8 %
Magnesium <70 %	7,7 %	8,3 %	6,7 %	5,9 %	4,2 %	4,5 %
Vitamin E <70 %	23,1 %	22,5 %	16,4 %	19,3 %	13,1 %	11,4 %

Vegetarisch lebende Schwangere sollten zusätzlich eine Ernährungsberatung durchführen lassen, um die empfohlene Nährstoffaufnahme in der Schwangerschaft sicher zu erreichen. Vor rein veganer Ernährung raten wir in der Schwangerschaft dringend ab. Die daraus resultierende mangelnde Nährstoffversorgung gefährdet das Wachstum des Babys. Eine spezielle Beratung und die Einnahme von Nährstoffsupplementen sind absolut notwendig, um den Bedarf zu decken.

> **Empfehlung**
>
> Generell sollten Sie die zusätzliche Verwendung von Medikamenten und auch von Mikronährstoffpräparaten mit Ihrer Frauenärztin/Ihrem Frauenarzt besprechen. In besonderem Maße gilt dies aber für Jod, Eisen, Calcium und Magnesium. Wenn auch selten, kann es hier auch zu Gegenanzeigen – medizinischer Fachausdruck Kontraindikationen – aufgrund bestehender Krankheiten kommen, zum Beispiel, dass Jod bei bestimmten Schilddrüsenerkrankungen nicht zusätzlich eingenommen werden darf. Um Ihre Versorgung mit Vitaminen und Mineralstoffen zu klären, empfehlen wir Ihnen, den BabyCare-Fragebogen und das Ernährungsprotokoll auszufüllen. Dies gilt gerade auch für Schwangere, die eine Unterversorgung vermuten (siehe Ernährungs-Check auf Seite 98) und insbesondere auch für Vegetarierinnen und Veganerinnen.

Ernährungstypen unter Schwangeren

Eine Unterversorgung mit den erläuterten Mikronährstoffen in der Schwangerschaft ist mit erheblichen und vermeidbaren Risiken für die Gesundheit der Mutter und die des Kindes verbunden. Wenn Sie nun der Meinung sind, dass Sie sich von Haus aus immer so gesund ernähren, dass Sie diese Mikronährstoffe nicht zusätzlich benötigen, schauen Sie im Ernährungs-Check auf Seite 98 nach, welchem der sechs Ernährungstypen Sie sich zugeordnet haben, um zu erfahren, wie es um Ihre eigene Versorgung mit den kritischen Nährstoffen bestellt ist. Wenn Sie sich den beiden »gesunden« Ernährungstypen zugeordnet haben, ist die Zufuhr der kritischen Mikronährstoffe im Vergleich zu den anderen Ernährungstypen signifikant besser (vgl. Tabelle links unten). Gleichwohl bleibt bei Folsäure, Jod und gegebenenfalls Eisen die ausreichende Versorgung kritisch. Hiermit bestätigt sich, dass auch eine sehr gesundheitsbewusste Ernährung die Zufuhrbedarfe nicht immer hinreichend decken kann.

Umgekehrt sollten sich Schwangere, die sich den Typen »schnell & bequem« sowie »schnell & preiswert« zuordnen, noch intensiver um ihre Versorgung mit diesen Mikronährstoffen kümmern. Eine Ernährungsberatung kann dabei helfen.

Info

Vitamine

Vitamin	empfohlene Tagesdosis (mg = Milligramm, µg = Mikrogamm)	Lebensmittel mit dem höchsten Gehalt (je 100 g)
Vitamin B_1	Frauen: 1,0 mg Schwangere ab 4. Monat: 1,2 mg	Schweinefleisch (Muskelfleisch) 0,90 mg, Schinken 0,80 mg, Schweine- und Rinderleber je 0,30 mg Erbsen (grün) 0,30 mg, Haferflocken 0,60 mg, Weizen (Vollmehl) 0,50 mg Roggen (Vollmehl), Reis (Vollkorn), Mais (Vollmehl) je 0,40 mg
Vitamin B_2	Frauen: 1,2 mg Schwangere ab 4. Monat: 1,5 mg	Rinderleber 2,88 mg, Rindfleisch 0,26 mg Schweinefleisch 0,23 mg Huhn 0,16 mg Hering 0,22 mg Gorgonzola 0,43 mg, Emmentaler 0,34 mg Frischkäse je 0,23 mg, Vollmilch 0,18 mg Grünkohl 0,25 mg, Erbsen, Bohnen je 0,16 mg Weizenvollkornbrot 0,15 mg
Vitamin B_6	Frauen: 1,2 mg Schwangere ab 4. Monat: 1,9 mg	Leber 0,9 mg, Schweinefleisch 0,3–0,5 mg, Huhn 0,3–0,6 mg, Fisch 0,3–0,8 mg, Bohnen 0,1–0,6 mg, Avocado 0,4 mg, Spinat 0,3 mg, Kartoffeln 0,3 mg, Broccoli, Mais je 0,2 mg, Pilze 0,1–0,2 mg, Erdnüsse 0,4 mg, Reis 0,1–0,4 mg, Getreideprodukte 0,3 mg, Brot 0,1–0,2 mg
Vitamin B_{12}	Frauen: 3,0 µg Schwangere: 3,5 µg	Kalbsleber 62 µg, Kalbsniere 29 µg, Kaninchen 9 µg, Sprotte 7 µg, Miesmuschel 7 µg, Forelle 5 µg, Tintenfisch 5 µg, Rotbarsch 4 µg, Rindfleisch 4 µg Kalbfleisch 2 µg, Gouda 2 µg, Eier 2 µg Quark (20%) 1 µg, Joghurt (3,5%) 0,5 µg Buttermilch 0,2 µg
Vitamin C	Frauen: 100 mg Schwangere ab 4. Monat: 110 mg	Alle Früchte, Paprika, grünes Gemüse, Sanddorn z. B.: 2 Äpfel und 2 Kiwis 5 Portionen Obst oder Gemüse pro Tag Grüner Tee
Vitamin D	Frauen: 20 µg Schwangere: 20 µg	Vitamin D wird bei UV-(Sonnen-)Bestrahlung in der Haut gebildet. Nahrungsmittel enthalten bis auf Margarine, Eigelb und fettreiche Fische kaum Vitamin D.

Achtung: Leber soll aufgrund des hohen Vitamin-A-Gehalts im ersten Schwangerschaftsdrittel nicht gegessen werden (vgl. Infokasten auf Seite 112).

Info

Rohmilch, rohes Fleisch und roher Fisch & Listeriose und Co.

Informationen zur Listeriose auch auf Seite 124.

Rohmilchprodukte, rohes Fleisch und roher Fisch erhöhen das Risiko für Infektionskrankheiten, die Sie in der Schwangerschaft wegen der Immunlage ohnehin meiden sollten. Dazu gehören Salmonelleninfektionen, aber auch Listeriose und Toxoplasmose. Letztere können zu schweren Schädigungen des Kindes führen. Essen Sie deshalb kein rohes oder nicht ganz durchgebratenes Fleisch. Dasselbe gilt für Fisch und Rohmilchprodukte. Schwangere wissen, dass sie auf den Genuss von rohem Fleisch und rohem Fisch wegen der möglichen Infektionsgefahren besser verzichten sollten. Bestellen Sie also beim Italiener kein Carpaccio, beim Japaner kein Sushi und im Gasthaus kein Tartar oder kein Steak, das nicht durchgebraten ist. Auch rosarotes Lammfleisch ist tabu!

Was sind Rohmilchprodukte?
Rohmilchprodukte sind Milch und Milchprodukte (Butter, Käse, Quark), die nicht wärmebehandelt, also nicht pasteurisiert oder sterilisiert sind (zu erkennen durch den Hinweis »mit Rohmilch hergestellt« auf der Verpackung). Bei unverpackten Käsesorten nachfragen. Verzichten Sie auf Rohmilchprodukte und Rohmilchkäse, mit Ausnahme von lang gereiftem Hartkäse. Meiden Sie auch Weichkäse aus pasteurisierter Milch, Käse mit Oberflächenschmiere, eingelegten Käse aus offenen Gefäßen und vorgefertigten Reibekäse.

Was ist rohes Fleisch oder roher Fisch?
Dies lässt sich weniger gut durch die Auflistung einzelner Lebensmittel beantworten, sondern mit einem Blick auf den Herstellungsprozess. Kochen, Braten, Pökeln, Sterilisieren und Pasteurisieren tötet die Bakterien ab. So besteht also keine Infektionsgefahr, wenn Sie z. B. aus Rohmilchkäse eine Käsesauce zubereiten. Dagegen sollte Teewurst, Mettwurst, Salami und Rohschinken, gar rohes Hackfleisch (Tartar) in der Schwangerschaft nicht konsumiert werden, da hier beim Herstellungsprozess Bakterien unter Umständen nicht hinlänglich abgetötet werden.
Auch geräucherte oder gebeizte Fischerzeugnisse wie Räucherlachs, geräucherte Forellenfilets oder Matjes sollten Sie in der Schwangerschaft meiden.

Gefahren durch Verunreinigungen
Bei allen Lebensmitteln besteht prinzipiell die Gefahr von sogenannten Querinfektionen oder Querkontaminationen. Dies gilt sogar für einen ganz normalen Salat. Solche Querkontaminationen können schon beim Herstellungsprozess, beim Verkauf der Waren (Aufschnittmaschine, Messer) oder beim Zubereiten von Speisen in der Restaurantküche oder zu Hause auftreten. Gute Wachstumsmöglichkeiten haben die Erreger auch bei reduziertem Sauerstoffangebot (beispielsweise in vakuumverpackten Brühwürsten und Räucherfisch) und bei langen Lagerzeiten der Lebensmittel bei Kühlung. Vorgefertigte Salate und Salate aus Salattheken in der Gastronomie oder in der Kantine sollten zum Schutz vor Toxoplasmose und Listeriose gemieden werden. Tiefkühlobst und -gemüse sowie Sprossen und Keimlinge sollten vor dem Verzehr auf über 70 °C erhitzt werden.

Eine Untersuchung in Bayern ergab, dass von insgesamt 7.480 Lebensmitteln nur knapp 2 Prozent Listerien in einer kritischen Menge aufwiesen.

Listeriengehalt

	alle Proben	mehr als 100 Keime/Gramm	%
Rohwürste (Teewurst, Mettwurst)	161	25	15,5 %
Räucherfisch (Folienverpackt)	85	10	11,8 %
Weichkäse	397	45	11,3 %
Brühwürste*	106	12	11,3 %
Käse (gesamt)	750	49	6,5 %
Proben gesamt	**7.480**	**128**	**1,7 %**

*Brühwürste sind durch Brühen, Backen oder auf andere Weise hitzebehandelt
Quelle: Bayerisches Staatsministerium für Umwelt, Gesundheit und Verbraucherschutz

Einen absoluten Schutz gegen Lebensmittelinfektionen kann es nicht geben, Sie können aber das Risiko dafür deutlich reduzieren, indem Sie auf den Konsum entsprechender Produkte verzichten. Auch sauberes Arbeiten in der heimischen Küche kann Infektionen vermindern: Ei, Geflügel, Fisch und Fleisch sollten getrennt von den anderen Lebensmitteln verarbeitet werden. Die Arbeitsflächen sollten zwischen den einzelnen Arbeitsschritten gereinigt werden.

Rohmilchprodukte, roher Fisch, rohes Fleisch

Diese unbehandelten oder unverarbeiteten Lebensmittel sind in der Schwangerschaft bedenklich und gefährlich, weil sie durch Bakterien oder Viren verunreinigt sein können, die häufig zu Infektionen des Magen-Darm Traktes führen (vgl. Kap. 8.11 Infektionskrankheiten). Sind derartige Infektionen auch in der Schwangerschaft meist beherrschbar, so sind sie dennoch möglichst zu vermeiden, weil auch bloß länger anhaltendes Fieber ein Risiko für den Fetus darstellt. Besonders gefährlich ist in der Schwangerschaft eine Listerieninfektion, weil es zur Infektion des Feten und zu Aborten, Frühgeburten und zu schweren Infektionen beim Neugeborenen kommen kann. Weitere Informationen im Infokasten links.

Getränke in der Schwangerschaft

Auf Alkohol, der in der Schwangerschaft tabu ist und warum, sind wir ja bereits in Kap. 8.1 eingegangen. In der Schwangerschaft sollten Sie täglich mindestens eineinhalb Liter Flüssigkeit zu sich nehmen. Das »schaffen« viele Schwangere nicht. Am häufigsten wird in der Schwangerschaft **Mineralwasser** getrunken.

Ein empfehlenswertes Mineralwasser sollte insgesamt mindestens 1.000 Milligramm Mineral-

Nichtalkoholische Getränke
Quelle: BabyCare-Daten (n = 29.746)

	Täglich	3-4 Tassen	>=5 Tassen
Mineralwasser	84,0 %		
Milch	58,4 %	10,9 %	1,9 %
Obstsäfte	38,1 %		
Leitungswasser	35,1 %		
Kräutertee	34,5 %	20,7 %	21,4 %
Kaffee mit Koffein	33,1 %	4,7 %	0,5 %
Früchtetee	28,9 %	20,7 %	21,4 %
Vitaminsaft	26,9 %		
Cola, Fanta etc.	13,1 %		
Kaffee ohne Koffein	9,8 %	1,6 %	0,2 %
Schwarzer Tee	8,9 %	15,4 %	6,3 %
Grüner Tee	4,1 %	2,9 %	1,2 %
Sportlergetränke	0,6 %		

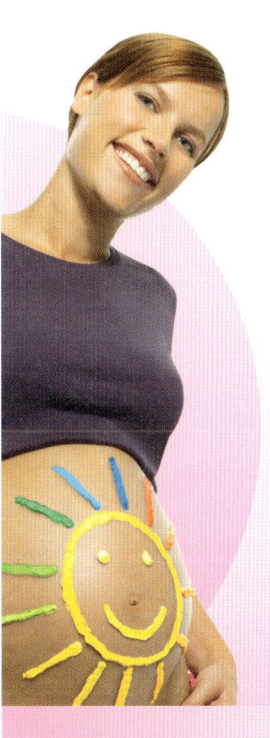
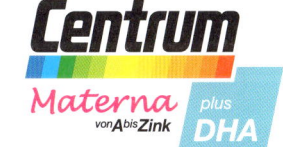
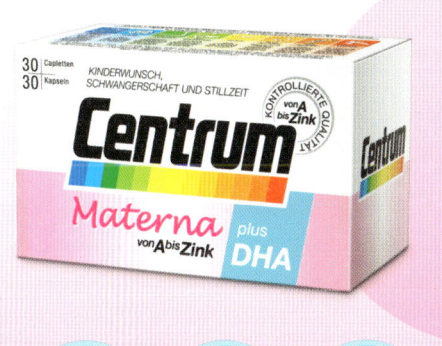

Weil Mamas nur das Beste wollen

Komplett – alles drin für Mutter und Kind
- Wichtige Vitamine, Mineralstoffe und Spurenelemente plus DHA

Einfach – 200 mg DHA von Anfang an
- Laut Consensus-Empfehlung 2007

Sicher – 400 µg Folsäure[*]
- Die richtige Dosierung bei Kinderwunsch, Schwangerschaft und Stillzeit

[*] Offizielle Empfehlung der Fachgesellschaften (BfR, DGGG, DGE, WHO etc.)

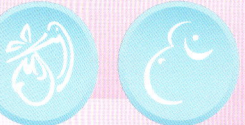
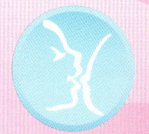

1x täglich – vom Kinderwunsch bis zum Ende der Stillzeit!

Informationen zu Vitamin A und Provitamin A

Die Zufuhrempfehlung der Deutschen Gesellschaft für Ernährung beträgt für **Vitamin A** 0,8 mg, ab dem 4. Monat der Schwangerschaft 1,1 mg. Eine Überdosierung von Vitamin A kann in der Frühschwangerschaft zu Schädigungen bei der Kindesentwicklung führen. Deshalb sollten Sie im ersten Schwangerschaftsdrittel auf den Verzehr von zum Beispiel Leber verzichten. Auch wenn Sie Multivitaminpräparate verwenden, sollten Sie deren Zusammensetzung sehr genau prüfen, und die auf der Packung angegebenen Vitamin-A-Werte (angegeben ist meist Retinol oder Retinolacetat) zusammenzählen. Es besteht jedoch keine Gefahr, wenn die Produkte, was häufig der Fall ist, das **Provitamin A**, eine Vorstufe des Vitamins A (zum Beispiel das **Betacarotin**), enthalten. Dieses verwandelt unser Körper nur bei Bedarf in Vitamin A, so dass es nicht überdosiert werden kann.

Lebensmittel mit viel Vitamin A (je 100 g)
- Kalbsinnereien 25,9 mg, Fischleberöl 24,0 mg
- Rinderleber 14,2 mg, Schweineleber 9,0 mg
- Schlag- bzw. Saure Sahne 40% Fett 0,6 mg

Lebensmittel mit viel Provitamin A (je 100 g)
- Karotten 1,6 mg, Petersilie 1,2 mg
- Grünkohl 0,8 mg, Feldsalat 0,6 mg
- Fenchel 0,6 mg, Spinat 0,5 mg

---

stoffe pro Liter enthalten, davon mindestens 300 Milligramm Calcium. Mit einer sorgfältigen Auswahl des Mineralwassers in der Schwangerschaft können Sie also Ihre Versorgung zum Beispiel mit Calcium optimieren. Achten Sie auf die Inhaltsstoffe.

Kaffee ist neben Mineralwasser das liebste Getränk der Deutschen und auch der Frauen im Alter von 25 bis 39 Jahren. Nur etwa 15 Prozent trinken fast nie Kaffee.

In der Schwangerschaft führen jedoch Früchte- und Kräutertee die Hitliste an. Täglich Kaffee mit Koffein trinken nur 33 Prozent der Schwangeren, weitere neun Prozent trinken täglich schwarzen und vier Prozent grünen Tee.

Studien zum Zusammenhang zwischen hohem Kaffeekonsum und Schwangerschaftskomplikationen erbrachten widersprüchliche Ergebnisse. Einige zeigen bei sehr hohem Kaffeekonsum (mehr als sechs Tassen pro Tag) ein erniedrigtes Geburtsgewicht und erhöhte Risiken für Frühgeburten und Spontanaborte, andere nicht. Eine Studienauswertung zeigt beim Verzehr von bis zu 3 Tassen Kaffee in der Schwangerschaft keine nachteilige Wirkung auf das Geburtsgewicht oder auf die Schwangerschaftsdauer. Vorsichtshalber sollten Schwangere den Kaffeekonsum auf bis zu 3 Tassen beschränken oder zu koffeinfreiem oder koffeinreduziertem Kaffee wechseln.
Als kritische Grenze gilt etwa 300 mg Koffein pro Tag. Die Tabelle oben gibt einen Überblick, wie viel Koffein in den einzelnen Getränken enthalten ist.

Für **schwarzen Tee** gilt das gleiche wie für Kaffee: nicht mehr als drei Tassen. Der Koffeingehalt bei grünem und schwarzem Tee ist in etwa gleich groß. Wie viel Koffein in den frisch aufgebrühten Tee übergeht, hängt von der Zubereitungsart ab. Zum einen hat die Länge der Ziehzeit Einfluss auf den Koffeingehalt, zum

Koffein – so viel steckt drin	
125-ml-Tasse Kaffee	60-100 mg
125-ml-Tasse entkoffeinierter Kaffee	1-4 mg
125-ml-Tasse Schwarz- oder Grüntee	20-50 mg
200-ml-Glas Colagetränk	bis 50 mg
250-ml-Dose Energy-Drink	bis 87,5 mg

Quelle: Informationsdienst der Landwirtschaftsverwaltung Baden-Württemberg

anderen die Wassertemperatur. Da grüner Tee nicht wie schwarzer Tee mit kochendem Wasser aufgebrüht wird, ist der Koffeingehalt bei grünem Tee im Aufguss geringer.

Grüner Tee gilt als gesundheitsfördernd, denn er enthält unter anderem sogenannte Antioxidantien, die vor Krankheiten wie Krebs, Herzkreislauferkrankungen aber auch Infektionen schützen, und auch Inhaltsstoffe, die für Zähne und Knochen gut sind. Verschiedene Untersuchungen haben nun herausgefunden, dass bestimmte Inhaltsstoffe des grünen Tees die Aufnahme von Folsäure im Körper behindern. Daher wird vorsorglich empfohlen, den täglichen Konsum von grünem Tee generell auf wenige Tassen zu begrenzen.

Viele Schwangere trinken gerne **Kräutertees**. Hier ist darauf zu achten, dass die Inhaltsstoffe in der Schwangerschaft nicht kontraindiziert sind. Bestimmte Kräuter können Wehen auslösend wirken wie beispielsweise Frauenmantel, Frauenwurzel, Gelbwurz, Goldenes Kreuzkraut. Dieser Hinweis ist wichtig, denn von den 35 Prozent Kräuterteekonsumentinnen trinken 21 Prozent täglich fünf und mehr Tassen davon. Informationen über die Wirkungsweisen einzelner Kräuter unter www.heilkraeuter.de.

Gewicht

Die Abbildung unten zeigt die durchschnittliche Gewichtszunahme und das Größenwachstum Ihres Kindes sowie Ihre eigene Gewichtszunahme.

Sie können sehen, dass Sie in viel stärkerem Maße zunehmen als das Kind schwerer wird. Dies liegt daran, dass nicht nur das Kind wächst, sondern dass auch andere Körperteile und Flüssigkeiten zunehmen, wie folgende Tabelle am Beispiel der durchschnittlichen zwölf Kilo Gewichtszunahme zeigt.

Gewicht des Kindes	3.400	Gramm
Placenta	600	Gramm
Fruchtwasser	1.000	Gramm
Gebärmutter	1.000	Gramm
Brust	500	Gramm
Blut	1.500	Gramm
Fett	1.750	Gramm
Wasser	2.250	Gramm
Summe	**12.000**	**Gramm**

Chininhaltige Getränke wie Bitter-Lemon sollten Sie in der Schwangerschaft nicht konsumieren. Sie könnten Wehen auslösen.

Wachstum des Kindes / Durchschnittliche mütterliche Gewichtszunahme / Gewichtszunahme des Kindes

Quelle: Kirschner, W.

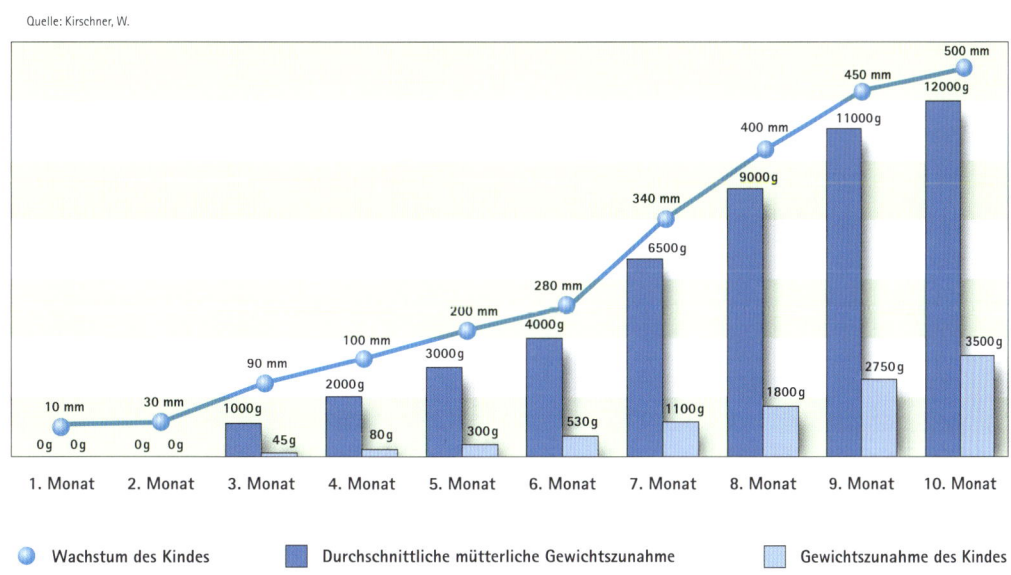

Unter- und Übergewicht

Auch Ihr Körpergewicht hat Auswirkungen auf den Verlauf der Schwangerschaft und die Geburt. Zur Bewertung des Gewichts wird heute mehrheitlich der sogenannte Body-Mass-Index (BMI) verwendet.

Es gibt auch andere Methoden zur Gewichtswertung wie z.B. die Brocca-Formel, die Bestimmung des Körperfetts oder die Messung des Verhältnisses zwischen Taillenumfang und Körpergröße. Letztere berücksichtigt stärker das im Bauch gelagerte Fett, ist aber in der Schwangerschaft wegen der Zunahme des Bauchumfangs ungeeignet.

In der ärztlichen Praxis und in epidemiologischen Studien wird überwiegend der BMI verwendet, weil er recht einfach zu bestimmen ist und in gewissen Grenzen durchaus zuverlässig und aussagefähig ist. Aus diesem Grunde wird er auch bei BabyCare verwendet.

Auf unserer Website www.baby-care.de finden Sie unter Service/Interaktive Tests auch einen Rechner, mit dem Sie Ihren Body-Mass-Index bestimmen können.

Die Abbildung unten zeigt die Gewichtsvertei-

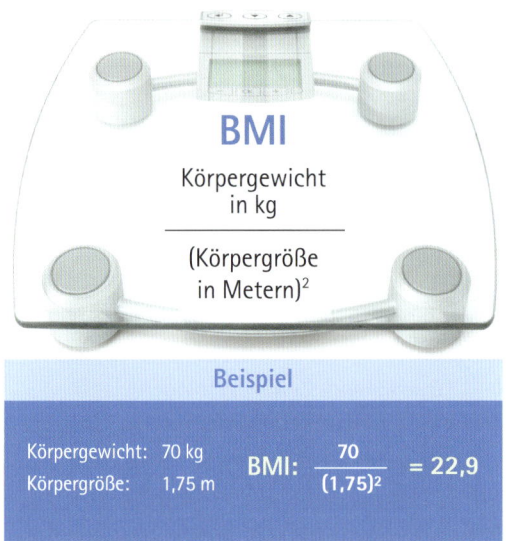

$$BMI = \frac{\text{Körpergewicht in kg}}{(\text{Körpergröße in Metern})^2}$$

Beispiel

Körpergewicht: 70 kg
Körpergröße: 1,75 m

$$BMI: \frac{70}{(1,75)^2} = 22,9$$

lung von Schwangeren bei der ersten Vorsorgeuntersuchung. Nur etwas mehr als die Hälfte der Frauen geht normalgewichtig in die Schwangerschaft, 40 Prozent sind bei der ersten Vorsorgeuntersuchung übergewichtig oder sogar adipös, vier Prozent untergewichtig.

Leider zeigen epidemiologische Untersuchungen, dass Schwangere, deren Gewicht zu Beginn der Schwangerschaft nicht im Bereich des Normalgewichts liegt, deutlich häufiger Komplikationen im Verlauf der Schwangerschaft und bei der Geburt haben.

Übergewicht erhöht das Risiko für Hypertonie, Diabetes, Thrombosen, Wehenprobleme und Frühgeburt. Daher sollten zu schwere Frauen ihr Gewicht während der Schwangerschaft im Blick behalten. Diäten in der Schwangerschaft sind auf jeden Fall tabu. Bei extremen Ausnahmefällen sprechen Sie bitte mit Ihrer Frauenärztin/Ihrem Frauenarzt über eine Ernährungsberatung. Übergewichtige Schwangere sollten nur moderat zunehmen und auf eine ausgewogene Ernährung und regelmäßige Bewegung besonders achten.

Untergewichtige Schwangere haben ein erhöhtes Risiko für vorzeitigen Blasensprung, Frühgeburt und Kinder mit Wachstumsstörungen. Untergewichtige Frauen, die während der Schwangerschaft nicht zwölf bis 18 Kilo-

Gewichtsverteilung von Schwangeren bei der ersten Vorsorgeuntersuchung

Quelle: Scholz, R. et al. 2013 (n=571.402 schwangere Erstgebärende)

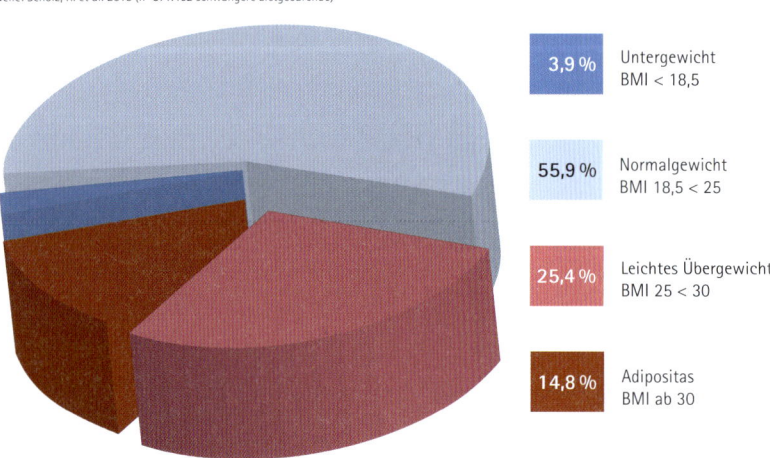

- 3,9 % Untergewicht BMI < 18,5
- 55,9 % Normalgewicht BMI 18,5 < 25
- 25,4 % Leichtes Übergewicht BMI 25 < 30
- 14,8 % Adipositas BMI ab 30

gramm zunehmen, gebären häufig zu kleine Kinder (40 Prozent im Vergleich zu zwei Prozent im Durchschnitt aller Schwangeren). Legen Sie also ruhig ein paar Kilogramm zu. Mit Sport, Gymnastik und einer angepassten Ernährung haben Sie diese nach der Schwangerschaft schnell wieder los.

Empfehlung

Eine normale Gewichtszunahme in der Schwangerschaft liegt für normalgewichtige Frauen zwischen 10 und 16 kg. Untergewichtige Frauen sollten deutlich zunehmen, übergewichtige eher moderat.

Die Empfehlungen zur Gewichtszunahme in der Schwangerschaft sind allerdings lediglich Richtwerte. Derzeit kann Schwangeren mit Gewichtsproblemen keine zuverlässige individuelle Empfehlung zur Gewichtszunahme an die Hand gegeben werden.

Aufgrund der bestehenden Risiken des Übergewichts in der Schwangerschaft und der unsicheren Empfehlungslage, »was man tun kann« bietet Ihnen BabyCare eine weitere Serviceleistung in Zusammenarbeit mit dem renommierten »RICHTIG ESSEN INSTITUT« an, das Gewichtscoaching für werdende Mütter (siehe untenstehenden Infokasten).

Info

Übergewicht und Schwangerschaft – was ist zu tun?

Die Schwangerschaft ist eine hochsensible Zeit, für die Frau als auch für das werdende Leben. Bereits im Mutterleib werden erste Weichen für das spätere Leben des Kindes gestellt. Dass mütterliches Übergewicht auch Folgen für das Ungeborene und die Geburt haben kann, ist belegt.

So haben diese Frauen erhöhte Risiken zum Beispiel für Schwangerschaftsdiabetes und Bluthochdruck und damit auch für weitere Komplikationen, wie etwa eine Geburt per Kaiserschnitt. Babys übergewichtiger Mütter weisen zudem häufiger ein höheres Risiko für Übergewicht und gewichtsbedingte Krankheiten im späteren Leben auf.

Bei Übergewicht ist eine Gewichtsreduktion **vor** einer geplanten Schwangerschaft dringend zu empfehlen, um die damit verbundenen Risiken zu senken. **Während** einer Schwangerschaft gilt diese Empfehlung allerdings auf keinen Fall. Denn gerade jetzt ist die Versorgung mit vielen Nährstoffen besonders schwer zu realisieren. Das heißt, wer jetzt Essen reduziert, um abzunehmen, läuft Gefahr, das Baby und sich selbst mit Nährstoffen unterzuversorgen. Eine amerikanische Studie deutet sogar darauf hin, dass Kinder, deren Mütter während der Schwangerschaft hungerten, ein erhöhtes Risiko für Übergewicht im späteren Leben aufwiesen.

Vielmehr kommt es darauf an, Lebensmittel besonders sorgfältig auszuwählen und gut miteinander zu kombinieren. Denn das Credo bei Übergewicht in der Schwangerschaft heißt: In Maßen zunehmen.

Hilfe bei der gesunden Gewichtsentwicklung bieten die Experten des RICHTIG ESSEN INSTITUTs. Der Fernkurs RICHTIG ESSEN – Gewichts-Coaching für werdende Mütter hilft bei der richtigen Lebensmittelauswahl und sorgt für eine optimale Nährstoffversorgung.

Nach der Geburt können die Tipps der Experten dann zum Abnehmen genutzt werden. Melden Sie sich einfach mit der Postkarte am Ende des BabyCare-Handbuchs an.

Sie erreichen das Institut telefonisch
Montag bis Donnerstag
von 9.00 bis 17.00 Uhr
und Freitag von 9.00 bis 15.00 Uhr.
Telefon: **08031-350999-0**
E-Mail: **info@richtig-essen-institut.de**

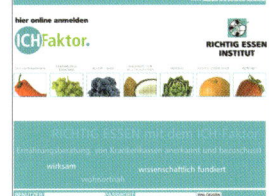

Gewichtscoaching für werdende Mütter:
www.richtig-essen-institut.de

Wie wichtig eine gesunde Ernährung in der Schwangerschaft ist, zeigen die neuesten Forschungsergebnisse im Bereich der »fetalen, metabolischen Programmierung«. Hier wird deutlich, dass nicht wenige chronische Erkrankungen im späteren Leben des Kindes offenbar durch die Ernährung der Mutter in der Schwangerschaft beeinflusst beziehungsweise »geprägt« werden.

Dies betrifft nicht nur Adipositas und verschiedene Herz-Kreislauf-Krankheiten, sondern auch chronische Erkrankungen der Atemwege sowie Verhaltens- und kognitive Störungen und die Intelligenz des Kindes. Weitere Informationen im nebenstehenden Infokasten.

 Empfehlung

Achten Sie auf eine gesunde, abwechslungsreiche und ausgewogene Ernährung. Achten Sie auf die richtige Verteilung von Kohlenhydraten, Fetten und Eiweiß. Denken Sie auch an Vitamine, Mineralstoffe und Spurenelemente.

Essen Sie kein rohes oder nicht hinreichend gegartes Fleisch, auch keinen rohen Fisch und verzichten Sie auf Rohmilchprodukte. Achten Sie auf eine optimale Küchenhygiene.

Essen Sie keine Produkte aus Leber im ersten Schwangerschaftsdrittel. Die darin enthaltenen hohen Mengen an Vitamin A können hier den Embryo schädigen. Überdosierungen bei anderen Vitaminen und Mineralstoffen sind unschädlich, aber auch nicht nützlich.

Füllen Sie den BabyCare-Fragebogen »Profil & Analyse« in der hinteren Umschlagklappe aus. So erhalten Sie eine individuelle Analyse Ihrer Ernährung. Wir wissen, dass das Ausfüllen des Ernährungsprotokolls recht mühsam ist und dass sich die Vorgaben sehr an einer »traditionellen Ernährungsweise« orientieren.

Es gibt aber derzeit für die schriftliche Erfassung der Ernährung keine wirklich bessere Alternative.

Dafür erhalten Sie eine zuverlässige individuelle Analyse Ihrer Ernährung, wie in der Abbildung auf Seite 96 dargestellt. Sie und auch Ihre Frauenärztin/Ihr Frauenarzt können hier genau erkennen, wo Unterversorgungen bei Vitaminen oder Mineralstoffen bestehen und ob im Einzelfall Zusatzgaben von Vitaminen und Mineralien erforderlich sind.

Folsäure sollte bis zum Ende des dritten Schwangerschaftsmonats und Jod während der gesamten Schwangerschaft als Supplement eingenommen werden. Schwangere mit Schilddrüsenerkrankungen müssen die Jodeinnahme mit den betreuenden Ärzten besprechen.

Mit dem BabyCare-Programm und dem aktualisierten Fragebogen können wir als zusätzlichen neuen Service auch eine Analyse der Eisenverluste durchführen, so dass wir Ihnen persönliche Informationen geben können, wie hoch die Wahrscheinlichkeit eines Eisenmangels bei Ihnen ist.

Bei Gewichts- oder Ernährungsproblemen und zur Verbesserung der Lebensmittelauswahl bei Hinweisen auf eine Unterversorgung empfehlen wir eine professionelle Ernährungsberatung. Diese kann Ihre Frauenärztin/Ihr Frauenarzt budgetneutral verordnen.

Fragen Sie auch bei Ihrer Krankenkassen nach, ob dort eine Ernährungsberatung angeboten wird.

Unser Partner, das RICHTIG ESSEN INSTITUT bietet ein Gewichtscoaching für Schwangere an. Dafür können Sie sich mit der Postkarte am Ende des Handbuchs anmelden. Informationen auch unter www.richtig-essen-institut.de.

> **Info**

Fetale Programmierung – Angeboren, aber nicht vererbt

Bereits im Mutterleib können die Grundlagen für Erkrankungen im Alter wie Diabetes, kardiovaskuläre Krankheiten oder Adipositas gelegt werden. Die Ernährung und der Hormonhaushalt der Mutter spielen dabei eine entscheidende Rolle.

Schon lange ist aus der Natur bekannt, dass Umwelteinflüsse die Entwicklung von Tieren wesentlich mitbestimmen können. Bei der Zucht von Reptilien lässt sich beispielsweise in einem engen Zeitfenster während der Pränatalphase über die Bruttemperatur steuern, ob männliche oder weibliche Nachkommen aus den Eiern schlüpfen. Welchen Einfluss die Nahrungsqualität haben kann, zeigen Bienenvölker. Nur die Bienenlarven, die von den Arbeiterinnen mit Gelee Royal gefüttert werden, entwickeln sich zur Königin.

Beim Menschen wurde viele Jahre angezweifelt, dass Umwelteinflüsse im Uterus Auswirkungen auf die Entwicklung und damit auch auf die langfristigen Gesundheitsaussichten haben können. Denn zwischen der Embryonalentwicklung und dem Auftreten der Spätfolgen wie etwa Diabetes, Bluthochdruck, Herzinfarkt oder Schlaganfall liegen oft 50 bis 60 Jahre.

Seit einiger Zeit häufen sich allerdings die Hinweise, dass es eine Beziehung zwischen dem Geburtsgewicht und dem späteren Gesundheitszustand gibt. So zeigen epidemiologische Untersuchungen, dass besonders leichte oder besonders schwere Neugeborene, ein deutlich erhöhtes Risiko haben, bereits als Jugendliche an Typ-2-Diabetes zu erkranken. Auch für andere Erkrankungen des metabolischen Syndroms ist ein solcher Zusammenhang bekannt. So haben vor allem sehr dünne Neugeborene ein verstärktes Risiko, im Alter an einer koronaren Herzkrankheit zu leiden.

Inzwischen gilt es als erwiesen, dass es sich dabei um kausale Zusammenhänge handelt. »Während kritischer Entwicklungsphasen kann es beim Ungeborenen zu irreversiblen morphologischen und funktionellen Veränderungen von Organen kommen«, sagte Professor Dr. Andreas Plagemann von der Charité auf dem 23. Deutschen Kongress für Perinatale Medizin in Berlin. Ursache dieser sogenannten fetalen Programmierung sind nachteilige Umwelteinflüsse, wie abnorme hormonelle intrauterine Einflüsse, Mangel- oder Überernährung und auch Stress. Der Fetus versucht, sich solchen Situationen anzupassen. Bei Nährstoffmangel etwa verlangsamt sich seine Zellteilungsrate. In Geweben, die zu diesem Zeitpunkt eine sensible Entwicklungsphase durchlaufen, kann es so zu einer dauerhaften Störung kommen. Tritt etwa im zweiten Schwangerschaftsdrittel eine Mangelernährung auf, steigt das Risiko für obstruktive Lungenerkrankungen, denn zu diesem Zeitpunkt entwickeln sich die Äste des Bronchialbaums.

Prägender Gestationsdiabetes

Die fetale Programmierung ist heute in zahlreichen Studien gut dokumentiert. Ein klassischer Zusammenhang besteht beispielsweise bei Schwangeren mit einem Gestationsdiabetes. Sie bringen vermehrt Kinder auf die Welt, die bereits als Jugendliche eine gestörte Glucosetoleranz zeigen. Während die Mütter nur unter einer vorübergehenden hormonbedingten Entgleisung ihres Stoffwechsels leiden, kommt es bei ihren Kindern im Uterus zu einer dauerhaft schädlichen Prägung.

Über- und Untergewichtige haben Risiken

Je kleiner ein Kind am errechneten Geburtstermin ist, desto größer ist sein späteres Risiko für Herzinfarkt, chronisch obstruktive Lungenkrankheit, Hirnschlag und Diabetes. Als niedrig gilt ein Geburtsgewicht unter 2 500 Gramm. Übergewichtige Neugeborene (mehr als 4 500 Gramm) haben dagegen eine besonders hohe Disposition für Adipositas und Diabetes. Die fetale Programmierung scheint sich überwiegend auf das metabolische Syndrom zu beziehen, für psychische Krankheiten, Demenz oder Brustkrebs konnte in einer großen Metaanalyse kein signifikanter Zusammenhang zur pränatalen Entwicklung nachgewiesen werden.

Gudrun Heyn, Pharmazeutische Zeitung 51/2007

8.10 Stress

Stress ist ein Faktor, der auch in der Schwangerschaft eine wichtige Rolle spielt und der durchaus negative Auswirkungen haben kann. Ihn in Grenzen zu halten beziehungsweise Mittel und Wege zu lernen, mit ihm umzugehen, ist eine wichtige Aufgabe, die die Schwangere selbst erfüllen muss und kann.

Doch was ist das, Stress? Was ist damit gemeint? Es gibt eine Fülle von Definitionen, seit der Forscher Hans Selye den Begriff eingeführt hat. Zusammengefasst kann man es in etwa so formulieren:

Stress ist die Reaktion eines Menschen auf eine als von außen kommend erlebte Bedrohung, auf die der Betroffene von innen her akut keine Antwort parat hat (negativer Stress, Dysstress). Hat er eine Antwort darauf parat, erlebt er die Bedrohung als eine Herausforderung, die es zu bewältigen gilt, beziehungsweise als einen Reiz, an dem er wachsen kann (positiver Stress, Eustress). Die Schwangerschaft ist in der Regel eine solche Herausforderung, die uns dazu bringt, in die Elternrolle hineinzuwachsen. Da alles Unvorhergesehene, alles Überraschende, alles Unbekannte, was auf einen Menschen zukommt, einen Reiz darstellt, den er zunächst als negativ (Stress) oder positiv (Herausforderung) einstuft und dann entsprechend reagiert, kann auch eine Schwangerschaft oder ein Geschehen während einer Schwangerschaft Stress hervorrufen. Allerdings reagieren die Menschen unterschiedlich empfindlich auf Stressreize. »Stress ist, was man dafür hält«, wie es der Neurowissenschaftler Manfred Spitzer ausgedrückt hat.

Die Stressreaktion bewirkt, dass der betroffene Organismus für die Bewältigung alle seine Systeme auf Überwindung der Bedrohung ausrichtet. Gelingt die Überwindung, flaut die Stressreaktion ab und der Organismus schaltet wieder auf Normalfunktion. Das ist im Prinzip gesund. Problematisch wird es erst und nur, wenn ein Mensch zu vielen solcher Stresssituationen ausgesetzt ist oder wenn es zu einer Dauerbelastung kommt. Dann können daraus verschiedene körperliche Beschwerden resultieren, aber auch eine erhöhte Reizbarkeit, Überforderungsgefühle und Verzagtheit bis hin zu Depressionen. Bei einer Befragung von 20- bis 39-jährigen Frauen gaben zwölf Prozent der jüngeren und 16 Prozent der älteren Frauen an, sich häufig bis sehr häufig durch Anforderungen in Beruf, Familie und Haushalt überfordert zu fühlen (siehe Abbildung unten).

Die Abbildung auf der übernächsten Seite zeigt, unter welchen Beschwerden 30 bis 39-jährige Frauen leiden, die auch mit Stressbelastungen in ihrem Alltag zusammenhängen.

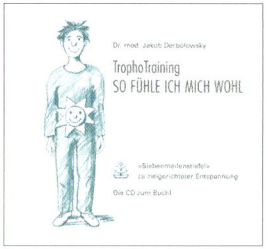

TIPP:
Stressprävention »TrophoTraining«. Die Anleitung als Hörbuch-CD oder als Buch.
Psychopädica Verlag
www.psychopaedica.de

Sehr häufiger oder häufiger Stress
Quelle: Kirschner, W. et al.

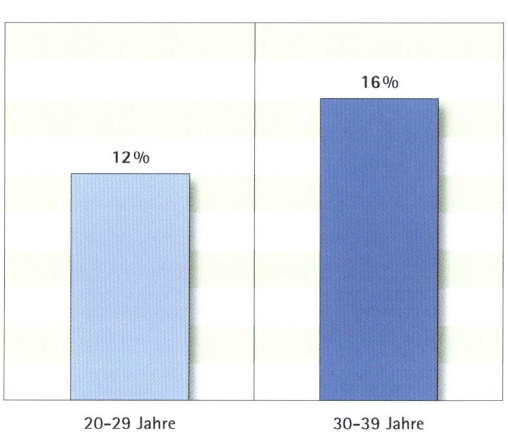

Anzahl psychischer Beschwerden und Frühgeburtenrate
Quelle: Hoeltz et al.

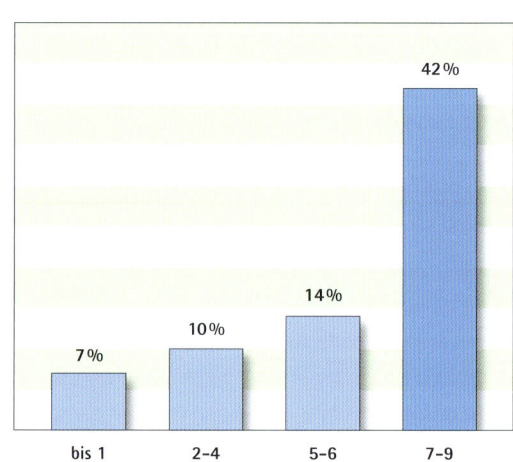

Stress und Schwangerschaft

Eine Schwangerschaft geht nicht nur mit einer Fülle von körperlichen, sondern auch mit seelischen Veränderungen einher, die nicht durch Vorerfahrungen bekannt sind. Das bedeutet, dass viele Situationen und Phasen als stressig erlebt werden. Hinzu kommt, dass auch im Umgang mit der Umgebung und mit dem Partner – insbesondere bei dem ersten Kind – Neuland betreten wird. All diese Faktoren können als Stressoren erlebt werden und zu entsprechenden stressbedingten Beschwerden führen. Es liegt auf der Hand, dass Stress in der Schwangerschaft Einfluss auf deren Verlauf hat. Leider ist dieser wahrscheinliche Zusammenhang bisher noch nicht ausreichend untersucht worden.

Sicher weiß man nur, dass Stress zu vermehrten Frühgeburten führt. Untersuchungen zufolge ist das Risiko einer Frühgeburt mit fünf bis sechs Belastungen doppelt so hoch wie bei keiner oder nur einer entsprechenden Belastung (siehe Abbildung links unten).

Jüngere britische Studien halten pathologischen, das heißt krankhaften Stress in der Schwangerschaft für genauso gefährlich wie Rauchen. Danach ist durch Stress das Risiko für Frühgeburten und für geringes Geburtsgewicht zwei- bis dreifach erhöht. Warum das so ist, konnte noch nicht geklärt werden. Man vermutet, dass die vermehrte Ausschüttung von Stresshormonen die Gebärmutter zu vorzeitigen Kontraktionen veranlasst.

Damit dies und das Wissen darüber nicht selbst zum Stressor wird, gilt es, frühzeitig und immer wieder gegen Stressbelastungen vorzugehen und eine gewisse Stressresistenz zu entwickeln. Das hilft im Übrigen dann auch im Geschehen unter der Geburt. Glücklicherweise gibt es einige Vorgehensweisen, die die Schwangere schnell und einfach erlernen und jederzeit und überall anwenden kann, um die Stressbelastungen zu reduzieren. Was können Sie also tun bei akutem Auftreten von Stress?

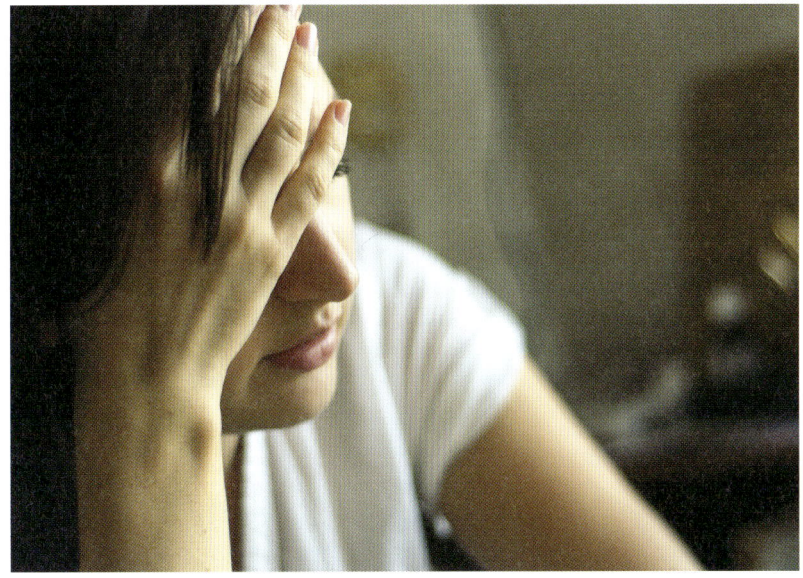

Als Soforthilfe empfiehlt sich, auf einen Reiz mit einer Abstandsübung zu reagieren, wie zum Beispiel sich sofort ganz bewusst dem eigenen Atem zuzuwenden und auf drei Atemzüge zu achten, bevor man auf ihn reagiert. Das ist im Prinzip das Gleiche, wie das erst einmal »Überschlafen« vor wichtigen Entscheidungen. Sieben Strategien gegen Stress:

1. Üben Sie anderen und anderem gegenüber »Nein« zu sagen.
2. Lösen Sie sich von Perfektionismus. Manches darf auch unvollkommen sein.
3. Setzen Sie Prioritäten: Was muss gleich erledigt werden, was kann warten, was kann getrost vergessen werden?
4. Stellen Sie nur realistische Anforderungen, vor allem an sich selbst.
5. Tun Sie jeden Tag etwas, dass Ihnen Freude macht.
6. Sorgen Sie für Freiräume: Auch kurze Auszeiten schaffen einen nötigen Ausgleich.
7. Delegieren Sie, wann immer es möglich ist.

> *Wenn Ihnen alles über den Kopf wächst, helfen Entspannungsübungen, einen kühlen Kopf zu bewahren.*

Empfehlung

Ganz allgemein hilft es, wenn man eine Entspannungsmethode erlernt hat, wie zum Beispiel Autogenes Training, Meditation, oder auch Progressive Muskelentspannung nach

Art und Häufigkeit von Allgemeinbeschwerden bei 30 bis 39-jährigen Frauen

Quelle: Bundes-Gesundheitssurvey

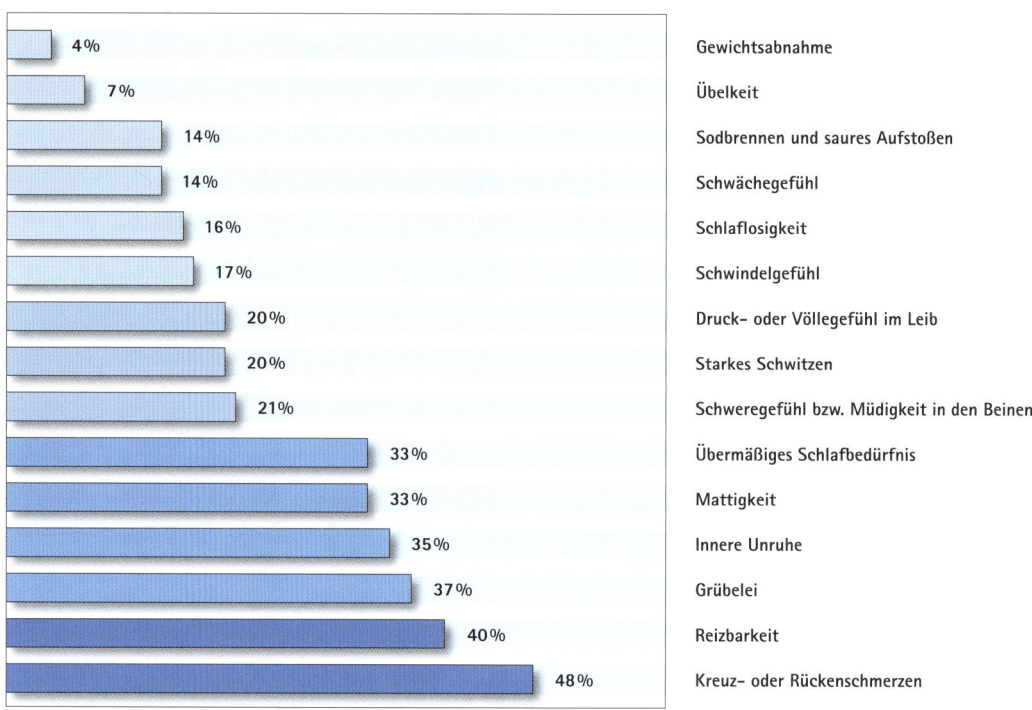

%	Beschwerde
4%	Gewichtsabnahme
7%	Übelkeit
14%	Sodbrennen und saures Aufstoßen
14%	Schwächegefühl
16%	Schlaflosigkeit
17%	Schwindelgefühl
20%	Druck- oder Völlegefühl im Leib
20%	Starkes Schwitzen
21%	Schweregefühl bzw. Müdigkeit in den Beinen
33%	Übermäßiges Schlafbedürfnis
33%	Mattigkeit
35%	Innere Unruhe
37%	Grübelei
40%	Reizbarkeit
48%	Kreuz- oder Rückenschmerzen

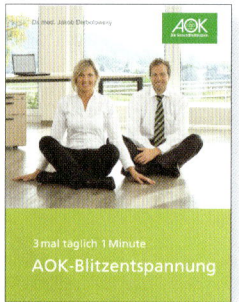

BUCHTIPP
»AOK Blitzentspannung –
3 x 1 Minute blitzschnell entspannt«,
5. Auflage 2013
Dr. med. Jakob Derbolowsky
AOK-Verlag Remagen

Jacobson. Besonders schnell und einfach zu erlernen ist das 3x täglich 1 Minute Übungsprogramm »TrophoTraining« (bei einigen AOK's unter dem Namen »AOK-Blitzentspannung« angeboten). Es wurde von dem Frauenarzt und Psychotherapeuten Dr. Jakob Derbolowsky entwickelt. Verschiedene Krankenkassen und Institutionen der Erwachsenenbildung bieten (teilweise kostenlose oder bezuschusste) Kurse zur Entspannung an.

Es gibt auch spezielle Kuren für Schwangere, die ärztlich verordnet werden können. Lassen Sie sich gegebenenfalls von Ihrem Frauenarzt/Ihrer Frauenärztin beraten. Sie können sich auch an eine Hebamme wenden. Sie benötigen sie später ohnehin.

8.11 Infektionskrankheiten

Es wurde bisher schon öfter erwähnt: Während der Schwangerschaft ist Ihr Immunsystem stark beansprucht. Schon allein deshalb sollten Sie sich in dieser Zeit doppelt vor Infektionen hüten. Infektionskrankheiten sind weit verbreitet. An erster Stelle stehen die Infektionen der oberen Luftwege, des Mund- und Rachenraumes wie Schnupfen, grippeähnliche Symptome oder gar die echte Grippe.

Stark zunehmend sind in den letzten Jahren Infektionen des Magen- und Darmtraktes durch Bakterien, Viren oder andere Erreger, die sich häufig durch Erbrechen, Durchfälle und Fieber bemerkbar machen.

Derartige Infektionen können Ihnen die Schwangerschaft für einige Tage oder gar Wochen schwer machen, auch wenn direkte gesundheitliche Gefahren für die Gesundheit des Kindes nur in seltenen Fällen bestehen.

Auch wenn eine Krankheit an sich harmlos sein mag: schon wenn Sie nur Fieber bekommen, ist das nicht gut für Ihr Kind. Und Medikamente sollten Sie als Schwangere ohnehin so wenig wie möglich zu sich nehmen.

Nicht nur lästig, sondern gefährlich sind in der Schwangerschaft aber Vaginalinfektionen beziehugsweise sexuell übertragbare Krankheiten sowie einige Infektionen, die sonst harmlos verlaufen, aber gerade in der Schwangerschaft für die Gesundheit der Mutter oder des Kindes eine Gefahr darstellen.

Im ärztlichen Anamnesegespräch und anhand Ihrer Unterlagen wird genau nachgeforscht, ob
- diese Krankheiten früher schon einmal bei Ihnen aufgetreten sind
- sie derzeit bei Ihnen vorliegen oder
- auch nur ein erhöhtes Risiko dafür besteht, dass Sie in Zukunft daran erkranken.

Falls etwas davon zutrifft, werden weitere Untersuchungen veranlasst und alles Nötige mit Ihnen besprochen. Dieses Buch will helfen, dass Sie dabei mitreden können und unnötige Ansteckungsrisiken vermeiden.

Cytomegalie Virus Infektion (CMV)

Die häufigste Infektionserkrankung in der Schwangerschaft mit möglichen Folgen für das ungeborene Kind ist die Cytomegalie Virus Infektion (CMV). Trotzdem haben viele noch nie von ihr gehört. Jede zweite Schwangere und insbesondere die, die nicht darüber informiert ist, riskiert, sich anzustecken. Denn in Deutschland hat nahezu jede zweite Frau keinen Schutz gegen diese Infektionserkrankung. Sie ist »CMV-seronegativ«. Infiziert sich eine werdende Mutter erstmals während der Schwangerschaft, bleibt dies häufig unbemerkt. Wird das Virus auf ihr Kind übertragen – das geschieht in nahezu jedem zweiten Fall – bleiben die Babys meistens trotzdem gesund.

Die Kinder aber, bei denen die Krankheit ausbricht (etwa 1.200 Kinder jährlich in Deutschland), haben oft schwere gesundheitliche Beeinträchtigungen. Neben dem Risiko zu früh oder mit einem geringen Geburtsgewicht schwächer ins Leben zu starten, können Lungenentzündungen, Veränderungen von Milz und Leber, vor allem aber Schädigungen von Nervensystem und Gehirn auftreten. Entwicklungsverzögerungen, Störungen von Hören und Sehen, sind die häufigsten Folgen angeborener Cytomegalie.

Wie kommt es zu einer CMV Infektion?
Das Virus wird von infizierten Menschen mit den Körperflüssigkeiten ausgeschieden und durch engen Kontakt auf andere übertragen, etwa durch Speichel, Blut, Tränen und Urin. Und das Tückische ist, dass die CMV-Infektion in den meisten Fällen beim gesunden Erwachsenen kaum bemerkt wird, da sie wie eine leichte Grippe oder sogar ohne jedes spürbare Krankheitszeichen verläuft und dass ein infiziertes Kind häufig bei der Geburt ohne Beschwerden ist und die Folgen (zum Beispiel Hörschäden) oft nicht gleich erkannt werden.

Näheres über die CMV-Infektion erfahren Sie im Internet bei www.icon-cmv.de oder beim Grünen Kreuz: www.dgk.de.

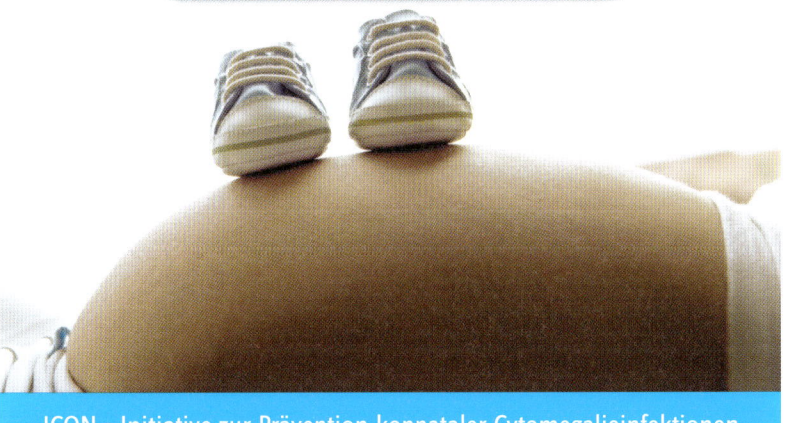

Kennen Sie eigentlich die häufigste Infektionskrankheit des ungeborenen Kindes?

Wie Sie Ihr Kind vor den möglichen dauerhaften Folgeschäden schützen können, erfahren Sie unter www.icon-cmv.de

ICON – Initiative zur Prävention konnataler Cytomegalieinfektionen

www.icon-cmv.de Tel.: 07000-4266 268

Kennen Sie Ihr Risiko?
Mit Hilfe eines CMV-Tests (Bluttest) – möglichst zu Beginn der Schwangerschaft - können Sie Ihren Immunstatus überprüfen lassen. Ist das Ergebnis positiv (in etwa 50 Prozent der Fälle), brauchen Sie sich weiter keine Sorgen zu machen, da Sie gegen die Infektion immun sind. Sie besitzen Antikörper gegen das Virus. Nur in ganz seltenen Fällen kann es auch bei Schwangeren mit Immunität zu einer Reaktivierung oder Neuinfektion mit dem Virus kommen, dabei ist jedoch die Übertragung auf das Kind mit einem Prozent sehr gering.

Wenn Sie keine Immunität haben, also CMV-seronegativ sind, sollten Sie den Test während der Schwangerschaft sicherheitshalber alle sechs bis acht Wochen wiederholen. Der beste Schutz für Ihr ungeborenes Kind ist, dass Sie, die CMV-seronegative Schwangere, sich selbst während der Schwangerschaft vor einer Infektion mit Cytomegalie schützen. Dabei ist der enge Kontakt zu Kleinkindern für Sie das größte Risiko. Jedes vierte Kind im Kindergarten scheidet aktiv CMV-Viren – zum Teil in einer sehr hohen Konzentration – aus. Haben Sie beruflich engen Kontakt zu Kindern dieser Altersgruppe, sollte der Betriebsarzt die Erteilung eines Beschäftigungsverbots prüfen.

Das Ansteckungsrisiko kann erheblich verringert werden, wenn Sie folgende Hygieneregeln bei nicht vermeidbarem Kontakt mit Kleinkindern, zum Beispiel denen, die in Ihrem Haushalt leben, beachten:

1. Waschen Sie Ihre Hände mehrmals am Tag mit Wasser und Seife, ganz besonders sorgfältig, nachdem Sie Kleinkindern die Nase geputzt, sie gefüttert oder gewickelt haben.
2. Benutzen Sie eigenes Geschirr und Besteck, nehmen Sie den Löffel Ihres Kindes nicht in den Mund. Auch Zahnbürste und Handtuch sollten Sie nicht gemeinsam benutzen.
3. Nehmen Sie den heruntergefallenen Schnuller Ihres Kindes nicht in den Mund. Spülen Sie ihn gründlich ab.
4. Küssen Sie Ihr Kind nicht auf den Mund!

Eine positive Nachricht zum Schluss. Falls es bei Ihnen zu einer Erstinfektion in der Schwangerschaft kommen sollte, besteht heute mit der Gabe von CMV-Hyperimmunglobulinen die Möglichkeit, das Risiko einer Infektion des Kindes gegebenenfalls zu senken. Wir wünschen Ihnen aber, dass es gar nicht dazu kommt.

 Empfehlung

Machen Sie einen CMV-Test. 50 Prozent der untersuchten Schwangeren sind immun und brauchen sich dann darüber in der Schwangerschaft keine Sorgen mehr zu machen.

Infektionen des Magen-Darm-Traktes

Infektionen in der Schwangerschaft sollten – wenn immer möglich – vermieden werden. Dies gilt auch für Infektionen des Magen-Darm-Traktes, die zu den häufigsten akuten Krankheiten in Deutschland gehören und Symptome wie Verstopfungen, Erbrechen, Durchfälle und Fieber aufweisen.

In der Schwangerschaft treten die meist infektionsbedingten Erkrankungen in einer Häufigkeit von fünf Prozent auf, womit diese insgesamt recht selten, aber dennoch nicht zu unterschätzen sind.

Über 90 Prozent der Erkrankungen werden hauptsächlich durch vier Erreger verursacht (siehe Tabelle auf der rechten Seite). Dabei machen Norovirus- und Rotavirusinfektionen mehr als die Hälfte der Erkrankungen aus und weitere 40 Prozent entfallen auf Salmonelleninfektionen oder Infektionen mit dem Bakterium Campylobacter jejuni.

Für die Schwangerschaft und den Schwangerschaftsverlauf sind derartige Erkrankungen jedoch ungefährlich und haben in der Regel auch keine schädlichen Auswirkungen auf die Entwicklung des heranwachsenden Kindes. Trotzdem gilt es zu bedenken, dass die damit häufig verbundenen Beschwerden und Symptome wie Erbrechen, Durchfall oder Fieber in der Schwangerschaft eine zusätzliche Belastung für den Körper darstellen und somit möglichst vermieden werden sollten.

Aufpassen sollten Sie vor allem bei hohem und anhaltendem Fieber, das wegen der möglichen Überwärmung des Körpers auch für das Heranwachsende gefährlich sein kann. Dies erfordert dann häufig auch den Einsatz fiebersenkender Medikamente, die auf die Schwangerschaft abgestimmt werden müssen.

Den meist durch Lebensmittel oder Trinkwasser übertragenen Infektionen (Salmonellen, Campylobacter) lässt sich durch strenge Hygienemaßnahmen gut vorbeugen. Dabei gilt für die Küchenhygiene zu Hause:

- Hände waschen vor der Nahrungszubereitung
- Alle Nahrungsmittel zunächst gut waschen
- Getrennte Schneidebrettchen für Fleisch und Gemüse beziehungsweise Salat, um Querinfektionen zu vermeiden
- Schneidebrettchen besser nicht aus Holz, sondern aus Plastik, Glas oder Marmor
- Regelmäßige Reinigung (Kochen) beziehungsweise Wechsel des Küchenlappens
- Vorsicht bei Speiseeis, Eiern und Fleisch
- Fleisch in der Schwangerschaft immer gut durchgebraten essen (keine rosaroten Stellen)

Besonders wichtig, aber auch schwierig ist die Vermeidung von Nahrungsmittelinfektionen auf Reisen. Hier gilt es beispielsweise auch darauf zu achten, nur abgepacktes Wasser zu trinken.

Norovirus-Infektion: Noroviren sind hoch infektiös und werden vorwiegend fäkal-oral direkt von Mensch zu Mensch übertragen. Auch kontaminierte Speisen, Getränke und Gegenstände können Überträger sein. Da sich diese Infektionen in den Wintermonaten häufen, ist des Weiteren auch von einer Übertragung durch Tröpfcheninfektionen (Husten, Niesen) auszugehen. Die Erkrankung äußert sich typischerweise durch plötzlich auftretendes Erbrechen und wässrigen Durchfall.

Häufigkeit von Magen-Darm Infektionen nach Erreger

	Überträger	Häufigkeit	Anteil	
Norovirus Erkrankung	Virus	70 539	27,3 %	
Rotavirus Erkrankung	Virus	66 376	25,7 %	93,0 %
Salmonellose	Bakterien	51 755	20,1 %	
Campylobacter Enteritis	Bakterien	51 089	19,8 %	
Sonstige E. coli Erreger	Bakterien	6 358	2,5 %	
Yersiniose	Bakterien	5 075	2,0 %	
Giardiasis	Parasiten	3 614	1,4 %	
Kryptosporidiose	Parasiten	1 187	0,5 %	
EHEC Erkrankung	Bakterien	1 185	0,5 %	
Shigellose	Bakterien	802	0,3 %	
Gesamt		257 979		

An das Robert Koch Institut im Jahr 2006 gemeldete Fälle.
Quelle: RKI, Epidemiologisches Bulletin

Die Therapie ist in erster Linie symptomatisch und besteht wie bei anderen Durchfallerkrankungen aus der ausreichenden Flüssigkeits- und Elektrolytsubstitution. Das heißt, der Körper muss mit den wichtigen biologischen Elektrolyten wie z. B. Natrium, Kalium, Calcium, Magnesium, Chlorid, Phosphat ergänzend versorgt werden. In schweren Fällen ist eine immunsuppressive Therapie in Erwägung zu ziehen.

Rotavirus-Brechdurchfall (Gastroenteritis):
Die Wahrscheinlichkeit, sich mit dem Rotavirus in der Schwangerschaft zu infizieren, ist erhöht, wenn Sie bereits Kleinkinder haben oder beruflich/privat sehr viel mit Kleinkindern zu tun haben. Rotaviren sind die häufigsten Erreger von Brechdurchfall (Gastroenteritis) bei Säuglingen und Kleinkindern. Fast 50 Prozent aller Gastroenteriden werden dadurch verursacht. Das Virus ist leicht übertragbar und oft resistent gegenüber Seifen oder sogar Desinfektionsmitteln. Auch Infektionen beispielsweise über Spielzeug sind so möglich.

In Deutschland werden deshalb pro Jahr etwa 20.000 Kinder bis zu fünf Jahren im Krankenhaus behandelt. Dies muss nicht sein, da es mittlerweile eine Impfung gegen diese Infektion gibt.

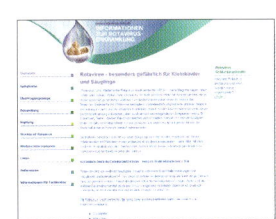

Weitere Informationen zum Rotavirus auf folgender Internetseite:
www.rotavirus-info.de

Salmonellen: Die Salmonellen sind als Erreger von Magen-Darmerkrankungen in der Bevölkerung gut bekannt. Die meisten Infektionen erfolgen durch Nahrungsmittel. Durchfälle, Erbrechen und Fieber sind die charakteristischen Krankheitssymptome.

Campylobacter jejuni: Die Bakterien werden von Tieren über Nahrungsmittel (Rohmilch, Fleisch) auf den Menschen übertragen. Es treten starke Bauchschmerzen, Durchfälle, Erbrechen und Fieber auf. Gefährlich bei einer Infektion mit dem Erreger ist vor allem, dass er auch zu schweren chronischen Erkrankungen wie Hirnhaut- und Rückenmarksentzündungen führen kann.

> **Empfehlung**
>
> Eine Magen-Darm-Infektion in der Schwangerschaft mit den beschriebenen Erregern, auch mit dem Rotavirus ist im Allgemeinen ungefährlich, aber sehr lästig. In der Schwangerschaft gilt jedoch immer: wenn Magen-Darm-Probleme mit Durchfällen oder Erbrechen auftreten, suchen Sie bitte Ihre Frauenärztin/Ihren Frauenarzt auf, um die Art der Infektion klären zu lassen und geeignete therapeutische Maßnahmen einzuleiten. Bei Durchfallerkrankungen ist auf eine ausreichende Flüssigkeitszufuhr zu achten.

Denken Sie nach der Geburt an die Impfmöglichkeiten Ihres Kindes gegen die Rotavirusinfektion.

Besonders gefährliche Infektionskrankheiten in der Schwangerschaft

Listeriose: Die Listeriose ist eine seltene Krankheit in der Durchschnittsbevölkerung. Bei Schwangeren tritt sie – bedingt durch das geschwächte Immunsystem – häufiger auf. Krankheitserscheinungen sind grippeartige Beschwerden, aber auch Meningitis und Sepsis. Die Listeriose kann zu einem Abort, aber auch zu schweren Erkrankungen des Kindes führen. Die Bakterien, die die Krankheit verursachen, können in vielen Lebensmitteln enthalten sein. Kochen, Braten, Pasteurisieren und Sterilisieren tötet die Bakterien ab.

Schwangere sollten deshalb kein rohes Fleisch oder rohen Fisch zu sich nehmen, sondern beides vollständig durchgaren. Sie sollten keine Rohmilch oder Rohmilchkäse verwenden und vor dem Verzehr von Käse prinzipiell die Rinde entfernen. Wichtig ist es auch, generell auf eine optimale Küchenhygiene zu achten (siehe Infokasten auf Seite 110).

Toxoplasmose: Infektionen mit Toxoplasmose sind recht häufig, verlaufen jedoch in 90 Prozent der Fälle ohne Symptome. Zeigen sich Auswirkungen, so verläuft die Toxoplasmose trotzdem recht milde – außer in der Schwangerschaft. Sie wird durch Tiere (besonders Katzen) beziehungsweise deren Exkremente und Körperflüssigkeiten übertragen. Der bloße Tierkontakt ist nicht ansteckend. Ein weiterer Ansteckungsweg ist der Genuss von infiziertem rohem Fleisch (vor allem Lamm- und Schweinefleisch).

Wer schon einmal Toxoplasmose hatte, ist gegen Neuinfektionen immun. Schwangere sind also nur gefährdet, wenn sie vor der Schwangerschaft noch nie infiziert waren. Das trifft in Deutschland auf etwa 30 Prozent der Schwangeren zu. Die Zahl der Erstinfektionen in der

Anzahl der Sexualpartner in den letzten 5 Jahren
Quelle: Kirschner, W., Schäfer, A.

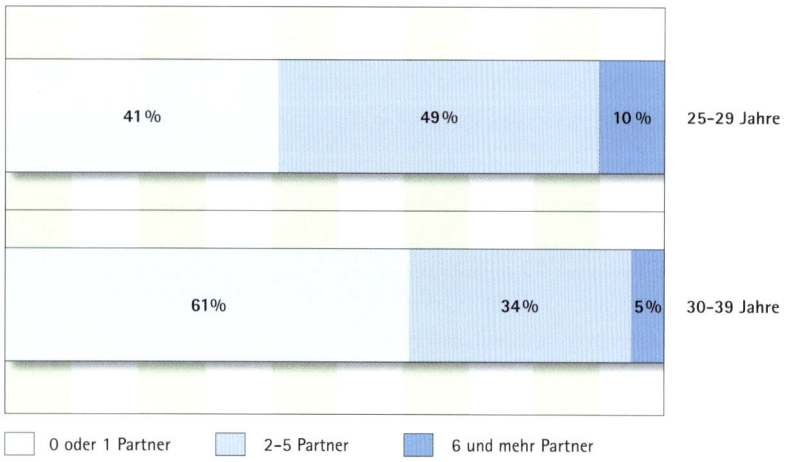

Schwangerschaft wird auf 0,2 Prozent geschätzt, das sind immerhin jährlich 1.300 Frauen. Und die meisten merken davon nichts.

Nach den derzeitigen Mutterschaftsrichtlinien darf nur bei begründetem Verdacht auf eine Infektion ein für Sie kostenloser Toxoplasmosetest durchgeführt werden (zum Beispiel bei Lymphknotenschwellung). Allein ein Hinweis auf Katzenhaltung reicht für eine Kostenübernahme nicht aus. In diesem Fall müssen sie den Test selbst bezahlen. Wenn Sie eine Katze halten, können Sie auch diese auf Toxoplasmose untersuchen lassen. Bei negativem Befund nützt Ihnen das aber nicht viel, da sich die Katze jederzeit durch das Fressen von Mäusen oder rohem Fleisch neu infizieren kann.

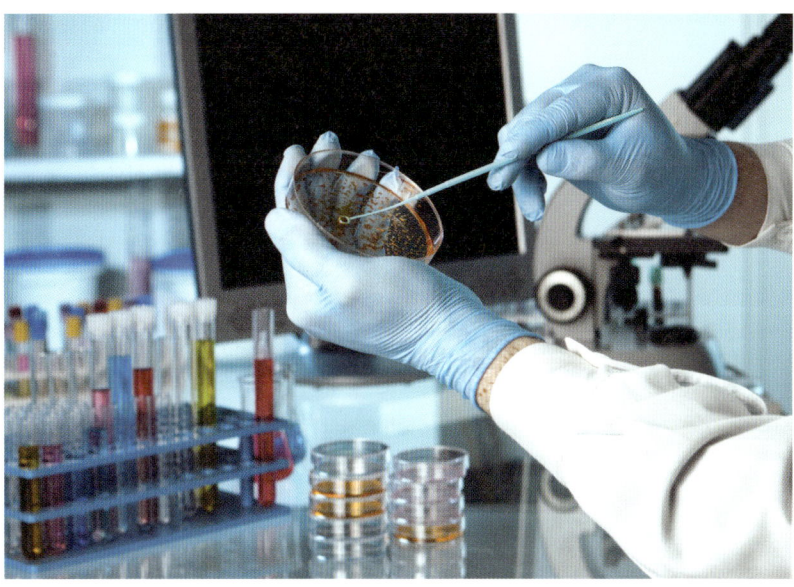

Von den jährlich 1.300 werdenden Müttern, die sich erstmalig mit Toxoplasmose infiziert haben, kommt es bei der Hälfte zu einer Ansteckung des Kindes im Mutterleib. Jedes zehnte der infizierten Kinder wird dadurch schwer geschädigt, erkrankt zum Beispiel am Nervensystem.

Röteln: Es handelt sich um eine virusbedingte Infektionskrankheit, die wie eine abgeschwächte Masernerkrankung, das heißt mit ähnlichem, aber blasserem und kleinfleckigerem Ausschlag verläuft. Häufig ist eine stille Feiung (unbemerkte Immunisierung), die durch einen unerkannten oder kaum bemerkten Verlauf entstanden ist. Typisch sind kleine Lymphknotenschwellungen hinter den Ohren.

Die Inkubationszeit (die Zeit, bis die Erkrankung ausbricht) beträgt zwei bis drei Wochen. Als Ansteckungszeit sollte sicherheitshalber die Zeit vier Tage vor bis acht Tage nach Auftreten des Ausschlages angenommen werden.

Röteln stellen eine große Gefahr für das ungeborene Leben dar. Infiziert sich eine Schwangere in den ersten drei Schwangerschaftsmonaten, kann es zum Absterben der Frucht oder zur Rötelnembryopathie (Fehlbildungen an Augen, Herz und Gehirn) kommen. Wenn Sie schon einmal Röteln hatten oder erfolgreich geimpft sind, brauchen Sie sich keine Sorgen zu machen. Dann sind Sie immun.

Geschlechtskrankheiten, sexuell übertragbare Krankheiten

Die Wahrscheinlichkeit, sich mit einer sexuell übertragbaren Krankheit zu infizieren, steigt bei beiden Partnern mit

- der Anzahl der Sexualpartner, die man in einer bestimmten Zeit hat
- der nicht regelmäßigen Benutzung von Kondomen oder Vaginalschaum beim Geschlechtsverkehr mit wechselnden Partnern.

Partner, die in einer festen Beziehung leben und beide treu sind, haben natürlich keine direkten Infektionsrisiken.

Eine Untersuchung, die in Berlin mit Frauen im Alter zwischen 20 und 39 Jahren durchgeführt wurde, ergab, dass vier Prozent der Frauen mit Chlamydien infiziert waren und 20 Prozent mit dem Humanen Papilloma Virus (HPV). Die Infektionen bleiben bei den Betroffenen oft unbemerkt. Die Häufigkeit der Infektionen steigt mit der Zahl der Sexualpartner fast gleichmäßig an. Nach den Ergebnissen dieser Untersuchung (Abb. links) hatte etwa die

Viren und Bakterien verursachen Infektionskrankheiten, vor denen Schwangere sich weitestgehend schützen sollten.

Hälfte der Frauen in den letzten fünf Jahren mehr als einen, fünf bis zehn Prozent mehr als fünf Sexualpartner.

Die Ansteckungsgefahr ist von Krankheit zu Krankheit sehr unterschiedlich. Der medizinische Fachausdruck ist Kontagiosität, das heißt Übertragungswahrscheinlichkeit. Diese ist zum Beispiel bei Chlamydien und Gonorrhoe sehr hoch, bei HIV (Aids) relativ gering.

Vorstadien einer Vaginalinfektion und Möglichkeiten der Früherkennung

Vorstadium einer vaginalen Infektion ist häufig eine so genannte »vaginale Milieustörung«. Dabei sind die »guten« Milchsäure bildenden Bakterien (Lactobacillus-Flora) vermindert. Zumeist kann schon bei einem erhöhten pH-Wert (Maßzahl für den Säuregrad) der Scheidenflüssigkeit mindestens eine Milieustörung vermutet werden. Vielleicht haben auch die Krankheitserreger schon so zugenommen, dass bereits eine bakterielle Vaginalinfektion (Scheidenentzündung) vorliegt. Es hat sich bei einer jüngeren Studie herausgestellt, dass es günstig ist, Frauen bereits bei ausschließlich erhöhten pH-Werten mit Lactobacillus-Präparaten (und gegebenenfalls zusätzlich mit Milchsäure-Präparaten) zu behandeln, damit sich die »guten« Bakterien vermehren. Frauen, die so behandelt wurden, erlitten weniger häufig eine Frühgeburt als Schwangere ohne eine solche frühzeitige Behandlung. Den pH-Wert der Scheidenflüssigkeit zu messen ist einfach. Man kann es auch selbst machen und sich dafür einen entsprechenden Test in der Apotheke oder über das Erich Saling-Institut besorgen (zur Anwendung lesen sie den Infokasten auf der rechten Seite).

Chlamydia trachomatis: Chlamydieninfektionen sind weit verbreitet. Rund drei Prozent der 20- bis 39-jährigen Frauen in Deutschland sind akut erkrankt. Jährlich kommt es zu rund 500.000 Neuinfektionen. Die Mehrzahl der Frauen (60-70 Prozent) merkt davon gar nichts. Chlamydieninfektionen ziehen manchmal schwere Folgeerkrankungen nach sich, zum Beispiel eine Eileiterentzündung. Aufgestiegene Chlamydieninfektionen führen bei jeder zehnten bis zwanzigsten Frau zu Unfruchtbarkeit. Bei wiederholten Infektionen verdoppelt sich das Risiko, unfruchtbar zu werden. In der Schwangerschaft kann die Krankheit für vorzeitigen Blasensprung und Frühgeburten verantwortlich sein. Auch Folgeerkrankungen des Kindes, zum Beispiel schwere Lungenentzündungen, kommen vor.

Bei den Vorsorgeuntersuchungen in Deutschland wird automatisch bei jeder Frau auch nach einer Chlamydieninfektion geforscht (solche Reihenuntersuchungen nennt man Screening). Bei einem positiven Befund werden die Schwangere und ihr Partner (wichtig!) mit einem Antibiotikum behandelt. Trotzdem waren bei einer durchgeführten Studie unter Schwangeren 2,9 Prozent bisher unerkannt mit Chlamydien infiziert.

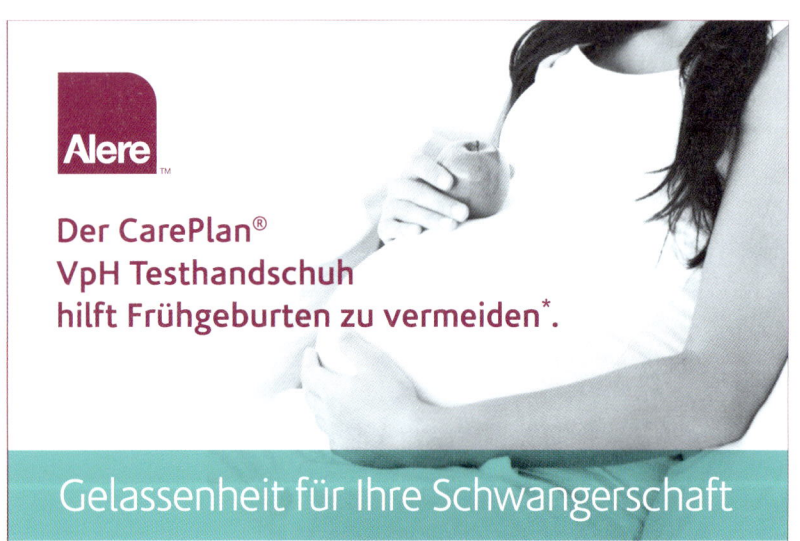

Anzeige

Alere

Der CarePlan® VpH Testhandschuh hilft Frühgeburten zu vermeiden*.

Gelassenheit für Ihre Schwangerschaft

Die engmaschige Prüfung des vaginalen pH-Wertes mit dem Careplan® VpH-Testhandschuh hilft, Frühgeburten zu vermeiden. Bestellungen über Ihre Apotheke (PZN 08646813).

CAREPLAN® VpH

Öko-Test „sehr gut", 6/2005

* Quelle: Hoyme UB, Möller U, Saling E. Ergebnisse und mögliche Konsequenzen der Thüringer Frühgeburtenvermeidungsaktion 2000. Gebhilfe u Frauenheilk 62 (2002) 257-263

Nähere Informationen erhalten Sie über Tel. 0221 27143-144 oder auf www.testhandschuh.de

Alere GmbH · Am Wassermann 28 · D-50829 Köln · Tel. 0221 27143-0
Fax 0221 27143-400 · serviceDE@alere.com · www.alere.de

Vaginalinfektionen rechtzeitig erkennen

Bereits 1989 wurde von dem Berliner Geburtsmediziner Prof. Erich Saling ein ärztliches Programm zur Vermeidung von Frühgeburten entwickelt. Aus diesem Programm ging die Selbstvorsorge-Aktion für Schwangere hervor. Sie soll die zumeist vierwöchige Lücke zwischen den üblichen Vorsorgeuntersuchungen schließen. So können Sie erstens selbst messen, ob sich bei Ihnen eine Scheidenentzündung anbahnt, und zweitens durch Selbstbeobachtung andere frühe Warnhinweise erkennen.

Es wird empfohlen, den pH-Wert (Säuregehalt) der Scheide selbst zweimal pro Woche (bei Risikoschwangerschaften oder Beschwerden auch öfter) zu bestimmen. Für diese Messungen wurden spezielle Handschuhe (in der Apotheke erhältlich) entwickelt, auf die eine Testfläche aufgetragen ist. Sie können sie auch bei Teilnahme an der Selbstvorsorge-Aktion über das **Erich Saling-Institut für Perinatale Medizin** (Tel. 030-13 01 48 33 5 oder info@saling-institut.de) einschließlich Informationsmaterial zum Selbstkostenpreis beziehen. Die Messung ist einfach und ungefährlich. Die Fläche mit dem Testfeld (Indikatorfläche) wird zwei bis drei Zentimeter tief in die Scheide eingeführt und von der Scheidenflüssigkeit benetzt. Dabei kommt es zu einer Verfärbung der Indikatorschicht. Sie können dann die Farbe mit einer Farbskala vergleichen und den pH-Wert ablesen.

Bei erhöhten Werten (4,7 oder höher) sollte zunächst geprüft werden, ob harmlose Gründe für eine Erhöhung vorliegen (etwa Messung nach Geschlechtsverkehr oder eine versehentliche Benetzung mit Urin). Dann sollte die Messung einige Stunden später oder am darauf folgenden Tag wiederholt werden. Ist der pH-Wert immer noch erhöht, sollten Sie einen baldigen Arzttermin vereinbaren. Sie sollten auch während einer anschließenden Behandlung weiterhin messen, um den Einfluss der Therapie auf das Scheidenmilieu zu erkennen. Am besten ist, Sie notieren sich die jeweiligen Messwerte. Mit diesen Selbstmessungen können Sie eine Milieustörung erkennen und Hinweise auf eine drohende oder bereits vorhandene Infektion Ihrer Scheide erkennen, bevor Sie etwas davon wahrnehmen. Je später eine Infektion erkannt wird, umso größer ist das Risiko für Ihr Kind. Einige Keime, insbesondere Pilze, können sich leider auch im sauren Milieu vermehren (Pilzinfektionen alleine führen aber in der Regel nicht zu Frühgeburten). Ein saures Scheidenmilieu (normaler pH-Wert) bedeutet daher keinen ganz sicheren, wohl aber einen sehr guten Schutz gegen die meisten frühgeburtsauslösenden Keime.

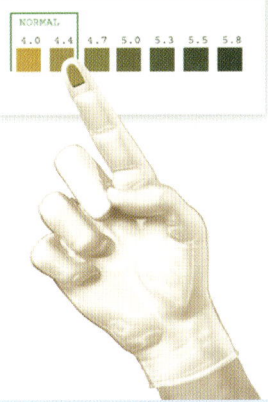

Selbstbeobachtung des vaginalen pH-Wertes

Vaginale pH-Messung

Suchen Sie Ihre Frauenärztin/ Ihren Frauenarzt auch bei anderen Warnhinweisen auf. Zum Beispiel, wenn es beim Wasserlassen brennt oder Sie auffallend häufig Harndrang verspüren. Oder bei Schmierblutungen, übel riechendem oder stark vermehrtem Ausfluss und verstärkter Wehentätigkeit.

Diese Warnhinweise sind sowohl in der Gebrauchsanweisung für die Handschuhe als auch im Informationsmaterial der Selbstvorsorge-Aktion sowie auf der Homepage des Instituts (www.saling-institut.de) ausführlich dargestellt. Das Saling-Institut bietet auch Beratungen zur Vermeidung von Frühgeburten an.

Humanes Papilloma Virus (HPV): Es gibt über 100 verschiedene Typen, von denen etwa 40 Veränderungen der Haut und Schleimhaut verursachen können. Die Infektion erfolgt bei direkter Berührung, meist beim Geschlechtsverkehr, wobei 70 Prozent aller Frauen einmal in ihrem Leben dieses Virus in ihrem Körper hatten. Die meisten merken gar nichts davon und ihr Immunsystem beseitigt die Viren innerhalb von ein bis zwei Jahren. Bei einem Prozent der dauerhaft infizierten Frauen können die HPV-Typen 16 und 18 innerhalb von acht bis 15 Jahren zur Entwicklung eines Gebärmutterhalskrebses führen. Die Virustypen 6 und 11 entwickeln im inneren und äußerlich sichtbaren Bereich der Scheide und auch manchmal am Darmausgang gutartige Warzen (Kondylome). In der Schwangerschaft kann es schwierig sein, diese erfolgreich zu behandeln. Manchmal ist bei ausgedehntem Befall mit Feigwarzen sogar ein Kaiserschnitt erforderlich, da dieser das Kind vor drohenden schwerwiegenden Erkrankungen der Atemwege schützen kann.

Herpes (genitalis)/HSV 2: Die Infektion ist ebenfalls sehr häufig. Die Viren können sich nach einer Infektion »verstecken« und später zeitweise wieder aktiv werden. Auch diese Aktiv-Phasen verlaufen jedoch häufig ohne sichtbare Anzeichen. Kinder können nur angesteckt werden, wenn es während der Schwangerschaft zur Erstinfektion kommt oder wenn ausgerechnet während der Geburt die Viren im Genitalbereich eine Aktiv-Phase durchlaufen. Der Befall kann Fehlbildungen beim Kind verursachen. Einfache und sichere Screening-Verfahren gibt es bislang nicht. Herpes am Mund (HSV 1) spielt als Infektionsquelle für das Ungeborene kaum eine Rolle, wohl aber nach der Geburt. Das Kind kann angesteckt werden.

Gonorrhoe: Nach wie vor ist Gonorrhoe (umgangssprachlich Tripper) auch in Deutschland eine verbreitete Infektionskrankheit, die sexuell übertragen wird. Jährlich infizieren sich damit hierzulande 21.000 Frauen im gebärfähigen Alter.

Info

Hepatitis-B-Test für alle Schwangeren
Ständige Impfkomission, Stand August 2013

Postexpositionelle Hepatitis-B-Prophylaxe bei Neugeborenen von HBsAg (Hepatitis-B Surface Antigen)-positiven Müttern bzw. von Müttern mit unbekanntem HBsAg-Status.

Entsprechend den Mutterschafts-Richtlinien ist bei allen Schwangeren nach der 32. Schwangerschaftswoche, möglichst nahe am Geburtstermin, das Serum auf HBsAg zu untersuchen. Wenn das Ergebnis positiv ist, dann ist bei dem Neugeborenen unmittelbar post partum, d. h. innerhalb von 12 Stunden, mit der Immunisierung gegen Hepatitis B zu beginnen.

Dabei werden simultan die 1. Dosis HB-Impfstoff und HB-Immunglobulin verabreicht. Die begonnene HB-Grundimmunisierung wird einen Monat nach der 1. Impfung durch eine 2. Impfung und frühestens 5 Monate nach der 2. Impfung durch eine 3. Impfung vervollständigt.

Bei Neugeborenen inklusive Frühgeborenen von Müttern, deren HBsAg-Status nicht bekannt ist und bei denen vor bzw. sofort nach der Geburt die serologische Kontrolle nicht möglich ist, wird unabhängig vom Geburtsgewicht ebenfalls unmittelbar post partum die Grundimmunisierung mit HB-Impfstoff begonnen. Bei nachträglicher Feststellung einer HBsAg-Positivität der Mutter kann beim Neugeborenen innerhalb von 7 Tagen postnatal die passive Immunisierung nachgeholt werden.

Nach Abschluss der Grundimmunisierung des Neugeborenen einer HBsAg-positiven Mutter ist eine serologische Kontrolle erforderlich.

Die Ansteckungsgefahr ist bei einem Sexualkontakt mit einem Erkrankten sehr hoch. Die Krankheit ist aber mit Antibiotika recht gut behandelbar.

Auch Gonorrhoe-Infektionen verlaufen häufig unbemerkt, können aber in der Schwangerschaft für das Kind böse Folgen haben. Die schlimmste ist, dass das Kind durch eine Infektion im Geburtskanal erblinden kann. Nur die schnelle Gabe von hochverdünntem Silbernitrat (Augentropfen für das Neugeborene) und Antibiotika können das verhindern. Ein vorzeitiger Blasensprung und eine Frühgeburt sind ebenfalls möglich.

Syphilis (Lues): Syphilis ist im Vergleich zu Gonorrhoe in Deutschland sehr selten. Auch Syphilis kann relativ leicht ausgeheilt werden, wenn sie frühzeitig erkannt und mit Antibiotika therapiert wird. In fortgeschrittenen Stadien wird sie jedoch zu einer sehr ernsten Erkrankung. Sie kann dann zu Schwellungen der Lymphknoten, Störungen des Herz-Kreislauf-Systems und zu neurologischen Störungen (»Gehirnerweichung«) führen.

Bei infizierten Schwangeren verursacht eine Syphilis häufig Frühgeburten. Auch das Kind wird mit hoher Wahrscheinlichkeit angesteckt, erkrankt meist aber nur leicht und kann gut geheilt werden. In Deutschland erfolgt im Rahmen der Schwangerschaftsvorsorge ein Screening auf Syphilis. Die Syphilisinfektionen haben in den letzten Jahren wieder zugenommen, vor allem in Osteuropa.

Hepatitis B: Hepatitis B (Gelbsucht) kann auf das ungeborene Kind übertragen werden. Sie werden im Rahmen der Laboruntersuchungen auch auf diese Infektion hin »durchgecheckt« (siehe Infokasten links). Sollte sich dabei herausstellen, dass Sie das Virus in sich tragen, so kann Ihr Baby in den ersten Stunden seines Lebens gegen Hepatitis B geimpft werden. So kann dem Risiko einer chronischen Hepatitis und anderer Lebererkrankungen Ihres Kindes aktiv vorgebeugt werden.

Häufigkeit der Infektionen nach Alter
Quelle: Kirschner, W., Schäfer

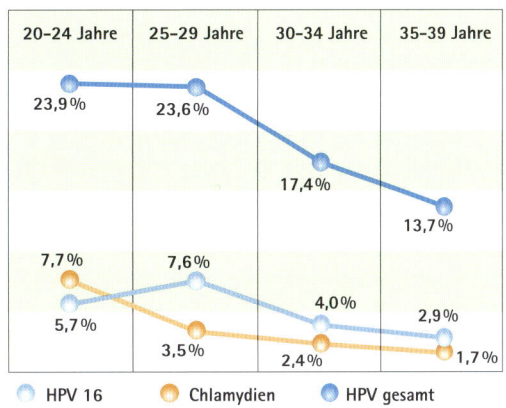

Häufigkeit der Infektionen nach der Anzahl der Sexualpartner
Quelle: Kirschner, W., Schäfer

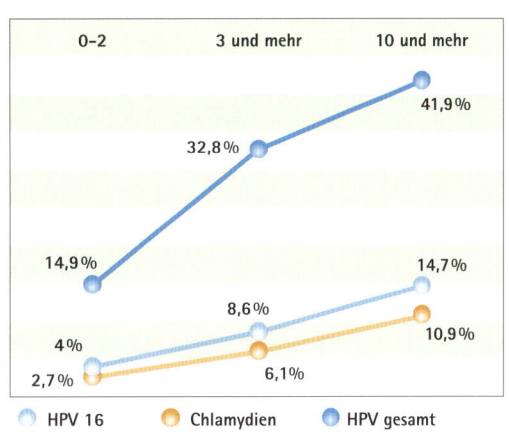

Human Immuno Deficit Virus (HIV, »Aids«): Unter dem Namen Aids sind Infektionen mit dem HI-Virus bekannt geworden. Genau genommen bezeichnet Aids die bereits sichtbar ausgebrochene Krankheit. Man kann das HI-Virus jedoch in sich tragen, ohne dass es aktiv ist und Probleme bereitet. Trotzdem ist es auch in diesem Stadium ansteckend.

Die üblichen Ansteckungsrisiken sind bekannt: wechselnde Sexualpartnerschaften, Geschlechtsverkehr ohne Kondome, unsaubere Spritzen bei Drogengebrauch. Trifft eines dieser Risiken auf Sie zu, dann sollten Sie Ihr Blut auf eine HIV-Infektion untersuchen lassen.

Nur wenn Sie und Ihr Partner beide ganz sicher jedes Risiko ausschließen können, ist ein HIV-Test überflüssig. Generell wird in Deutschland aber ein Screening auf HIV in der Schwangerschaft empfohlen.

Früher wurde bei HIV-infizierten Schwangeren in der Regel ein Kaiserschnitt durchgeführt. Auf der Grundlage neuerer Studien kommt heute auch eine vaginale Entbindung in Frage, wenn die Frau mit einer antiretroviralen Kombinationstherapie behandelt wurde, die Viruslast am Ende der Schwangerschaft sehr niedrig liegt und keine weiteren geburtshilflichen Risiken im Weg stehen.

Bakterielle Vaginose: Die bakterielle Vaginalinfektion (Scheidenentzündung) ist eine der häufigsten Infektionskrankheiten im Genitalbereich. Sie macht sich durch Juckreiz und Ausfluss mit fischigem Geruch bemerkbar. Die Infektion ist leicht zu behandeln. Unerkannt erhöht sie das Risiko einer Frühgeburt erheblich. Sie sollten sich also auf bakterielle Vaginose hin untersuchen lassen. Ein erhöhter pH-Wert (vergleiche Infokasten Seite 127) kann auch auf eine bakterielle Vaginose hinweisen.

Pilzinfektionen: Auch vaginale Pilzinfektionen sind weit verbreitet. Sie dauern oft lange an und kehren häufig wieder. Die genitale Pilzinfektion gehört zu den häufigsten Krankheitsbildern in der gynäkologischen Praxis. Mehr als die Hälfte der geschlechtsreifen Frauen erleidet mindestens einmal im Leben eine symptomatische Pilzinfektion. Verursacher dieser Infektion sind in mehr als 90 Prozent der Fälle Candidapilze. Eine Infektion macht sich hier

Daten zur Häufigkeit sexuell übertragbarer Krankheiten in Deutschland

	Prävalenz (Häufigkeit) bei Frauen von 20 bis 39 Jahren	Infektion während der Schwangerschaft
Herpes genitalis	12 % (Gesamtbevölkerung mit nichtsymptomatischen Fällen)	0,1 auf 1.000 Lebendgeburten[1]
Chlamydia trachomatis	3 %	30 auf 1.000 Lebendgeburten[1]
Humane Papilloma Viren (alle Typen)	20 %	Keine Daten
Gonorrhoe*	0,53 %	Keine Daten
Syphilis*	0,015 %	Keine Daten
Hepatitis B*	0,051 %	Keine Daten
HIV / AIDS	0,1 %	Bei erfolgreicher antiretroviraler Therapie praktisch keine Übertragung mehr

...* = jährliche Neuerkrankungsrate

Quelle: Kirschner, W., Schäfer, A., Schwartländer, B., Koch, J. / 1) Cefalo, Moos

oft durch einen bröckeligen Ausfluss und Juckreiz bemerkbar.

Pilzinfektionen führen zwar nur in ganz seltenen Fällen zu Frühgeburten, sie können aber Wegbereiter für weitere Infektionen sein. Auch das Neugeborene kann vom Pilzbefall angesteckt werden. Pilzinfektionen können und sollten in der Regel auch in der Schwangerschaft behandelt werden. Es gibt gut verträgliche Präparate.

Infektionen durch richtige Hygiene wirksam vorbeugen

Sie können Infektionen durch Pilze und andere Erreger teilweise durch eine regelmäßige Reinigung der Genitalien vorbeugen. Wichtig ist eine sorgfältige Toilettenhygiene, bei der die Reinigung immer von der Scheide zum After hin erfolgen sollte, um Analkeime nicht in die Vagina zu verschleppen.

Wer aber glaubt, sich durch besondere Hygiene vor Infektionen zu schützen, erreicht dadurch oft das Gegenteil. Es gibt zahlreiche Dusch- und Badepräparate, die zur Reinigung des Intimbereichs nicht geeignet sind. Bei häufiger Anwendung zerstören sie den natürlichen Säureschutzmantel der Haut, wodurch oft erst die Voraussetzung für eine Infektion durch Bakterien und Pilze geschaffen wird.

Manche Frauen tun hier des Guten einfach zu viel. Sie verwenden aggressive Seifen, Intimsprays oder tragen auch außerhalb der Periode Slipeinlagen (siehe Abbildung oben). Slipeinlagen (besonders die luftundurchlässigen) sind – wenn man sie ständig benutzt – der beste Nährboden für Pilze und andere Erreger und begünstigen Infektionen anstatt sie zu verhindern.

Ansteckungsgefahren lauern auch in Schwimmbädern, besonders in Thermalbädern bei einer Wassertemperatur von über 26 Grad. Hüten Sie sich insbesondere auch vor öffentlichen Whirlpools. Diese sollten Sie in der Schwangerschaft unbedingt meiden!

Benutzen Sie Slipeinlagen oder Tampons?	
Slipeinlagen	
Ja, aber nur während der Periode	29 %
Ja, auch außerhalb der Periode	40 %
Nein	32 %
Tampons während der Periode	55 %

Quelle: Friese, Siebert, Kirschner

 Empfehlung

Benutzen Sie für die Intimpflege keine aggressiven Seifen oder Intimsprays. Tragen Sie keine Strings oder Tangas und nur Unterwäsche aus Baumwolle und trocknen Sie den Intimbereich nach dem Baden oder Duschen sorgfältig ab.

Das Risiko, sich mit sexuell übertragbaren Krankheiten zu infizieren, kann man reduzieren, indem man die Zahl der Sexualpartner einschränkt und Kondome benutzt. Bei einer Partnerschaft, in der beide wirklich treu sind, ist es natürlich nicht notwendig, Kondome zu verwenden.

Banale Erkrankungen in der Schwangerschaft – manchmal sehr lästig

Schnupfen, Erkältung, Fieber – damit haben die meisten Menschen zwei- oder dreimal im Jahr zu kämpfen. Über 60 Prozent der Deutschen haben mindestens einmal pro Jahr einen grippalen Infekt. Entsprechend hat jeder seine eigenen Methoden, diese Beschwerden zu lindern.

In der Schwangerschaft müssen Sie hier aber womöglich umlernen, besonders dann, wenn Sie diese Krankheiten bisher mit (starken) Arzneimitteln erfolgreich bekämpft haben. Im Fall einer Erkältungskrankheit sollten Sie – vor allem in den ersten Wochen der Schwangerschaft (Zeit der Organbildung) – auf diese Mittel verzichten und auf natürliche Heilmethoden umsteigen.

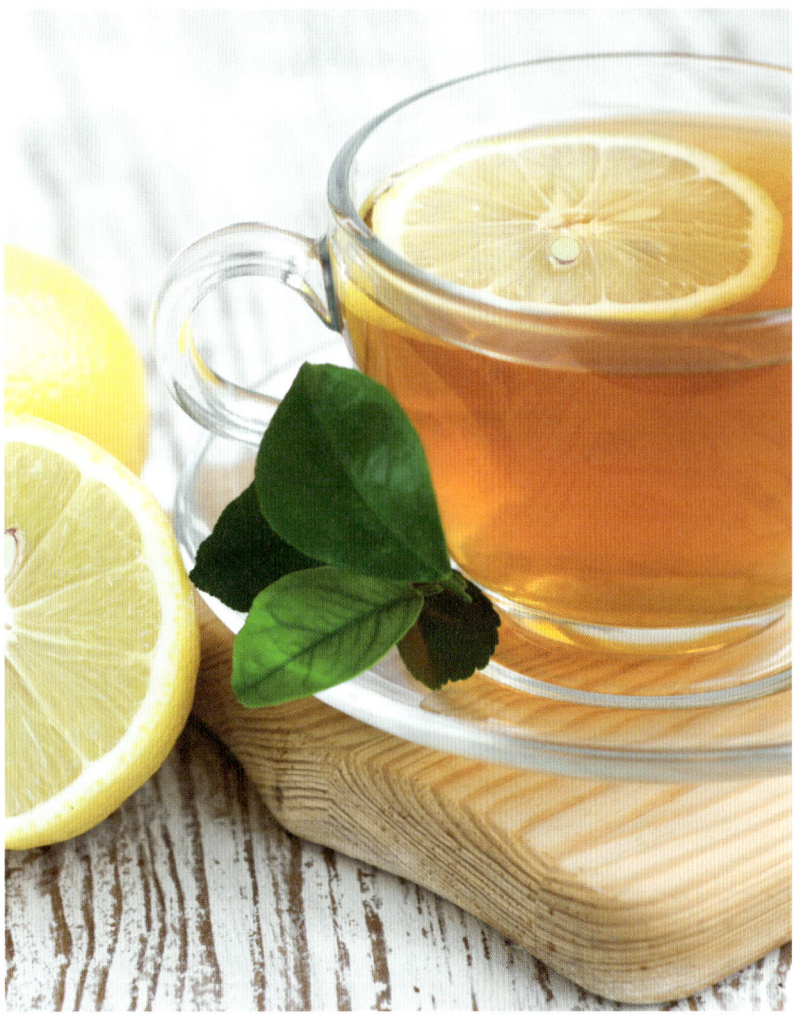

neimitteln geholfen werden. Sie kennen dort alle guten Präparate und können Nutzen und Risiken der Medikamente genau abwägen.

Sie erfahren, welche Substanzen den Embryo schädigen können und ob Sie zum Beispiel manche Präparate (wie Hustensäfte) wegen ihres hohen Alkoholgehalts meiden sollten.

Sie können aber auch mit altbewährten Hausmitteln einiges tun, um Erkältungskrankheiten erfolgreich vorzubeugen:

- Treiben Sie Sport oder Gymnastik
- Essen Sie immer ausgewogen und abwechslungsreich
- Nehmen Sie vitaminreiche Kost zu sich
- Halten Sie sich so häufig wie möglich an der frischen Luft auf
- Schlafen Sie im Winter nicht in überheizten Räumen
- Lüften Sie Ihre Wohnung regelmäßig
- Meiden Sie in der kalten Jahreszeit möglichst Menschenansammlungen
- Härten Sie sich mit Kneipp-Bädern ab
- Gehen Sie in die Sauna, wenn Sie bereits daran gewöhnt sind

Bekämpfen Sie Erkältungskrankheiten in der Schwangerschaft mit bewährten Hausmitteln.

Hier eine Auswahl von Möglichkeiten:

- Heiße Zitrone
- Kräutertee
- Statt Nasenspray sollten Sie besser Salzwasser verwenden
- Bei Husten: Eukalyptus
- Bei Bronchitis: pflanzliche Arzneimittel
- Bei Kopfschmerzen: Kompressen oder Minzöl; auch Paracetamol ist erlaubt
- Bei Fieber: machen Sie Wadenwickel und trinken Sie viel

Bei andauernden Beschwerden versorgen Sie sich bitte nicht einfach mit rezeptfreien Medikamenten aus der Apotheke, sondern suchen Sie Ihre Frauenarztpraxis auf. Hier kann Ihnen auch in der Schwangerschaft mit guten Arz-

 Empfehlung

In der Schwangerschaft sind Sie anfälliger für Infektionskrankheiten. Ihre Frauenärztin/ Ihr Frauenarzt wird Ihnen je nach Ihrer Krankengeschichte die Durchführung von Untersuchungen zum Ausschluss von (sexuell) übertragbaren Krankheiten empfehlen.

Vaginale Infektionen in der späten Schwangerschaft erhöhen das Risiko für Frühgeburten. Sie können zwischen den Vorsorgeterminen mithilfe eines einfachen Tests (in der Apotheke zu beziehen) selbst feststellen, ob Sie eine vaginale Infektion haben. Wenn Sie Vaginalinfektionen haben, denken Sie daran, dass auch Ihr Partner unbedingt untersucht und mitbehandelt werden muss. Um sexuell übertragbaren Krankheiten vorzubeugen, schützen Sie sich, wenn nötig, mit Kondomen.

Meiden Sie den Kontakt zu Haustieren, vor allem zu Katzen. Falls Sie in Ihrem Haushalt eine Katze haben, achten Sie ganz besonders auf Hygiene und sorgen Sie für eine regelmäßige Desinfektion des Katzenklos. Überlassen Sie diese Arbeiten anderen Personen. Nehmen Sie Ihre Katze nicht mit ins Bett. Lassen Sie Ihre Katze gegebenenfalls auf Toxoplasmose untersuchen.

Verzichten Sie auf rohes Fleisch, rohen Fisch, Rohmilch und Rohmilchkäse. Entfernen Sie beim Verzehr von Käse immer die Rinde. Essen Sie nur gut durchgebratenes Fleisch beziehungsweise Fisch und nur gut gekochte oder durchgebratene Eier (Salmonellengefahr). Achten Sie auf eine optimale Küchenhygiene.

Greifen Sie bei den üblichen Erkältungskrankheiten zu bewährten Hausmitteln. Suchen Sie Ihre Frauenärztin/Ihren Frauenarzt auf, wenn die Beschwerden nicht besser werden.

8.12 Chronische Krankheiten

Verbreitung

Unter chronischen Krankheiten versteht man – im Gegensatz zu akuten Krankheiten – solche Erkrankungen, die dauerhaft bestehen. Chronische Krankheiten sind bei Frauen im gebärfähigen Alter noch relativ selten. Sie steigen erst ab dem 40. Lebensjahr deutlich an.

Aus den Angaben im BabyCare-Fragebogen wissen wir genau, welche Krankheiten den Schwangeren gegebenenfalls zu schaffen machen. Am häufigsten sind Migräne, Allergien, Eisenmangel und Schilddrüsenerkrankungen. Diabetes ist mit weniger als ein Prozent noch relativ selten. Wir sagen Ihnen, was Sie in der Schwangerschaft beachten sollten, wenn Sie an einer der genannten Krankheiten oder Beschwerden leiden.

Wenn Sie an chronischen Krankheiten leiden, die seltener sind als die im Folgenden aufgeführten, erhalten Sie entsprechende Informationen in unserem Antwortschreiben, wenn Sie den BabyCare-Fragebogen einsenden.

Liegen bei Ihnen chronische Krankheiten vor, so werden Sie von den Sie betreuenden Ärztinnen und Ärzten über alle möglichen Risiken für sich und das Kind in der Schwangerschaft aufgeklärt.

Oftmals finden auch zusätzliche Untersuchungen statt. Wichtig ist, dass die Krankheit gut »eingestellt« ist.

Liegt bei Ihnen keine der bisher genannten Krankheiten vor, so können Sie sich glücklich schätzen. Bei unklaren Symptomen wird Ihre Frauenärztin/Ihr Frauenarzt immer versuchen abzuklären, ob Sie nicht doch eine bisher unentdeckte Krankheit haben, die Auswirkungen auf die Schwangerschaft haben könnte. Wenn es zum Beispiel bei der letzten Schwangerschaft zu einer Früh- oder gar Totgeburt kam oder das Kind deutlich übergewichtig war, so kann dies auf Diabetes hindeuten. Einige Krankheiten werden vererbt oder treten in Familien gehäuft auf. Mit drei Ausnahmen sind sogenannte erblich bedingte Krankheiten recht selten. Diese Ausnahmen sind Schilddrüsenerkrankungen, Diabetes und Thrombosen. Im BabyCare-Fragebogen wird erfragt, ob diese Krankheiten familiär aufgetreten sind, aber auch nach Risikofaktoren, die die Wahrscheinlichkeit erhöhen, dass es zu klinischen Symptomen dieser Krankheiten kommt.

Informationen zu den häufigsten chronischen Krankheiten

Wer unter **Migräne** leidet, hat neben starken Kopfschmerzen meist noch weitere Symptome. Dazu gehören Übelkeit, Erbrechen und Durchfall sowie Licht- und Lärmempfindlichkeit, seltener Gleichgewichts- und Sprachstörungen, Lähmungen und Appetitlosigkeit. Migräneattacken können bis zu drei Tage lang dauern. Migräne ist nicht heilbar, kann aber durchaus erfolgreich behandelt werden.

Die häufigsten chronischen Krankheiten bei Frauen im gebärfähigen Alter (in den letzten zwölf Monaten vor Eintritt der Schwangerschaft)

Quelle: BabyCare-Daten, 22.203 Befragte

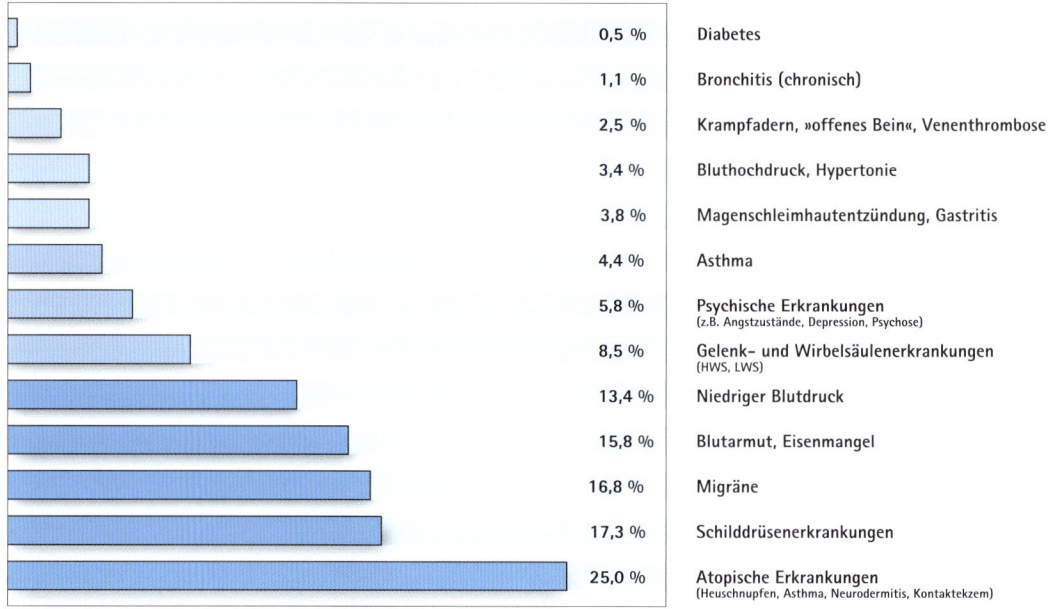

%	Erkrankung
0,5 %	Diabetes
1,1 %	Bronchitis (chronisch)
2,5 %	Krampfadern, »offenes Bein«, Venenthrombose
3,4 %	Bluthochdruck, Hypertonie
3,8 %	Magenschleimhautentzündung, Gastritis
4,4 %	Asthma
5,8 %	Psychische Erkrankungen (z.B. Angstzustände, Depression, Psychose)
8,5 %	Gelenk- und Wirbelsäulenerkrankungen (HWS, LWS)
13,4 %	Niedriger Blutdruck
15,8 %	Blutarmut, Eisenmangel
16,8 %	Migräne
17,3 %	Schilddrüsenerkrankungen
25,0 %	Atopische Erkrankungen (Heuschnupfen, Asthma, Neurodermitis, Kontaktekzem)

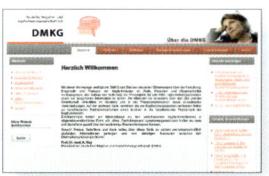

Weitere Informationen zur Migräne, speziell zur Behandlung der Migräne in der Schwangerschaft finden Sie unter: www.dmkg.de, Suchbegriff: Schwangerschaft

Die medikamentöse Therapie richtet sich nach der Häufigkeit und dem Schweregrad der Krankheit. Bei Menschen, die an leichter Migräne leiden, kann es ausreichen, wenn sie sich in dunkle und ruhige Räume zurückziehen und sich Stirn und Schläfen kühlen. Durch regelmäßige sportliche Aktivität und Entspannungsübungen lässt sich die Schwere der Migräneattacken in einigen Fällen deutlich mindern. Außerdem empfiehlt es sich, Situationen zu vermeiden, die Attacken auslösen können. Weiterhin kann eine regelmäßige Magnesiumeinnahme – bei Vorbotensymptomen auch höher dosiert – die Migränehäufigkeit deutlich reduzieren.

Schwerere Migräne muss medikamentös behandelt werden. Dabei sollten Sie – auch wenn es rezeptfreie Medikamente in der Apotheke gibt – nur die ärztlich verordneten Medikamente einnehmen. Eingesetzt werden im Akutfall meist sogenannte Triptane. Zur Vorbeugung werden auch Betarezeptorenblocker und Calciumantagonisten eingesetzt sowie Mittel gegen Übelkeit und Erbrechen (Antiemetika). Ergotamintartrat und Dihydroergotamintartrat sind in der Schwangerschaft absolut kontraindiziert. Ergotamintartrat wirkt embryotoxisch, das Risiko für Fehlbildungen ist erhöht.

Schwangere sollten lediglich Paracetamol einnehmen. Ab dem zweiten Schwangerschaftsdrittel darf in der Regel bis zur 30. Schwangerschaftswoche auch Acetylsalicylsäure (ASS) eingenommen werden. Andere Schmerzmittel (beziehungsweise Antirheumatika) sollten nur im Ausnahmefall genommen werden. Magnesium darf, auch in höherer Dosierung, immer verwendet werden. Häufig kommt es während der Schwangerschaft ab dem dritten Monat zu einer Besserung des Krankheitsbildes.

Zur Vorbeugung dürfen bis auf Magnesium nur Betarezeptorenblocker wie Metoprolol in der Schwangerschaft angewendet werden. Bei schweren Migräneformen muss und wird bei der medikamentösen Therapie der Nutzen für die Gesundheit der Mutter gegenüber den möglichen Risiken für das Kind abgewogen. Die Auswertung der BabyCare-Daten zeigt, dass die Babys von Schwangeren mit Migräne

> **Achtung!**
> **Glutenunverträglichkeit / Sprue / Zöliakie**
>
> Wenn Sie nicht wissen, was dies ist, brauchen Sie hier nicht weiterzulesen, da diese Krankheit in der Regel nicht unbemerkt auftreten kann. Es handelt sich um eine Unverträglichkeitsreaktion gegen Gluten, das in zahlreichen Getreidesorten enthalten ist. Charakteristisch sind Durchfälle und ein aufgetriebener Bauch. Diese Krankheit verlangt die Einhaltung einer konsequent glutenfreien Ernährung. Schwangere mit dieser Erkrankung haben ein mehr als zweifach erhöhtes Risiko für Früh- oder Fehlgeburten, wenn sie die Diät nicht einhalten.

leider häufiger als Frühgeborene zur Welt kommen. Die Migräne birgt aber sonst keine größeren Gefahren für die Gesundheit des Kindes und den Geburtsverlauf.

Eisenmangel und Anämie

Bei einer Anämie (Blutarmut) handelt es sich um einen Mangel an roten Blutkörperchen. Eine Anämie resultiert häufig aus einem Eisenmangel, da dieser eine verminderte Bildung von Blutfarbstoff und roten Blutkörperchen zur Folge hat. So treten beide häufig ab der zweiten Schwangerschaftshälfte wegen des erhöhten Bedarfes an Eisen auf.

Symptome sind Müdigkeit, blasse Haut, eingeschränkte Leistungsfähigkeit, Kopfschmerzen, Schwindel und seltener auch Herzkreislaufbeschwerden. Die Diagnose erfolgt labordiagnostisch durch eine Blutuntersuchung. Beachten Sie hierfür auch die Informationen ab Seite 100.

Zur Bildung der roten Blutkörperchen reicht die zusätzliche Einnahme von Eisen jedoch häufig nicht aus, weil gleichzeitig der Bedarf an Vitamin B_{12} und an Folsäure sichergestellt sein muss. Beim Vorliegen einer Anämie ist also immer auch an einen Folsäuremangel zu denken. Wenn Sie den Fragebogen eingesandt haben, vergleichen Sie dazu auch die Ergebnisse der Ernährungsanalyse im Auswertungsschreiben. Der Mangel an Eisen und Folsäure kann zu Fehlgeburten und Frühgeburten führen.

Erkrankungen der Schilddrüse

Das körpereigene Immunsystem hat die Aufgabe, Antikörper zum Schutz vor Krankheitserregern zu bilden. Manchmal bildet es aber auch Antikörper gegen Bestandteile des eigenen Körpers. Bei Schilddrüsenerkrankungen liegen Schilddrüsenantikörper vor (häufig TPO-Antikörper), die zu Über- und Unterfunktion oder zur Vergrößerung oder Verkleinerung der Schilddrüse führen können. Eine erhöhte Anzahl dieser Antikörper im Blut führt bei Frauen zu Fruchtbarkeitsstörungen. Auch die Wahrscheinlichkeit einer Fehlgeburt ist deutlich erhöht.

Schilddrüsenunterfunktion (Hypothyreose)

In diesem Fall produziert die Schilddrüse zu wenig Hormone (Thyroxin, T4 und Trijodthyronin, T3). Mitunter kann eine Schilddrüsenunterfunktion dadurch bedingt sein, dass zu wenig Jod mit der Nahrung zugeführt wird. Die Schilddrüsenunterfunktion zeigt sich durch unterschiedliche Symptome wie zum Beispiel Leistungsschwäche, Appetitlosigkeit, ungeklärte Gewichtszunahme, Abgeschlagenheit, Haut- und Haarprobleme, Erkrankungen des Herz-Kreislauf-Systems sowie Zyklusstörungen. Eine einfach durchzuführende Hormonbestimmung aus einer Blutprobe kann auch leichte Formen einer Unterfunktion feststellen.

Zu beachten ist allerdings, dass sich die Schilddrüsennormwerte in der Schwangerschaft deutlich verändern. Was außerhalb der Schwangerschaft als normal gilt, kann in der Schwangerschaft bereits pathologisch sein.

Glücklicherweise kann eine Unterfunktion mit einem individuell abgestimmten Schilddrüsenhormon, das in Tablettenform eingenommen wird (Thyroxin), behandelt werden. Bei richtiger Dosierung treten keine Nebenwirkungen auf. Bei Frauen mit ausgeprägter Schilddrüsenunterfunktion liegen vor der Schwangerschaft häufig Zyklusstörungen vor, die sich nach der Behandlung normalisieren. Tritt bei einer Frau, die bereits wegen einer Unterfunktion behandelt wird, eine Schwangerschaft ein, so kann eine deutliche Dosissteigerung um etwa ein Drittel erforderlich sein. Werden zusätzlich eisenhaltige Präparate eingenommen, sollte man wegen der Wechselwirkung von Eisen und Thyroxin auf einen zeitlichen Abstand der Einnahme achten. L-Thyroxin sollte immer morgens eingenommen werden, das Eisen dann abends.

Schilddrüsenüberfunktion (Hyperthyreose)

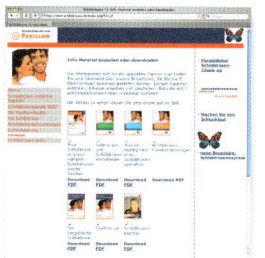

Eine sehr gute Internetseite zu Schilddrüsenerkrankungen ist www.schilddruese.de

Eine überaktive Schilddrüse kann zu Symptomen wie Schwitzen, Pulsveränderungen, Schlafproblemen, Nervosität, Abgeschlagenheit und Müdigkeit führen. Die Wahrscheinlichkeiten, dass bei Frauen mit einem solchen Krankheitsbild eine Schwangerschaft eintritt, ist um ein Drittel verringert. Allerdings verbessert sich der Gesundheitszustand der Frauen mit einer Schilddrüsenüberfunktion häufig im Verlauf der Schwangerschaft.

Bei etwa einer von 1.000 Frauen kommt es während der Schwangerschaft zu einer Schilddrüsenüberfunktion, die mit einem Thyreostatikum (Substanz, die die Hormonproduktion der Schilddrüse hemmt) behandelt werden muss.

Eine unbehandelte Schilddrüsenüberfunktion kann in der Schwangerschaft zu Fehlgeburten und einer Präeklampsie (Schwangerschaftshypertonie) und anderen Komplikationen führen. Mit Fortschritt der Schwangerschaft nimmt der Schweregrad der Hyperthyreose oft ab, so dass TSH und Schilddrüsenhormone (freies T3 und T4) mindestens einmal pro Monat kontrolliert werden sollten, um die Dosis der Medikation anzupassen.

> In der Schwangerschaft wird die tägliche Einnahme von Jod empfohlen, da die meisten Frauen einen ausgeprägten Jodmangel haben, besonders, wenn jahrelang die Pille verwendet wurde. Jedoch sollten Sie bei einem Verdacht auf eine Schilddrüsenerkrankung mit Ihrer Frauenärztin/Ihrem Frauenarzt besprechen, ob eine Jodeinnahme bei Ihnen angezeigt ist. Die Einnahme von Jodtabletten sollte dann individuell dosiert werden und falls erforderlich, eine zusätzliche Therapie mit Schilddrüsenhormonen eingeleitet werden. Diese Hormone dürfen auch in der Schwangerschaft eingenommen werden, sind also nicht kontraindiziert. Auch bei einer Schilddrüsenüberfunktion ist eine Jodsubstitution bis 250 µg unbedenklich.

Empfehlung

Vor einer geplanten Schwangerschaft sollte die Schilddrüsenfunktion möglichst lange stabil sein. Eine medikamentöse Therapie oder eine Schilddrüsenoperation sollten also frühzeitig erfolgen. Als Medikamente kommen Thyreostatika in der niedrigsten Dosis in Frage, die die Produktion von Schilddrüsenhormonen auf normale Werte drosseln. Die Schilddrüsenunterfunktion wird mit Thyroxin behandelt.

Magenschleimhautentzündung (Gastritis)

Man unterscheidet zwischen akuten und chronischen Formen der Magenschleimhautentzündung. Die akuten können durch Medikamente oder Lebensmittelvergiftungen hervorgerufen werden. Chronische Entzündungen sind häufig auf Rauchen, Alkoholkonsum und Stress zurückzuführen.

Es gibt im wesentlichen drei Arten:

- die recht seltene Autoimmungastritis (A-Gastritis), die die Aufnahme von Vitamin B_{12} und Eisen beeinträchtigt
- die bakterielle Gastritis (B-Gastritis), verursacht durch das Bakterium Helicobacter pylori
- die chemische Gastritis (C-Gastritis), die häufig durch Medikamente (z. B. Diclofenac, Acetylsalicylsäure) oder Giftstoffe verur-

sacht wird, aber auch durch die oben genannten Gründe bedingt sein kann

Die Gastritis äußert sich in Unwohlsein, Bauchschmerzen, Krämpfen, auch in Übelkeit und Erbrechen. Sie kann aber auch wie im Fall der Autoimmun-Gastritis symptomfrei verlaufen.

Akute Magenschleimhautentzündungen werden mit Antazida, zum Beispiel Sucralfat oder Magaldrat (säurehemmende Mittel zur Neutralisation der Magensäure) behandelt. Wenn diese nicht ausreichend wirken, kann ein H2-Blocker (zum Beispiel Ranitidin oder Cimetidin), der die Produktion der Magensäure blockiert, verordnet werden. Bei der A-Gastritis wird Vitamin B_{12} verordnet. Die B-Gastritis wird mit einer Dreifachtherapie aus Omeprazol, Clarithromycin, Metronidazol oder Amoxicillin behandelt.

Psychische Erkrankungen / Depressionen

Hierbei handelt es sich um Erkrankungen, die durch ein gestörtes Umgangsverhalten Betroffener mit sich und ihrer Umgebung gekennzeichnet sind. Unter den vielfältigen Krankheitsbildern sind Depressionen am häufigsten. Etwa zwei Prozent der Bevölkerung erkranken jedes Jahr neu an einer solchen Störung. In der Schwangerschaft treten sie jedoch eher seltener auf.

Das Wochenbett aber, so wird der Zeitraum von der Geburt bis sechs Wochen danach bezeichnet, gilt als »Wetterwinkel« für psychische Erkrankungen, insbesondere für depressive Störungen. Eine häufige vorübergehende Störung dieser Art ist das sogenannte »Post Partum Blues« oder auf Deutsch der »Heultag«. Er tritt als eine Art depressive Verstimmung um den dritten Tag nach der Geburt auf und vergeht rasch von selbst.

Bei ungefähr jeder zwanzigsten Wöchnerin treten darüber hinaus länger anhaltende depressive Verstimmungen auf (»Wochenbettdepression«), die in der Regel gut behandelbar sind. Hier sollte unbedingt eine entsprechende fachliche Betreuung erfolgen, auch um eine seltene aber sehr gefährliche Wochenbettpsy-

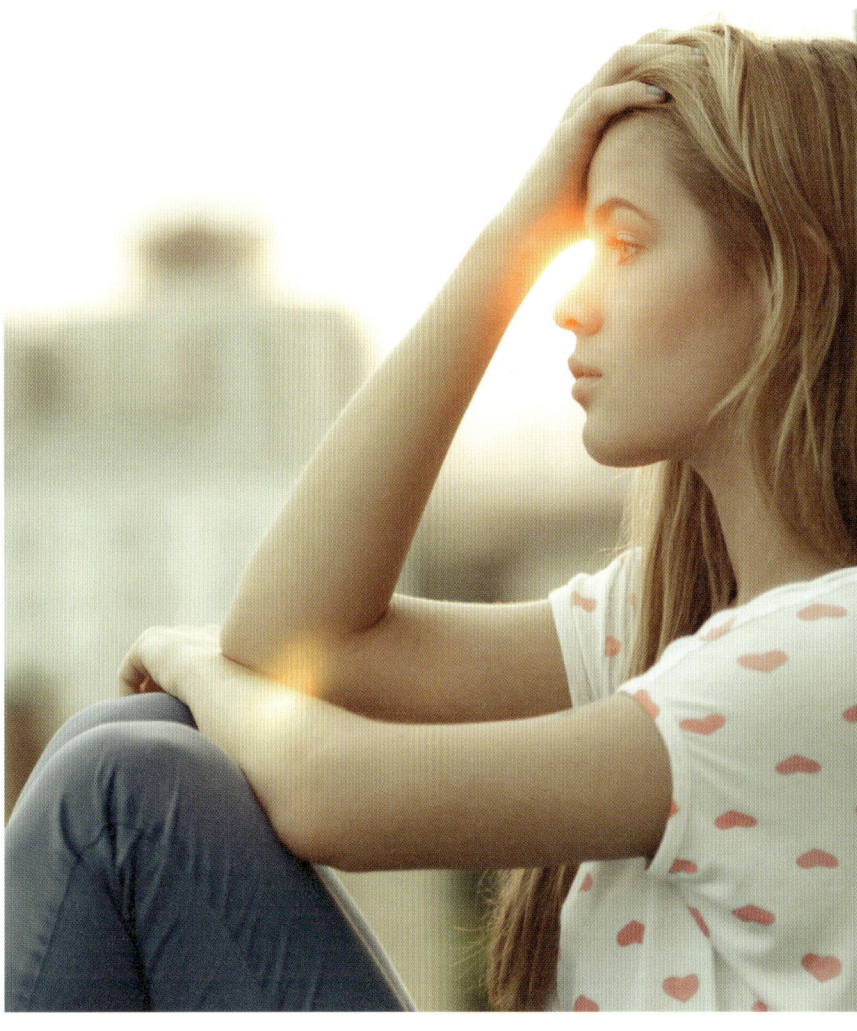

chose auszuschließen, die dann einer intensiven psychiatrischen Behandlung bedarf. Solche Wochenbettdepressionen sind im Übrigen kein persönliches Versagen und auch kein Zeichen dafür, dass eine Frau eine schlechte Mutter ist oder ihr Kind nicht genügend liebt. Im Interesse der Mutter und des Kindes sollte unbedingt fachkundige Hilfe in Anspruch genommen werden.

Risikofaktoren für depressive oder andere psychische Problematiken sind:

- Gleichartige Erkrankungen in der eigenen oder familiären Vorgeschichte
- Vorausgegangene Früh- und/oder Fehlgeburten
- Traumatische Geburtserfahrungen
- Schicksalhafte Lebensereignisse

Nach der Geburt treten bei vielen Frauen depressive Verstimmungen auf, die aber meist rasch von selbst wieder vergehen.

Häufige Symptome sind:

- Schlafstörungen
- Müdigkeit
- Reizbarkeit und innere Unruhe
- Appetitveränderungen und Verdauungsprobleme
- Schuldgefühle und Ängste

Im Wochenbett kommen dazu:

- starke emotionale Labilität
- Unfähigkeit, warme Gefühle für das eigene Kind zu entwickeln
- übermäßige Angst und Sorge um das Wohlergehen des Kindes
- unrealistische Gedanken und Zweifel an den eigenen Fähigkeiten als Mutter: »Mein Baby mag mich nicht«, »Ich bin eine schlechte Mutter«, »Ich kann mein Kind nicht versorgen«

Liegt eine psychische/depressive Störung vor, sollte die Behandlung auf jeden Fall unter fachkundiger Leitung erfolgen. Zur Anwendung können verschiedene psychotherapeutische Methoden und auch Selbsthilfegruppen kommen. In anderen Fällen kann eine medikamentöse Therapie mit speziell für die Schwangerschaft geeigneten Psychopharmaka unbedingt erforderlich sein. Inwieweit sich Stillen mit einer medikamentösen Therapie verträgt, muss dann im Einzelfall abgeklärt werden.

Gelenk-, Muskel- und Wirbelsäulenerkrankungen

Hierbei sind entzündliche und nichtentzündliche chronisch-degenerative Krankheiten zu unterscheiden. Am häufigsten und bekanntesten sind die Rückenschmerzen. Gemeinsam ist allen Erkrankungen das Auftreten von starken Schmerzen.

Rückenschmerzen treten auch in der Schwangerschaft neu oder wiederholt auf. Dies kann viele Ursachen haben. Aufgrund der hormonellen Umstellung ist das Bindegewebe sehr viel dehnbarer. Zusätzlich belastet das Gewicht des Kindes die Gelenke. Und der wachsende Bauch führt zu einer Haltungsveränderung der werdenden Mutter. Sorgen Sie daher für eine Entlastung des Rückens, indem Sie den Oberkörper immer gerade halten und beim Bücken immer in die Hocke gehen. Stärken können Sie Ihren Rücken mit spezieller Gymnastik und Schwimmen. Schwimmen ist eine Wohltat für werdende Mütter, da das Wasser die Gelenke vom Gewicht befreit. Am Ende des Buches finden Sie ein Gymnastikprogramm für Schwangere, das auch spezielle Übungen zur Stärkung des Rückens beinhaltet.

Aufgrund der oft starken Schmerzsymptomatik stellt sich die Frage einer medikamentösen Therapie. Infrage kommen in der Schwangerschaft und Stillzeit Paracetamol oder Acetylsalicylsäure (ASS), letzteres allerdings nur von der 13. bis zur 30. Schwangerschaftswoche. Auch nichtsteroidale Antiphlogistika (NSAR; z. B. Diclofenac, Ibuprofen, Indometacin) sind einsetzbar und können ebenfalls bis zur 30. SSW gegeben werden. Später besteht die Gefahr von Kreislauf- und Nierenfunktionsstörungen des Kindes. Andere starke Analgetika sollten in der Schwangerschaft so kurz wie möglich eingesetzt werden.

Krampfadern (Varizen)

Es handelt sich bei Krampfadern um erweiterte oder verlängerte Venen. Häufig führt chronischer Bewegungsmangel zu einem Blutstau, der zu einer Ausbuchtung der Venen in Form von Krampfadern führt. Symptome sind Müdigkeits- und Spannungsgefühle in den Beinen und Wasseransammlungen, sogenannte Ödeme. Krampfadern entstehen durch schwache Venenklappen und sind oft genetisch bedingt. Vorbeugend ist jede Form von Bewegung und Hochlagern der Beine im Sitzen zu empfehlen. Übermäßige Wärme sollte vermieden werden.

Folgende Maßnahmen können je nach Schwere des Krankheitsbildes die Beschwerden lindern:

- Kompressionsstrümpfe nach Maß, Stärke II, beinlang

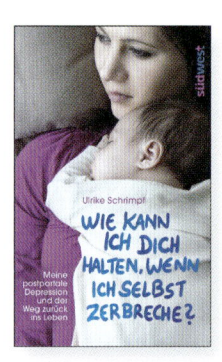

BUCHTIPP
»Wie kann ich dich halten, wenn ich selbst zerbreche?«
Ulrike Schrimpf
Südwest Verlag

- Diuretika (wasserausschwemmende Mittel)
- Venenstärkende Mittel, die die Venen verengen und den Blutkreislauf mobilisieren
- Verödungstherapie
- Entfernung der Venen durch Stripping oder die endovenöse Lasertherapie

Diuretika und Dihydroergotamin dürfen während der Schwangerschaft zur Behandlung von Krampfadern nicht eingenommen werden.

Viele werdende Mütter klagen über Beinbeschwerden und über 30 Prozent auch über Krampfadern. Der Körper ist in der Schwangerschaft besonders belastet, die Blutmenge der Frau erhöht. Die vergrößerte Gebärmutter drückt auf die Beckengefäße und behindert den Blutfluss aus den Beinen. Alles Bindegewebe (auch die Beinvenen) sind dagegen hormonell bedingt besonders nachgiebig, was für die Geburt notwendig ist. Die möglichen Folgen sind schwere und müde Beine, geschwollene Knöchel und Unruhegefühl in den Beinen. Glücklicherweise bilden sich die meisten Beschwerden nach der Geburt wieder zurück. Zum Schutz vor zu starker Krampfaderbildung und zur Beschwerdelinderung sollte die Schwangere vorbeugend Stützstrümpfe oder spezielle Strumpfhosen tragen.

Zur Vorbeugung und um bestehende Krampfadern nicht zu verschlimmern, kann man verschiedene Maßnahmen ergreifen:

- Viel Bewegung, wie Gehen, Radfahren und Schwimmen. Sie können auch regelmäßige Gymnastikübungen für die Beine in den Tagesablauf einbauen.
- Legen Sie tagsüber die Beine in den Ruhepausen hoch. Schlafen Sie nachts mit hochgestelltem Fußende des Bettes. Der venöse Rückfluss wird auch noch durch trockene Bürstenmassagen von den Zehen nach oben in Richtung des Herzens unterstützt.
- Achten Sie gegebenfalls auch auf ihr Gewicht.
- Kühlende Cremes oder Gele mit pflanzlichen Inhaltsstoffen bringen bei Krampfadern Linderung. Beliebt sind auch Quarkumschläge.

Venenthrombose

Die Bildung eines Gerinnsels oder eines Pfropfs in einem Blutgefäß bezeichnet man als Thrombose. Die Beinvenen sind am häufigsten davon betroffen. Schwangere haben ein fünffach höheres Risiko, eine Thrombose zu erleiden als Frauen gleichen Alters. Bei unerklärlichen Schwellungen, Rötungen oder Schmerzen in den Beinen sollten Sie Ihre Frauenärztin/Ihren Frauenarzt aufsuchen, der dies ggf. per Ultraschall abklärt.

Hoher und niedriger Blutdruck

Von erhöhtem Blutdruck (**Hypertonie**) spricht man, wenn die Werte über 140/90 mmHg liegen. Ein dauerhaft erhöhter Bluthochdruck muss in der Regel medikamentös behandelt werden, denn er ist ein zentraler Risikofaktor für das Auftreten von Herz-Kreislauf-Erkrankungen.

Bestimmte Antihypertonika, die gegen hohen Blutdruck eingesetzt werden, können zu Fertilitätsstörungen führen, bei einigen kann es außerdem bei der Einnahme in der Schwangerschaft zu Fehlbildungen des Kindes kommen. Dies gilt nach neueren Studien vor allem bei der Einnahme von ACE-Hemmern in der Frühschwangerschaft.

In der Schwangerschaft ist Alpha-Methyldopa das Mittel der ersten Wahl. In Frage kommen auch Dihydralazin, Beta-Rezeptorenblocker (Metoprolol). Nifedipin sollte im ersten Drittel der Schwangerschaft nicht angewendet werden.

Etwa fünf Prozent aller Schwangeren entwickeln in der Schwangerschaft eine Hypertonie. Schwangere mit hohem Blutdruck haben ein höheres Risiko für das Auftreten von Komplikationen in der Schwangerschaft. Auch das Frühgeburtsrisiko ist erhöht.

Bei dauerhaften Blutdruckwerten von weniger als 110 oder 100 mmHg zu 60 mmHg mit ausgeprägten Symptomen spricht man von niedrigem Blutdruck (**Hypotonie**). Besonders bei längerem Stehen oder bei Hitze wird

Schwangeren oft schwindelig, da das Blut dann in die Beine absackt. Dies kann auch beim schnellen Aufstehen passieren. Oft treten auch Herzrhythmusstörungen und Übelkeit auf.

Hypotonie ist eine Gefahr für Mutter und Kind. Eine Hypotonie kann zu einer unzureichenden Uterusdurchblutung führen. Außerdem werden Entwicklungsstörungen des Ungeborenen und vermehrte Komplikationen während der Schwangerschaft und Geburt beobachtet. Nicht zuletzt besteht auch eine Gefahr für das Kind durch schwindelbedingte Stürze der Mutter. Sportliche Aktivität hilft gegen niedrigen Blutdruck. Ebenfalls sollte viel Flüssigkeit zugeführt werden. Auch Kneipp-Anwendungen helfen oft.

Die Hypotonie sollte in der Schwangerschaft nur im Ausnahmefall medikamentös behandelt werden. Zu empfehlen ist eine hohe Flüssigkeitszufuhr und eine salzreiche Kost. Midodrin, Norfenefrin und Oxilofrin sollten in der Schwangerschaft nicht verwendet werden. Bei Dihydroergotamin und Etilefrin (nicht in den ersten drei Monaten) bestehen zum Teil erhebliche Risiken für den Schwangerschaftsverlauf. Alle genannten Mittel sollten auch während der Stillzeit gemieden werden.

Atopische Erkrankungen (Asthma, Heuschnupfen, Neurodermitis)

Allergische Erkrankungen nehmen in den Industrieländern weltweit zu. Man nennt sie auch atopische Erkrankungen, was auf griechisch (atopos) »unpassend, seltsam, am falschen Platz« bedeutet. Als Ursache wird unter anderem die zunehmende Belastung mit Chemikalien und Schadstoffen diskutiert. Allerdings gibt es vermutlich auch eine erbliche Komponente, da die Krankheiten in vielen Familien gehäuft auftreten.

Bei allergischen Erkrankungen reagiert unser Immunsystem mit der Bildung von Antikörpern gegen bestimmte Stoffe. Der Körper beziehungsweise einzelne Organe sind nun gegen diese »überempfindlich«, wenn er erneut und wiederholt damit in Kontakt kommt. Allergien können sich in einer Vielzahl von Krankheitsbildern äußern, unter anderem:

- Asthma
- Hauterkrankungen, Ekzeme, Neurodermitis, Nesselausschlag (Urticaria)
- Saisonaler Heuschnupfen
- Bindehautentzündung
- Ganzjähriger Schnupfen, verstopfte Nase
- Magen- und Darmbeschwerden

Häufig treten die genannten Krankheiten gleichzeitig auf. Nicht selten entwickelt sich aus Schnupfen oder Heuschnupfen Jahre später Asthma.

Beim allergischen Schnupfen, im Volksmund auch Heuschnupfen genannt, muss zunächst geklärt werden, welche Allergene die Beschwerden hervorrufen. Therapiert wird in der Regel mit sogenannten Antihistaminika, bei verstopfter Nase kommen vor allem kortisonhaltige Präparate in Form von Nasensprays zum Einsatz. Wichtig ist es, den Kontakt mit den allergieauslösenden Stoffen zu vermeiden. Allerdings ist das bei einigen Stoffen kaum möglich.

In Frage kommt auch eine sogenannte Hyposensibilisierung, die sich über mehrere Jahre erstreckt. Dabei werden den Patienten anfangs geringe und im Verlauf der Behandlung in stärkeren Dosierungen die Allergene, die sie beeinträchtigen, verabreicht.

Asthma ist eine chronisch-entzündliche Erkrankung, die anfallsartig zu einer Verengung der Atemwege und zu Atemnot führt. Ein Asthmaanfall ist meist gekennzeichnet durch Atemnot, Kurzatmigkeit, Giemen, Reizhusten, Brustkorbverspannungen und Husten mit Schleimabsonderung. Die Anfälle unterscheiden sich in Dauer und Schweregrad. In schlimmen Fällen kann ein Anfall lebensbedrohend sein.

Die Ursachen des Asthmaanfalls liegen in einer Überempfindlichkeit des Bronchialsystems gegen bestimmte Stoffe. Bei der großen Mehrzahl der Asthmakranken handelt es sich um allergische Reaktionen gegen Pollen, Milben oder Tierhaare. Neben dem allergischen Asthma gibt es aber auch ein nichtallergisches Asthma. Um welche Art Asthma es sich handelt, wird durch Hauttests und eine Blutuntersuchung sowie durch Provokationstests (zum Beispiel bei einer Pollenallergie) festgestellt.

Bei Asthma kommen ganz unterschiedliche Medikamente zur Anwendung, wobei man Medikamente gegen einen akuten Anfall sowie Basis- und Langzeitmedikamente unterscheidet. Basismedikamente sind sogenannte Betasympathomimetika, Langzeitmedikamente sind Kortison, Antileukotriene, Theophyllin und Cromone.

In schweren Fällen wird eine neuartige Therapie angewandt, bei der bestimmte Antikörper regelmäßig gespritzt werden müssen. Auch bei Asthma ist eine Hyposensibilisierung prinzipiell möglich.

Bei Neurodermitis werden neben einer konsequenten Hautpflege vor allem kortisonhaltige Präparate verschrieben, die aber nicht langfristig angewendet werden sollten.

Atopische Erkrankungen und Schwangerschaft

Die Wahrscheinlichkeit für eine allergische Erkrankung des Kindes steigt mit der Zahl der Betroffenen in der Familie von etwa zwei Prozent (wenn Paare keine Allergie haben) auf zehn Prozent (wenn beide unter derselben Krankheit leiden).

In der Schwangerschaft kann sich das Krankheitsbild hormonell bedingt verändern: Bei Asthma wird sowohl von Verbesserungen (bei einem Drittel der Patientinnen), vom Gleichbleiben, aber auch Verschlechterungen des Krankheitsbildes berichtet. Frauen mit Asthma haben ein erhöhtes Risiko für eine Frühgeburt sowie für eine Präeklampsie (Schwangerschaftshypertonie), wenn die Behandlung nicht gut »eingestellt« ist. Fast alle Medikamente, die gegen allergische Erkrankungen (inklusive Asthma) eingesetzt werden, dürfen auch in der Schwangerschaft verwendet werden.

Chronische Bronchitis

Häufig wird eine chronische Bronchitis durch Infekte der Atemwege ausgelöst, vor allem aber auch durch Rauchen oder Schadstoffe. Typisch ist das morgendliche Abhusten von Bronchialschleim. Durch anhaltende Entzündungen kommt es zu einer Schwellung und Verengung der Atemwege. Im weiteren Verlauf der Krankheit werden auch Lunge und Herz angegriffen.

Wer an chronischer Bronchitis leidet, sollte als erstes aufhören zu rauchen. Ist die chronische Bronchitis nicht obstruktiv – also nicht mit dem Abhusten von Bronchialschleim verbunden – so ist eine medikamentöse Therapie meist nicht erforderlich. Es werden häufig schleimlösende Medikamente verschrieben. Bei schwerer Bronchitis werden Beta-2-Sympathomimetika, Anticholinergika, Theophyllin oder Kortison verordnet. Eine Einnahme von Kortison über einen längeren Zeitraum ist immer abzuwägen. Es werden auch Antibiotika eingesetzt, wenn etwa gleichzeitig eine bakterielle Infektion vorliegt. In sehr schweren Fällen wird auch eine Sauerstoff-Langzeittherapie durchgeführt. Eine medikamentöse Therapie bedarf in der Schwangerschaft einer strengen Indikationsstellung.

Diabetes mellitus

Diabetes mellitus wird auch Zuckerkrankheit genannt und ist die Bezeichnung für eine Gruppe von Stoffwechselkrankheiten, bei denen durch den Urin Zucker ausgeschieden wird. Die Folge der Diabetes mellitus-Erkrankungen sind erhöhte Blutzuckerwerte (Hyperglykämie), die unbehandelt zu schweren Erkrankungen des Auges, der Nieren, des Herzens und der Arterien sowie der Beine führen können.

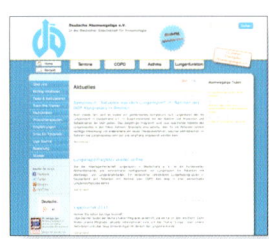

Informationen zur Asthmatherapie in der Schwangerschaft erhalten Sie unter: www.atemwegsliga.de

Die häufigsten Diabetesformen sind:

Diabetes mellitus Typ I, hier liegt eine Störung bzw. Zerstörung der insulinproduzierenden Zellen vor. Ohne Insulin kann der Blutzucker nicht verwertet werden, als Folge erhöht sich der Blutzuckerspiegel. Man nimmt an, dass es durch das Zusammenwirken genetischer Faktoren und Infektionen zu dieser Störung des Immunsystems kommt. Der Typ I Diabetes mellitus wird »vererbt«. Bei einem betroffenen Elternteil liegt die Wahrscheinlichkeit, dass ein Kind ebenfalls an Diabetes mellitus erkrankt bei etwa fünf Prozent, sind beide Eltern betroffen, beträgt die Wahrscheinlichkeit etwa 20 Prozent.

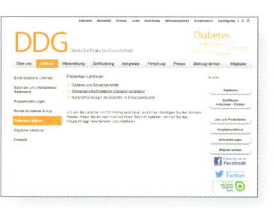

Leitlinie zu Diabetes und Schwangerschaft im Internet unter: www.deutsche-diabetesgesellschaft.de/leitlinien/patienten-leitlinien

Früher hieß es, dass Schwangere mit Diabetes Typ I häufig Kinder gebären, die später übergewichtig sind. Ein gut eingestellter Blutzucker in der Schwangerschaft und Stillen kann dieses Risiko offenbar deutlich verringern.

Diabetes Typ I wird mit Insulin-Injektionen behandelt. Der Insulinbedarf muss dabei jeweils individuell bestimmt und den Lebensgewohnheiten angepasst werden.

Beim **Diabetes mellitus Typ II** kommt es zu Störungen der Insulinproduktion beziehungsweise zur gestörten Insulinwirksamkeit (gestörte Insulinsekretion oder Insulinresistenz). Der Typ II Diabetes mellitus ist genetisch bedingt, wobei aber auch zahlreiche Risikofaktoren wie fettreiche Kost, Übergewicht, Bluthochdruck und Bewegungsmangel eine Rolle spielen. Es handelt sich um die häufigste Diabetesform, die vor allem im mittleren und höheren Erwachsenenalter auftritt, inzwischen aber vermehrt auch in jüngerem Alter. Die frühere Bezeichnung »Altersdiabetes« stimmt heute also nicht mehr.

Beim Diabetes Typ II müssen zunächst alle zusätzlichen Risikofaktoren ausgeschaltet oder verringert werden (zum Beispiel Übergewicht, Rauchen). Auf eine ausgewogene Ernährung sowie regelmäßige Bewegung muss geachtet werden. Der Gesundheitszustand muss kontinuierlich überwacht werden, um das Auftreten diabetesbedingter Erkrankungen schnell zu erkennen.

Diabetiker müssen für den Umgang mit der Krankheit gut geschult werden. Viele Krankenkassen bieten entsprechende Schulungen und Programme an.

Therapie: Ausgiebiger Sport, Gewichtsreduktion und fettarme Ernährung vermindern die Insulinresistenz. Der Typ II Diabetes kann sich dadurch möglicherweise zurückbilden. Zusätzlich können meist Antidiabetika in Form von Tabletten oder Tropfen eingesetzt werden.

Neben diesen beiden Formen gibt es noch weitere Diabetesarten, zum Beispiel den **Schwangerschaftsdiabetes** (Gestationsdiabetes), von dem fünf Prozent bis zehn Prozent aller Schwangeren betroffen sind und der nach der Schwangerschaft meist wieder verschwindet. Die betroffenen Frauen haben jedoch ein erhöhtes Risiko von 30 Prozent, später an Diabetes mellitus zu erkranken. Sport und eine fettarme Ernährung wirken sich für den Schwangerschaftsverlauf positiv aus.

Risikofaktoren für den Schwangerschaftsdiabetes sind:

- Alter ab 30
- Diabetes in der Familie
- Übergewicht der Mutter
- Hohes Geburtsgewicht von mehr als 4.000 g bei vorangegangenen Schwangerschaften
- Vorangegangene Frühgeburten
- Fehl- und Totgeburten bei vorangegangenen Schwangerschaften

Mit dem oralen Glukosetoleranztest (oGTT) kann geklärt werden, ob bei Ihnen ein Schwangerschaftsdiabetes besteht. Dieser Test wird im Rahmen der Schwangerschaftsvorsorge in Ihrer Frauenarztpraxis angeboten. Sie sollten diesen unbedingt durchführen lassen, da jeder zweite Schwangerschaftsdiabetes ohne die genannten Risikofaktoren auftritt.

Vor Entdeckung des Stoffes Insulin konnten Diabetikerinnen nur selten ein Kind austragen. Heute können Diabetikerinnen mit sehr hoher Wahrscheinlichkeit gesunde Kinder gebären, wenn sie in und möglichst schon vor Eintritt und auch in der Schwangerschaft von Fachärztinnen und Fachärzten aus den Bereichen Diabetologie und Geburtshilfe betreut werden. Der Stoffwechsel sollte optimal eingestellt werden. Bei Diabetikerinnen ist jedoch das Risiko von verschiedenen Komplikationen im Verlauf der Schwangerschaft erhöht. So ist die Frühgeburtenrate deutlich höher als bei Schwangeren ohne Diabetes mellitus.

Empfehlung

Diabetikerinnen, die schwanger werden wollen, sollten schon vor Eintritt einer Schwangerschaft sowie in der frühen Schwangerschaft:
- eine diabetologische Schwerpunktpraxis aufsuchen und sich dort beraten lassen
- gut eingestellt sein, um das Risiko von kindlichen Fehlbildungen und Fehlgeburten zu verringern
- sich sehr ausgewogen ernähren
- bei starkem Übergewicht vor der Schwangerschaft eine Gewichtsreduktion anstreben
- eine regelmäßige, tägliche Kontrolle des Blutzuckerspiegels durchführen
- Sport betreiben
- wenn Glukosewerte von >90 mg/dl nüchtern und >120 mg/dl zwei Stunden nach dem Essen auftreten, eine Insulintherapie erhalten. Bei eingetretener Schwangerschaft ist der Insulinbedarf anzupassen
- sich augenärztlich untersuchen lassen

Wir empfehlen Ihnen unabhängig, vom Vorliegen der oben genannten Risikofaktoren den angebotenen Test auf Schwangerschaftsdiabetes unbedingt durchführen zu lassen.

Antidiabetika in Form von Tabletten oder Tropfen dürfen in der Schwangerschaft grundsätzlich nicht eingenommen werden. In Frage kommt gegebenenfalls eine intensivierte Insulintherapie.

8.13 Medikamente

Verwendungshäufigkeit

Knapp 70 Prozent der Frauen im Alter zwischen 25 und 39 Jahren verwenden Arzneimittel. Dabei werden im Durchschnitt zwei Präparate verwendet. Diese Zahlen klingen hoch, aber man muss bedenken, dass die Verhütungspille in die Berechnung einbezogen ist.

Mit Ausnahme der Pille gehören Schmerzmittel, Medikamente gegen Erkältungskrankheiten und Vitaminpräparate zu den Arzneimitteln, die am häufigsten eingenommen werden. In unserer Erhebung zum Medikamentengebrauch werden beispielsweise in den letzten vier Wochen vor einer Schwangerschaft besonders häufig Schmerzmittel, Mittel gegen Hautkrankheiten, Hormone und Schilddrüsenpräparate sowie Erkältungsmittel angegeben (siehe Tabelle auf der übernächsten Seite).

Medikamente und Schwangerschaft

Unter Schwangeren herrscht die Meinung vor, dass man Medikamente in der Schwangerschaft unbedingt meiden sollte. Dies trifft natürlich zu, wenn Sie gesund sind oder nur an eher banalen Krankheiten – wie z. B. einer Erkältung – leiden. Besteht im ersten Fall gar kein Bedarf für eine Medikation, so helfen im zweiten Fall meist einfache Hausmittel.

Sollten Krankheiten oder Beschwerden aber mit einfachen Mitteln nicht besser werden oder sollte gar eine chronische Krankheit bestehen, muss natürlich auch in der Schwangerschaft gegebenenfalls medikamentös therapiert werden. Hier herrschen bei vielen Schwangeren Unsicherheiten und Ängste. Diese sind jedoch in den meisten Fällen unbegründet.

Die Arzneimittelbehörde stellt höchste Ansprüche an die Qualität und Wirksamkeit der in Deutschland zugelassenen Arzneimittel. Das Risiko für Neben- und Wechselwirkungen muss bei allen Medikamenten so gering wie möglich sein. Jedes Präparat wird vor der Zulassung daraufhin geprüft, ob es Nebenwirkungen oder mögliche schädliche Wechselwirkungen mit anderen Arzneimitteln oder Stoffen (z. B. Alkohol) hat. Auf der sogenannten Gebrauchsinformation, auch Beipackzettel genannt, werden alle bekannten Nebenwirkungen und Wechselwirkungen genannt. Lesen Sie diese immer aufmerksam durch. Häufig ist man allerdings nach dem Lesen der Gebrauchsinformation noch mehr verunsichert als zuvor.

Bei einer Medikation in der Schwangerschaft müssen vor allem die möglichen schädlichen Wirkungen des Arzneimittels auf die Gesundheit des Kindes berücksichtigt werden. Und dies ist für die Arzneimittelbehörde nicht einfach, da selbstverständlich keine Arzneimittelstudien an Schwangeren durchgeführt werden können, um eventuelle Risiken zu entdecken. Gleichwohl gibt es eine Vielzahl von Erkenntnissen aus der langjährigen nationalen und internationalen Beobachtung von Präparaten.

Vor dem Hintergrund des Conterganskandals Anfang der 60er Jahre, wo ein Schlaf- und Beruhigungsmittel, das auch unter Schwangeren damals sehr beliebt war, zu schweren Fehlbildungen der Kinder führte, sind die Arzneimittelbehörden und auch die Firmen sehr vorsichtig geworden.

> In den Beipackzetteln finden sich deshalb immer Informationen zur Verwendung in der Schwangerschaft, z. B. »kontraindiziert in der Schwangerschaft«, oder »nur bei strenger Indikationsstellung«.

Es obliegt den behandelnden Ärztinnen und Ärzten auf der Grundlage der bekannten Risiko-Informationen, die möglichen Risiken für die Gesundheit des Kindes mit der Notwendigkeit einer Medikation für die Schwangere abzuwägen. Denn ohne Zweifel müssen schwere Erkrankungen der Mutter oft auch medikamentös behandelt werden, da sie unbehandelt eventuell die Gesundheit der Mutter und auch des Kindes beeinträchtigen können.

Bei einer erforderlichen Medikation in der Schwangerschaft ist immer folgendes zu berücksichtigen:

- der Schweregrad der Krankheit und die Notwendigkeit einer medikamentösen Therapie
- die Schwangerschaftswoche, in der Sie sich befinden, denn die gesundheitlichen Gefahren von Medikamenten sind in den einzelnen Phasen der Schwangerschaft unterschiedlich. Eine Gefahr für eine Schädigung des Kindes besteht vor allem in den ersten zwölf Schwangerschaftswochen, wenn der Embryo seine Organe ausbildet. Gegen Ende der Schwangerschaft muss besonders genau geprüft werden, ob das Medikament zum Beispiel speziell Wehen auslöst.
- die benannten »vorgeburtlichen Risiken« des Medikaments und die oft langjährigen eigenen ärztlichen Erfahrungen in der Behandlung von Schwangeren mit einem Medikament

Bei einer notwendigen Medikation sollte in der Regel immer auf Medikamente zurückge-

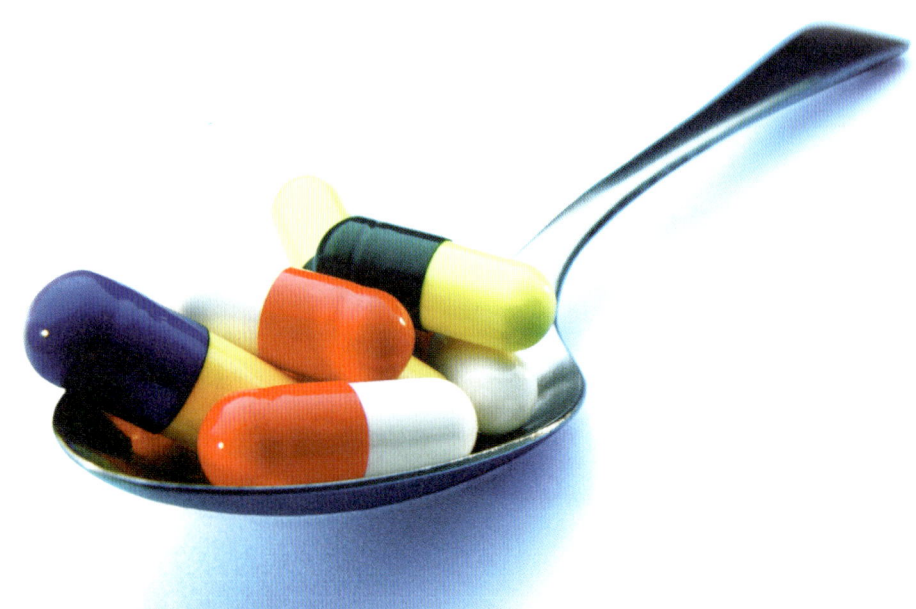

griffen werden, die schon lange auf dem Markt sind und sich auch in der Schwangerschaft bewährt haben.

Dies sollte Sie beruhigen, denn gemessen an der Häufigkeit der Verwendung von Medikamenten in der Schwangerschaft sind die Risiken insgesamt doch relativ gering, auch wenn diese zweifelsohne bestehen.

Während der Schwangerschaft sollten Sie Medikamente also nur auf ärztliche Verordnung oder mit ärztlicher Rücksprache einnehmen. Lesen Sie außerdem die Gebrauchsinformation, die der Medikamentenpackung beiliegt, aufmerksam durch. Falls Sie in den Wochen, bevor die Schwangerschaft bei Ihnen festgestellt wurde, viele oder stark wirkende oder Ihnen bisher unbekannte Medikamente eingenommen haben, sprechen Sie auch darüber mit Ihrer Frauenärztin/Ihrem Frauenarzt.

Wundern Sie sich allerdings nicht, wenn bei Medikamenten, die Sie schon lange einnehmen müssen, mitunter sogar die Dosis erhöht wird. Dies kann in bestimmten Fällen erforderlich sein, um sicherzustellen, dass das Medikament unter den geänderten körperlichen Verhältnissen in der Schwangerschaft wirksam bleibt.

Ob Sie gegen die Beschwerden der ersten Wochen – jede vierte Schwangere leidet in dieser Zeit unter Erbrechen – Medikamente brauchen, entscheiden Sie mit Ihrer Ärztin/Ihrem Arzt zusammen. Gleiches gilt für die Verwendung von Mineralstoff- und Vitaminpräparaten.

Etwa jede zehnte Schwangere entwickelt einen zu hohen Blutdruck. Wenn sich der Blutdruck in ambulanter Therapie nicht weit genug senken lässt, kann im Einzelfall auch ein stationärer Krankenhausaufenthalt notwendig sein, um die Schwangere auf entsprechende Medikamente einzustellen. Mit Methyldopa bestehen weltweit die längsten Erfahrungen. Nach der Schwangerschaft geht der erhöhte Blutdruck bei 90 Prozent der betroffenen Frauen von selbst wieder zurück.

Schwere Infektionskrankheiten müssen natürlich behandelt werden. Hier werden in der Regel Penicilline oder Erythromycin verwendet.

 Empfehlung

Nehmen Sie nur Medikamente, die Ihnen ausdrücklich ärztlich verordnet wurden. Wenn beim Ausfüllen des Mutterpasses die sogenannte Arzneimittelanamnese durchgeführt wird, Sie also nach der Art und Häufigkeit der Medikamentenverwendung gefragt werden, denken Sie bitte auch an:

Regelmäßige Verwendung von Medikamenten in den letzten vier Wochen vor der diagnostizierten Schwangerschaft

Schmerzmittel	11,9 %
Mittel gegen Hautkrankheiten	8,9 %
Hormon-, Schilddrüsenpräparate	8,5 %
Erkältungs- und Grippemittel	6,4 %
Mittel gegen Allergien	3,5 %
Cortison	3,3 %
Antibiotika	3,1 %
Asthmamittel	2,4 %
Mittel gegen Akne	2,3 %
Magen, Leber, Galle, Bauchspeicheldrüse	1,4 %
Kreislaufmittel / Blutdrucksteigernde Mittel	1,2 %
Abführmittel	1,1 %
Blutdrucksenkende Medikamente	1,1 %
Beruhigungsmittel	1,0 %
Psychopharmaka	0,9 %
Schlankheitsmittel, Appetitzügler	0,7 %
Rheuma-, Bandscheibenmittel	0,6 %
Enzympräparate	0,5 %
Schlafmittel	0,5 %
Blutzuckersendende Medikamente	0,4 %
Mittel gegen Venen und Krampfadern	0,3 %
Herzmittel	0,3 %
Anregungs-, Stärkungsmittel	0,3 %
Leistungssteigernde Mittel	0,3 %
Blutfettsenkende Medikamente	0,2 %
Medikamente gegen Nierenerkrankungen	0,2 %
Mittel gegen Osteoporose	0,1 %

Quelle: BabyCare-Daten (6.016 Befragte)

- Medikamente aus Ihrer Hausapotheke, die Sie verwenden
- Salben, Einreibungen
- homöopathische Mittel
- medizinische Tees / Kräutertees
- Vitaminpräparate

Medikamente mit Schädigungspotential in den ersten Schwangerschaftswochen

ACHTUNG! Medikamente, die in der folgenden Liste nicht genannt werden, dürfen nicht automatisch als harmlos angesehen werden.

Bei bestimmten Arzneimittelanwendungen kann es vor allem in den ersten acht Wochen nach Befruchtung zu Schäden kommen. Dies gilt für einige Medikamente auch, wenn sie vor oder kurz vor der Schwangerschaft verwendet worden sind. Zum Teil muss eine sogenannte Karenzzeit zwischen der letzten Verwendung des Präparats und der Befruchtung liegen. Die nebenstehende Tabelle listet die wichtigsten »embryotoxischen« Arzneimittel auf. Eine Therapie führt aber keineswegs zwangsläufig zu einer Schädigung.

Bei einer Behandlung im ersten Schwangerschaftsdrittel liegt das Fehlbildungsrisiko – mit Ausnahme des Thalidomid und der Retinoide – noch unter zehn Prozent.

Für einige Arzneimittel ist das Schädigungspotential in der frühen Schwangerschaft gut dokumentiert. Dies betrifft zum Beispiel die Retinoide (Vitamin-A-Abkömmlinge). Sie werden häufig zur Aknetherapie verwendet, daher ist die Einnahme dieser Medikamente bei Frauen im gebärfähigen Alter nicht selten. Retinoide – wie übrigens auch Vitamin A selbst – haben eine hohe fruchtschädigende Wirkung und bleiben auch nach der Einnahme noch eine Zeitlang im menschlichen Körper. Vor Beginn einer Therapie mit Isotretinoin-Tabletten und bis zu einem Monat nach Beendigung muss eine Schwangerschaft durch Verhütung sicher ausgeschlossen werden. Gefährlich ist nicht nur die Einnahme von Retinoiden. Auch bei der Verwendung von Cremes und Salben mit den Inhaltsstoffen ist eine mögliche Schädigung nicht ganz auszuschließen.

Bei Schuppenflechtemitteln, die Acitritin mit dem Stoffwechselprodukt Etretinat enthalten, muss die Therapie zwei Jahre vor einer Schwangerschaft beendet werden. Werden diese Fristen nicht eingehalten, insbesondere bei einer Behandlung bis in die Frühschwangerschaft hinein, ist mit einer Schädigung des Embryos durch Fehlbildungen in 30 bis 50 Prozent aller Fälle zu rechnen. Darüber hinaus wurden Intelligenzdefizite auch bei Kindern ohne erkennbare Fehlbildungen beobachtet.

> Wenn Sie zu den Frauen gehören, die häufiger an Muskelkrämpfen leiden und diese bisher mit Medikamenten behandelten: Viele diese Medikamente enthalten Chinin. Dieser Wirkstoff darf jedoch in der

Die wichtigsten embryotoxischen Arzneimittel

Substanz	Mögliche Schädigungen beziehungsweise vorwiegend betroffene Organe
Androgene	Maskulinisierung
Antimetabolite	multiple Fehlbildungen
Carbamazepin	Spina bifida, Herz, Gaumen, urogenitales System, Extremitäten, Dysmorphien des Gesichts
Cumarinderivate	Nase, Extremitäten
Diethylstilbestrol	Scheidenkarzinom
Lithium	Herz (Ebstein-Anomalie, sehr selten)
Misoprostol (zur versuchten Aborteinleitung)	Möbius-Sequenz, Extremitäten
Penicillamin	Cutis laxa (selten)
Phenobarbital/Primidon (antiepileptische Therapie)	Herz, Gaumen, urogenitales System, Extremitäten, Dysmorphien des Gesichts
Phenytoin	Herz, Gaumen, urogenitales System, Extremitäten, Dysmorphien des Gesichts
Retinoide	Ohr-, ZNS-, Herz-, Skelettfehlbildungen
Thalidomid	Extremitätenfehlbildungen
Trimethadion	Herz, Gaumen, urogenitales System, Extremitäten, Dysmorphien des Gesichts
Valproinsäure	Spina bifida, Herz, Gaumen, urogenitales System, Extremitäten, Dysmorphien des Gesichts
Vitamin A (>25 000 IE/Tag)	wie Retinoide

Quelle: Schaefer C, Spielmann H, Vetter K, Weber-Schöndorfer C. Arzneimittel in Schwangerschaft und Stillzeit, 8. Auflage. Urban & Fischer, München 2012

Schwangerschaft nicht verwendet werden, da er das Baby schädigen kann.

Empfehlung

Wenn Sie eines der genannten Medikamente vor oder in der Schwangerschaft verwendet haben oder derzeit verwenden, reagieren Sie auf keinen Fall panisch. Suchen Sie Ihre Frauenärztin/Ihren Frauenarzt auf, aber setzen Sie das Präparat niemals ohne ärztliche Rücksprache ab. Das embryotoxische Beratungszentrum in Berlin bietet für Ärzte eine fachliche Telefonberatung zu Arzneimittelsicherheit in der Schwangerschaft an, so dass Ihre Ärztin/Ihr Arzt Sie dann sicher und gut beraten kann.

Wenn Sie im Fragebogen alle von Ihnen verwendeten Medikamente angeben, erhalten Sie im Auswertungsschreiben Informationen, ob möglicherweise Risiken bestehen. Geben Sie bitte die Medikamente so genau wie möglich an. Dieser einzigartige Service erfolgt in Kooperation mit dem Pharmakovigilanz- und Beratungszentrum für Embryonaltoxikologie.

8.14 Vorausgegangene Schwangerschaften mit Problemen

Frauen, die schon einmal schwanger waren und dabei medizinische Probleme hatten, leben natürlich in der großen Angst, es könnte auch beim nächsten Mal »wieder schief gehen«. Diese Angst ist verständlich, aber meist überschätzt.

Wenn Sie schon einmal ein Kind zu früh zur Welt gebracht haben, steigt zwar die Wahrscheinlichkeit einer Frühgeburt – sie erhöht sich von den üblichen neun Prozent auf 15 Prozent. Aber eigentlich können Sie die Zahlen auch von der anderen Seite betrachten: Zu 85 Prozent wird es bei der anstehenden Geburt zu keiner Frühgeburt kommen. Ein optimistischer Blickwinkel unterstützt eine gesunde Reaktion des Körpers. Sie sollten versuchen, sich das selbst dann vor Augen zu halten, wenn Sie schon zwei Frühgeburten erleiden mussten und damit die Wahrscheinlichkeit einer dritten Frühgeburt auf 32 Prozent steigt. Auch dann haben Sie noch eine 68-prozentige Chance, dass es diesmal gut geht.

Je nach Ursache der vorangegangenen Frühgeburten könnten zur Vorbeugung weitere medizinische Maßnahmen, zum Beispiel zusätzliche diagnostische Maßnahmen (bei Infektionen) oder ein Früher Totaler Muttermundverschluss (FTMV) nötig sein. Genauere Informationen hierüber finden Sie auf www.saling-institut.de.

Auch bei Frauen, die bereits ein Kind durch einen Spontanabort verloren haben, steigt die Frühgeburtenrate auf etwa 15 Prozent an. Somit besteht aber auch hier eine 85-prozentige Chance, dass es diesmal gut geht. Seien Sie also guter Hoffnung!

8.15 Genetische Erkrankungen und Pränataldiagnostik

In jeder Zelle unseres Körpers befinden sich Milliarden von Erbinformationen, verschlüsselt in der sogenannten »DNA«. Diese DNA liegt - zusammengepackt in 46 Chromosomen - im Zellkern einer jeden Zelle. Durch die unendlich vielen Kombinationsmöglichkeiten der Gene ist jeder Mensch ein Individuum, das sich von anderen unterscheidet. Eine Ausnahme stellen lediglich eineiige Zwillinge dar. Sie sind genetisch tatsächlich identisch.

Heute sind einige tausend Krankheiten bekannt, denen eine definierte Veränderung der Gene zugrunde liegt. Diese sogenannten Erbkrankheiten sind jedoch zum Glück selten. Sie können einerseits durch die Störung in einem einzelnen Gen bedingt sein (Beispiel: Mukoviszidose), aber auch durch das Fehlen oder eine Überzahl von ganzen Chromosomen. Ein Beispiel für eine genetische Erkrankung die durch ein überzähliges Chromosom hervorgerufen wird, ist

Beratung zu Arzneimitteln in der Schwangerschaft
www.embryotox.de

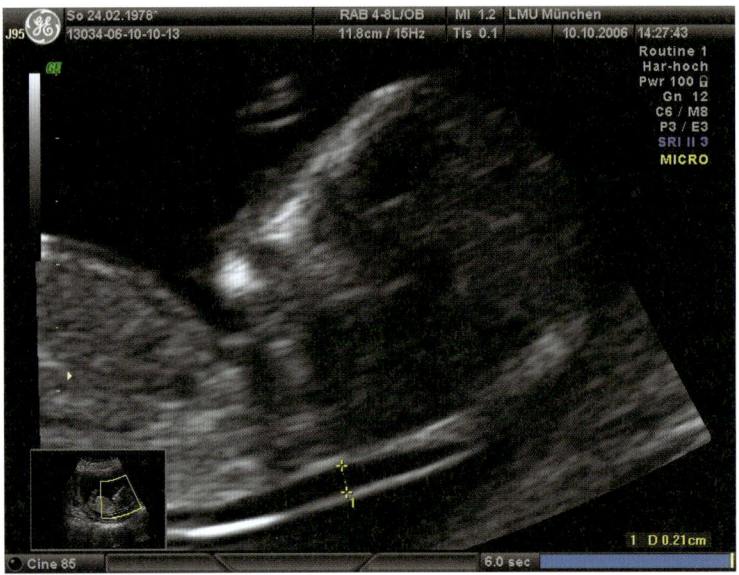

Die Nackentransparenzmessung kann Hinweise auf Chromosomenanomalien liefern

das Down-Syndrom, bei dem das Chromosom 21 dreifach anstatt nur normalerweise zweifach auftritt. Die Erkrankung wird daher auch als »Trisomie 21« bezeichnet. Sie ist die häufigste Chromosomenstörung des Menschen.

In der Tabelle auf Seite 150 sind die häufigsten genetischen Erkrankungen aufgeführt. Mittlerweile können die dort aufgeführten Chromosomenstörungen (Trisomien) beim ungeborenen Kind bereits während des ersten Drittels der Schwangerschaft mit speziellen Tests erkannt werden, ohne dass hierzu bei jeder Schwangeren eine Fruchtwasserpunktion oder Gewebeentnahme erforderlich ist. Möglich wurde dies durch enorme Fortschritte bei der nicht-invasiven pränatalen Diagnostik.

Seit Mitte der 1990er Jahre ist bekannt, dass Feten mit Trisomien in der 12. bis 14. SSW eine vermehrte Flüssigkeitsansammlung im Bereich des Nackens aufweisen. Man kann diese Flüssigkeitsansammlung als »Nackentransparenz« (häufig als NT abgekürzt) im Ultraschall nachweisen. Zusammen mit der Messung von zwei Eiweißstoffen aus dem Blut der Mutter (PAPP-A und freies ß-hCG) können so etwa 90 Prozent der Feten mit einer Trisomie 21 (Down-Syndrom) erkannt werden. Diese Untersuchung wird auch »Ersttrimester-Screening (ETS)« genannt. Durch Untersuchung weiterer spezieller Ultraschallbefunde des ungeborenen Kindes können mit dem ETS heute sogar über 95 Prozent der Kinder mit Trisomie 21 erkannt werden. Diese speziellen Ultraschalluntersuchungen werden aufgrund des hohen Schwierigkeitsgrades der Messung jedoch nur von speziell ausgebildeten Frauenärzten angeboten. Auch für die Trisomien 18 und 13 ermöglicht das Ersttrimester-Screening Erkennungsraten zwischen 90 und 95 Prozent.

Mit der Nackentransparenz-Messung kann auch eine Vielzahl anderer, nicht-genetischer, Erkrankungen des ungeborenen Kindes wie zum Beispiel Herzfehler festgestellt werden. Nur speziell qualifizierte und zertifizierte Frauenärzte dürfen das ETS anbieten und durchführen. Die Zertifizierung gewährleistet bestimmte Mindeststandards bei der Messung der teilweise sehr kleinen Strukturen. So beträgt die Nackentransparenz bei gesunden Feten ca. drei Millimeter.

Beim ETS handelt es sich jedoch keineswegs um eine definitive diagnostische Prozedur. Wie bereits erwähnt beträgt die Erkennungsrate 90 bis 95 Prozent für die Trisomie 21, im Durchschnitt werden also etwa 5 bis 10 Prozent der Fälle übersehen. Wie der Name bereits verdeutlicht, handelt es sich um ein Screeningverfahren, bei dem ein individuelles Risiko, also die Wahrscheinlichkeit für das Vorliegen einer kindlichen Chromosomenstörung ermittelt wird. Eine Chromosomenstörung kann dabei nicht diagnostiziert werden.

Im Fall eines positiven (auffälligen) Ergebnisses muss durch eine Analyse des kindlichen Erbguts (Chromosomenanalyse) geklärt werden, ob die vermutete Chromosomenstörung tatsächlich vorliegt, bevor ein Schwangerschaftsabbruch eingeleitet werden darf.

Für die Chromosomenanalyse ist es derzeit noch notwendig, über eine Fruchtwasserpunktion oder eine Gewebeentnahme aus dem Mutterkuchen kindliche Zellen zu gewinnen. Bei dieser Prozedur beträgt das Risiko, dass

Verfahren zum Screening auf oder zum Nachweis/Ausschluss von genetischen Erkrankungen

Methode	Zielsetzung	Bemerkungen
Nicht-invasive Verfahren		
Ersttrimester-Screening (ETS) (Messung der NT und ggf. weiterer Marker mittels Ultraschall + PAPP-A und freies ß-hCG aus dem mütterlichen Blut)	Ermittlung der Wahrscheinlichkeit für einige fetale Chromosomenstörungen. Häufig kombiniert mit frühem Organ-Screening des ungeborenen Kindes	Screening-Verfahren in SSW 12 – 14. Detektionsrate für Trisomie 21 ca. 90-95 %, Falsch-Positivrate ca. 3-5 %
Triple-/Quadruple-Test	Ermittlung der Wahrscheinlichkeit für eine fetale Trisomie 21.	SSW: 14+0 bis 19+6. Detektionsrate nur ca. 65 % (Triple-Test) bis 80 % (Quadruple-Test). Falsch-Positivrate ca. 5 %
Integriertes Screening	Kombination aus Ersttrimester-Screening und Quadruple-Test zur Ermittlung der Wahrscheinlichkeit für eine fetale Trisomie 21.	Erkennungsrate für Trisomie 21 ca. 95 %, Falsch-Positivrate: ca. 5 %. Durchführung in zwei Schritten: SSW 12-13 + SSW 15-18
Analyse freier fetaler DNA im mütterlichen Blut (NIPT)	Weitgehender Ausschluss bestimmter fetaler Chromosomenstörungen	Erkennungsrate für Trisomie 21 ca. 99 %. Je nach Testverfahren können auch weitere Chromosomenstörungen mit unterschiedlicher Zuverlässigkeit nachgewiesen/ausgeschlossen werden. Falsch-Positivrate: 0,1 – 0,3 %
Ultraschall	Ausschluss bzw. Nachweis fetaler Anomalien, Hinweise auf Chromosomenstörungen	
Invasive Verfahren		
Amniozentese (Fruchtwasserpunktion)	Methode zur Gewinnung von fetalen Zellen aus dem Fruchtwasser	Möglich ab SSW 16 Abortrisiko ca. 0,5 – 1 %
Chorionzottenbiopsie (CVS)	Methode zur Gewinnung von fetalen Zellen aus der Plazenta (Mutterkuchen)	Möglich ab SSW 11 Abortrisiko ca. 0,5 – 1 %
Chordozentese (Nabelschnurpunktion)	Methode zur Gewinnung von fetalem Blut aus der Nabelschnur	Möglich ab SSW 18
Chromosomenanalyse (Karyotypisierung) nach Gewinnung von fetalen Zellen	Ausschluss struktureller und numerischer Chromosomenanomalien (z. B. Trisomien, Monosomien)	Definitives, diagnostisches Verfahren. Heute zumeist als Bestätigungstest bei auffälligem Screening oder bei familiär bekannten Chromosomenstörungen eingesetzt

durch die Punktion die Schwangerschaft unterbrochen wird, etwa 0,5 bis ein Prozent.

Wie alle Screeningverfahren weist auch das ETS falsch positive Befunde auf, also Fälle mit einem erhöhten Risiko, ohne dass eine Chromosomenstörung zugrunde liegt. Die Rate an auffälligen Befunden beträgt beim ETS etwa drei bis fünf Prozent, also jede 20. bis 30. Schwangere erhält ein Ergebnis mit einem erhöhten (auffälligen) Risiko für eine Trisomie 21. Bei den allermeisten Schwangeren bestätigt sich ein auffälliges Ergebnis durch die anschließende Chromosomenanalyse jedoch nicht.

Die Ende 2011 eingeführten Tests auf kindliche Chromosomenstörungen aus dem mütterlichen Blut, sogenannte nicht invasive Pränataltests (NIPT), ermöglichen eine erhebliche Verbesserung der Aussagekraft der pränatalen

Weitere Informationen zum Ersttrimesterscreening im Internet unter: www.fmf-deutschland.info/de

Häufigkeit vererbbarer Krankheiten

aus Basiswissen Humangenetik (Schaaf & Zschocke, 2013), soweit nicht anders angegeben

Erkrankung	Häufigkeit
APC-Resistenz / Faktor V-Leiden	5 %
Prothrombin-Mutation	Heterozygotie 1 – 2 % (Europa)
Neuralrohrdefekte gesamt (Spina bifida, Anenzephalie etc.)	Inzidenz 0,2 –1 % (bei Geburt)
Eisenspeicherkrankheit (Hämochromatose)	1:200 (hom und compound-het) Heterozygoten-Frequenz 1:10
Hypercholesterinämie, Familiäre	Heterozygozen-Frequenz 1:500, homozygoter LDLR-Mangel 1:1.000.000
Trisomie 21	Inzidenz 1:650 (bei Lebendgeborenen); u.a. abh. vom Alter der Mutter
Fischschuppenkrankheit (Ichthyose)	X-chromosomale Form: 1:6.000 (bei Männern) Ichthyosis vulgaris (autosomal): 1:300 [www.onmeda.de]
Autismus-Spektrum-Störungen	1:100
Mukoviszidose	1:2.000 – 1:3.000; Heterozygoten-Frequenz 1:22 – 1:29
Monosomie X (Ulrich-Turner-Syndrom)	Inzidenz 1:2.500 – 1:3.000 (bei weiblichen Lebendgeborenen)
Neurofibromatose (Typ I)	1:3.000
Muskeldystrophie	Duchenne-MD:1:3.500 (bei Männern), Becker-MD:1:18.000 (bei Männern)
Hyperlipidämie Typ III	1:5.000 [Thomas, Labor und Diagnose. 8. Auflage]
Trisomie 18	Inzidenz 1:6.000 (bei Lebendgeborenen); u.a. abh. vom Alter der Mutter
Fragiles X-Syndrom = Martin-Bell-Syndrom	1:4.000 (bei Männern), 1:8.000 (bei Frauen)
Alpha-1-Antitrypsin-Mangel	1 – 2 % aller Patienten mit Lungenemphysem homozygote Form: 0,1 – 0,2 ‰ [Herold, 2013] heterozygote Form: 7 % [Herold, 2013]
Adrenogenitales Syndrom AGS (21-Hydroxylase-Mangel)	Heterozygoten-Frequenz 1:60, homozygoter Mangel 1:15.000
Trisomie 13	Inzidenz 1:10.000 – 1:20.000 (bei Lebendgeb.); u.a. abh. vom Alter der Mutter
Chorea Huntington	1:20.000 (Westeuropa)
Phenylketonurie (PKU)	1:10.000 (Deutschland)
Bluterkrankheit	Hämophilie A: 1:10.000 (bei Männern), Hämophilie B: 1:30.000 (bei Männern)
Angelman-Syndrom	1:15.000

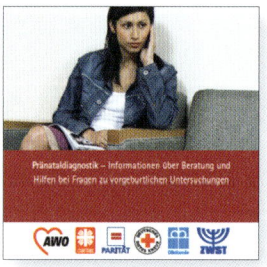

Hinweise zu Beratungsstellen finden Sie in der Broschüre Pränataldiagnostik bei www.bzga.de – Rubrik Familienplanung.

Risikoabschätzung (für Trisomien). So konnte durch diese Tests einerseits die Erkennungsrate für die Trisomie 21 auf etwa 99 Prozent gesteigert werden und gleichzeitig die Treffsicherheit stark verbessert werden. Für diese Testverfahren liegt die Falsch-Positivrate teilweise unter 0,1 Prozent, d. h. nicht einmal jede 1.000. Schwangere erhält ein falsch-positives Testergebnis.

Bei diesen Tests werden Bruchstücke der kindlichen DNA, welche im Blut der Mutter zirkulieren, vervielfältigt und anschließend bezüglich der Menge des infrage kommenden Chromosoms untersucht. Trotz der hervorragenden Aussagekraft der neuen Verfahren handelt es sich immer noch um eine Risikoabschätzung. Ein positives Ergebnis muss somit weiterhin durch eine Chromosomenanalyse des ungeborenen Kindes abgeklärt werden. Bisher werden die Kosten für diese Testverfahren, ebenso wie für das ETS nicht von den gesetzlichen Krankenkassen übernommen. Bitte beachten Sie, dass trotz deutlicher Fortschritte in der Ultraschall- und genetischen Diagnostik etliche organische und genetische Störungen Ihres Kindes nicht vor der Geburt erkannt werden können und auch eine noch so aufwendige Diagnostik ein gesundes Kind nicht garantieren kann.

Wichtig ist für Sie und Ihren Partner zu wissen, dass alle o. g. Untersuchungen freiwillig sind. Im Falle eines positiven Befundes müssen Sie und ihr Partner entscheiden, ob Sie das Kind austragen oder einen Schwangerschaftsabbruch durchführen lassen.

Frühe Diagnose von Erbkrankheiten

Während Menschen mit einigen der oben beschriebenen Chromosomenstörungen (beispielsweise Trisomie 21 (Männer), aber auch Monosomie X) in aller Regel unfruchtbar sind, also keine Kinder bekommen können, werden andere in der Abbildung auf Seite 150 aufgeführten Erbkrankheiten mit einer bestimmten Wahrscheinlichkeit an die Nachkommen weitergegeben.

Ist in einer Familie eine bestimmte Erbkrankheit bekannt, kann heute vorgeburtlich abgeklärt werden, mit welcher Wahrscheinlichkeit das ungeborene Kind die Erkrankung geerbt hat. Für eine zuverlässige Abklärung ist derzeit weiterhin eine Fruchtwasseranalyse oder eine Gewebeentnahme notwendig. Tests aus dem mütterlichen Blut sind nach heutigem Stand, außer für die Erkennung der Trisomien, noch nicht genau genug. Falls in Ihrer Familie eine gravierende Erbkrankheit (wie zum Beispiel Mukoviszidose) vorliegt, sollten Sie einen Facharzt für Humangenetik oder einen Arzt mit der Zusatzbezeichnung »Medizinische Genetik« zu Rate ziehen.

Schwangere und ihre Partner, die die genannten Untersuchungen in Erwägung ziehen, sollten sich bei Schwangerschaftsberatungsstellen und Fachärztinnen/Fachärzten für Humangenetik eingehend über Nutzen und Risiko der Untersuchungen informieren. Sie müssen sich dabei auch mit den möglichen Folgen auseinan-

> **Info**
>
> ## Überblick: Wie werden Krankheiten vererbt?
>
> Der menschliche Zellkern besteht aus 23 Chromosomenpaaren, die Tausende von genetischen Informationen enthalten. Bei der Fortpflanzung trennen sich die Chromosomenpaare und das Kind bekommt je einen Chromosomenstrang des Vaters und der Mutter. Wir bezeichnen diese hier mit A und B. Eine der genetischen Informationen ist jedoch immer stärker als die andere. Liegt z. B. bei A eine Genmutation vor, die zu einer vererbbaren Krankheit führt und ist A stärker als B, so tritt die Erkrankung auf. Ist B stärker, ist der Betroffene zwar ein Erbträger, erkrankt selbst jedoch nicht an der Krankheit. Ob eine Genmutation also überhaupt vererbt wird und ob das Kind in Falle einer Vererbung erkrankt oder nur Erbträger ist, hängt von unterschiedlichen Faktoren ab, dessen Kombinationen und möglichen Ausgänge im Folgenden beschrieben werden.
>
> **Kombination 1:** Eine erkrankte Person oder ein Erbträger (AB) bekommt mit einer gesunden Partnerin/einem gesunden Partner (BB) ein Kind (Eltern AB + BB). Daraus ergeben sich rechnerisch vier mögliche Konstellationen:
>
>
>
> **Bei A stärker als B** (Elternteil AB ist krank) spricht man von einem autosomal dominanten Erbgang. Bei den Konstellationen AB (50 Prozent der Kinder) bricht die Erkrankung aus, 50 Prozent (BB) sind völlig gesund.
> **Bei B stärker als A** (Elternteil AB ist Träger), spricht man von einer autosomal rezessiven Vererbung. Alle Kinder wären gesund, jedes zweite Kind dennoch ein Erbträger.
>
> **Kombination 2:** Eine erkrankte Person oder ein Erbträger (AB) bekommt mit einer Partnerin/einem Partner mit dem gleichen Gendefekt (AB) ein Kind (Eltern AB + AB):
>
>
>
> **Bei A stärker als B** bricht die Erkrankung bei 75 Prozent der Kinder (AA, AB, BA) aus, 25 Prozent (BB) sind völlig gesund.
> **Bei B stärker als A** bricht nur bei AA (25 Prozent der Kinder) die Erkrankung aus, 50 Prozent sind Erbträger (AB) und 25 Prozent der Kinder sind völlig gesund (BB).
>
> **Kombination 3:** Eine erkrankte Person (AA) bekommt mit einer gesunden Partnerin/einem gesunden Partner (BB) ein Kind (Eltern AA + BB):
>
>
>
> **Bei A stärker als B:** Alle Kinder sind krank
> **Bei B stärker als A:** Alle Kinder sind gesund, aber alle sind Erbträger.
>
> **Kombination 4:** Eine erkrankte Person (AA) bekommt mit einer Partnerin/einem Partner, die/der ebenfalls erkrankt oder Träger (AB) ist, ein Kind (Eltern AA + AB):
>
>
>
> **Bei A stärker als B:** Alle Kinder sind krank
> **Bei B stärker als A:** 50 Prozent der Kinder erkranken und 50 Prozent sind Erbträger.

dersetzen, falls das Risiko bestätigt wird. Um es noch klarer zu sagen: Sie und Ihr Partner müssen zusammen mit Ihrer Frauenärztin/Ihrem Frauenarzt eine Entscheidung treffen. Entweder Sie verzichten auf diese Untersuchungen und nehmen die Geburt eines möglicherweise kranken oder behinderten Kindes in Kauf. Oder Sie lassen derartige Untersuchungen vornehmen und müssen sich bei einem positiven Befund mit der Frage auseinandersetzen, ob Sie das Kind austragen oder einen Schwangerschaftsabbruch vornehmen lassen. Im übrigen haben Sie keine Garantie, ein Kind ohne Behinderungen zu gebären, wenn sie diese Untersuchungen durchführen lassen. Alles in Allem: Keine einfache Entscheidung.

Das seit dem Jahr 2010 in Kraft getretene Gendiagnostikgesetz (GenDG) legt fest, dass eine humangenetische Analyse zu medizinischen Zwecken nur vorgenommen werden darf, wenn die betroffene Person in die Untersuchung schriftlich eingewilligt hat. Das bedeutet, dass Sie vor jeder genetischen Untersuchung alle Sie betreffenden Fragen klären sollten, um zu entscheiden, ob Sie die Untersuchung durchführen lassen oder nicht. Die behandelnde, verantwortliche Stelle (Ärztin/Arzt) wird über Wesen, Bedeutung und Tragweite der jeweiligen Untersuchung aufklären und dies schriftlich dokumentieren. Es gibt auch ein Recht auf Nichtwissen!

8.16 Parodontitis

Früher hieß es, dass jede Schwangerschaft die Frau einen Zahn kostet. Dies dürfte heute bei regelmäßigem Zähneputzen, guter Mundhygiene, vernünftiger Ernährung und regelmäßigem Zahnarztbesuch nicht mehr so sein. Das ist auch wichtig. Denn neuere amerikanische Untersuchungen haben einen engen Zusammenhang zwischen Parodontitis und Frühgeburten festgestellt.

Nach den Ergebnissen von Loesche (Universität Michigan) soll diese Zahnerkrankung einen höheren Risikofaktor darstellen als Rauchen und Alkohol. Die Auswertung der BabyCare-Daten zeigt, dass die Wahrscheinlichkeit einer Frühgeburt bei Schwangeren, die angaben häufiger unter Zahnfleischbluten zu leiden, um 50 Prozent höher war als bei Schwangeren ohne entzündliche Zahnfleischerkrankungen.

In welchem genauen Zusammenhang die schädlichen Bakterien im Mund (vor allem Mutans-Streptokokken) mit der Frühgeburt stehen, ist allerdings noch weitgehend ungeklärt. Gesichert ist aber, dass Infektionen in der Schwangerschaft und allgemein Entzündungsherde das Risiko von Fehl- und Frühgeburten erhöhen. Dies gilt vor allem auch für Vaginalinfektionen.

> Angesichts dieser Befunde können wir Ihnen nur empfehlen, insbesondere vor, aber auch in der Schwangerschaft Ihre Zähne überprüfen und wenn nötig behandeln zu lassen. Eine gute und zahnärztlich begleitete Mundhygiene in der Schwangerschaft kann gesundheitliche Probleme für Mutter und Kind sicher verringern.

8.17 Krankheit des Partners

Natürlich kann es auch riskant für Ihre Schwangerschaft werden, wenn nicht Sie krank werden, sondern jemand in Ihrer unmittelbaren Umgebung. Sprechen Sie mit Ihrer Frauenärztin/Ihrem Frauenarzt darüber, wenn Ihr Partner oder jemand in der Familie ernsthaft erkrankt. Auch durch das Verhalten Ihres Partners können Risiken entstehen oder vermindert werden. Offensichtlich ist dies, wenn es um das Rauchen und die sexuelle Treue geht.

Empfehlung

Die Schwangerschaft ist eine gute Zeit, gesundheitliche Risiken, die beide betreffen (zum Beispiel das Rauchen), gemeinsam zu vermindern. Sprechen Sie mit Ihrem Partner darüber.

8.18 Zwillinge

Mehrlingsschwangerschaften sind selten: Auf ungefähr 85 Geburten kommt unter natürlichen Bedingungen eine Zwillingsschwangerschaft, auf 85x85 Geburten kommt eine Drillingsschwangerschaft und auf 85x85x85 Geburten eine Vierlingsschwangerschaft (HELLINsche Regel). Diese Regel wird jedoch durch Hormonbehandlungen und assistierte Reproduktion (IVF) zunehmend außer Kraft gesetzt.

Nach Kinderwunschbehandlung kommt es viel häufiger zu Mehrlingsschwangerschaften. Fast jede fünfte Schwangerschaft nach Kinderwunschbehandlung ist heute in Deutschland eine Mehrlingsschwangerschaft.

Die Wahrscheinlichkeit Mehrlinge zu bekommen liegt bei natürlich eingetretenen Schwangerschaften knapp unter zwei Prozent. So gab es unter den 650.000 Geburten im Jahr 2012 etwa 12.000 Mehrlingsschwangerschaften. Es werden pro Jahr ungefähr 23.000 Zwillinge und etwa 700 höhergradige Mehrlinge geboren. Von den etwa 23.000 Zwillingen sind ungefähr 33 Prozent eineiig und 66 Prozent sind zweieiige Zwillinge.

Zwilling ist nicht gleich Zwilling

Eineiige Zwillinge entstehen aus einer Eizelle, die durch ein Spermium befruchtet wird und sich im Verlauf der Entwicklung in zwei Embryonalanlagen teilt. Die Kinder haben also identische Erbanlagen, haben das gleiche Geschlecht und das gleiche genetische Erbgut und sie sehen sich sehr ähnlich.

Zweieiige Zwillinge entstehen aus zwei separaten Eizellen, die durch zwei verschiedene Spermien befruchtet werden. Sie sind genetisch unterschiedlich. Die Kinder können gleich- oder verschiedengeschlechtlich (im Verhältnis 1:1) sein und ähnen sich wie normale Geschwister. Infolge der mechanischen und der funktionellen Mehrbelastung kommt es bei Zwillings- und in noch stärkerem Maße bei Mehrlingsmüttern leider häufiger zu Schwangerschaftsbeschwerden und es kommt auch vermehrt zu ernsteren Problemen, wie beispielsweise zur Präeklampsie (im Volksmund »Schwangerschaftsvergiftung«). Diese kann sich durch Bluthochdruck, Übelkeit, starke Ödeme (Wassereinlagerungen) oder Eiweißausscheidung im Urin äußern.

Schwangerschaftsverlauf und –betreuung

Bei Zwillingsschwangerschaften kommt es häufiger zu vorzeitiger Wehentätigkeit und zur vorzeitigen Öffnung des Muttermundes.
Es besteht dann auch die Gefahr einer Frühgeburt. Fast jede zweite Mehrlingsschwangerschaft endet vor Ablauf der 37. Schwangerschaftswoche als Frühgeburt.

Mehrlingsschwangerschaften werden deshalb besonders aufmerksam ärztlich begleitet. Bis zur 28. Schwangerschaftswoche sind 14-tägige

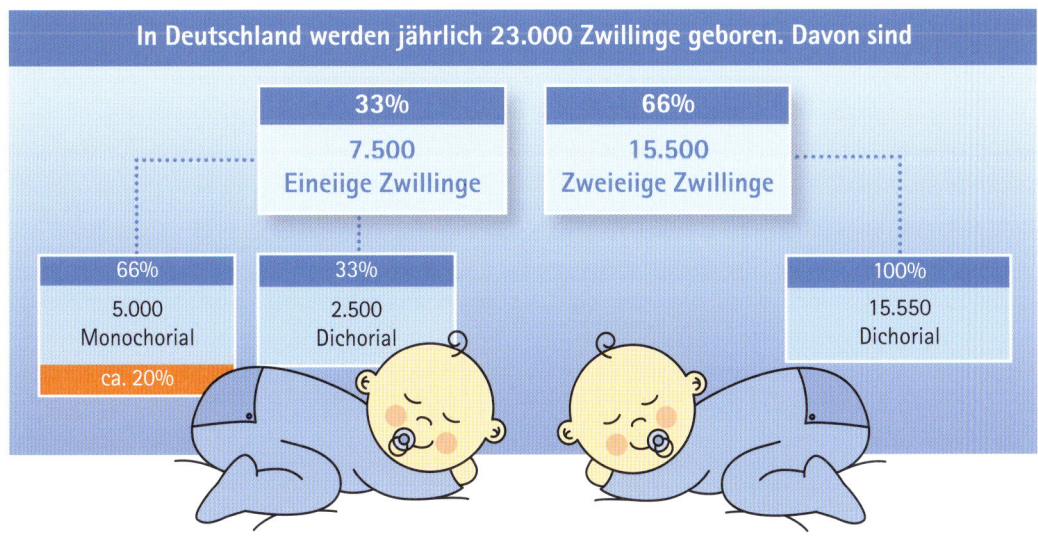

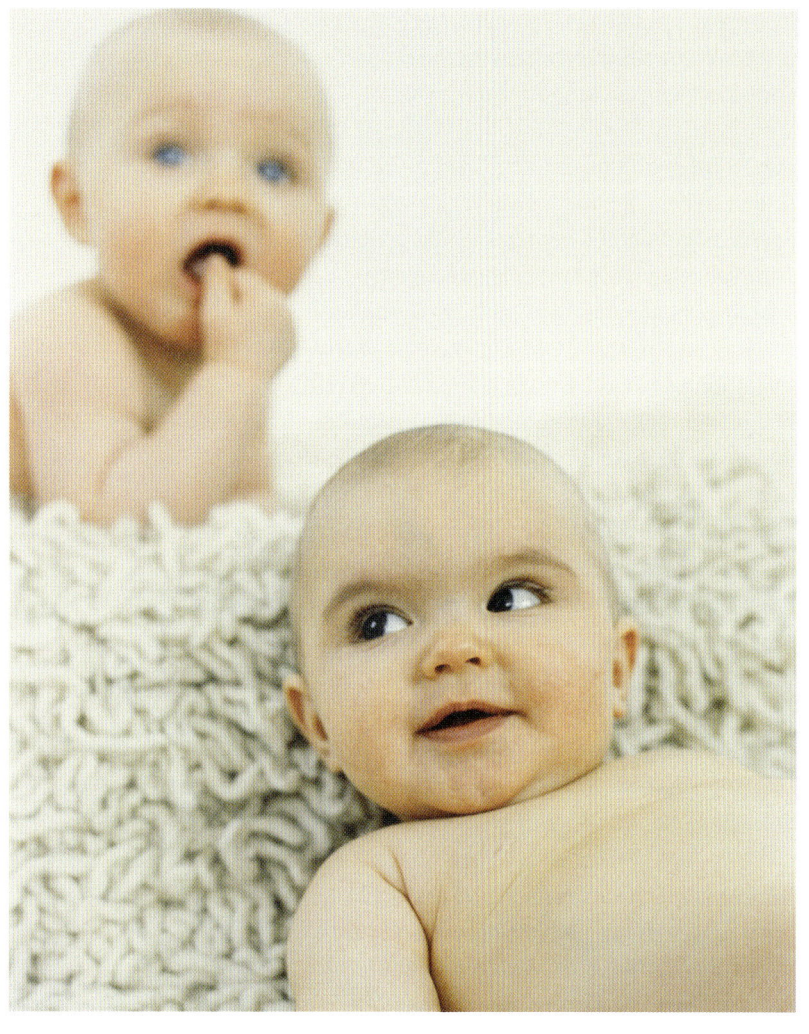

Zwillingsschwangerschaft: durch Kinderwunschbehandlung immer häufiger

Vorsorgetermine wichtig, danach wöchentliche. Nur so kann zum Beispiel eine vorzeitige Muttermundsreifung rechtzeitig erkannt werden. Da Zwillinge gelegentlich unterschiedlich wachsen, sollten regelmäßige Ultraschalluntersuchungen durchgeführt werden, in der Regel alle zwei Wochen, in besonderen Fällen auch häufiger.

Da auch eine Mehrlingsgeburt etwas Besonderes ist, sollten Sie sich eine große Geburtsklinik für die Entbindung aussuchen, die Erfahrung mit Mehrlingsgeburten hat (vgl. Kap. 9.3). Da Zwillinge und besonders Drillinge häufig früher zur Welt kommen, ist es auch wichtig, dass an die Geburtsklinik eine spezialisierte Kinderklinik angeschlossen ist. Nur so ist eine optimale Versorgung von Mutter und Kindern möglich. Stellen Sie sich rechtzeitig in einer solchen Klinik (Perinatalzentrum) vor.

Besondere Probleme

Klinisch kann bei einer Zwillingsschwangerschaft die Frage, ob es sich um eineiige oder zweieiige Zwillinge handelt, nicht sicher bestimmt werden. Zunächst muss die Zwillingsdiagnose gestellt werden. Dies geschieht etwa in der sechsten bis achten Schwangerschaftswoche durch Ultraschall.

Für den Verlauf der Schwangerschaft und die Schwangerschaftsbetreuung macht es zunächst keinen Unterschied, ob Sie eineiige oder zweieiige Zwillinge bekommen. Allerdings unterscheiden sich Zwillings- und Mehrlingsschwangerschaften in Bezug auf mögliche Komplikationen beim Heranwachsen der Kinder dahingehend, ob sie sich eine Placenta (Mutterkuchen) teilen müssen, also monochorial sind, oder jeweils über eine eigene Placenta verfügen, also dichorial sind. Dies kann bis zur 12. bis 14. Schwangerschaftswoche recht sicher festgestellt werden, danach wird es viel schwieriger oder ist überhaupt nicht mehr möglich.

Wenn Sie wüssten, dass Sie zweieiige Zwillinge bekommen, bräuchten Sie sich über zusätzliche Risiken keine Sorgen zu machen, da alle zweieiigen Zwillinge einen eigenen Mutterkuchen haben, also dichorial sind. Bei eineiigen Zwillingen tritt es jedoch zu zwei Dritteln auf, dass die Kinder monochorial sind, sich also einen Mutterkuchen teilen müssen. Nur bei 33 Prozent wird ein eigener Mutterkuchen gebildet.

Insgesamt sind somit etwa 20 Prozent aller Zwillingsschwangerschaften monochorial. Bei diesen treten dadurch leider häufiger Komplikationen auf als bei den anderen Zwillingsschwangerschaften.

Die genannten erhöhten Komplikationen bei monochorialen Zwillingsschwangerschaften haben ihre Ursache darin, dass sich die Kinder einen Mutterkuchen teilen müssen. So kann:

- der Anteil des Mutterkuchens ungleich aufgeteilt sein
- eine Gefäßverbindung zwischen beiden Placentateilen bestehen, die ungleich groß ist, so dass Blut vom Kreislauf des einen Kindes in den Kreislauf des anderen Kindes gepumpt wird
- die Blutverteilung und damit die Versorgung mit Sauerstoff und Nährstoffen ungleich sein, so dass es zu einer Blutarmut (Anämie) eines Kindes führen kann, das andere Kind leidet unter zu viel Blut (Polyglobulie).
- Zudem kommt es häufig dazu, dass die Fruchtwassermenge ungleich verteilt ist. Diese Gefäßverbindung im gemeinsamen Mutterkuchen wird auch als Zwillingstransfusionssyndrom bezeichnet, das bei etwa zehn Prozent der monochorialen Zwillingsschwangerschaften auftritt.

Diese Komplikationen können durch eine engmaschige Überwachung der Schwangerschaft durch Ultraschall rechtzeitig erkannt und in vielen Fällen gut behandelt werden. Werden solche Veränderungen nicht erkannt, kommt es gehäuft zum Verlust der Kinder.

Moderne Behandlungsverfahren in Perinatalzentren wie die wiederholten Fruchtwasserentlastungen oder auch die Durchtrennung der Gefäßverbindungen im Mutterkuchen zwischen den beiden Kindern mit Laser haben die Chancen für ein gesundes Überleben beider Kinder deutlich verbessert.

Geburtsmodus

Wie der Geburtsmodus aussieht, hängt vom Einzelfall ab und wird vorher genau mit Ihnen besprochen. Bei Drillingen oder Vierlingen wird man Ihnen fast immer zu einem Kaiserschnitt raten. Liegt bei Zwillingen das erste Kind in Schädellage (also mit dem Kopf nach unten), so können die Kinder ganz normal geboren werden. Die Schwangerschaft sollte mindestens 34 Wochen alt sein, und die Kinder sollten auch mindestens auf zwei Kilo geschätzt sein. Außerdem sollte das zweite Kind nicht wesentlich größer als das erste Kind sein. Liegt das erste Kind in Beckenendlage oder sind die Kinder noch sehr klein, so wird meistens ein Kaiserschnitt empfohlen.

Stillen

Prinzipiell können Mehrlinge sehr gut gestillt werden. Die Mehrzahl der Mehrlingsmütter kann die Mehrlinge voll stillen, auch wenn es anfangs nicht immer einfach ist. Bei Mehrlingen gelten beim Stillen im Grunde genommen die gleichen Regeln und Tricks wie bei Einlingen.

Durch zwei oder drei Babys wird ein doppelter oder dreifacher Saugreiz auf die Brustwarzen ausgeübt und dementsprechend auch mehr Milch produziert: Die Nachfrage regelt hier das Angebot. Legen Sie die Kinder häufig an. Nach der Geburt steht Ihnen zu Hause die Betreuung durch eine Hebamme zu.

Bei Zwillingsgeburten ist es auf jeden Fall sinnvoll, über die gesetzlichen zehn Tage hinaus die Betreuung durch eine Hebamme in Anspruch zu nehmen. Sprechen Sie darüber mit Ihrer Hebamme und auch mit Ihrer Frauenärztin/Ihrem Frauenarzt. Die Krankenkasse übernimmt in aller Regel die Kosten. Suchen Sie sich rechtzeitig eine Hebamme, die möglichst auch in Ihrer Nähe wohnt!

8.19 Mehrfache Risiken – eine Übersicht

Was passiert eigentlich, wenn mehrere Risiken gleichzeitig vorliegen? Verdoppelt und verdreifacht sich dann die Gefahr? Auf diese Fragen gibt es bis heute keine wissenschaftlich gesicherten Antworten.

Die Abbildung auf der nächsten Seite gibt einen Überblick über alle Risiken, die zu einer Frühgeburt und anderen Komplikationen führen können. Die Höhe des Risikos ist mit Sternen gekennzeichnet. Drei Sterne bedeuten, dass Frauen, die diesen Risikofaktor aufweisen, eine bis zu dreifach erhöhte Wahrscheinlichkeit für Komplikationen haben im Vergleich zu Frauen, die diesen Risikofaktor nicht haben.

Bei zwei Sternen ist das Risiko etwa doppelt so hoch, bei einem Stern leicht erhöht. Bei einem Stern in Klammern kann die Höhe des Risikos auf der Grundlage des derzeitigen Forschungsstandes nicht exakt angegeben werden.

Dazu ein Beispiel: Rauchen hat drei Sterne. Die durchschnittliche Frühgeburtenrate in Deutschland liegt bei Nichtraucherinnen bei sechs Prozent (siehe Kapitel 8.2), bei rauchenden Schwangeren beträgt sie 14 Prozent. Ihr Risiko ist also um den Faktor 2,33 erhöht.

Zum Begriff »Risiko« hier noch einmal ein ausführlicher Hinweis: Ein Risiko ist eine Wahrscheinlichkeitsaussage und keine sichere persönliche Voraussage für Sie. Zur Veranschaulichung werfen wir einen Blick auf das Würfeln: Nach der Wahrscheinlichkeit würfeln Sie bei jedem sechsten Versuch eine Sechs. Das ist aber eine rechnerische Aussage, die sich als Durchschnittswert nur bestätigt, wenn Sie sehr sehr oft würfeln. In der Wirklichkeit kommt ein Sechser mal sofort, mal lässt er auf sich warten.

Dennoch lohnt es sich natürlich, Risiken zu verringern, um Schwangerschaftskomplikationen zu vermeiden. Sie machen damit sozusagen den Würfel auf einer Seite ein bisschen schwerer. Und bedenken Sie, dass selbst beim Vorliegen von Risiken die Wahrscheinlichkeit, dass Sie ein gesundes Kind gebären, in der Regel immer noch über 90 Prozent beträgt.

Die in der Abbildung links genannten Einschätzungen der Risiken beziehen sich im Übrigen auf Beispiele, bei denen das jeweilige Risiko in ausgeprägtem Umfang vorhanden ist. Beim Risikofaktor »starkes Übergewicht« wurden zum Beispiel Untersuchungen von sehr stark übergewichtigen schwangeren Frauen zugrunde gelegt. In den meisten Fällen dürfte die Höhe des Risikos geringer sein als in der Tabelle genannt.

Schwangerschaftsrisiken für Frühgeburten (geordnet nach der Höhe des Risikos)	
Vorausgegangene Frühgeburt	***
Vaginalinfektionen	***
Medizinische Komplikationen in der späten Schwangerschaft (z. B. Ablösung des Mutterkuchens)	***
Rauchen	***
Erbliche Belastungen[2]	*/**/***
Vorausgegangener Spontanabort	**
Überhöhter Alkoholkonsum	**
Schwangerschaftsalter 40 Jahre und älter	**
Mehrere Sexualpartner	*/**
Starke psychische Belastungen in der Schwangerschaft	*/**
Schwangerschaftsalter 35 bis 40 Jahre	*
Starkes Übergewicht	*
Drogenkonsum	*
Ernährungsmangel, Ernährungsfehler	*
Überhöhter Kaffeekonsum	*
Chronische Krankheiten (z. B. Diabetes, Asthma)	*
Parodontitis	(***)
Chemikalien/Umweltbelastungen[1,2]	(*)
Medikamente[1]	(*)
Kein Sport	(*)
Leistungssport (ungeeignete Sportarten)	(*)
Starkes Untergewicht	(*)

1 = Hängt von der Art und Stärke der Substanzen ab
2 = Erhöhtes Fehlbildungsrisiko
(*) Hinweise auf ein leicht erhöhtes Risiko
(***) noch zu bestätigen, noch nicht vollständig gesichert

8.20 Angst vor Komplikationen? Sie sind viel seltener, als Sie denken ...

Wer hätte nicht Angst davor, dass etwas schief gehen könnte? Aber lassen Sie sich an dieser Stelle noch einmal beruhigen: Wirklich ernste Komplikationen kommen mit Ausnahme der Fehlgeburt (siehe Kapitel 8.25) äußerst selten vor. Leichtere Gefährdungen dagegen gibt es hin und wieder. Möglicherweise kann zum Beispiel plötzlich Schwangerschaftsdiabetes oder hoher Blutdruck auftreten. Aber bei 90 Prozent aller Frauen, die während der Schwangerschaft hohen Blutdruck bekommen, wird er nach der Geburt des Babys wieder normal. Meist kann bei Komplikationen durch rechtzeitige ärztliche Maßnahmen geholfen werden. Zweck dieses Ratgebers ist es nicht zuletzt, Risiken realistisch einzuschätzen und nichts unnötig zu dramatisieren.

In der Tabelle rechts sind die ernst zu nehmenden Komplikationen aufgelistet, von oben nach unten geordnet nach der Seltenheit ihres Auftretens. Zum besseren Verständnis dieser Tabelle hier einige weitere Zahlen: Sie sollten sich vor Augen führen, dass das Risiko, durch einen Unfall im Straßenverkehr getötet zu werden, 0,03 Prozent beträgt. Das Risiko, bei einem Autounfall schwer verletzt zu werden, liegt bei 0,14 Prozent.

Im Grunde ist es die Möglichkeit einer Frühgeburt, mit der eine schwangere Frau noch am ehesten rechnen muss. Zu Frühgeburten kommt es in neun Prozent aller Fälle, sie sind damit – neben dem neu auftretenden Bluthochdruck – die häufigste ernste Komplikation in einer Schwangerschaft.

Deshalb will dieses Buch vor allem eines: Mithelfen, dass die Frühgeburtenrate in Deutschland endlich sinkt. Müttern, Familien und Kindern wird dadurch sehr viel Leid erspart. Viele Frühgeburten könnten vermieden werden, wenn alle Schwangeren und ihre Partner über die heute bekannten Risikofaktoren aufgeklärt wären.

8.21 Weniger Risiko – jede Fünfte kann etwas tun

Auf der Grundlage der zahlreichen Fragebogen von »gesund & schwanger – BabyCare«, die uns von Schwangeren ausgefüllt zugeschickt werden, können wir die große Mehrzahl der Frauen erst einmal beruhigen. Bei 83 Prozent der Schwangeren liegen keine erkennbaren Risiken dafür vor, dass Komplikationen im Verlauf der Schwangerschaft oder der Geburt auftreten können.

Art und Häufigkeit von Schwangerschaftskomplikationen

Art	Durchschnittliche Häufigkeit
Müttersterblichkeit	0,005 %
Kinder mit Fehlbildungen (z. B. Lippen-, Kiefer-, Gaumenspalten, im Volksmund: Hasenscharte, Wolfsrachen)	0,15 %
Down-Syndrom (Trisomie 21)	0,15 %
Tot geborene Kinder	0,3 %
Extrem Untergewichtige (<1 000 Gramm)	0,4 %
Säuglingssterblichkeit	0,7 %
Sehr Untergewichtige (<1 500 Gramm)	1 %
Genetisch bedingte Fehlbildungen und Krankheiten	<1 %
Sehr früh Geborene (vor 32 (+0) Wochen)	1,2 %
Kind zu klein (Größe)	2 %
Neu auftretender Diabetes der Mutter	5 %
Untergewichtige (<2 500 Gramm)	6 %
Frühgeborene (vor 37 (+0) Wochen)	**9 %**
Neu auftretender Bluthochdruck bei der Schwangeren	10 %
bei Erstgebärenden	15 %
Fehlgeburten	ca. 20 %

Man kann es aber auch anders sehen: Bei 17 Prozent aller Schwangeren bestehen Risiken, die deutlich über dem Durchschnitt liegen. Bei ihnen kann es also eher zu medizinischen Problemen im Verlauf der Schwangerschaft kommen. Die Risiken stammen dabei aus unterschiedlichen Lebensbereichen (siehe Abbildung unten).

Gründe für erhöhte Risiken in der Schwangerschaft
Quelle: BabyCare-Daten

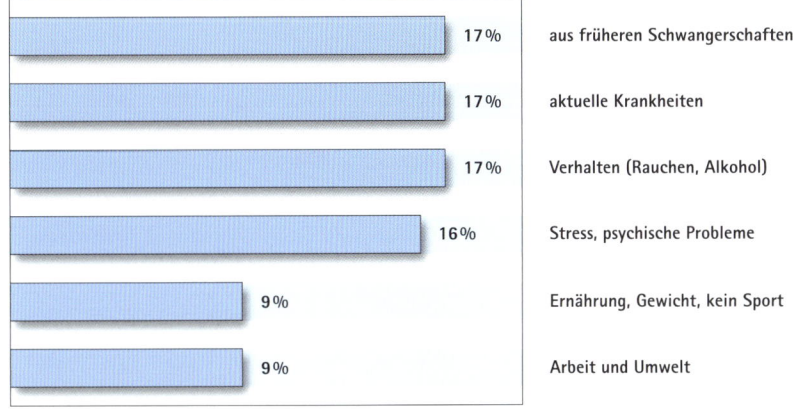

Natürlich können nicht alle Risiken vermindert werden, zum Beispiel wenn eine Frau Komplikationen bei früheren Schwangerschaften hatte oder an chronischen Krankheiten leidet. Für diese Schwangeren gilt aber, dass sie besonders intensiv ärztlich betreut werden und man sich sehr eingehend mit diesen Faktoren beschäftigt.

Wenn es um Verhaltensrisiken geht, zu denen die Bereiche Ernährung, Sport, Stress und die Vermeidung von Ansteckungen gehören, können Sie selbst viel tun, um die Risiken für Komplikationen weiter zu senken. Besonders zu vermeiden sind Vaginalinfektionen, vor allem in der späten Schwangerschaft.

8.22 Die Frühgeburt – das größte Problem in der zweiten Schwangerschaftshälfte

Die diagnostischen und therapeutischen Möglichkeiten haben sich auch in der Gynäkologie und Geburtshilfe in den letzten Jahren und Jahrzehnten rasant entwickelt. Davon profitieren die werdenden Mütter und deren Neugeborene.

Trotz aller Fortschritte nimmt jedoch das größte Problem in der Geburtshilfe – die Frühgeburt – nicht ab, sondern vielmehr noch zu. So steigt zum Beispiel im Bundesland Niedersachsen die Frühgeburtenrate von sieben Prozent im Jahr 1990 auf über acht Prozent im Jahr 2012 an. Die Frühgeburtenrate in Niedersachsen repräsentiert ungefähr das Frühgeburtsgeschehen in ganz Deutschland (siehe Grafik unten). Insgesamt kommen in Deutschland jährlich ungefähr 60.000 Kinder als Frühgeborene zur Welt.

Eine Frühgeburt liegt vor, wenn die Geburt des Kindes vor der 37. Schwangerschaftswoche erfolgt. 80 Prozent der Frühgeborenen kommen in der 32. bis zur 36. Schwangerschaftswoche zur Welt, 20 Prozent trifft es noch härter, sie werden ab der 24. bis zur 32. Schwangerschaftswoche geboren.

Aber auch Kinder, die von der 32. bis zur 36. Woche geboren werden, sind Frühgeborene, denn für die richtige und gesunde Entwicklung des Kindes zählt jede Woche, ja jeder Tag. Deshalb tut das medizinische Personal in den Kliniken alles, was möglich ist, um eine vorzeitige Geburt zu verhindern.

Der Hauptgrund für diese Entwicklung liegt darin begründet, dass das Alter der Frauen bei der ersten Schwangerschaft und Geburt immer weiter ansteigt, das bedeutet, dass Frauen in

Entwicklung der Frühgeburtenrate in Niedersachsen von 1990 bis 2012

Quelle: Ärztekammer Niedersachsen

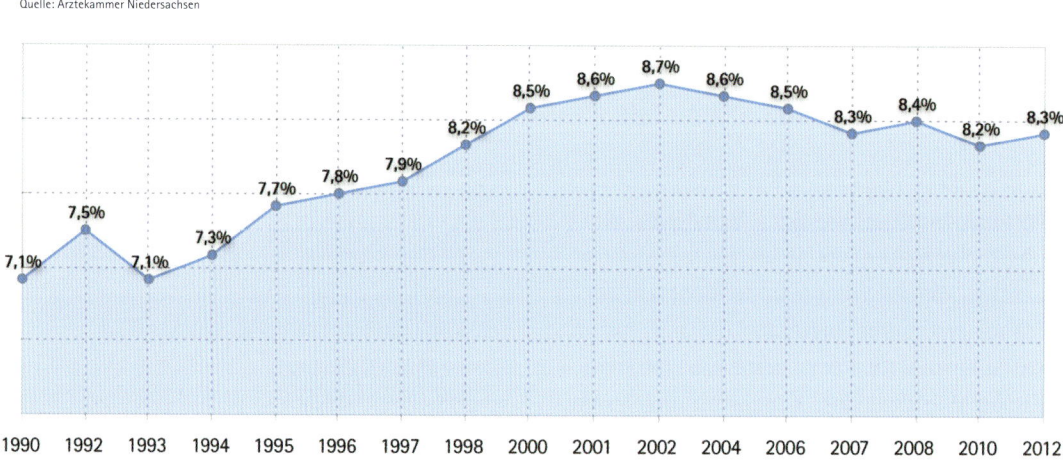

einem immer höheren Lebensalter ihr erstes Kind erwarten. Mit zunehmendem Alter steigt aber das Risiko für Frühgeburten.

Was für Folgen kann eine Frühgeburt haben?
Im schlimmsten Fall kann das Frühgeborene vor, unter oder kurz nach der Geburt sterben. Die Sterblichkeit ist vor allem abhängig vom Gewicht des Kindes (vgl. Abbildung rechts).

Die Wahrscheinlichkeit eines normalgewichtigen Neugeborenen vor, während oder nach der Geburt zu versterben, ist zwar nicht gleich Null, aber mit 0,4 Prozent sehr gering. Schon bei einem Geburtsgewicht von knapp unter 2.000 Gramm hat sich das Risiko auf fünf Prozent mehr als verzehnfacht. Neugeborene von 500 bis 1.000 Gramm versterben zu 40 Prozent, Neugeborene unter 500 Gramm haben nur zu 27 Prozent eine Überlebenschance.

Frühgeborene kommen häufig mit schweren gesundheitlichen Beeinträchtigungen zur Welt. Dazu zählen geistige und körperliche Behinderungen, eine reduzierte Entwicklung, Sprachentwicklungsstörungen. Manche Symptome entwickeln sich erst später, so Konzentrationsstörungen, Hyperaktivität. Viele Frühgeborene weisen ihr Leben lang eine deutlich höhere Krankheitshäufigkeit auf.

Es gibt Krankheiten und Gesundheitsstörungen, bei denen die Medizin aufgrund noch zu geringen Wissens über die Ursachen oder Behandlungsmöglichkeiten nicht viel unternehmen kann. In der Schwangerschaft gilt dies beispielsweise für die Fehlgeburten (vgl. Kapitel 8.25).

Für Frühgeburten gilt dies aber gerade nicht. Nicht nur verfügt die Medizin über verschiedene Möglichkeiten, bei Komplikationen in der Schwangerschaft eine drohende Frühgeburt zu verhindern oder wenigstens aufzuschieben. Da viele Risikofaktoren der Frühgeburt bekannt sind, gibt es die Möglichkeiten zur Prävention und Vorsorge. Sie nutzen mit BabyCare diese Möglichkeit der persönlichen Vorsorge.

Sterblichkeit der Neugeborenen in Abhängigkeit vom Geburtsgewicht
Quelle: Statistisches Bundesamt

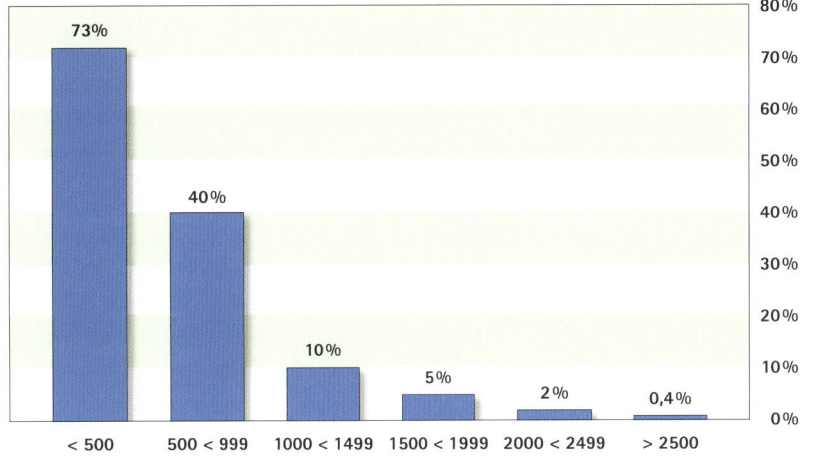

Info

Wo soll mein Kind zur Welt kommen?

Bei etwa 20 Prozent aller Schwangeren kommt es ab der 24. Schwangerschaftswoche zu ernsthaften Komplikationen, die nicht selten zu einer Frühgeburt führen können. Etwa 10 Prozent aller Neugeborenen kommen vor der 37. Schwangerschaftswoche als Frühgeborene zur Welt. Auf Anzeichen einer möglichen Frühgeburt wie beispielsweise starke Bauch- oder Rückenschmerzen, abgehendes Fruchtwasser, Blutungen oder Fieber muss rechtzeitig reagiert werden. In diesem Fall sollten Sie umgehend Ihre gynäkologische Praxis oder eine entsprechend spezialisierte Klinik aufsuchen.

Die Broschüre des Bundesverbandes »Das frühgeborene Kind e.V.« informiert über beachtenswerte Kriterien bei der Wahl der potenziellen Entbindungsklinik im Fall einer drohenden Frühgeburt und kann auf der Homepage des Verbandes unter www.fruehgeborene.de kostenfrei heruntergeladen werden oder gegen eine Versandkostenpauschale von 3 Euro im Webshop des Verbandes bestellt werden. Neben der Auswahl der »richtigen« Klinik für die Geburt beinhaltet die Broschüre auch Informationen für die anschließende Behandlung des Kindes.

8.23 BabyCare senkt die Frühgeburtenrate

Wenn Sie sich an den Empfehlungen und Ratschlägen in diesem Handbuch orientieren, ist die Wahrscheinlichkeit, eine Frühgeburt zu erleiden, um mehr als 25 Prozent geringer als im Durchschnitt aller Schwangerschaften.

Wenn Sie zum ersten Mal schwanger sind, beträgt die durchschnittliche Wahrscheinlichkeit einer Frühgeburt 8,5 Prozent, bei Teilnehmerinnen von BabyCare aber nur 6 Prozent. Auch Schwangere, die schon einmal Kinder geboren haben und an BabyCare teilnehmen, haben ein deutlich geringeres Frühgeburtsrisiko. Damit ist die Möglichkeit, eine Frühgeburt zu erleiden, zwar nicht völlig ausgeschlossen, aber doch erheblich verringert.

8.24 Was tun, wenn es nun doch passiert?

Eine Frühgeburt kündigt sich meist durch Warnsignale an. Sollten Sie eine der folgenden Warnsignale bemerken, dann suchen Sie bitte umgehend Ihre Frauenärztin/Ihren Frauenarzt auf, damit versucht werden kann, eine Frühgeburt zu verhindern. Wenn Sie dort niemanden erreichen, gehen Sie bitte direkt in eine Klinik mit geburtshilflicher Abteilung.

Vorzeitige Wehen können sich bemerkbar machen durch:

- Starke, menstruationsähnliche Bauchschmerzen
- Ein Ziehen in den Leistenbeugen oder im Rücken
- Das wiederholte sich Verhärten des Unterbauches in kurzen Abständen

Sofern eine drohende Frühgeburt bei Ihnen diagnostiziert wurde, werden Sie nach Möglichkeit in ein Perinatalzentrum oder eine Frauenklinik mit Frühgeborenenstation eingewiesen. Dort kommt es darauf an, wie weit Ihre Schwangerschaft fortgeschritten ist.

Frauen, die vorzeitige Wehen nach der vollendeten 34. Schwangerschaftswoche erleiden, werden meist nicht mehr medikamentös behandelt, da der Reifezustand des ungeborenen Kindes fast dem eines reifen Kindes entspricht und keine größeren Risiken für Ihr Kind bestehen.

Erfolg des BabyCare Programms
Quelle: BabyCare-Daten / Ärztekammer Niedersachsen

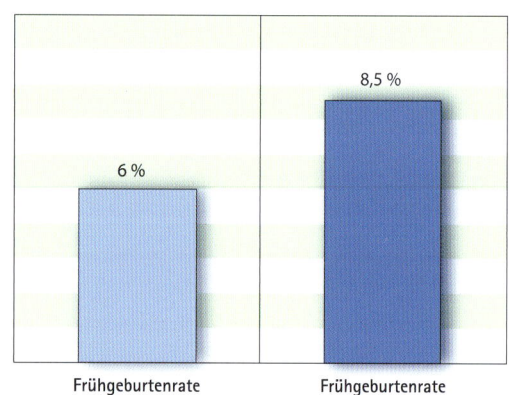

Frühgeburtenrate unter erstgebärenden BabyCare Teilnehmerinnen: 6 %
Frühgeburtenrate unter Erstgebärenden in Niedersachsen: 8,5 %

> **Info**
>
> **European Foundation for the Care of Newborn Infants (EFCNI) für Ihr Baby**
>
>
>
> European Foundation for the Care of Newborn Infants (EFCNI) ist die erste europaweite Organisation zur Vertretung der Interessen von Früh- und Neugeborenen und deren Familien. Sie vereint Eltern und medizinische Fachleute, die gemeinsam die gesundheitlichen Bedingungen von Früh- und Neugeborenen verbessern wollen, indem sie sich für Präventions-, Behandlungs- und Unterstützungsmaßnahmen einsetzen. Nähere Informationen finden Sie unter: **www.efcni.org**.
> EFCNI entwickelt und veröffentlicht für alle Betroffenen leicht verständliche Broschüren und Informationsmaterialien zu den Themen gesunde Schwangerschaft, sowie Früh- und Neugeborenengesundheit in verschiedenen Sprachen.

Befinden Sie sich noch (weit) unterhalb der 34. Schwangerschaftswoche und es bestehen keine akuten Risiken für Ihr Kind oder Sie, dann wird man versuchen, die Geburt so lange wie möglich mit nicht-medikamentösen oder medikamentösen Behandlungsmaßnahmen hinauszuzögern.

Ein Hauptrisiko eines Frühgeborenen ist die allgemeine Organunreife. Am kritischsten ist in diesem Fall die Unreife der Lungen. Für eine medikamentöse Lungenreifung mit Kortikoiden benötigt man eine Verzögerung der Geburt um etwa 48 Stunden. Deshalb wird versucht, die Frühgeburt mittels Wehenhemmung so lange hinauszuzögern, bis die Lunge gereift ist.

Die erste Maßnahme zur Wehenhemmung ist körperliche Schonung, aber nicht unbedingt strenge Bettruhe. Man sollte aber viel liegen. Dies sollte in Seitenlage mit leicht erhöhtem Becken erfolgen, um den Druck des Kindes auf den Muttermund zu verringern. In ausgewählten Notfallsituationen kann eine drohende Frühgeburt, die mit einer Muttermundseröffnung einhergeht, durch eine Cerclage (operative Gebärmutterhalsumschlingung) verhindert werden.

Kann die vorzeitige Wehentätigkeit durch diese Maßnahmen allein nicht gestoppt werden, kommen wehenhemmende Medikamente (Tokolytika) zum Einsatz. Dies sind Medikamente, die zu einer Relaxation (Entspannung) der Uterusmuskulatur (Gebärmuttermuskulatur) führen, so dass die Wehen gestoppt werden und sich der Muttermund nicht weiter öffnet.

8.25 Die Fehlgeburt – ein trauriges Ende einer Schwangerschaft

Wenn im Kapitel 8.22 die Frühgeburt als das größte Problem in der Geburtshilfe bezeichnet worden ist, so ist das richtig, denn es beschreibt das Risiko eines derartigen Geburtsausgangs, wenn sich Schwangere in der zweiten Schwangerschaftshälfte befinden, also etwa ab der 22. Woche. Wenn wie gesagt ungefähr neun Prozent aller Schwangeren ab der zweiten Hälfte der Schwangerschaft davon betroffen sein können, so ist das Risiko einer Fehlgeburt leider noch viel höher.

Unter einer Fehlgeburt – im medizinischen Fachjargon auch Abort genannt – versteht man den Verlust eines Ungeborenen vor der 22. bis 24. Schwangerschaftswoche in der Regel mit einem Gewicht von unter 500 Gramm. Etwa 20 Prozent aller diagnostizierten Schwangerschaften enden auf diese Weise. Viele Schwangere wissen von diesen Zahlen nichts.

Häufigkeit

Die Häufigkeit von Fehlgeburten ist aber noch viel höher, wenn man die Schwangeren mit berücksichtigt, bei denen der Embryo unbemerkt abgeht, bevor die Schwangerschaft überhaupt festgestellt wurde. Insgesamt wird die Häufigkeit von Fehlgeburten sogar auf bis zu 30-50 Prozent aller befruchteten Eizellen geschätzt. Fehlgeburten treten meist in einem ganz frühen Stadium der Schwangerschaft auf. Im Zeitraum bis zur achten Schwangerschaftswoche (SSW) ereignen sich 29 Prozent der Fehlgeburten, weitere 39 Prozent in der neunten und zehnten SSW. Ab der 13. SSW treten Fehlgeburten dann glücklicherweise nur noch selten auf.

> Wenn insgesamt 20 Prozent aller Schwangeren von einer Fehlgeburt betroffen sind, steigt das Risiko allerdings mit dem Alter der Schwangeren an.

Ursachen und Risikofaktoren

Über die Ursachen, durch die es zu einer Fehlgeburt kommen kann, weiß man leider noch immer recht wenig. Mögliche medizinische Gründe können sein:

- Fehlbildung der Fruchtanlage, der Eihäute oder des Mutterkuchens
- Störungen der kindlichen Erbanlagen (Chromosomenanomalien)

Verteilung der Fehlgeburten nach dem Alter der Frau

Quelle: Landesinstitut für Statistik Bozen, astainfo 2013

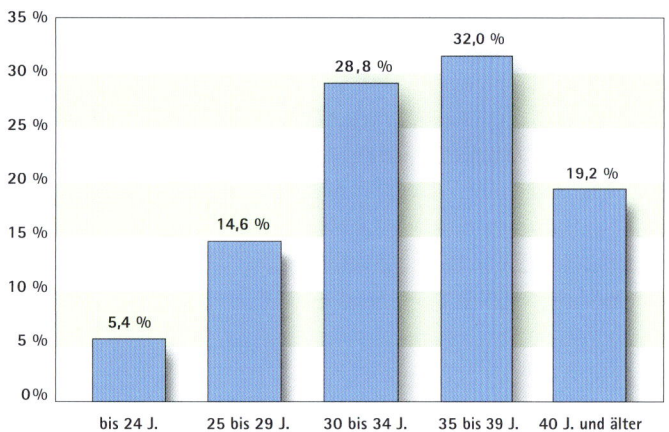

Eintritt einer Fehlgeburt nach Schwangerschaftswochen

Quelle: Landesinstitut für Statistik Bozen, astainfo 2013

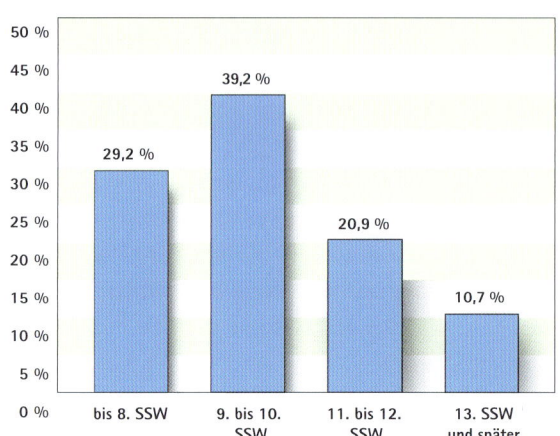

- Blutgruppenunverträglichkeiten
- vorzeitige Öffnung des Muttermundes
- angeborene oder erworbene Fehlbildungen der Gebärmutter oder ihre Lage
- ernsthafte Erkrankung der Mutter
- Blutgerinnungsstörungen und Thromboseneigung (z. B. Faktor-V-Leiden)

Häufig bleibt die Ursache für eine Fehlgeburt leider unklar. Man nimmt aber an, dass es sich hierbei um eine »Selbsthilfemaßnahme der Natur« handelt. Sie verhindert, dass ein schwerkrankes oder nicht lebensfähiges Kind heranreift. Dies kann dann auch ein letzter Trost sein, wenn es zu einer Fehlgeburt kommt.

Anders als bei Frühgeburten sind nur wenige Risikofaktoren der Fehlgeburt wissenschaftlich geklärt und gesichert, so dass vorbeugende Maßnahmen nur eingeschränkt bestehen. Eine Studie aus dem Jahr 2006 aus Großbritannien unter immerhin 6.600 Schwangeren (darunter 600 Schwangere mit Fehlgeburten) hat herausgefunden, dass folgende Verhaltensweisen das Risiko einer Fehlgeburt deutlich verringern:

- der tägliche Konsum von Obst und Gemüse vor der Schwangerschaft
- die Einnahme von Vitaminen und Mineralstoffen (vor allem Folsäure und Eisen)
- der Konsum von zwei bis drei Stückchen Schokolade täglich

Dagegen war das Risiko für eine Fehlgeburt

- um bis zu 72 Prozent erhöht, wenn die Schwangere untergewichtig war
- und um 50 Prozent erhöht, wenn es bis zum Eintritt einer Schwangerschaft bei regelmäßigem Geschlechtsverkehr ohne Verhütung über ein Jahr und länger dauerte

> Auch eine gute Vitaminversorgung ist wichtig. Ebenso die Vermeidung von Stress. Achten Sie vor allem auf eine gute Versorgung mit Folsäure, Calcium und Magnesium.

Symptome

Folgende Befunde sind ein Alarmzeichen für eine mögliche Fehlgeburt:

- leichte bis mäßige, schmerzlose Blutung oder bräunlicher Ausfluss
- wehenartige Krämpfe
- Austritt von Fruchtwasser

Suchen Sie sofort Ihre Frauenärztin/Ihren Frauenarzt auf, wenn Sie diese Symptome feststellen.

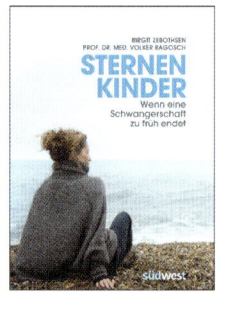

BUCHTIPP
»Sternenkinder«
Birgit Zebothsen,
Prof. Dr. med.
Volker Ragosch
Südwest Verlag

Behandlung

Es gibt nur sehr eingeschränkte Behandlungsmöglichkeiten:
- Körperliche Schonung. Die oft vorgenommene strenge Bettruhe ist wissenschaftlich nicht gesichert und birgt gegebenenfalls zusätzliche gesundheitliche Risiken (z.B. Thrombosen)
- möglichst keine Medikamente
- evtl. Wehenhemmung bei drohenden Aborten jenseits der 16.-18. Schwangerschaftswoche

Wiederholungsrisiko / Häufige Fehlgeburten, sogenannte Habituelle Aborte

Frauen, die eine Fehlgeburt erlitten haben, haben zu etwa 25 Prozent eine weitere Fehlgeburt. Umgekehrt betrachtet geht es aber bei 75 Prozent der neu eintretenden Schwangerschaften dann gut. Frauen, die zwei und mehr Fehlgeburten erlitten haben, haben ein Wiederholungsrisiko von bis zu 30 Prozent. Dies ist aber stark von den möglichen Ursachen der Fehlgeburt abhängig.

Bei etwa zwei Prozent der Frauen treten Fehlgeburten gehäuft auf. Man spricht hier von »Habituellen Aborten«. Frauen, die zwei oder mehr Fehlgeburten erleiden mussten, wird dringend der Besuch einer sogenannten Abortsprechstunde empfohlen. Diese finden Sie an jeder größeren Frauenklinik in Ihrer Umgebung. Dies sollten Sie nutzen, wenn Sie betroffen sind.

Bewältigung der Fehlgeburt

Viele Frauen machen sich nach einer Fehlgeburt Vorwürfe, fühlen sich schuldig am Geschehen. Dies ist unbegründet. Die Gründe für eine Fehlgeburt sind vielfältig und meistens kann man sie auch nicht ausschalten, zumal oft nicht einmal bekannt ist, was zum Abort geführt hat.

Viele wissen zudem nicht, dass Sie auch nach einer Fehl- oder Totgeburt Anspruch auf Hebammenbetreuung und Hausbesuche haben. Die Hebammen leisten dabei in erster Linie seelische Unterstützung, helfen Ihnen aber auch gegebenenfalls beim Abstillen und vermitteln Kontakte zu Selbsthilfegruppen sowie zu Rückbildungsgymnastikkursen nach glückloser Schwangerschaft. Auch für diese Betreuung übernimmt die Krankenkasse die Kosten.

Wichtig ist, dass Sie das Geschehene verarbeiten und sich damit auseinandersetzen, vor allem, bevor Sie eine erneute Schwangerschaft planen. In speziellen Foren des Internets treffen sich Tag für Tag Betroffene, die sich austauschen, trösten und Mut machen. Außerdem gibt es viele errichtete Grabfelder und Gedenkstätten für Sternenkinder – ein Ort, zum Gedenken an die Kinder, die gestorben sind, bevor sie lebten.

Empfehlung

Bereits vor der Schwangerschaft kann das Risiko einer Fehlgeburt deutlich verringert werden, indem man täglich Obst und Gemüse zu sich nimmt, Vitamine und Mineralstoffe (vor allem Eisen und Folsäure) einnimmt und täglich zwei bis drei Stückchen Schokolade isst. Dies sollten Sie auch in der Schwangerschaft tun.

Das Risiko für eine Fehlgeburt ist um bis zu 72 Prozent erhöht, wenn Schwangere untergewichtig sind. Daher sollten Sie, wenn Sie einen Body-Mass-Index von unter 18,5 haben, die Ernährung umstellen, um annähernd Normalgewicht zu erreichen.

Aus physischer Sicht ist eine erneute Schwangerschaft bereits im ersten Zyklus nach der Fehlgeburt möglich. Wichtig ist jedoch, dass Sie und Ihr Partner die Fehlgeburt seelisch verarbeitet haben. Scheuen Sie sich nicht, in diesem Fall eine psychologische Betreuung in Anspruch zu nehmen.

Hören Sie nicht täglich ängstlich in sich hinein. Vermeiden Sie Stress und ernähren Sie sich ausgewogen.

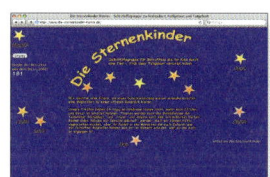

Auf den Internetseiten www.die-sternenkinder-hamm.de und www.muschel.net finden Betroffene hilfreiche Unterstützung und auch Grabfelder/Grabstätten für Sternenkinder in der Nähe.

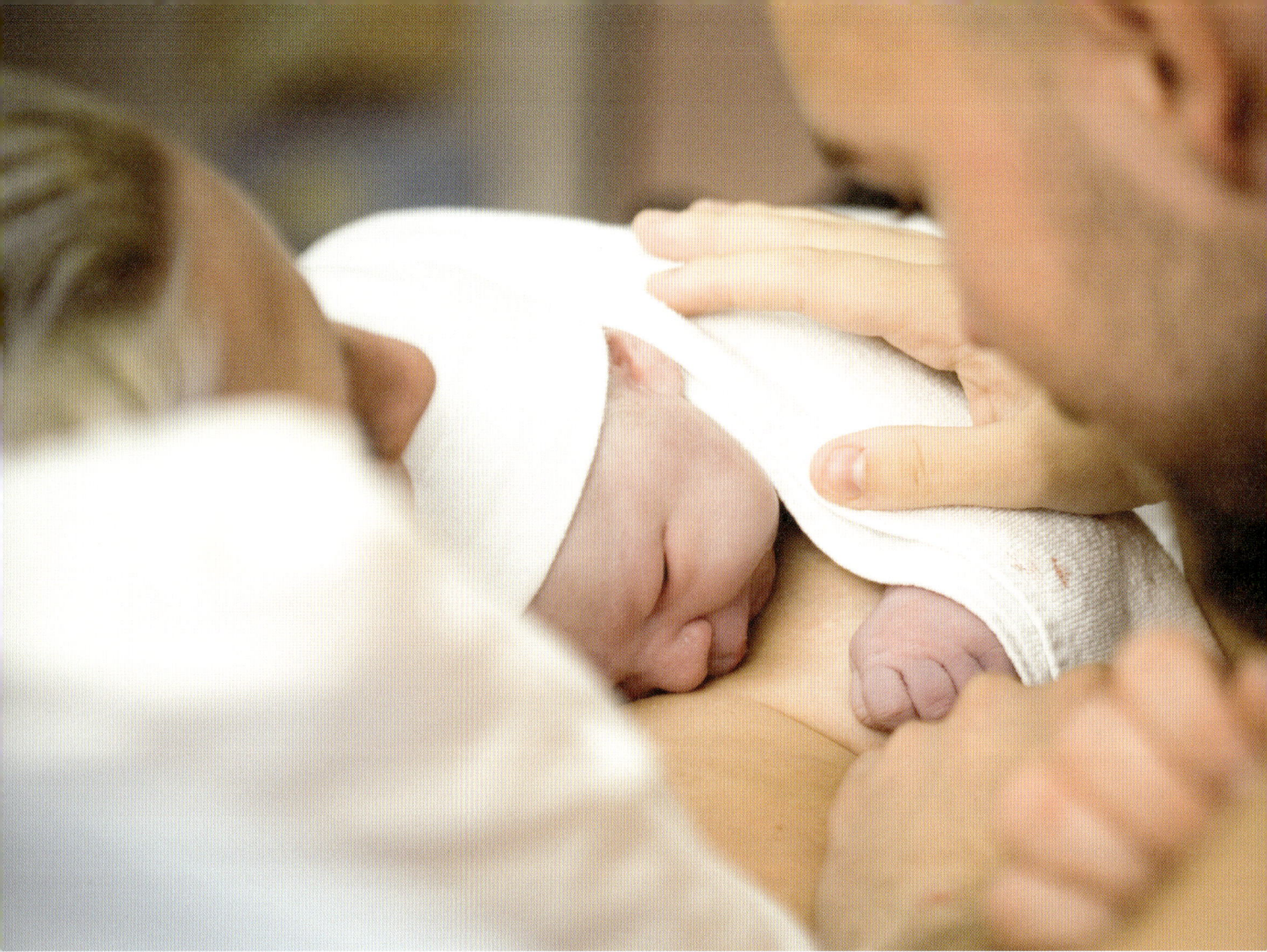

9 Die Geburt – was gilt es zu bedenken?

»Welch wunderbares Geheimnis ist der Eintritt eines neuen Menschen in die Welt.«
Leo Tolstoi
(Schriftsteller, 1828-1910)

In wenigen Wochen wird Ihr Kind ans Licht der Welt drängen. Sicher machen Sie sich schon frühzeitig viele Gedanken um die Geburt, in welcher Klinik Sie Ihr Kind bekommen wollen und die Zeit danach. Die meisten Frauen genießen diese Zeit der Überlegungen und Planungen. Denn es macht Spaß, die »natürlichste Sache der Welt« gründlich vorzubereiten. Dazu gehören:

- die persönliche und seelische Vorbereitung auf die Geburt
- die Wahl des Geburtsorts (Klinik, Geburtshaus, zu Hause, ambulante Geburt)
- die Wahl der Entbindungsklinik
- die Vorbereitungen für das Baby, wenn es daheim ist
- die Auswahl von Kinderärztin/-arzt

9.1 Der Geburtsvorbereitungskurs

Natürlich sollten Sie Ihre Freundinnen und näheren Bekannten danach fragen, wie sie die Geburt erlebt haben. Wir empfehlen Ihnen in jedem Fall den Besuch eines Geburtsvorbereitungskurses. Bei den meisten ist auch Ihr Partner willkommen. Sicher gibt es an Ihrem Wohnort viele solcher Angebote ganz unterschiedlicher Veranstalter. Zum Beispiel in Frauenarzt-, Hebammenpraxen oder in Entbindungskliniken.

Schwerpunkte und Ziele der Kurse sind:

- Entspannungsübungen (gezielte Entspannung während der Wehenpausen)

- Atemtechniken (»Veratmen der Wehen während der Eröffnungsphase«)
- Gymnastik (Lockerung des Körpers für die Geburt und Steigerung seiner Leistungsfähigkeit)
- Information (Aufklärung über Abläufe in der Schwangerschaft und bei der Geburt)
- Kontakt zum Baby (Kontaktaufnahme zum ungeborenen Kind; Mütter und Väter sollen ganz bewusst das Baby im Bauch ertasten)
- Geburtsvorbereitung mit dem Partner (Ihr Partner lernt Sie zu massieren und beim Atmen zu unterstützen)
- Vorbereitung auf das Leben mit dem Baby (Was ein Baby braucht)

Es gibt verschiedene Arten von Geburtsvorbereitungskursen: für Paare, Kompaktkurse am Wochenende, für Frauen mit oder ohne Partner (Partner ist hier derjenige, der Sie während der Geburt begleitet; das kann auch eine Freundin sein) und manchmal auch spezielle Kurse für Eltern, die bereits Kinder haben. Bei diesen wird auch die Situation der zukünftigen großen Brüder und Schwestern mit einbezogen.

Die Krankenkasse übernimmt 14 Stunden Geburtsvorbereitungskurs. Meist dauert ein Kurs sieben Wochen (à zwei Stunden). Sie sollten ihn etwa in der 30. Schwangerschaftswoche beginnen, dann ist dieser etwa drei Wochen vor dem errechneten Termin absolviert. Anmelden sollten Sie sich aber bereits wesentlich früher.

Vielleicht steht die Hebamme des Geburtsvorbereitungskurses auch für die Schwangerschafts- und Wochenbettbetreuung zur Verfügung, dann haben Sie dies alles aus einer Hand. Wenn es ärztlich verschrieben wird, ist auch eine Einzelgeburtsvorbereitung möglich.

Schwangere, die einen Geburtsvorbereitungskurs besucht haben, erleben die Geburt in der Regel sehr viel gelassener als andere. Und auch ihre Partner haben es während der Geburt leichter. Sie wissen, wie sie unterstützen können, und fühlen sich darum nicht so hilflos.

Wenn Sie Ihr erstes Kind erwarten, empfiehlt es sich sehr, zusammen mit dem Partner rechtzeitig auch einen Säuglingspflegekurs zu besuchen.

9.2 Geburt in der Klinik, im Geburtshaus oder zu Hause?

Ihr Kind soll den bestmöglichen Start ins Leben haben. Nehmen Sie sich ruhig die Zeit, Ihre eigene Antwort auf die Frage nach dem Geburtsort zu finden. Nutzen Sie die Möglichkeit, sich aufgrund der Erfahrungsberichte anderer Frauen ein Bild zu machen. Sie können Informationsveranstaltungen der Geburtsorte besuchen, die Räumlichkeiten besichtigen und Ihre Fragen stellen. Vereinbaren Sie einen Termin mit einer Hebamme und wägen Sie die verschiedenen Möglichkeiten ab. Holen Sie ebenso bei Ihrer Frauenärztin/Ihrem Frauenarzt eine Empfehlung ein, die auch die medizinischen Bedürfnisse Ihrer Schwangerschaft mit berücksichtigt.

Sie haben prinzipiell diese verschiedenen Möglichkeiten:

Klinische Geburt
Klinikgeburt: Geburt und das frühe Wochenbett im Krankenhaus
Ambulante Geburt: Geburt in der Klinik, Wochenbett zu Hause

Außerklinische Geburt
Geburtshaus: Geburt im Geburtshaus, Wochenbett zu Hause
Hausgeburt: Geburt und Wochenbett zu Hause

Über 95 Prozent der Schwangeren bringen ihr Kind in einer Klinik zur Welt. Nur wenige gebären zu Hause. Einige Frauen setzen auf die »ambulante Geburt«, mit zügiger Entlassung aus der Klinik schon ab zwei Stunden nach der Entbindung oder wenig später. Wir stellen Ihnen die Vor- und Nachteile dieser Methoden hier kurz vor.

Geburt in einer Entbindungsklinik

In einer Entbindungsklinik werden Sie mit allen technisch-diagnostischen und therapeutischen Möglichkeiten versorgt. Bei großen Kliniken besteht oft ein direkter Zugang zu einer Kinderklinik, der im Fall von Komplikationen oft von besonderer Bedeutung ist. Neben diesen Voraussetzungen bietet die Klinikentbindung folgende Vorteile:

- Die Beurteilung der Anpassung vom intra- (im Mutterleib) zum extrauterinen (außerhalb des Mutterleibs) Leben des Kindes erfolgt ständig und systematisch durch das Klinikpersonal
- gute Voraussetzungen für die Muttermilchernährung (Stillen)
- Sicherung der Durchführung der notwendigen weiteren Untersuchungen bei der Mutter und beim Kind

Info

In einem Geburtsvorbereitungskurs steht Ihnen die gesamte Erfahrung einer Hebamme zur Verfügung. Sie erfahren etwas über:

… die letzten Schwangerschaftswochen: wie Sie sich auf die Geburt und das Wochenbett vorbereiten können – dazu gehört auch die Dammvorbereitung und die Vorbereitung der Brust aufs Stillen; woran Sie erkennen können, wenn die Schwangerschaftswehen in die Geburtswehen übergehen, wann Sie auf jeden Fall in die Klinik fahren müssen.

… das ungeborene Kind: wie es in Ihrem Bauch liegt, wie Sie es bewusst ertasten und damit schon früh direkten Kontakt zu Ihrem Baby aufbauen können, was es wahrnehmen kann und worauf es reagiert.

… den normalen Verlauf einer Geburt: wie eine Geburt beginnen kann und womit Sie im Einzelnen rechnen müssen: zum Beispiel mit einem durchfallartigen Stuhlgang zu Wehenbeginn, mit der »Zeichnungsblutung«, dem Blasensprung, mit Übelkeit (dem sogenannten »Sechs-Zentimeter-Kotzen«); mit dem Motivationstief bei (fast) vollständig geöffnetem Muttermund; mit dem plötzlich folgenden Druck auf den Darm, wenn das Kind tiefer rutscht; und natürlich erfahren Sie, wie man auch während der Geburt erkennen kann, wie es dem Kind geht; was bei einer vaginalen Untersuchung festgestellt wird und vieles andere mehr.

… die Phasen einer Geburt: die Eröffnungsphase, der Übergang, die Austreibungsphase, der Austritt des Kindes, die Nachgeburt; viele wissenswerte und spannende Detailinformationen werden mit Abbildungen sowie mit einer Babypuppe und dem Beckenmodell anschaulich gemacht.

… das, was anders sein kann: Frühgeburt oder Übertragung; sehr schnelle, überraschende oder sehr langsame, verzögerte Geburt, wenn das Kind die Wehen nicht (mehr) gut verkraftet, Steißlage des Kindes, Mehrlinge.

… das, was dann gegebenenfalls getan wird: Einleitung, Wehentropf, Dammschnitt, Saugglocke, Zange, primärer oder sekundärer Kaiserschnitt.

… das, was bei den Schmerzen hilft: Massagen, Atemtechniken (zum Wehenveratmen), Entspannungsmethoden (zum Kraftschöpfen in den Wehenpausen), Körperhaltung; in Partnerkursen lernen Sie, wie der Partner Sie damit unterstützen kann; genauso geht es um krampflösende Medikamente, Anästhesiemethoden und alternative Behandlungsmöglichkeiten wie Homöopathie, Akupunktur und ähnliches.

… die ersten beiden Stunden nach der Geburt: das Abnabeln und wie unterschiedlich Kinder reagieren; was mit dem neugeborenen Kind ge-

- umfassende Versorgung nach oft langen Tagen der Anspannung und nach der Anstrengung der Geburt

Als Nachteil empfinden viele Frauen die »kalte Klinikatmosphäre«. In dieser Hinsicht haben aber viele Häuser dazugelernt. Denken Sie an die Vorbereitung einer Tasche für den Klinikaufenthalt, die Sie bereits längere Zeit vor dem Geburtstermin zusammenstellen sollten.

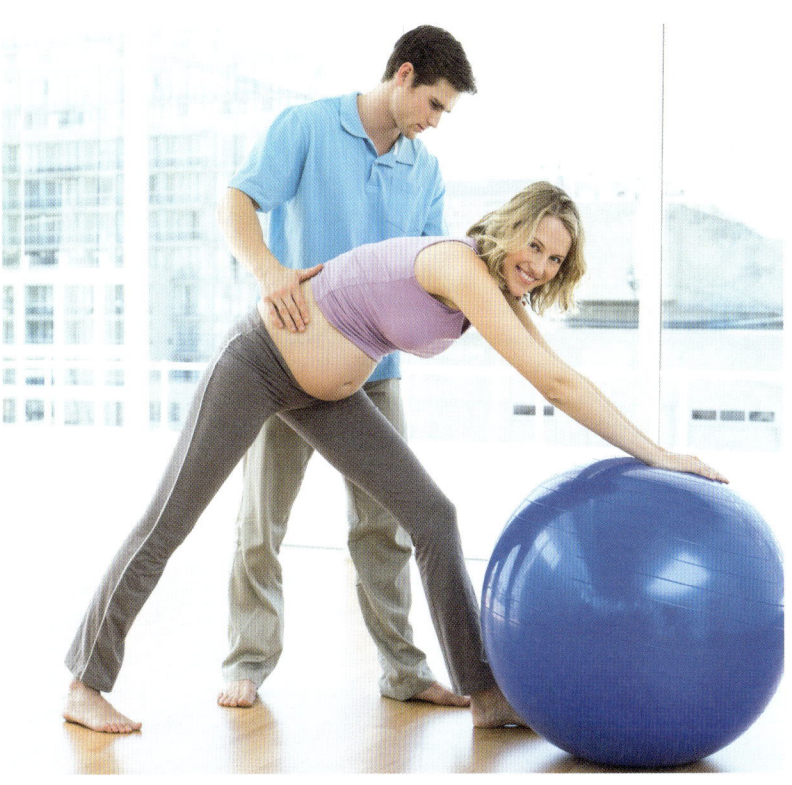

schieht und warum (abtrocknen, mit warmen Tüchern zudecken, an die Brust legen, Erstuntersuchung, messen, wiegen, Vitamin-K-Prophylaxe, eventuell baden, anziehen).

... das Wochenbett: damit Sie nicht zu denen gehören, die hinterher sagen: »Auf die Geburt waren wir ja gut vorbereitet, aber was danach kommt, hat uns keiner gesagt«, erfahren Sie im Kurs Wichtiges über die ersten Wochen mit dem Kind.

... das, was das Baby braucht: wie unterschiedlich Babys sein können, was normal ist: wie viel sie schreien, wie viel sie schlafen, wie oft stillen, wie oft wickeln, womit pflegen, wann baden, was anschaffen.

... das Stillen: es ist zwar ganz natürlich, aber dennoch eine Kunst, über die sich einiges zu wissen lohnt: darüber, wie sich die Büste drei bis vier Tage nach der Geburt plötzlich stark vergrößern, weil sie sich mit Milch füllen, was tun bei zu viel oder zu wenig Milch, natürliche Schwankungen und sogenannte »Stillkrisen«.

... und dass alle Vorbereitung ihre Grenzen hat und Sie sich trotz allem nur auf eins verlassen können: dass es garantiert anders wird, als Sie es sich vorgestellt haben.

Eine Checkliste, was alles in den Klinikkoffer gehört, finden Sie auf Seite 43.

Auch der Vater sollte eine kleine Kliniktasche packen, bevor es losgeht. Hier einige Tipps, was Sie auf keinen Fall vergessen dürfen:

- Nicht zu warme, aber bequeme Kleidung
- Etwas zu Essen, Getränke oder Kleingeld, um etwas kaufen zu können
- Handy in Flugmodus schalten
- Kamera – wenn das Kind da ist

Ambulante Geburt

Eine ambulante Geburt ist eine Geburt im Kreißsaal mit dem Ziel einer Entlassung aus der Klinik frühestens nach zwei und möglichst innerhalb von vier Stunden nach der Geburt. Voraussetzungen für die ambulante Geburt sind:

- dass es dem Kind und der Mutter nach der Geburt gut geht und es keine medizinischen Vorbehalte gibt (z.B. großer Blutverlust oder Fieber während der Geburt, Kind nicht gesund)

Lassen Sie sich von Ihrem Partner zur Geburtsvorbereitung und zur Schwangerschaftsgymnastik begleiten.

- dass eine Hebamme die täglichen Wochenbettbesuche durchführt (siehe Kapitel 10.1)
- eine Kinderärztin/ein Kinderarzt für die Vorsorgeuntersuchung U2 zwischen dem dritten und zehnten Lebenstag
- Sicherstellung der Durchführung der notwendigen Blut- und Urintests beim Neugeborenen am fünften Lebenstag
- familiäre Unterstützung durch Haushaltsmitglieder oder eine Haushaltshilfe

Die Risiken einer ambulanten Geburt bestehen darin, dass die medizinisch-ärztliche Versorgung zu Hause nicht rund um die Uhr vorhanden ist. Dadurch könnten eventuell auftretende medizinische Probleme möglicherweise verspätet erkannt werden. Allerdings werden Sie täglich von der Hebamme besucht, die sich um Sie und Ihr Kind kümmert. Seien Sie zu Hause besonders aufmerksam und vergewissern Sie sich, dass folgende Punkte beachtet werden:

Bei der Geburt ist der Partner eine wichtige Stütze.

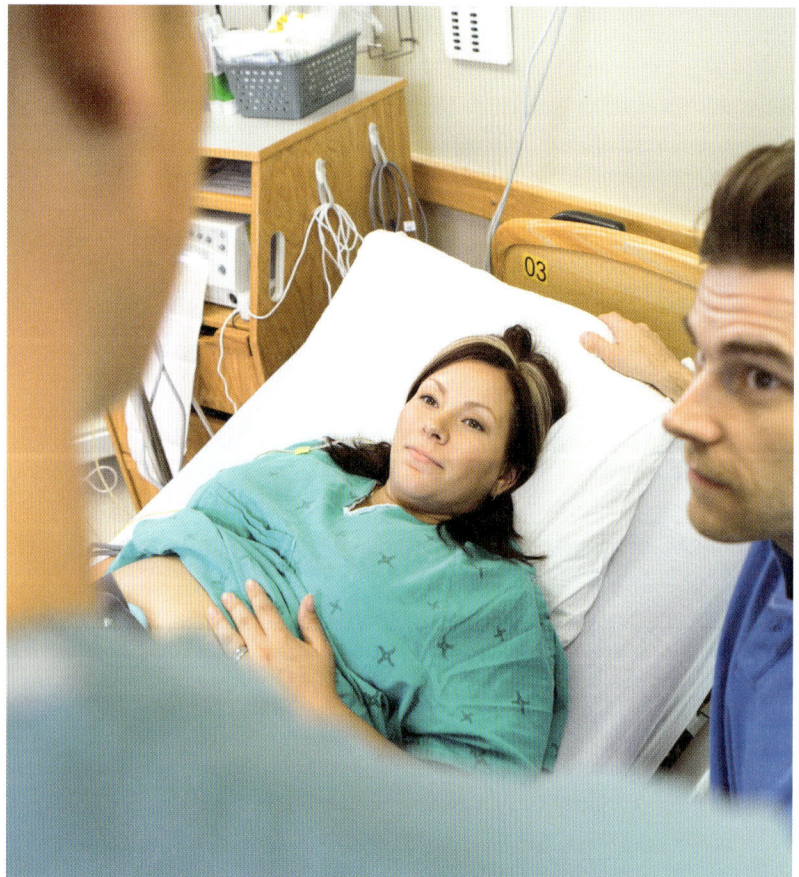

- Vitamin-K-Gabe zur Blutungsprophylaxe
- Durchführung der zweiten Screening-Untersuchung (Früherkennung von Stoffwechselerkrankungen und Schilddrüsenunterfunktion)
- Prüfung des Stillverhaltens und der Gewichtsentwicklung durch Hebamme oder Kinderärztin/Kinderarzt
- sofort ärztlichen Rat suchen bei einer zunehmenden Gelbfärbung (kann eine schwere Gelbsucht sein) oder Blaufärbung der Haut Ihres Kindes, bei Störungen des Wasserlassens (trockene Windeln!) oder des Stuhlgangs, bei zunehmendem Spucken, bei Erbrechen und bei Fieber

Außerklinische Geburt

Der Anteil der in Deutschland stattfindenden außerklinischen Geburten (meist in Geburtshäusern, manchmal auch zu Hause) hält sich seit Jahren konstant bei etwa zwei Prozent. Gegen eine Geburt außerhalb der Klinik spricht prinzipiell nichts, wenn alle spezifischen Risikofaktoren, die eine besondere medizinische Betreuung von Mutter und/oder Neugeborenem notwendig machen würden, sicher ausgeschlossen werden können.

Geburtshäuser sind selbstständige außerklinische Einrichtungen der Primärversorgung von Schwangeren und Gebärenden und bieten ebenso Geburtsvorbereitungskurse und die Schwangerenvorsorgeuntersuchungen an. Welches Geburtshaus sich in Ihrer Nähe befindet, können Sie im Internet unter www.geburtshaus.de nachschauen. Wenn bei Ihnen mögliche Risiken während der Schwangerschaft und für die Entbindung aus medizinischer Sicht ausgeschlossen sind und Sie sich für eine Geburt in einem Geburtshaus entscheiden, können Sie sich schon während der Schwangerschaft – beispielsweise in einem Vorbereitungskurs – mit den Räumlichkeiten und den Hebammen im Geburtshaus Ihrer Wahl vertraut machen. Vor der Entbindung erhalten Sie dann von Ihrem Geburtshaus eine Telefonnummer, unter der Sie jederzeit eine Hebamme erreichen können.

Wenn die Wehen einsetzen, können Sie sofort mit der Hebamme absprechen, wann Sie ins Geburtshaus kommen sollen. Die Geburt wird von der diensthabenden Hebamme begleitet. Einen Schichtwechsel während der Geburt gibt es nicht. Oftmals kommt eine zweite Hebamme gegen Ende der Geburt hinzu. Einige Stunden nach der Entbindung können Sie das Geburtshaus verlassen und werden von einer Hebamme im Wochenbett betreut.

Hausgeburt: Es ist kein Geheimnis: Die Mehrzahl der Gynäkologinnen und Gynäkologen steht der Hausgeburt kritisch gegenüber oder lehnt sie sogar völlig ab. Wenn Sie eine Hausgeburt ernsthaft ins Auge fassen, zum Beispiel weil Sie glauben, dass die vertraute Atmosphäre zu Hause das einzig Richtige für Sie und Ihr Kind ist, dann müssen Sie sich gründlich darauf vorbereiten. Besprechen Sie Ihr Vorhaben mit Ihrem Partner und Ihrer Frauenärztin/ Ihrem Frauenarzt. Erkundigen Sie sich, wo immer Sie können, nach einer »guten« freiberuflichen Hebamme. Mit ihr sollten Sie ebenfalls ausführliche Vorgespräche führen. Auch die bei der ambulanten Geburt genannten Vorkehrungen müssen beachtet werden.

Bevor Sie jedoch Ihre endgültige Entscheidung treffen, sollten Sie sich auch mit einigen Argumenten, die gegen eine Hausgeburt sprechen, auseinandersetzen. Eine Hausgeburt kann folgende Nachteile haben:

- Begrenzte Möglichkeiten einer medikamentösen Schmerzlinderung
- Zeitverlust bei akuten Komplikationen durch lange Transportwege (zum Beispiel bei vorzeitiger Lösung des Mutterkuchens, Abfall der Herzfrequenz des Kindes)
- Begrenzte technisch-diagnostische Maßnahmen zur Geburtsüberwachung und zur Untersuchung des Kindes
- Probleme nach der Geburt, wenn etwas schief gegangen ist

Tatsächlich zeigt eine große aktuelle Untersuchung, dass sich die Wahrscheinlichkeit einer Totgeburt oder des Todes des Neugeborenen kurz nach der Geburt bei Hausgeburten verdoppelt.

9.3 Wie soll ich die Klinik auswählen?

Die Kliniken konkurrieren heute untereinander um Frauen, die bei ihnen ihr Kind zur Welt bringen. Das ist gut für Sie, denn so können Sie wirklich unter verschiedenen Angeboten auswählen und werden von den Krankenhäusern meist auch gut informiert. Aber wer die Wahl

Ziehen Sie eine außerklinische Geburt in Betracht? Dann nehmen Sie frühzeitig – etwa ab der 20. Schwangerschaftswoche – Kontakt zu einer Hebamme auf. www.hebammensuche.de

Kriterien der Klinikwahl (sehr wichtig)

Quelle: Dudenhausen, J. W. et al.

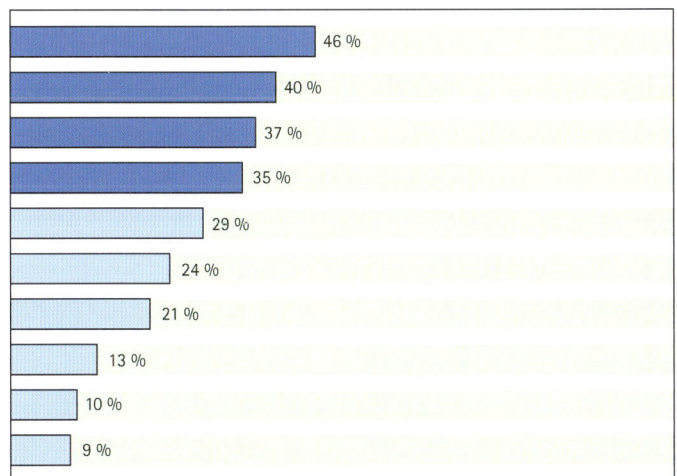

%	Kriterium
46 %	Nähe zum Wohnort
40 %	Medizinisch-technische Ausstattung
37 %	Guter Ruf
35 %	Neonatologie (Kinderklinik) vorhanden
29 %	Schon einmal dort entbunden
24 %	Angebot für sanfte Geburt
21 %	Empfehlung von Freunden
13 %	Empfehlung der Hebamme
10 %	Frauenärztin/Frauenarzt hat dort Belegbetten
9 %	Empfehlung der Frauenärztin/des Frauenarztes

hat, hat auch die Qual. Für welches Haus soll man sich denn nun entscheiden? Bei der Auswahl der Geburtsklinik spielen verschiedene Kriterien eine Rolle. Vielfach ist es die räumliche Nähe des Krankenhauses, der gute Ruf des Hauses vor allem hinsichtlich der medizinischen Leistungsfähigkeit, aber auch die Service- und Hotelfunktionen sind nicht unwichtig. In einer Befragung von Schwangeren zu den Kriterien der Klinkwahl zeigte sich, dass die Nähe zum Wohnort für die meisten am Wichtigsten ist (vgl. Abbildung auf Seite 169).

Kriterien bei der Wahl der Entbindungsklinik

Persönliche Kriterien
- Räumliche Nähe zur Wohnung
- Erreichbarkeit durch öffentlichen Personennahverkehr
- medizinische Leistungsfähigkeit (guter Ruf, gutes Image)
- Servicefunktionen, Serviceleistungen (sogenannte Hotelleistungen)

> Eine Übersicht über die Geburtskliniken in Deutschland mit Internetverweisen erhalten Sie z. B. auf www.rund-ums-baby.de/geburtskliniken.htm

Statistik der Klinik
- Anzahl der Geburten pro Jahr
- Anteil der ambulanten Geburten pro Jahr
- Dammschnittrate in Prozent (Variationen von 20–60 Prozent)
- Kaiserschnittrate in Prozent
- Aufenthaltsdauer nach der Geburt

Von zentraler Bedeutung sind natürlich die konkreten Angebote des Krankenhauses hinsichtlich der Einrichtung der Geburtszimmer und des Kreißsaales sowie der Wochenstation und natürlich gerade die verschiedenen Behandlungs- und Entbindungsmethoden. Alle Kliniken stellen sich auch im Internet vor und informieren Sie über ihre Angebote und Leistungen. Häufig werden dort auch Statistiken zur Zahl der stationären und ambulanten Geburten, über die Zahl der Dammschnitte, die Zahl der Kaiserschnitte und die Zahl der Frühgeborenen genannt.

Beim Vergleich der Kliniken untereinander in Bezug auf die Kaiserschnitt-, Dammschnitt- oder Frühgeborenenraten müssen Sie aber vorsichtig sein, denn hohe Raten sind hier kein Zeichen einer unzureichenden Qualität, vielmehr dadurch bedingt, dass Schwangere mit erhöhten Schwangerschafts- und Geburtsrisiken dort überdurchschnittlich häufig entbunden werden, womit es sich in der Regel um größere Kliniken gemessen an der jährlichen Zahl der Geburten handelt.

Einrichtung der Geburtszimmer, des Kreißsaals:
- Bettenzahl
- breite Betten
- Gebärstuhl
- Seil
- Geburtsrad
- rundes Entbindungsbett
- Wassergeburt möglich
- Anwesenheit des Partners bei der Geburt

Wochenstation
- Essenszeiten
- Stillberatung/Stillzimmer
- Rooming-in (wie viele Stunden)
- Besuchsmöglichkeiten und -zeiten
- Besucherräume

Behandlungsmethoden
(Erläuterungen dazu im folgenden Kapitel)
- Schmerzmittelgabe
- Beruhigungsmittelgabe
- Spasmolytika
- Pudendusblock
- Periduralanästhesie
- Akupressur, Akupunktur
- homöopathische Mittel
- Bachblüten-Therapie
- Aromatherapie
- Reflexzonentherapie

Versorgung
- Anzahl der Hebammen im Kreißsaal pro Schicht
- Anzahl der Geburtshelfer (Ärztinnen/Ärzte im Kreißsaal pro Schicht)
- Anästhesie 24 Stunden im Hause
- Kinderärztliche Betreuung 24 Stunden im Hause, falls nicht: Erreichbarkeit
- Herztondauerüberwachung bei Risikogeburten
- Ambulante Geburt möglich
- Intensivstation für Neugeborene

Diese Kriterien bieten Anhaltspunkte, sind aber nicht das Wichtigste. Vertrauen Sie bei der Entscheidung, wo Ihr Kind zur Welt kommen soll, auch Ihrem Gefühl.

Wichtig ist auch, dass Sie sich mit Ihrem Partner einig sind. Sie werden sich während der Wehen dem Geburtsprozess nur überlassen und »loslassen« können, wenn Sie Vertrauen haben, am richtigen Ort, in den richtigen Händen zu sein. Der Geburtsprozess verläuft umso leichter und ungestörter, je sicherer Sie sich fühlen. Umso entspannter und nachgiebiger ist die Muskulatur.

Noch ein paar Worte zum Dammschnitt

Durch einen Dammschnitt (Episiotomie) wird der Beckenboden beim Durchtritt des Kindes entlastet. Der Dammschnitt wird aus zwei möglichen Gründen durchgeführt:

Info

»Babyfreundlich« – das Qualitätssiegel für Geburts- und Kinderkliniken

Die weltweite Initiative »Babyfreundlich« wurde von der WHO und UNICEF ins Leben gerufen, um Neugeborenen in den ersten Lebenstagen besonderen Schutz und Aufmerksamkeit zukommen zu lassen. Dieser besondere Schutz wurde in den sogenannten B.E.St.®-Kriterien festgehalten, die Kliniken in ihrer täglichen Arbeit beachten, umsetzen und nachweisen müssen, um das Qualitätssiegel »Babyfreundlich« zu erhalten. Die B.E.St.®-Kriterien stehen für »Bindung«, »Entwicklung« und »Stillen«. In Babyfreundlichen Einrichtungen wird die Förderung der Eltern-Kind-Bindung und die Unterstützung des Stillens groß geschrieben.

Die ganzheitliche Betreuung nach B.E.St.® stellt Sie und die Bedürfnisse Ihres Kindes in den Vordergrund. So ist »Babyfreundlich« ein Garant für viel Nähe und Zuneigung, da Ihnen ermöglicht wird – wann immer es geht – Hautkontakt zu Ihrem Baby aufzunehmen. Egal ob direkt nach der Geburt und auch nach einem Kaiserschnitt, der »Schmusefaktor« spielt immer die tragende Rolle. Für kranke oder zu früh geborene Kinder sind die unmittelbare Körpernähe zu Ihren Eltern und die Versorgung mit Muttermilch ganz besonders bedeutend. Das Babyfreundliche Personal wird Ihnen in diesen speziellen Situationen stets alle Hilfestellung geben, die Sie brauchen und Ihnen alles zeigen, was Sie für Ihr Baby tun können. In den ersten Tagen nach der Geburt brauchen Sie viel Ruhe, um sich in die neue Familiensituation einzufinden. Dabei kommen sicher auch Fragen oder Unsicherheiten auf, bei denen speziell geschulte Fachkräfte Ihnen kompetent zur Seite stehen. Auch wenn Sie wieder zu Hause sind, bleiben Babyfreundliche Einrichtungen Ansprechpartner für Sie. Viele Häuser haben eine 24h-Stillhotline oder ein Stillcafé eingerichtet. Bei Bedarf halten Babyfreundliche Einrichtungen Adressen von Stillberaterinnen oder Stillgruppen in Ihrer Nähe für Sie bereit.

Auch wenn Sie sich gegen das Stillen Ihres Kindes entschieden haben, können Sie sicher sein, dass Sie und Ihr Kind in Babyfreundlichen Einrichtungen bestens aufgehoben sind. Das Kuscheln mit Ihrem Baby ist dann besonders wichtig. Von erfahrenem Personal wird Ihnen gezeigt, wie Sie auch bei Flaschenfütterung Wärme und Geborgenheit geben können und was Sie bei der Zubereitung der Nahrung beachten müssen.

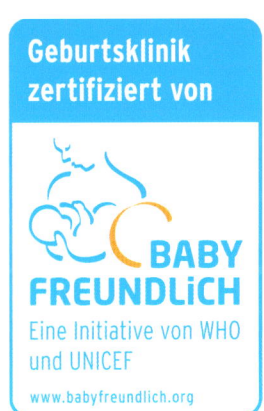

Die nächste Babyfreundliche Einrichtung in Ihrer Nähe – und vieles mehr – finden Sie unter www.babyfreundlich.org

1. Verschlechtert sich der Zustand des Kindes, wird so der Geburtsweg verkürzt und dem Kind werden einige Wehen erspart.
2. Um zu verhindern, dass das Dammgewebe einreißt, vor allem wenn eine Saugglocke oder eine Zange verwendet werden muss, um die Geburt schnell zu beenden.

Früher wurden Dammschnitte äußerst großzügig durchgeführt, heute wird jedoch sehr zurückhaltend mit diesem Eingriff umgegangen.

Sie können selbst viel dafür tun, die Möglichkeit eines Dammschnitts zu verringern.

1. Massieren Sie täglich den Damm mit einem guten Öl oder einer Vitamin-E-haltigen Creme, indem Sie das Dammgewebe zwischen die Finger nehmen und massieren. Sie können dies auch Ihrem Partner überlassen.
2. Wiederholen Sie täglich die in den Geburtsvorbereitungskursen gelernten Übungen zum Training und der Entspannung des Beckenbodens. Der Damm ist ein Teil der Beckenbodenmuskulatur.
3. Entscheiden Sie sich für den Geburtsort, wo Sie sich am sichersten fühlen. Je sicherer Sie sich fühlen, umso entspannter kann auch Ihr Damm sein.

Auswahl der Klinik

Sie sollten rechtzeitig **eine Vorauswahl** der in Frage kommenden Entbindungskliniken treffen. Schreiben Sie dafür auf, was Ihnen besonders wichtig ist oder welche Fragen sie vorab geklärt haben möchten. Beziehen Sie dabei auch die Erfahrungen von Freundinnen und Bekannten, aber auch die Kenntnisse und Empfehlungen Ihrer Frauenärztin/Ihres Frauenarztes mit ein.

Machen Sie sich abschließend selbst ein Bild und besuchen Sie möglichst mit Ihrem Partner

 Info

Bessere Überlebenschancen für Frühgeborene in Perinatalzentren
(Quelle: www.innovations-report.de/html/berichte/studien/bericht-68157.html)

»Das Sterberisiko für zu früh geborene Kinder ist auf kleinen Frühgeborenenintensivstationen um 80 Prozent höher als in großen Perinatalzentren. Diese Zahl belegt eine Studie der Wissenschaftlerin Dr. Dorothee B. Bartels, Abteilung Epidemiologie, Sozialmedizin und Gesundheitssystemforschung der Medizinischen Hochschule Hannover (MHH). Gemeinsam mit Professor Dr. Christian F. Poets, Chefarzt der Neonatologie im Universitätsklinikum Tübingen, wertete Dr. Bartels die Zahlen der Kinderkliniken in ganz Niedersachsen für den Zeitraum von 1991 bis 1999 aus. Zu Grunde lagen die Daten von 4 379 Kindern, die zehn bis 16 Wochen zu früh auf die Welt gekommen waren. ›Diese Studie belegt erstmals auch für Deutschland, dass Frühgeborene bessere Überlebenschancen haben, wenn sie vor der Geburt in ein Perinatalzentrum mit viel Erfahrung in der Versorgung der kleinen Patienten verlegt werden‹, betont Dr. Bartels. (-)

Die Untersuchung beruht auf einer einfachen These: Je mehr Frühgeborene in einer Klinik behandelt werden, je größer damit die Erfahrung des Personals im Umgang mit den Kindern und die Interdisziplinarität des gesamten Krankenhauses ist, desto geringer wird das Sterberisiko für die Kinder. Als große Frühgeborenenintensivstationen wurden in dieser Studie Kliniken bezeichnet, die im Jahr mindestens 36 Kinder mit einem Geburtsgewicht von unter 1 500 Gramm behandeln, große Entbindungskliniken sind solche mit mehr als 1 000 Geburten pro Jahr. Die Studie belegt, dass Frühgeborene in großen Perinatalzentren bessere Überlebenschancen haben. Die geburtshilfliche Abteilung und die Neonatologie sollten ›Wand an Wand‹ liegen und eng verzahnt sein, um eine optimale Versorgung der Frühgeborenen zu gewährleisten und auch die Langzeitprognosen der Kinder zu verbessern.«

die Informationsabende von ausgewählten Kliniken. Dabei werden Sie viel über die jeweiligen Angebote der Klinik erfahren und sollten sich – wenn möglich – auch das Vorwehenzimmer und den Kreißsaal zeigen lassen. Nehmen Sie ruhig auch Ihre eigene Liste mit Fragen bzw. Wünschen mit, damit nichts unbeantwortet bleibt.

Die bisher genannten Überlegungen und Kriterien zur Wahl des Geburtsortes bzw. der Geburtsklinik gelten für alle Schwangeren mit unkomplizierten Schwangerschaftsverläufen. Sollten Sie jedoch zu den 20 Prozent der Schwangeren gehören, bei denen im Verlauf der Schwangerschaft bereits ernsthafte Komplikationen aufgetreten sind oder für den weiteren Verlauf der Schwangerschaft und bei der Geburt solche nicht ausgeschlossen werden können, sollten Sie bei der Wahl der Geburtsklinik ein so genanntes Perinatalzentrum (perinatal = »um die Geburt herum«) in Erwägung ziehen.

Dieses zeichnet sich dadurch aus, dass alle an der Geburt beteiligten Fachdisziplinen – von der Geburtshilfe über die Anästhesie (Narkosemedizin) bis zur Neonatologie (Neugeborenen-Heilkunde) – in einem Haus zusammenarbeiten.

Richtige oder unpassende Versorgung?

Die richtige beziehungsweise angemessene Wahl der Geburtsklinik in Bezug auf mögliche Risiken in der Schwangerschaft ist ein schwieriges Thema. Aus Untersuchungen ist bekannt, dass die große Mehrzahl der Schwangeren mit ihren Partnern und den sie betreuenden Frauenärztinnen/Frauenärzten letztlich die richtige Entscheidung getroffen haben. Bei 20 bis 30 Prozent aller Geburten erweist sich die gewählte Geburtsklinik allerdings als nicht adäquat. In diesen Fällen werden zu kleine Kliniken oder Kliniken ohne zusätzliche pädiatrische (kinderärztliche) Versorgung ausgewählt. Meist sind hiervon Frauen mit Komplikationen im Verlauf der Schwangerschaft sowie Frauen mit bestehenden eigenen Erkrankungen oder Erkrankungen des Kindes betroffen.

> **Empfehlung**
>
> Bei einem völlig normalen Verlauf der Schwangerschaft sollten Sie sich über die richtige Wahl der Geburtsklinik keine großen Gedanken machen. Das Gleiche gilt, wenn Sie schon ein oder mehrere Kind(er) problemlos zur Welt gebracht haben. Anders sieht es allerdings aus, wenn:
>
> - im Verlauf der Schwangerschaft bereits mehrere oder schwere Komplikationen aufgetreten sind
> - bei Ihnen schwere Erkrankungen bestehen oder in der Schwangerschaft auftreten
> - gesundheitliche Probleme beim Kind bestehen oder vor und bei der Geburt nicht ausgeschlossen werden können
> - Sie Zwillinge oder Mehrlinge erwarten

Wann immer aus diesen Gründen Probleme bei der Geburt nicht ausgeschlossen werden können, sollten Sie eine große Geburtsklinik mit angeschlossener Kinderklinik (Perinatalzentrum) auswählen.

Diese Kliniken verfügen über große Erfahrungen im Umgang mit Problem- und Notfällen bei der Gesundheit von Mutter und Kind. Darum wollen wir Ihnen die Geburt in einer dieser Kliniken sehr empfehlen, wenn die genannten Risiken bestehen. Sie und Ihr Kind sind dann dort einfach besser versorgt.

Im Internet gibt es eine Suchmaschine, die – durch die Angabe Ihres Wohnortes – eine Klinikliste der in Frage kommenden Perinatalzentren erstellt. Zu jedem Perinatalzentrum gibt es Informationen, wie viele Schwangere pro Jahr behandelt worden sind. Stören Sie sich nicht daran, dass auf dieser Seite von sehr frühen Frühgeburten, das heißt solchen mit einem sehr geringen Geburtsgewicht, gesprochen wird. Wichtig allein ist die Klinikliste.

Besprechen Sie die für Sie in Frage kommenden Kliniken auch mit Ihrer Frauenärztin/Ihrem Frauenarzt, die Sie sicher auch mit ihren persönlichen Erfahrungen dazu beraten.

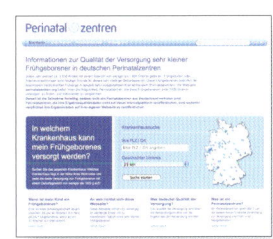

Hier finden Sie ein Perinatalzentrum in Ihrer Nähe: www.perinatalzentren.org

Info

Einlagerung von Nabelschnurblut

Viele werdende Eltern stellen sich die Frage, ob bei der Geburt Stammzellen aus der Nabelschnur des Kindes gewonnen und einlagert werden sollen. Nabelschnurblut (Plazentarestblut) ist das Blut, das sich nach der Abnabelung des Kindes von der Mutter in Nabelschnur und Plazenta befindet. Vor allem aber sind es die Zellen aus dem Nabelschnurgewebe, die für die *Regenerative Medizin* so wichtig sind.

Regenerative Medizin

Der Begriff umschreibt die Entwicklung und Anwendung innovativer medizinischer Therapien mit dem Ziel, erkranktes Gewebe zu heilen beziehungsweise zu »rekonstruieren«. Auch die Regeneration von kranken oder verletzten Organen gehört dazu. Ein wesentliches Ziel ist es, die vielfältigen Probleme der Transplantationsmedizin (Mangel an Spenderorganen, Abstoßungsreaktionen) zu umgehen und neue Perspektiven bei der Regeneration von Gewebe zu eröffnen, die für die Transplantation bisher nicht zugänglich waren. Im Mittelpunkt steht der Einsatz mesenchymaler Stammzellen. Ob eigene oder fremde Stammzellen für eine Therapie besser geeignet sind, hängt von der Art der Erkrankung ab. Für die Regenerative Medizin werden körpereigene Stammzellen bevorzugt beziehungsweise ausschließlich verwendet, da hier Abstoßungsreaktionen vermieden werden sollen. Für andere Erkrankungen wie beispielsweise bestimmte Arten der Leukämie bevorzugt man dagegen körperfremde Stammzellen und sieht dabei mögliche Abstoßungsreaktionen als hilfreich an.

Das regenerative Potenzial der Stammzellen

Derzeit werden mesenchymale Stammzellen weltweit in über 200 klinischen Studien eingesetzt, zum Beispiel bei Erkrankungen des Gefäßsystems, bei Autoimmunerkrankungen oder bei Gelenkarthrose. Im Rahmen der Regenerativen Medizin sind zahlreiche weitere Anwendungsmöglichkeiten für Stammzellen aus der Nabelschnur zu erwarten.

Warum ist die Einlagerung von Stammzellen aus dem Nabelschnurgewebe so wertvoll?

Die Nabelschnur ist reich an vitalen mesenchymalen Stammzellen, die in der Lage sind, Bindegewebe, Knorpel und Knochen zu bilden und ist deshalb für den Einsatz in der Regenerativen Medizin so interessant. Die Kombination der gängigen Praxis der Einlagerung des Nabelschnurblutes mit der Option der zusätzlichen Konservierung des wertvollen Nabelschnurgewebes ermöglicht eine erweiterte Vorsorge für die Neugeborenen.

Was können Sie tun?

Eine Nabelschnurblutspende ist für Mutter und Kind ungefährlich und bei **öffentlichen Nabelschnurbanken** kostenlos. Die im Nabelschnurblut enthaltenen Stammzellen werden eingelagert und die Daten darüber anonym in ein öffentliches Register gestellt. Transplantations-Mediziner können hier für ihre Patienten einen passenden Spender suchen. Sie als Familie haben kein Anrecht mehr auf das Nabelschnurblut, sondern dies steht der Allgemeinheit zur Verfügung. Mit der Einlagerung bei einer **privaten Bank** sichern Eltern ihrem Kind ein Leben lang Zugriff auf seine eigenen, jungen Stammzellen. Die Kosten von etwa 2.000 Euro (inklusive der ersten zwanzig Lagerjahre) müssen selbst getragen werden. Es gibt allerdings auch die Möglichkeit der Einlagerung bei einer **privaten Bank mit Spendeoption**. Hier kombinieren Sie die Eigenvorsorge für Ihr Kind mit einer Spende. Das Blut wird anonym in ein Spenderregister eingestellt, bleibt jedoch bis zur endgültigen Freigabe als Spende Eigentum Ihres Kindes. Die Kosten teilen sich die Bank und die Eltern.

Fazit

Wie nicht selten in der Medizin ist diese Maßnahme unter Fachleuten und Ärzten umstritten. Wir können Ihnen dazu keine abschließende Empfehlung geben. Dies müssen Sie selbst entscheiden. Letztlich geht es um die sehr schwer zu beantwortende Frage, wie sich die Medizin in den nächsten Jahren auf diesem Gebiet entwickelt. Bei den privaten Anbietern können Sie kostenlose Informationspakete anfordern.

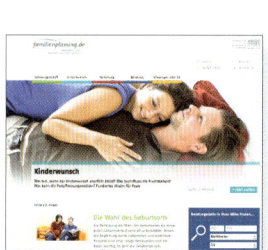
Gute Informationen erhalten Sie auch auf den Internetseiten der BZgA: www.familienplanung.de

VITA 34
DIE STAMMZELLBANK

"Danke Mama!"

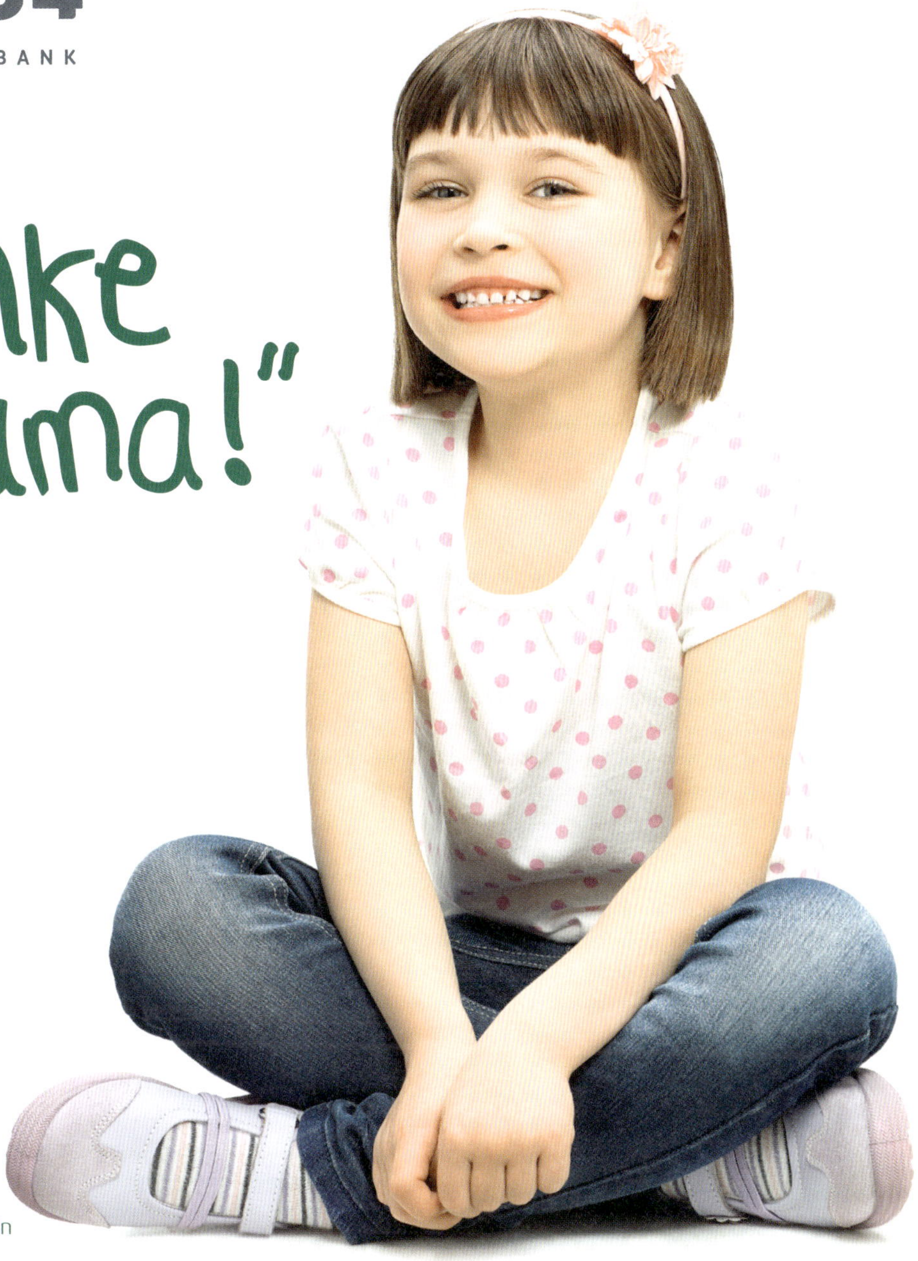

Melina (8 Jahre)
glückliche Stammzell-Kundin

...für mein Stammzelldepot bei Vita 34!

Vor 8 Jahren hast Du eine sehr gute Entscheidung getroffen. Meine **Stammzellen aus der Nabelschnur eingelagert!** Diese jungen und entwicklungsfähigen **Stammzellen** sind **nun bei Vita 34 in den besten Händen.** Somit habe ich mit medizinischem Fortschritt und meinen Stammzellen, die Chance auf beste Behandlung! **Danke dafür, Deine Melina**

Informieren Sie sich kostenfrei unter **0800 034 00 00** und auf **www.vita34.de**.

Bitte hier Infomaterial anfordern:

sicher · erstklassig · innovativ

9.4 Geburtsschmerzen und was man dagegen unternehmen kann

Gerade Schwangere, die noch kein Kind geboren haben, haben häufig große Angst vor den Geburtsschmerzen. Untersuchungen zeigen, dass vor allem drei Dinge die Schwere von Geburtsschmerzen von vorneherein verringern können:

- die regelmäßige Teilnahme an den Geburtsvorbereitungskursen
- die regelmäßige Teilnahme an der Schwangerschaftsgymnastik
- die Anwesenheit des Partners bei der Geburt und seine körperliche und emotionale Zuwendung, die glaubhafter und »kompetenter« wirkt, wenn er auch an den Kursen teilgenommen hat

Dann gibt es einige Rahmenbedingungen, die dazu beitragen, dass eine Geburt komplikationslos verläuft und die Wehen weniger schmerzhaft sind: Eine Geburt, die »spontan« beginnt, ist nicht nur schmerzärmer, sondern auch kürzer als nach einer Geburtseinleitung. Es lohnt sich also, Geduld zu zeigen. Der Körper einer Frau hat die besten Voraussetzungen, mehr körpereigene Schmerzmittel zu produzieren und auch weniger Stresshormone (wodurch die Wehen ineffizienter und schmerzhafter werden), wenn die Frau sich sicher und gut aufgehoben und außerdem ungestört und unbeobachtet fühlt, dazu kommt noch, dass sie sich frei – den Impulsen ihres Körpers folgend – bewegen kann. Dies alles unterstützt einen glatten Geburtsverlauf und trägt dazu bei, dass eine Frau auch ohne Schmerzmittel gut zurecht kommen kann.

Die gesamte Geburt lässt sich in drei Phasen aufteilen:

- die Eröffnungsphase, in der der Muttermund durch die Eröffnungswehen vollständig (auf neun bis zehn Zentimeter) eröffnet wird
- die Austreibungsphase, in der das Kind mithilfe der Austreibungswehen und Unterstützung der Mutter nach draußen »geschoben« wird
- die Nachgeburtsphase, in der die Placenta (auch Mutterkuchen oder Nachgeburt genannt) sich löst und durch eine Nachgeburtswehe nach draußen befördert wird. Am schmerzhaftesten sind die letzten Eröffnungswehen, die den Muttermund vollständig aufdehnen, während die Austreibungsphase von den meisten Frauen als Erleichterung empfunden wird.

Die Klinikentbindung bietet eine Reihe von Möglichkeiten, die Frau mit Medikamenten von den Schmerzen zu befreien oder sie erträglicher zu machen. Zum einen besteht die Möglichkeit, allgemeine Schmerzmittel (Analgetika), Beruhigungsmittel (Sedativa), krampflösende Mittel (Spasmolytika) und narkotisierende Mittel (etwa Lachgas) zu verabreichen. Zum anderen gibt es die Möglichkeit, den Unterleib oder Teile davon vorübergehend durch Lokalanästhesie völlig zu betäuben und damit die Schmerzwahrnehmung zu blockieren.

Nun bleibt allerdings auch die Medikamentengabe während der Geburt nicht ohne Nebenwirkungen für die Mutter und das Kind. Bestimmte opiathaltige Schmerzmittel können zum Beispiel Übelkeit auslösen und beim Kind zu Atemproblemen führen. Sedativa lassen die kindlichen Herztöne abfallen. Lokalbetäubungen können einen Blutdruckabfall bei der Gebärenden verursachen, was wiederum Folgen für das Kind haben kann, da die Blutzufuhr durch die Placenta verringert wird und somit das Kind weniger Sauerstoff bekommt.

Es gibt folgende Arten von Lokalbetäubungen:

- Der Pudendusblock, durch den die äußeren Genitalien und der Damm betäubt werden. Er wird oft für den Dammschnitt, die Dammnaht und bei Saugglocken- und Zangenentbindungen angewendet.
- Die Spinalanästhesie, die während der Entbindung angewandt wird und die gesamte Geburtsregion betäubt.
- Die Periduralanästhesie (PDA). Das Betäubungsmittel wird über einen dünnen Katheder und eine Hohlnadel in den Periduralraum

eingeführt und bleibt dort bis nach der Entbindung. Durch die PDA werden die Schmerznerven »ausgeschaltet«. Die PDA kann auch bei einem notwendigen Kaiserschnitt durchgeführt werden. Der Vorteil der PDA besteht in der gezielten örtlichen Wirkung, die Sie und Ihr Kind am wenigsten belastet. Bedeutende oder gar schwerwiegende Nebenwirkungen treten bei der PDA nicht auf. Einige Schwangere bekommen Kopfschmerzen, die aber auch andere Ursachen haben können.

Manchmal wird Ihnen von Klinikseite aus eine PDA empfohlen. Dies zum Beispiel, wenn Sie Diabetes oder andere Krankheiten haben oder das Kind unreif ist oder zu früh auf die Welt kommen will.

Möglich ist auch eine Verringerung der Geburtsschmerzen durch Akupunktur. Während der Geburt werden Sie nach Art und Stärke der Schmerzen gefragt. Sie können sich dann entscheiden, welche Methode Sie wählen.

9.5 Wie die Geburt abläuft – Spontane Geburt / Kaiserschnitt

Die beste Entbindung ist die möglichst natürliche, unbeeinflusste Geburt ohne technische Unterstützung. Zur Sicherheit werden aber regelmäßig die Herztöne des Babys überwacht, um im Zweifelsfall schnell reagieren zu können. Bei normaler Wehentätigkeit wird selbstverständlich auf Wehenmittel verzichtet.

Bei starken Schmerzen kann die Mutter in der Eröffnungsperiode Spasmolytika erhalten. Sie entspannen die Muskulatur und sind nicht belastend für das Kind. In vielen Fällen kann besonders bei schnellen Geburten auf jegliche Hilfsmittel verzichtet werden.

Nach der Entbindung wird das Kind auf den Bauch der Mutter gelegt, mit dem Köpfchen an der mütterlichen Brust. So kann es die mütterlichen Herztöne hören, wenn es abgenabelt wird.

APGAR-Untersuchung im Kreißsaal
benannt nach der Ärztin Virginia Apgar

	Was wird untersucht?	Wie sollte es sein? 1-2 Punkte für
APGAR=	Atmung	regelmäßig, schreiend
	Puls	über 100
	Grundtonus (Muskeln)	aktive Bewegungen
	Hautfarbe	rosig
	Reflexerregbarkeit	kräftiger Schrei, Saugen

Mit den Nachwehen löst sich die Placenta. Nach der Geburt erfolgt die körperliche Untersuchung des Neugeborenen: Überprüft werden die Vitalfunktion (APGAR, siehe Kasten oben), die Beatmung der Lungen, die Hüftgelenke, die Wirbelsäule und die Füße und Hände. Innerhalb der ersten beiden Stunden nach der Geburt ist der Saugreflex des Kindes am stärksten ausgeprägt und das Kind wird noch im Kreißbett angelegt, sofern Sie stillen können.

Das APGAR-Schema ist ein Punktesystem zur Beurteilung des körperlichen Zustands des Neugeborenen. Es wird eine, fünf und zehn Minuten nach der Geburt bestimmt. Optimal sind dabei neun bis zehn Punkte.

Zu einem **Kaiserschnitt** kommt es dann, wenn es aus medizinischen Gründen notwendig erscheint und der Muttermund nicht weit genug geöffnet ist, um dem Kind auf normalem Weg herauszuhelfen, zum Beispiel mit Glocke oder Zange.

Von vornherein werden Kaiserschnitte dann ins Auge gefasst, wenn das Kind quer in der Gebärmutter liegt oder das mütterliche Becken zu eng ist, um dem Kind eine Geburt auf natürlichem Wege zu ermöglichen. Weitere Indikationen für einen geplanten Kaiserschnitt können aber auch Mehrlingsschwangerschaften, ein früherer Kaiserschnitt sowie eine Placenta Praevia oder eine extreme Frühgeburt sein.

Immer öfter fragen Schwangere nach einem Kaiserschnitt auf Wunsch. Die Entscheidung für einen solchen, sogenannten Wunschkaiserschnitt liegt allein bei der Schwangeren. Viele Schwangere, die über eine Kaiserschnittentbindung nachdenken, tun dies, weil sie Angst vor der natürlichen Geburt haben. Dabei ist die Angst vor Geburtsschmerzen heute nicht mehr begründet, weil fast alle Kliniken über sehr gute Erfahrungen mit Methoden zur regionalen Schmerzausschaltung verfügen.

Bei einer Entscheidung für einen Kaiserschnitt sollten Sie sich der möglichen Konsequenzen bewusst sein. Es kommt zu häufigeren Atem- und Anpassungsstörungen der Kinder, die dann oft eine Verlegung in eine Kinderklinik notwendig machen. Bei der Mutter kommt es zu einem verlängerten Krankenhausaufenthalt, Wundschmerzen und einer verlängerten Erholungszeit. Außerdem treten in einer Folgeschwangerschaft häufiger Komplikationen auf. Gespräche mit dem Partner, einer Hebamme, Ihrer Frauenärztin/Ihrem Frauenarzt oder anderen Frauen, die bereits einen Kaiserschnitt hatten, können zur Entscheidungsfindung beitragen.

Noch einige Informationen zum Kaiserschnitt

Zwischen 1995 und 2012 ist der Anteil der Geburten durch einen Kaiserschnitt in Deutschland von 15 Prozent auf 32 Prozent gestiegen. Die Gründe dafür sind vielfältig:

- zunehmende Komplikationen vor und unter der Geburt, die auch durch das steigende Alter der Schwangeren begründet sind
- haftungsrechtliche Gesichtspunkte, im Zweifel ganz auf »Nummer sicher« zu gehen
- und schließlich eine Zunahme eines Kaiserschnitts ohne eine wirkliche medizinische Indikation (Wunschkaiserschnitt).

In einer Befragung von BabyCare-Teilnehmerinnen nach der Geburt gaben insgesamt 31 Prozent der Mütter eine Geburt durch einen Kaiserschnitt an, elf Prozent waren geplante Kaiserschnitte, die nicht durch Komplikationen erforderlich waren.

Ein Kaiserschnitt – ob geplant oder ungeplant – wirft eine Vielzahl medizinischer und rechtlicher Fragen auf. Ein sogenannter Wunschkaiserschnitt sollte aber immer gut überlegt werden.

Denn der Kaiserschnitt birgt erhebliche Risiken für die Gesundheit der Mutter und auch des Kindes. Zunächst stellt er einen operativen Eingriff mit allen hier bestehenden Risiken dar. Die Säuglingssterblichkeit ist deutlich erhöht. Weitere Risiken für die spätere Gesundheit des Kindes liegen in einer höheren Häufigkeit für Infektionskrankheiten, Asthma und anderen Allergien. Auch die neurologische Entwicklung kann eingeschränkt sein.

9.6 Wie soll das Kinderzimmer aussehen?

Nichts macht mehr Spaß, als ein Kinderzimmer für den neuen Erdenbürger einzurichten. Hier ein paar »technische Tipps«, worauf Sie unbedingt achten sollten:

- Es sollte sich – wenn möglich – um einen hellen, sonnigen und ruhigen Raum handeln.
- Die Zimmertemperatur sollte am Tag 20 bis 22 Grad Celsius, nachts 18 Grad Celsius betragen. Überheizte Zimmer führen zu Infektionen der Atemwege.
- Das Kinderbett sollte wegen der Thermik nie an einer Außenwand stehen.
- Bei trockener Luft empfiehlt sich das Aufstellen von (elektrischen) Luftbefeuchtern.
- Generell gilt (auch für die Zimmer der Erwachsenen): Lüften Sie nicht ganztägig, sondern öffnen Sie mehrmals am Tag kurz die Fenster. Sorgen Sie insbesondere für einen regelmäßigen Luftaustausch, wenn Ihre Wohnung Isolierglasfenster mit Kunststoffrahmen hat. Diese lassen kaum Luft durch.
- Verwenden Sie bitte keine chemischen »Luftverbesserer«.
- Denken Sie auch schon heute daran, dass die Kippvorrichtung der Fenster abschließbar sein sollte. Ihr Kind wird schneller groß als Sie heute denken.

Helle, lösungsmittelarme, möglichst wischfeste, freundliche Farben sollten die Wände zieren. Die Materialien im Kinderzimmer sollten möglichst wenig schadstoffbelastet sein. Falls Renovierungen des Zimmers oder Neukäufe von Möbeln und anderen Einrichtungsgegenständen anstehen, so planen Sie das möglichst lange vor dem Geburtstermin. Zum einen ist es dann für Sie selbst weniger beschwerlich, zum anderen können die neuen Einrichtungsgegenstände längere Zeit »auslüften«. Grundsätzlich sollten alle Produkte, die Sie für das Kind kaufen, die jeweiligen Gütesiegel wie DIN, GS, TÜV oder das Umweltschutzzeichen tragen.

Der Fußboden im Kinderzimmer sollte am besten mit Wasser abwaschbar sein. Teppichboden ist nicht geeignet. Anstelle von kalten und harten Fliesen empfiehlt sich Linoleum, Parkett oder Kork. Achtung: Sorgen Sie dafür, dass Bett und Möbel keine scharfen Kanten haben, dass für die Steckdosen Kindersicherungen vorhanden sind, dass Teppiche mit Antirutschunterlagen gesichert werden. Fürs Schlafen eignet sich am besten ein passender Schlafsack (siehe Seite 189). Bei Kindern mit Allergierisiken wenden Sie sich an ein Bettenfachgeschäft.

Einer Ihrer neuen Arbeitsplätze wird künftig der Wickeltisch sein. Gestalten Sie ihn also großzügig, praktisch und sicher. Gut ist, wenn Sie alle Dinge, die Sie benötigen (Windeln, Papier, Creme, Lotion), so leicht erreichen können, dass Sie Ihr Baby nie aus den Augen lassen müssen. Das mindert die Gefahr, dass es in unbeaufsichtigten Momenten herunterfällt. Ein Wärmestrahler über dem Wickeltisch ist eine gute Idee. Babys sind sehr wärmebedürftig und lassen sich nur gerne wickeln, wenn sie dabei nicht frieren.

Wenn Sie sich schon über den Haushalt mit einem Kind Gedanken machen, denken Sie am besten gleich schon ein paar Monate weiter: Sind gefährliche oder sehr kostbare Dinge (Reinigungsmittel, Scheren, spitze Gegenstände, zerbrechliche Glasplatten, Schmuck, Perlen) außer Reichweite des Kindes verstaut? Und wie ist es mit Spielsachen? Kaufen Sie vor der Geburt nicht zu viel davon. Denn erstens wollen Freunde und Verwandte nach der Geburt dem Kind etwas schenken und zweitens beeinträchtigt ein Zuviel an Spielsachen die Kreativität des Kindes.

9.7 Stillen ja oder nein?

Das Neugeborene zu stillen ist die natürlichste Angelegenheit der Welt. Das merken Sie schon daran, dass sich drei bis vier Tage nach der Geburt Ihre Brüste mit Milch füllen.

Stillen ist gut für das Kind:
- Die Muttermilch steht in der richtigen Menge, Temperatur, frisch und sofort zur Verfügung.
- Die Vormilch wirkt leicht abführend. Gestillte Neugeborene werden das Mekonium (Kindspech/erster Stuhl) leichter und schneller los und leiden seltener unter Neugeborenengelbsucht. Um die Milchproduktion in Gang zu bringen, ist eine gewisse Stillhäufigkeit notwendig. Die Mehrzahl der Kinder wird zehn- bis zwölfmal in 24 Stunden angelegt.
- Muttermilch enthält alles, was das Neugeborene in den ersten Lebensmonaten braucht. Sie brauchen nichts hinzuzufüttern. Denken Sie aber an die Gabe von Fluor und Vitamin D gegen Rachitis. Letzteres vor allem, wenn Ihr Kind in der Winterperiode zur Welt kommt.
- Muttermilch enthält Abwehrstoffe, die das Kind vor Infektionen schützt.
- Muttermilch ist leicht verdaulich, womit Magen-Darm-Störungen seltener auftreten.
- Muttermilch stärkt das Immunsystem.
- Muttermilch erspart Einkauf und Zubereitung von Babynahrung und letztlich bares Geld.
- Stillen fördert die emotionale Bindung zwischen Mutter und Kind.

Stillen ist auch gut für die Mutter:
- Stillen fördert die Rückbildungsvorgänge.
- Stillen erleichtert das Abnehmen nach der Schwangerschaft.

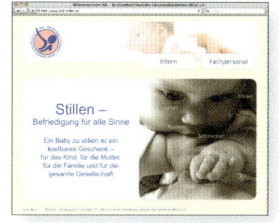

Weitere Informationen zum Stillen bietet die Internetseite www.bdl-stillen.de

- Durch eine längere Stillzeit verringert sich das Risiko, Brustkrebs zu bekommen.

Es gibt nur wenige medizinische Gründe, die gegen das Stillen sprechen. Ende der 70er, Anfang der 80er Jahre des 20. Jahrhunderts war die Belastung der Muttermilch durch Schadstoffe wie Dioxin so groß, dass ernsthaft darüber nachgedacht wurde, ob Stillen ungesünder sein könnte als nicht zu stillen. Doch mittlerweile ist die Schadstoffbelastung der Muttermilch enorm gesunken. Das weiß man aus tausenden von Untersuchungen, die jährlich routinemäßig durchgeführt werden. Nur bei einem ganz kleinen Prozentsatz von Müttern finden sich kritische Werte.

Stillen ist zwar die natürlichste Sache der Welt, dennoch ist es eine Kunst. Und wie bei jeder Kunst, braucht man etwas Übung, Zeit und eine fördernde Umgebung.

Die Wochenbettbetreuung in den ersten Tagen nach der Geburt hilft Ihnen über die ersten Unsicherheiten und Anlaufschwierigkeiten hinweg. Bis zur achten Woche stehen Ihnen Hausbesuche einer Hebamme zu. Stillberatung ist ein wesentlicher Bestandteil dieser Wochenbettbesuche. Der Kontakt zu anderen Frauen, die auch stillen oder gestillt haben, ist unersetzlich. Lassen Sie sich nicht entmutigen von Frauen, die nicht stillen konnten. Fragen Sie nach, der Grund liegt meist an schlechten Startbedingungen in den ersten

> **Info**
>
> ### TIPPS rund ums Stillen
>
> Legen Sie Ihr Kind unmittelbar nach der Geburt noch im Kreißsaal an. Das Neugeborene sucht reflexartig nach der Mutterbrust und beginnt zu saugen. In Babyfreundlichen Geburtskliniken (siehe Infokasten auf Seite 171) bekommen Sie besondere Hilfe für einen erfolgreichen Stillstart.
> Nach dem Klinikaufenthalt können Sie Hebammenbetreuung in Anspruch nehmen. Ihre Hebamme ist hier erste Ansprechpartnerin für alle Fragen und Probleme – auch beim Stillen.
> Suchen Sie sich eine Stillgruppe in Ihrer Nähe. Damit bekommen Sie gleich auch Kontakt zu anderen Stillenden. Viele Geburtskliniken und Geburtshäuser bieten Stillgruppen oder Stillcafés an.
> - Die Arbeitsgemeinschaft freier Stillgruppen (http://afs-stillen.de) sowie die La Leche Liga (www.lalecheliga.de) haben eine Postleitzahlensuche für Stillgruppen und Stillberaterinnen, die Sie auch telefonisch bei akuten Problemen kontakten können.
> - Die La Leche Liga bietet auf ihrer Webseite eine Email-Stillberatung an (Antwort erfolgt innerhalb einer Woche).
> - Telefonische Stillberatungs-Hotline der AFS: Tel.: 0228 - 92 95 99 99 (täglich zum Ortstarif)
> - Viele Ammenmärchen über das Stillen hat www.rabeneltern.org zusammengestellt.
> - www.stillen-und-tragen.de bietet für registrierte Nutzerinnen Infos über Stillgruppen.

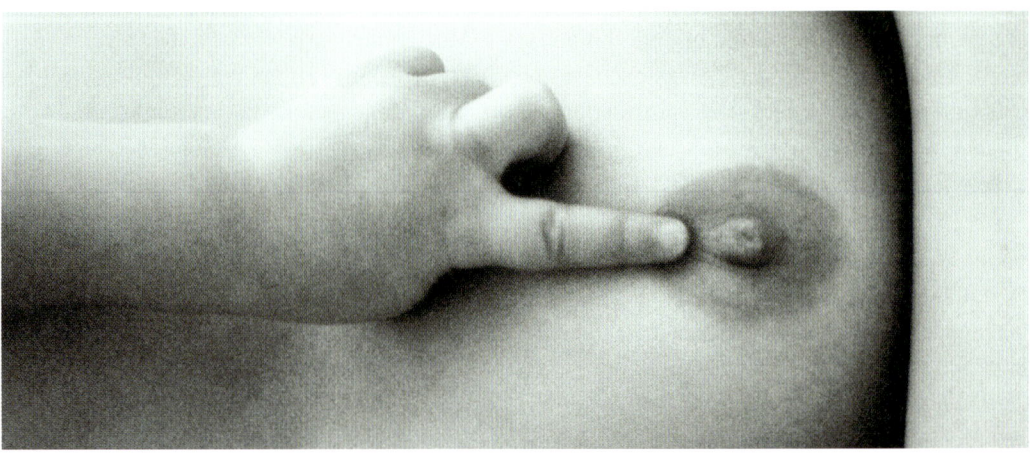

Ein enger Kontakt fördert die emotionale Bindung von Mutter und Kind.

Stunden und Tagen nach der Geburt. Dazu kommt oft mangelnde Information. Die meisten Frauen, die nicht lange gestillt haben, sagen: »nach zwei Wochen«, »nach sechs Wochen« oder »nach drei Monaten« habe die Milch »einfach nicht mehr gereicht«. Sie wussten offenbar nicht, dass sich durch Stillen nach Bedarf die Milchproduktion anpasst. Sie aber erfahren gleich mehr davon und lernen Möglichkeiten kennen, die Milchbildung anzuregen. Und deshalb können Sie solche Krisen ohne weiteres überstehen.

Ein Stillbuch ist eine nützliche Anschaffung. Die wesentlichsten Fragen und die größten Unsicherheiten tauchen erfahrungsgemäß dann auf, wenn es am aussichtslosesten ist, Hilfe und Ermutigung zu finden, also beim vergeblichen Stillversuch nachts um drei Uhr. Dann finden Sie in einem Stillbuch sicher manchen nützlichen und tröstlichen Tipp.

Lassen Sie sich auf keinen Fall einreden, Sie hätten nicht genug Milch! Die Brust produziert so viel, wie gebraucht wird. Allerdings ist ein Kind keine Maschine mit planbarem Bedarf. Das Wachstum vollzieht sich in Schüben. Der erste Wachstumsschub vollzieht sich zwischen dem siebenten und 14. Tag und die ersten Probleme können auftreten. Entsprechend ist der Appetit wechselnd. Weitere Wachstumsschübe treten meist nach sechs Wochen und nach drei Monaten auf. Gut zu wissen, dass sich Ihr Körper innerhalb von 24 Stunden auf ein höheres Niveau einpendeln kann – wenn die äußeren Bedingungen stimmen. Sie sollten ausreichend Schlaf haben und genügend Flüssigkeit trinken. Je häufiger Sie Ihr Kind stillen, desto mehr Milch wird produziert.

Sollten Sie einmal mehr Milch haben als das Kind braucht, trinken Sie Salbeitee (schmeckt mit Zitrone und Honig oder etwas Zucker ganz gut) und machen Sie kühle oder kalte Umschläge um die Brust. Sollte sich ein Milchstau ankündigen, was man daran merkt, dass die Brust hart, schmerzhaft und gerötet ist, kann zunächst eine sanfte Brustmassage hilfreich sein. Legen Sie Ihr Baby häufiger an. Tritt innerhalb von 24 Stunden keine Besserung ein, dann wenden Sie sich sofort an Ihre Hebamme oder Ihre Frauenärztin/Ihren Frauenarzt, denn daraus kann schnell eine Brustentzündung werden. Ein Milchstau lässt sich zu einem frühen Zeitpunkt leicht behandeln.

Abpumpen von Muttermilch

Nach den ersten Wochen oder Monaten mit dem Baby, wenn Sie sich als Familie eingelebt haben, erhalten Freizeitaktivitäten und – je nach dem – die Rückkehr in den Beruf wieder einen größeren Stellenwert.

Wertvollen Freiraum kann nun das gelegentliche Abpumpen von Muttermilch schaffen. So kann Ihr Partner oder ein Babysitter in Ihrer Abwesenheit das Baby mit der abgepumpten Muttermilch füttern. Abpumpen von Muttermilch macht Sie flexibel und geht praktisch überall: zu Hause, unterwegs oder am Arbeitspatz. Milchpumpen können in Apotheken oder Kliniken kostenpflichtig ausgeliehen werden.

> **Empfehlung**
>
> Lassen Sie sich zusammen mit Ihrem Partner bereits in der Schwangerschaft zum Stillen beraten, denn ein frühes Anlegen und ein zeitiger Stillbeginn sind für einen erfolgreichen Start bedeutend.

9.8 Screening bei Neugeborenen

Diese Screenings bieten die Möglichkeit der frühzeitigen Erkennung vorliegender Hörschäden und bestimmter Stoffwechselerkrankungen. Auf Grundlage dieser Screeningergebnisse können rechtzeitig wichtige und geeignete Behandlungen eingeleitet und so möglichen Spätfolgen vorgebeugt werden. Unter »Screening« versteht man eine bevölkerungsmedizinische Untersuchung, aus der die Wahrscheinlichkeit für das Vorliegen bzw. nicht Vorliegen einer oder mehrerer Krankheiten bestimmt werden kann.

Die Kosten der Neugeborenenscreenings werden von den gesetzlichen Krankenkassen übernommen.

Screenings bei Neugeborenen sind nicht verpflichtend, jedoch empfehlen wir Ihnen eindringlich, diese Untersuchungsmöglichkeiten wahrzunehmen, denn je früher Krankheiten oder Funktionsstörungen erkannt werden, desto schneller können geeignete Versorgungs- und Betreuungsmaßnahmen getroffen und schwerwiegenden körperlichen Schäden sowie dauerhaften Behinderungen vorgebeugt werden. Informieren sie sich schon bei der Wahl Ihrer Geburtsklinik, ob das Neugeborenenhörscreening dort angeboten wird.

Beim **Universellen Neugeborenenhörscreening** (UNHS) sollen hörbedingte Entwicklungsstörungen bei Ihrem Kind so früh wie möglich erkannt und behandelt werden. Das sehr einfache und schmerzfreie Testverfahren (OAE: Otoakustische Emissionen bzw. A-ABR: Hirnstammaudiometrie) wird in den ersten Lebenstagen an Ihrem schlafenden Säugling durchgeführt. Auf diese Weise werden mögliche Hörschäden erfasst. Doch die bloße Diagnose reicht nicht aus, die Ergebnisse müssen an eine Hörscreeningzentrale weitergeleitet werden. Hier wird sichergestellt, dass sich die im Hörscreening auffälligen Kinder zu einer weiteren Hörkontrolle vorstellen und bei einem Nachweis einer Hörstörung so schnell wie möglich geeignete Hörgeräteversorgungs- und Frühfördermaßnahmen getroffen werden können.

> Seit 2009 gehört das Neugeborenenhörscreening zu einer verpflichtenden Vorsorgeleistung der gesetzlichen Krankenversicherung, das heißt, die Kosten werden von Ihrer gesetzlichen Krankenkasse übernommen.

Rechtzeitige Behandlungen können die Folgen einer Hörschädigung in der Auswirkung auf die Schulbildung, die Sprachentwicklung und das seelische Gleichgewicht minimieren. Die ersten 180 Tage entscheiden dabei über die Zukunft Ihres Kindes.

Das **Neugeborenenscreening** bietet auf Grundlage einer **Blutuntersuchung** die Möglichkeit der frühzeitigen Erkennung bestimmter Stoffwechselkrankheiten. Nicht alle sind so häufig wie die Schilddrüsenunterfunktion (1:4.000) oder die Phenylketonurie (1:10.000), doch sie kommen vor. Wichtig für Sie ist, dass alle Erkrankungen bei rechtzeitiger Diagnose in der Regel gut zu behandeln bzw. zu beherrschen sind. Wenn Sie sich dafür entscheiden, wird bei Ihrem Baby in den ersten Lebenstagen eine Blutuntersuchung durchgeführt. Dabei werden einige Blutstropfen durch einen kleinen Stich in die Ferse entnommen und auf ein Filterpapier aufgetragen, welches in einem Spezhiallabor untersucht wird. Das Untersuchungsergebnis erhalten Sie schon nach wenigen Tagen.

Was Sie noch unbedingt wissen müssen. Ein Screeningtest liefert in der ersten Untersuchung keine richtige Diagnose, sondern nur eine erhöhte Wahrscheinlichkeit für das Vorliegen oder den Ausschluss einer Erkrankung. Sollte es zu einem auffälligen Befund kommen, was bei weniger als zwei Prozent der untersuchten Kinder auftritt, muss in jedem Fall eine zweite Untersuchung durchgeführt werden. Die Wahrscheinlichkeit, dass Ihr Kind tatsächlich erkrankt ist, liegt bei elf Prozent, sprich von 100 auffälligen Befunden sind schließlich 89 beim zweiten Test unauffällig.

Der Vollständigkeit halber müssen wir Sie noch darauf hinweisen, dass ein Screeningtest auch falsch-negative Resultate liefern kann. Untersuchte werden als gesund eingestuft, obwohl sie in Wirklichkeit krank sind, was jedoch sehr selten vorkommt.

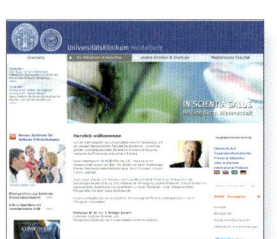

Weitere Informationen unter www.klinikum.uni-heidelberg.de unter dem Suchwort »Neugeborenenscreening«

 Info

Nicht vergessen: Bitte senden Sie nach der Geburt die Postkarte am Ende dieses Handbuchs ab. Ihre Angaben zum Geburtstag und dem Geburtsgewicht Ihres Kindes machen es möglich, die Wirksamkeit das BabyCare-Programms zu messen. Wenn Sie Lust haben, schicken Sie uns doch auch ein Foto des neuen Erdenbürgers.

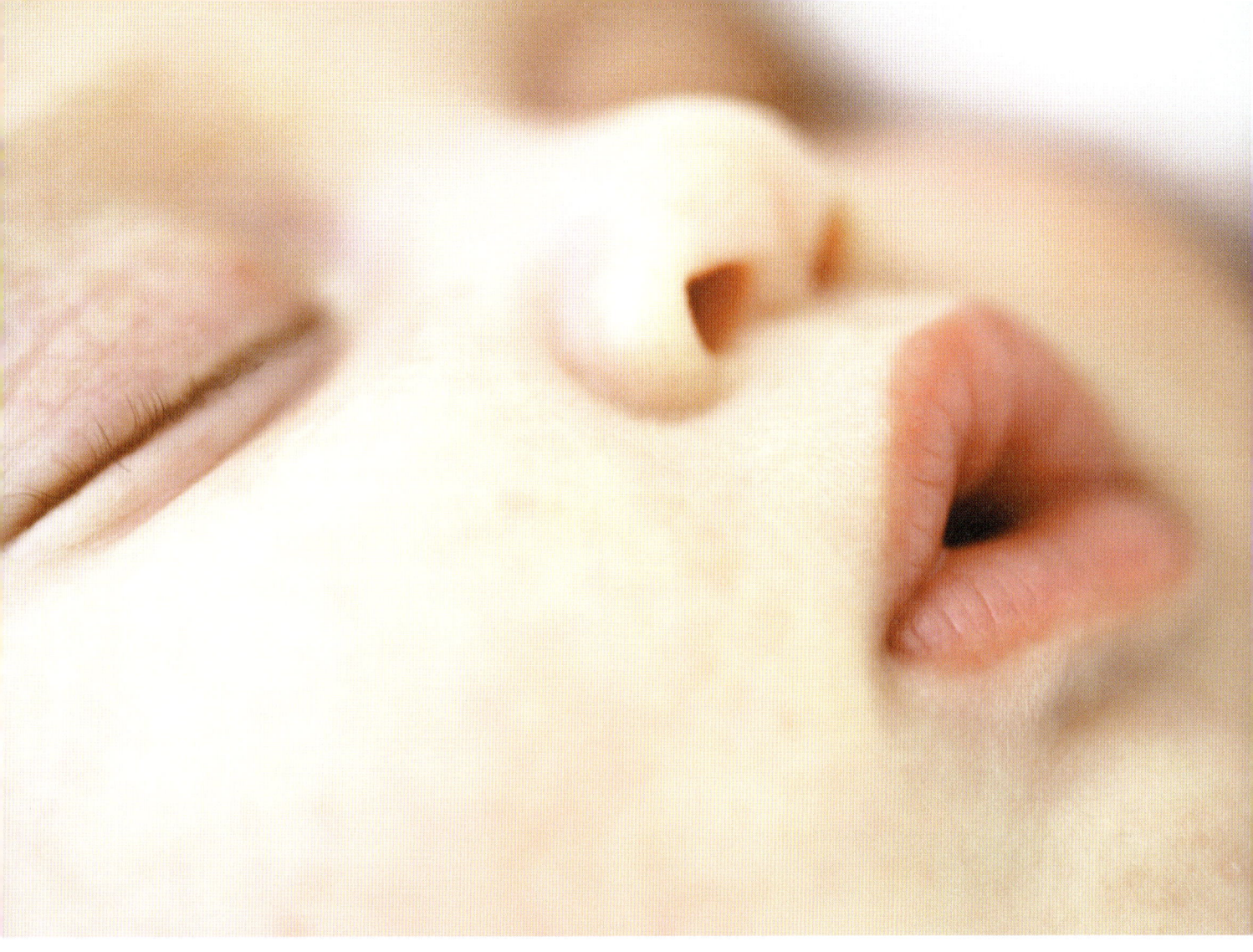

10 Die ersten Wochen danach

10.1 Machen Sie Flitterwochen mit Ihrem Kind

Das Wochenbett, damit bezeichnet man die Zeit nach der Geburt, dauert traditionell sechs Wochen oder 40 Tage. In manchen Kulturen ist es heute noch üblich, die Frau von allen täglichen Arbeiten zu entlasten. Sie braucht sich in dieser Zeit nur um sich und das Baby zu kümmern. Die ganze Familie wird von anderen Frauen bekocht, auch Geschwisterkinder werden mit versorgt.

Unsere Realität sieht heute anders aus. Auch wer sich entschieden hat, die ersten Tage nach der Geburt auf der Wochenstation in der Klinik zu verbringen, wird meist am dritten Tag nach Hause entlassen. Viele Frauen geraten dann in Stress, weil sie von sich erwarten, dass sie den Alltag mit Kind leicht in den Griff bekommen. Begehen Sie diesen Fehler nicht! Schon manches Organisationstalent hat gesagt: »Ich hätte nicht gedacht, dass ein so kleines Wesen es schafft, uns so ins Chaos zu stürzen.« Wenn Sie allein sind, wundern Sie sich nicht, wenn die Wohnung noch am Abend durcheinander ist, Sie noch im Nachthemd sind, die Küche im Chaos versinkt und Sie noch keine Zeit gehabt haben, in Ruhe zu essen. Kämpfen Sie nicht allzu sehr dagegen an. Nehmen Sie sich die Zeit, Ihr Kind zu genießen, es stundenlang anzuschauen. Sie müssen niemandem etwas beweisen. Machen Sie »Flitterwochen« mit Ihrem Kind. Verlieben braucht Zeit. Kennenlernen

»Ein Kind ist eine sichtbar gewordene Liebe.«
Novalis
(Schriftsteller, 1772-1801)

braucht Zeit. Muttergefühle sind nicht angeboren und Vatergefühle auch nicht. Liebe wächst langsam. Man will ungestört sein, keine Pflichten haben, versorgt sein. Wie im Urlaub. Es gibt so viel zu entdecken mit einem Kind. Kinder sind so verschieden, auch schon in diesem Alter. Fragen Sie Eltern, die mehrere Kinder haben. Man kann sich einem Kind sehr ähnlich fühlen, sehr vertraut, ein anderes hat ein ganz anderes Temperament, schon in den ersten Tagen zeigen sich ganz persönliche Charakterzüge.

Ideal ist, wenn Ihr Partner sich ein, zwei oder gar drei Wochen Urlaub nehmen kann und Sie die »Flitterwochen« mit dem Baby zu dritt verbringen können. Es wird Ihnen sicher nicht langweilig werden. Im Gegenteil, es gibt viel zu verpassen in den ersten Wochen. Kinder entwickeln sich schnell. Aus einem Neugeborenen, das viel schläft und manchmal sein »Engelslächeln« zeigt, wird in wenigen Wochen ein waches, aufmerksames Wesen, das Sie erkennt und anlächelt. Die ersten Wochen mit Ihrem Kind können zu einer wertvollen Zeit in Ihrem Leben werden, an die Sie sich gern zurückerinnern, wenn – ja, wenn – es Ihnen gelingt, sich entsprechende Rahmenbedingungen zu schaffen.

Es kann sein, dass Sie sich nach der Geburt fühlen, als könnten Sie Bäume ausreißen. Die Wirkung der Endorphine (körpereigene morphiumähnliche Substanzen) und auch der Placentahormone hält noch einige Tage an. War die Geburt sehr anstrengend oder hatten Sie einen Kaiserschnitt, dann werden Sie sich eher erholungsbedürftig fühlen. Auf jeden Fall ist die erste Woche nach der Geburt für Ihre Erholung die Wichtigste. Auch wenn es altmodisch klingt, Hebammen empfehlen, die erste Woche im Bett zu bleiben und nur so viel aufzustehen, wie Sie Lust haben. Bleiben Sie einfach im Nachthemd! Die Erholung, die Sie in der ersten Woche verpassen, ist nur schwer nachzuholen. Sie könnten dann leicht zu denen gehören, die nach einem halben Jahr sagen: »Ich bin immer noch so müde.« Bedenken Sie: In der ersten Zeit haben Sie kein Gefühl für Ihre Grenzen. Sie sind völlig geöffnet für die kleinsten Regungen Ihres Babys. Das ist gut so. Aber wer so offen ist, ist auch dem Rest der Welt »schutzlos ausgeliefert«. Besuche, auch nur ein Telefongespräch, nehmen Sie mehr mit, als Sie es von sich gewöhnt sind. Besonders am dritten oder vierten Tag werden Sie sich dünnhäutig fühlen und nur in Ruhe gelassen werden wollen. Für viele ist dies der »Heultag«, an dem zumeist auch die Milchproduktion beginnt.

Nach der Geburt passiert viel in Ihrem Körper. Was neun Monate Zeit hatte zu wachsen, bildet sich nun recht schnell zurück. Starke hormonelle Veränderungen sind damit verbunden. Die Gebärmutter reicht direkt nach der Geburt noch bis zum Nabel und wird dann in den ersten Tagen schnell kleiner. Jeden Tag um eine Fingerbreite, so rechnen die Hebammen. Je mehr Ruhe Sie haben, umso schneller schrumpft die Gebärmutter. Zumeist ist sie nach zehn Tagen von außen nicht mehr zu tasten. Sie werden Nachwehen spüren, vor allem während Sie stillen. Nach dem ersten Kind sind es nur wenige, aber sie werden von Kind zu Kind schmerzhafter. Der sogenannte »Wochenfluss« beginnt. Es ist eine Blutung aus der Stelle, an der die Placenta mit der Gebärmutter verwachsen war. Am Ende der ersten Woche wird er bräunlich, am Ende der zweiten beginnt er gelblich zu werden und geht dann langsam in normalen Ausfluss über. Sollte es noch einmal zu einer Blutung kommen, bevor die Gebärmutter völlig ausgeheilt ist, ist dies ein klares Zeichen Ihres Körpers für Überforderung. Dies ist zwar nicht besorgniserregend, aber Sie brauchen dann mehr Ruhe und mehr Schlaf.

Frühestens vier bis sechs Wochen nach der Geburt kann es zur ersten Menstruation kommen. Bei den meisten Frauen bleibt diese aus, so lange sie voll stillen. Als Verhütungsmethode ist Stillen allerdings nicht geeignet, dafür ist es zu unsicher. Sollten Sie mit dem ersten Eisprung schwanger werden, so kann es sein, dass Sie dies mehrere Wochen oder sogar Monate lang nicht bemerken. Wenn Sie wieder Geschlechtsverkehr haben, benutzen Sie zunächst Kondome, auch um Infektionen zu vermeiden. Das Thema Verhütung wird die Hebamme am Ende der Wochenbettbesuche ansprechen. Es ist auch ein wichtiges Thema bei der frauenärztlichen Nachuntersuchung nach sechs bis acht Wochen.

Der Wochenfluss ist im Normalfall nicht infektiös, wie lange Zeit behauptet wurde. Benutzen Sie Vorlagen und keine Tampons, damit er ungehindert abfließen kann. In den ersten Tagen empfiehlt es sich, nach jedem Gang zur Toilette den äußeren Genitalbereich mit warmem Wasser abzuspülen, dem Sie auch einen heilungsfördernden Zusatz (Kamille, Ringelblumenessenz) zusetzen können. Dann können Sie mit einem Föhn trocknen. Das ist heilungsfördernd und, solange sich die Schamlippen noch wund anfühlen, wesentlich angenehmer als Toilettenpapier. Auch nach dem Duschen können Sie eine solche Spülung vornehmen. Bei ihren Wochenbettbesuchen (in den ersten zehn Tagen täglich, wenn nötig auch zweimal am Tag, dann nach Bedarf bis zur achten Woche) wird die Hebamme jedes Mal darauf achten, dass die körperlichen Rückbildungsvorgänge normal verlaufen. Wenn nötig, hat sie Möglichkeiten, Sie zu unterstützen. Wenn Sie eine Dammnaht haben, kann dies in den ersten Tagen sehr schmerzhaft sein. Ein Kinderschwimmreifen zum Draufsetzen schafft hier Entlastung. Die Wunde der Dammnaht sollte immer trocken gehalten werden.

Vielleicht fühlt sich Ihr Genitalbereich nicht nur wund an, sondern Sie haben auch ein Gefühl wie Muskelkater. Es dauert einige Tage, bis Sie wieder ein heiles Gefühl haben. So lange sollten Sie keine Rückbildungsgymnastik machen, damit die strapazierte Muskulatur in Ruhe ausheilen kann. Ihre Hebamme wird Ihnen die ersten Rückbildungsübungen zeigen. Nach vier bis sechs Wochen können Sie an einem Rückbildungsgymnastikkurs teilnehmen. Die Krankenkasse übernimmt zehn Stunden. Zu den meisten Kursen können Sie Ihr Baby mitbringen. Mit variantenreichen Übungen können Sie alle Muskelpartien wieder kräftigen, dies macht Spaß und motiviert, täglich zu üben.

Außerdem treffen Sie andere Frauen mit gleichaltrigen Babys. Weil diese Gymnastik in der Regel schnell Erfolge bringt, machen viele Frauen auch anschließend noch weiter mit ähnlichen und erweiterten Übungen.

Auch nach der Geburt können Ihre Gefühle wieder »Achterbahn fahren« (siehe Kapitel 2). Starke Stimmungsschwankungen von himmelhoch jauchzend bis zu Tode betrübt können sich abwechseln, die Partnerbeziehung kann sich in den ersten Wochen recht schwierig gestalten und auch Liebe und Sex können wieder betroffen sein (siehe Kapitel 7).

Folgende Vorkommnisse in den ersten Tagen und Wochen nach der Geburt sollten Sie nicht beunruhigen:

- Zunächst kann der Kopf des Kindes etwas verformt sein, die Füßchen sind manchmal etwas krumm, wenn es in der Gebärmutter sehr eng war. Das wächst sich aus. Hebamme oder Kinderärztin/Kinderarzt zeigen Ihnen, wie man das fördern kann.

- Der Nabelrest fällt nach vier bis 14 Tagen ab. Oft nässt die Stelle dann noch etwas, ist aber einige Tage später völlig verheilt. Desinfizierende Mittel (Alkohol oder antibiotischer Puder) sind bei einem normalen Heilungsprozess nicht nötig. Die Nabelpflege gehört zum Aufgabenbereich der Hebammen. Die meisten empfehlen, das Kind erst zu baden, wenn der Nabel völlig verheilt ist.

- Die mütterlichen Hormone können beim Kind zu folgenden Erscheinungen führen: Milien (weiße Punkte im Bereich der Nase), Neugeborenen-Akne; gerötete, geschwollene Brustdrüsen, in seltenen Fällen kann »Hexenmilch« vorkommen; gerötete, etwas angeschwollene Geschlechtsteile, bei Mädchen zusätzlich Ausfluss aus der Scheide, in seltenen Fällen kann er auch etwas blutig sein.

- Viele Kinder nehmen in den ersten Tagen ab. Sieben bis maximal zehn Prozent sind

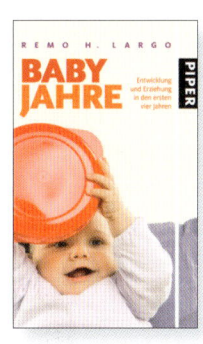

BUCHTIPP
»BabyJahre«
Remo H. Largo
Piper Verlag

völlig normal. Sie scheiden viel Mekonium, das sogenannte Kindspech aus. Die Vormilch ist sehr konzentriert und reich an Abwehrstoffen und enthält alles, was ein Kind braucht. Sie sollten erst einmal nicht zufüttern. Nur wenn es nötig ist, wird die Hebamme oder die Kinderärztin/der Kinderarzt dazu raten, zusätzlich Tee oder Nahrung zu geben.

- Nach dem Mekonium folgt der grüne Übergangsstuhl, der wie Spinat aussehen kann und schließlich in Muttermilchstuhl übergeht, wenn das Kind voll gestillt wird. Dieser ist kräftig gelb, recht flüssig und hat einen typischen, aber nicht unangenehmen Geruch.

- Erst zwei bis vier Tage nach der Geburt beginnt die Milchproduktion. Die Brust wird schwer, hart und vielleicht auch heiß und berührungsempfindlich. Manche Kinder haben vorübergehend Schwierigkeiten, die Brustwarze zu fassen. Wenn Sie Beschwerden haben, wird die Hebamme Ratschläge für heiße oder kalte Umschläge (eventuell mit Zusätzen) geben und beim Anlegen behilflich sein.

- Die Haut des Kindes kann sich mehr oder weniger gelb verfärben. Dies kann eine normale Neugeborenengelbsucht sein. Sie entsteht durch körperliche Umstellungsprozesse, erreicht am vierten Tag ihren Höhepunkt und klingt bald wieder ab. Hebamme oder Kinderärztin/Kinderarzt achten darauf, dass sie im normalen Rahmen bleibt, und wird Ihnen raten, für gleichmäßige Wärme, Licht und zusätzliche Flüssigkeit zu sorgen. Bei einer verstärkten oder verlängerten Gelbsucht entscheidet die Kinderärztin/der Kinderarzt nach einer Blutuntersuchung, ob sie behandelt werden muss (mit Lichttherapie in der Kinderklinik).

- Ein Teil der jungen Säuglinge kann unter Blähungen oder sogenannten Drei-Monats-Koliken leiden. Das Kind schreit und krümmt sich. Die Ursachen sind bis heute nicht bekannt. Jungen haben diese Blähungen erfahrungsgemäß häufiger als Mädchen. Wenn Sie stillen, meiden Sie am besten blähende Nahrungsmittel (wie etwa Kraut, Knoblauch, Zwiebeln, grobes Vollkornbrot). Trinken Sie nach dem Essen Fenchel-Anis-Kümmel-Tee und geben Sie auch dem Kind davon. Zudem können Bauchmassagen mit Vier-Winde-Öl oder ein warmes Bad und ein warmes Bäuchlein helfen. Manche Kinder haben »Schreistunden« zu festen Tageszeiten. Das ist nicht zu ändern, auch wenn es schwer ist, das zu akzeptieren. Der einzige Trost: Es hört mit drei Monaten von selbst wieder auf.

Die erste Zeit mit einem Kind kann sehr anstrengend sein. Die ersten drei Monate (das sogenannte »vierte« Schwangerschaftsdrittel) werden Sie wahrscheinlich völlig davon in Anspruch genommen sein. Zusätzliche Verpflichtungen, wie beispielsweise Arbeit, Prüfungen oder ein Studium, sollte man in dieser Zeit wenn möglich vermeiden. Sie verursachen nur unnötigen Stress.

Aber diese Wochen können bei guten Bedingungen auch eine sehr erfüllte Zeit sein, an die Sie sich gern zurückerinnern. Vor allem sind sie der Start ins Leben für Ihr Kind und vermitteln ihm sein grundlegendes Lebensgefühl.

In den ersten Monaten ist Ihr Baby ganz von Ihnen abhängig. Viele Frauen haben nun häufig große Angst, gleich zu Beginn vieles falsch zu machen. Das ist unnötig. Das meiste machen Mütter automatisch richtig.

Ihr Kind kann schon in den ersten Tagen mit Ihnen kommunizieren. Erst durch Schreien, dann durch Bewegungen der Gliedmaßen, später durch Wechseln des Gesichtsausdrucks. Zunächst erkennt es die Bezugsperson durch den Geruch und die Tonlage der Sprache, später lernt es, Gesichter zu unterscheiden. Die Eltern ahmen die Laute und Ausdrucksformen des Kindes intuitiv nach. Alle warten auf das erste Lächeln des Kindes, das sich zunächst meist im Schlaf einstellt.

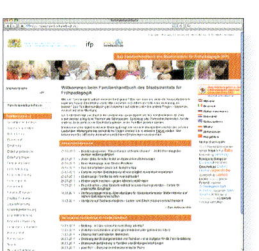

Weitere Informationen zur Gesundheit und Entwicklung Ihres Kindes finden Sie unter www.familienhandbuch.de

Trennungsängste und Fremdeln treten ab dem sechsten bis achten Monat auf. Großmütter und -väter erleben in dieser Zeit häufig Enttäuschungen.

Beziehen Sie auch Ihren Partner gerade in den ersten Monaten aktiv ein. Dieser kann vielleicht beim Baden des Kindes helfen oder auf das Neugeborene aufpassen. Dies ist nicht nur gut für die Vater-Kind-Beziehung, Sie können diese Unterstützung auch gut brauchen.

10.2 Tipps zum Alltag

Sie haben während Ihrer Schwangerschaft viel für sich und Ihr Baby getan und sich so gut es Ihnen möglich war darum bemüht, gesund zu leben.

Das Beste, was Sie nun – sowohl für Ihr Kind als auch für sich selbst – tun können ist, möglichst genau so gesund weiterzuleben, wie Sie es während der Schwangerschaft getan haben. Und Ihr Partner sollte Sie dabei unterstützen!

Fit bleiben

Ernähren Sie sich also weiterhin ausgewogen. Orientieren Sie sich an den Ernährungsempfehlungen für die Schwangerschaft. Sie sollten reichlich und regelmäßig trinken, wenn Sie stillen. Genießen Sie Alkohol nur in Maßen, machen Sie weiter mit Gymnastik oder betreiben Sie anderen Sport. Die Teilnahme an einer Gymnastik- oder Yogagruppe an der Volkshochschule, regelmäßiges Schwimmen oder ein zweimal wöchentlicher Besuch in einem Fitnessstudio kostet nicht viel, verschafft Ihnen Kraft und gibt Ihnen etwas Zeit für sich. Außerdem werden Sie sehen, wie schnell sich Ihr Körper von den Strapazen der Schwangerschaft erholt. Und schließlich geben Sie Ihrem Partner damit die Gelegenheit, sich um das Kind zu kümmern. Manche Studios bieten auch Kinderbetreuung an. Sollte das Geld knapp sein: Schon für wenige Zehn-Euro-Scheine erhalten Sie gutes Material für Ihr Heimtraining.

Wickeln

Empfohlen wird heute die sogenannte Breitwickelmethode. Alle Kinderwindeln arbeiten nach diesem System. Beim Anlegen müssen Sie darauf achten, dass einerseits alles gut abgeschlossen ist, andererseits muss sich das Baby auch noch gut bewegen können. In der ersten Zeit empfiehlt es sich, das Kind nach dem Aufwachen zunächst an die eine Brust zu legen, dann zu wickeln, dann die zweite Brust zu geben, an der es dann wieder einschlafen wird.

Bauch-, Seiten- oder Rückenlage beim Schlafen?

Nachdem die Expertenmeinungen zu diesem Thema früher noch geteilt waren, sind sich Wissenschaftler heute einig, dass die Rückenlage die beste Schlaflage ist.

Zunächst wurden die Kinder auf den Bauch gelegt - Hauptgrund: gut geformte Hinterköpfe der Kinder - dann wurde noch bis vor wenigen Jahren die Seitenlage beim Schlafen in Deutschland als Alternative zur Bauchlage empfohlen. Es hat sich jedoch gezeigt, dass die Seitenlage – wie auch die Bauchlage – beim Schlafen gegenüber der Rückenlage ein höheres Risiko für den plötzlichen Kindstods birgt. Daher sollten diese ganz vermieden werden.

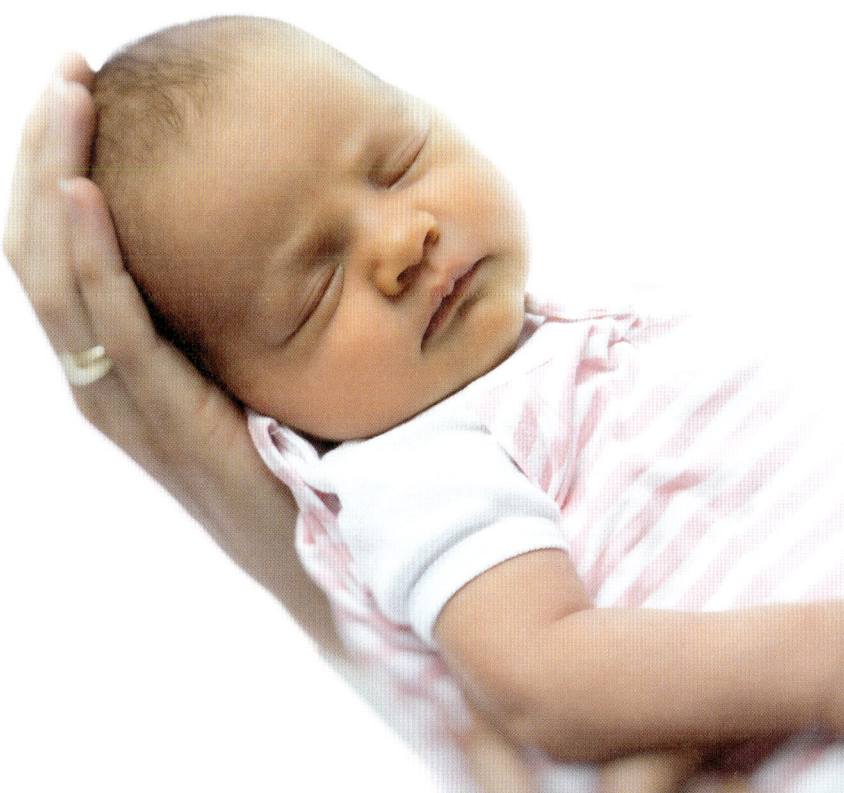

Die Wochen und Monate nach der Geburt sind eine sehr erfüllte Zeit.

Diese Empfehlung wird auch durch ein Beispiel unterstützt. Nachdem die Bauchlage in Amerika mit dem plötzlichen Kindstod in Verbindung gebracht wurde, ist die große Mehrheit der amerikanischen Eltern dieser Empfehlung gefolgt. Der Erfolg ist überzeugend: Die Häufigkeit des plötzlichen Kindstods hat in Amerika drastisch abgenommen.

Eine oft geäußerte Befürchtung, dass Babys in Rückenlage häufiger an Erbrochenem ersticken als in der Bauch- bzw. Seitenlage, trifft zudem nicht zu. Denn das Baby hat im Schlaf dieselben Hustenschutzreflexe wie ein größeres Kind.

Jährlich ereilt der plötzliche Kindstod in Deutschland noch etwa 200 neugeborene Kinder in ihren Bettchen. Weitere Risikofaktoren für den plötzlichen Kindstod (auch SIDS genannt: Sudden Infant Death Syndrome) sind:

- Tabakrauch im Wohnraum
- Atemprobleme (Atempausen) des Kindes
- Zu weiche Bettwäsche
- Überwärmung/Schwitzen des Kindes beim Schlaf

Die optimale Schlafumgebung

Die Schlafsituation sollten Sie ganz nach Ihren und den Bedürfnissen des Säuglings auf körperliche Nähe anpassen. Das heißt, ob das Babybett im separaten bzw. elterlichen Zimmer steht oder Ihr Baby mit im elterlichen Bett schläft, liegt ganz in Ihrer Entscheidung. Das Kinderbett sollte keine überstehenden Teile, scharfe und spitze Kanten oder Lücken aufweisen. Vermeiden Sie Unfälle, indem Sie keine Kordeln, Gummibänder oder Schnüre mit Spielzeug über dem Bett befestigen. Der Lattenrost sollte stabil sein und die Abstände der Latten dürfen das Durchrutschen des Füßchens beim Stehen oder Hüpfen nicht zulassen. Auch sollte die Matratze stramm im Bettrahmen liegen, so dass sie nicht verrutschen kann. Kaufen sie keine zu weiche oder zu harte Matratze. Der Körper sollte nicht mehr als zwei Zentimeter tief in die Matratze einsinken können. Nutzen Sie einen Babyschlafsack, keine Kissen oder Decken.

> **Info**
>
> ### Beikosteinführung für Ihr Baby
>
> Weitere Infos auch im Internet unter www.gesund-ins-leben.de
>
> Dass Muttermilch die perfekte Nahrung für Ihr Baby ist, wissen Sie ja schon – im ersten Lebensjahr ist diese die wichtigste Nährstoffquelle. Im ersten Lebenshalbjahr, mindestens bis zum Beginn des fünften Lebensmonats sollten Kinder ausschließlich gestillt werden. Etwa ab dem sechsten Lebensmonat reicht Muttermilch alleine aber nicht mehr aus, um den Energie- und Nährstoffbedarf Ihres Säuglings zu decken. Nun ist es an der Zeit, Ihr Baby an Beikost zu gewöhnen.
>
> Dieser Übergang von der Muttermilch zu normaler Kost soll nicht vor Beginn des fünften und nicht später als zu Beginn des siebten Lebensmonats erfolgen.
>
> Die Einführung erfolgt behutsam, Schritt für Schritt. Beginnen Sie mit einem Löffelchen und stillen Sie Ihr Kind weiter, so lange Sie und Ihr Kind das wollen. Zu Beginn der Beikosteinführung reichen kleine Mengen an fein pürierter Beikost (2-3 Teelöffel) aus, die nach und nach erhöht werden sollten. Gegen Ende des ersten Lebensjahres isst Ihr Baby am Familientisch mit. Ob Ihr Kind reif für Beikost ist, erkennen Sie unter anderem, wenn die Nahrung nicht mehr ausgespuckt wird, die ersten Zähne durchbrechen und wenn es Interesse am Essen Anderer zeigt. Wichtig ist auch, dass Ihr Kind genügend Kraft hat, um mit geringer Hilfe aufrecht zu sitzen und den Kopf ohne Hilfe zu halten.
>
> Mehr rund um das Thema Beikost und wie Sie diese erfolgreich Schritt für Schritt einführen können, finden Sie in nebenstehender Broschüre.

Frische Luft

Gewöhnen Sie Ihr Kind langsam, Schritt für Schritt, an die Außenwelt. Zunächst am geöffneten Fenster, dann – so vorhanden – auf dem Balkon, dann bei kleineren und schließlich größeren Spaziergängen. Das Kind braucht in den ersten drei bis vier Wochen noch nicht unbedingt nach draußen. Machen Sie sich daraus also keinen Stress. Danach ist allerdings ein täglicher Aufenthalt im Freien wichtig, je nach Jahreszeit und Temperatur.

Baden

Sobald der Nabel verheilt ist, kann Ihr Kind gebadet werden. Am besten wenn es wach und ausgeschlafen ist, aber nicht direkt nach einer Mahlzeit. Ein solcher Zeitpunkt ist in den ersten Wochen nur schwer zu finden. Das macht nichts, das Kind muss nicht täglich gebadet werden. Baden soll Spaß machen. Es soll angenehm und nicht stressig sein. Darum ist es gut, wenn Sie zu zweit sind. Die Temperatur des Badewassers soll 37 Grad Celsius betragen, die Zimmertemperatur 23 Grad Celsius. Anfangs genügen fünf Minuten, denn danach kühlt das Wasser schon merklich ab. Baden ist für Babys anstrengend. Manche Kinder schlafen besonders lang nach einem Bad. Dann ist natürlich spät abends ein günstiger Zeitpunkt dafür. Trocknen Sie das Kind mit einem warmen, flauschigen Tuch gut ab und denken Sie auch an die Zehen, Finger und die Geschlechtsorgane. Dann den ganzen Körper leicht einölen, auch in den Halsfalten und hinter den Ohren.

Empfehlung

Ziehen Sie ihr Baby nicht zu dick an: Am besten können Sie zwischen das Schulterblättern des Kindes fühlen, ob es zu warm oder zu kalt ist. Hände und Füße sind oft kühl und reichen zur Einschätzung der Temperatur nicht aus!

Kaufen Sie keinen zu großen Schlafsack, in den das Kind erst hineinwachsen muss. Das Richtmaß für die geeignete Schlafsacklänge ist: Körperlänge minus Länge des Kopfes plus zehn bis maximal 15 cm zum Strampeln und Wachsen.

Die optimale Temperatur zum Schlafen liegt zwischen 16 und 18 Grad Celsius. Lüften Sie häufig, aber immer nur kurz (Stoßlüften).

10.3 Kinderärztin/-arzt

Was die Frauenärztin/der Frauenarzt für Sie war und ist, ist die Kinderärztin/der Kinderarzt für Ihr Kind. Heute betreuen die Kinderärzte die Kinder bis ins späte Jugendalter. Das ist gut so. Sie kennen dann die hoffentlich normale Kranken- und Entwicklungsgeschichte Ihres Kindes lückenlos bis zu dessen erstem selbstständigen Arztbesuches.

Suchen Sie sich deshalb eine Kinderarztpraxis, zu der Sie und Ihr Partner Vertrauen haben. Erkundigen Sie sich bei Freunden oder anderen Schwangeren, die schon größere Kinder haben.

Wie fast alle Mütter und Väter werden Sie die Erfahrung machen, dass es Phasen gibt, in denen Sie in der Kinderarztpraxis Dauergast sind. Manchmal muss es auch ganz schnell gehen.

Die Kinderarztpraxis sollte deshalb:

- ganz in der Nähe Ihrer Wohnung sein
- oder von Ihrem Arbeitsplatz aus oder dem Ihres Partners leicht erreichbar sein
- oder wenigstens mit öffentlichen Verkehrsmitteln leicht erreichbar sein
- oder – falls Sie ein Auto nutzen – in Praxisnähe ausreichend Parkplätze haben

Die Beachtung dieser Punkte kann Ihnen in den nächsten Jahren viel Zeit und unnötigen Stress ersparen.

Was die Schwangerschaftsvorsorgeuntersuchungen für Sie waren, sind für Ihr Kind die sogenannten U's, die Kindervorsorgeuntersuchungen. Die Ergebnisse werden in das gelbe

Untersuchungsheft eingetragen, das Sie zu jedem Arztbesuch mitbringen sollten. Die Kosten werden von der Krankenkasse übernommen.

Allein in den ersten zehn Lebensmonaten werden fünf Vorsorgeuntersuchungen durchgeführt. Dort wird Ihnen ausführlich erklärt, was jeweils untersucht wird. Nehmen Sie unbedingt jeden dieser Termine wahr.

In den ersten zehn Monaten werden auch die ersten wichtigen Impfungen durchgeführt. Impfen ist – Sie werden es wissen – ein heftig diskutiertes Thema. Sie werden nicht darum herumkommen, sich hierzu eine eigene Meinung zu bilden.

In Deutschland herrscht keine Impfpflicht. In anderen Ländern gibt es sie, in wieder anderen Ländern wird starker Druck ausgeübt, indem nicht geimpfte Kinder zum Beispiel Kindergärten und Schulen nicht besuchen dürfen. Sprechen Sie mit Ihrer Kinderärztin/Ihrem Kinderarzt eingehend über den Nutzen und die Risiken des Impfens und die Risiken für ungeimpfte Kinder.

Nebenstehend finden Sie den von der STIKO empfohlenen Impfkalender. Neu aufgenommen ist die Rotavirus-Impfung. Sie schützt zu rund 80 Prozent vor einer Durchfallerkrankung. Es handelt sich dabei um eine Schluck-

Schluckweiser Schutz gegen Rotavirus-Brechdurchfälle, weitere Infos unter www.rotavirus-info.de

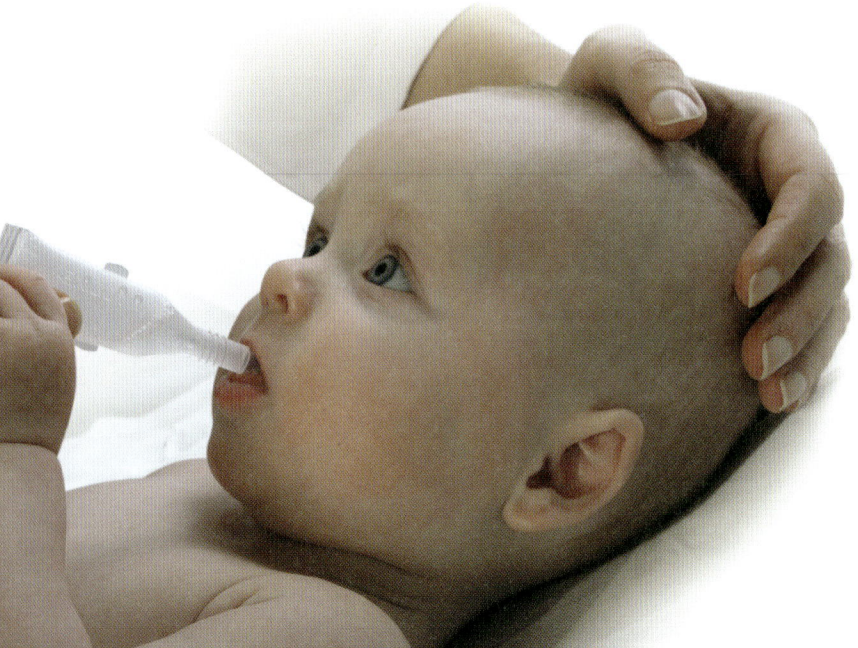

Info

Impfkalender (Standardimpfungen) für Säuglinge und Kleinkinder

Impfempfehlungen der Ständigen Impfkommission (STIKO). Stand: 26.08.2013

Der nebenstehende Impfkalender umfasst Impfungen zum Schutz vor Tetanus (T), Diphtherie (D/d), Pertussis (aP/ap), Haemophilus influenzae Typ b (Hib), Poliomyelitis (IPV), Hepatitis B (HB), Pneumokokken, Rotaviren (RV), Meningokokken C, Masern, Mumps, Röteln (MMR) sowie gegen Varizellen.

Das empfohlene Impfalter wird in Wochen und Monaten angegeben. **Beispiel:** Impfung im Alter von 15-23 Monaten, d.h. vom letzten Tag des 15. Lebensmonats bis zum zweiten Geburtstag. Die Impfungen sollen zum *frühestmöglichen* Zeitpunkt erfolgen.

Um die Zahl der Injektionen möglichst gering zu halten, sollten – soweit verfügbar – Kombinationsimpfstoffe verwendet werden. Die Überprüfung und ggf. Vervollständigung des Impfstatus ist in jedem Lebensalter sinnvoll. Fehlende Impfungen sollten sofort, entsprechend den Empfehlungen für das jeweilige Lebensalter, nachgeholt werden.

Zu den zeitlichen Mindestabständen zwischen zwei Impfungen sowie zur Möglichkeit der Koadministration von Impfstoffen sind die Fachinformationen des jeweiligen Impfstoffes zu beachten. Für einen lang dauernden Impfschutz ist es von besonderer Bedeutung, dass bei der Grundimmunisierung der empfohlene Mindestabstand zwischen vorletzter und letzter Impfung (in der Regel 6 Monate) nicht unterschritten wird. Die angegebenen Impftermine berücksichtigen die für den Aufbau eines Impfschutzes notwendigen Mindestabstände zwischen den Impfungen.

Für die Impfprophylaxe genutzt werden sollen die Früherkennungsuntersuchungen für Säuglinge und Kleinkinder.

Die im Impfkalender empfohlenen Standardimpfungen sollten auch alle Personen mit chronischen Krankheiten erhalten, sofern keine spezifischen

Kontraindikationen vorliegen. Wegen der besonderen Gefährdung in der frühen Kindheit muss es das Ziel sein, empfohlene Impfungen für Säuglinge möglichst frühzeitig durchzuführen und spätestens bis zum Alter von 14 Monaten (bzw. 23 Monaten bei MMR, Varizellen) die Grundimmunisierungen zu vollenden. Erfahrungen zeigten, dass Impfungen, die später als empfohlen begonnen wurden, häufig nicht zeitgerecht fortgesetzt werden. Bis zur Feststellung und Schließung von Impflücken, z. B. bei der Schuleingangsuntersuchung, verfügen unzureichend geimpfte Kinder nur über einen mangelhaften Impfschutz. Vor dem Eintritt in eine Gemeinschaftseinrichtung, spätestens aber vor dem Schuleintritt, ist für einen altersentsprechenden vollständigen Impfschutz Sorge zu tragen.

Impfkalender (Standardimpfungen) für Säuglinge und Kleinkinder

Impfung	Alter in Wochen	Alter in Monaten				
	6	2	3	4	11–14	15–23
Tetanus		G1	G2	G3	G4	N
Diphtherie		G1	G2	G3	G4	N
Pertussis		G1	G2	G3	G4	N
Hib (Haemophilus influenzae Typ b)		G1	G2[a]	G3	G4	N
Poliomyelitis		G1	G2[a]	G3	G4	N
Hepatitis B		G1	G2[a]	G3	G4	N
Pneumokokken		G1	G2	G3	G4	N
Rotaviren	G2[b]	G2		(G3)		
Meningokokken C					G1 (ab 12 Monaten)	
Masern					G1	G2
Mumps, Röteln					G1	G2
Varizellen					G1	G2

Erläuterungen
G Grundimmunisierung (in bis zu 4 Teilimpfungen G1 – G4)
N Nachholimpfung (Grundimmunisierung aller noch nicht Geimpften bzw. Komplettierung einer unvollständigen Impfserie)

a Bei Anwendung eines monovalenten Impfstoffes kann diese Dosis entfallen.
b Die 1. Impfung sollte bereits ab dem Alter von 6 Wochen erfolgen, je nach verwendetem Impfstoff sind 2 bzw. 3 Dosen im Abstand von mindestens 4 Wochen erforderlich.

impfung, die bereits ab der sechsten Lebenswoche begonnen wird.

In einer von uns durchgeführten Untersuchung haben wir die Einstellungen von Müttern mit Kindern im Alter bis zu sechs Jahren erforscht und die wichtigsten Gründe herausgefunden, warum Mütter ihre Kinder nicht oder nicht vollständig impfen lassen.

Dabei unterscheiden sich Ost- und Westdeutsche in ihren Einstellungen zum Impfen, was offensichtlich auf die Impfpflicht in der ehemaligen DDR zurückzuführen ist.

Im Westen geben 74 Prozent der Befragten an, Ihre Kinder grundsätzlich vollständig impfen zu lassen, im Osten sind es 90 Prozent. 24 Prozent der Befragten im Westen und nur zehn Prozent im Osten stehen einigen Impfungen skeptisch gegenüber. Zwei Prozent der (West-) Mütter geben an, ihre Kinder grundsätzlich nicht impfen zu lassen.

Die Skepsis richtet sich im Übrigen vor allem gegen die Impfung der sogenannten Kinderkrankheiten wie Keuchhusten (Pertussis), Masern, Mumps und Röteln. Dies sind aber zum Teil schwere Infektionskrankheiten, an denen auch Erwachsene erkranken können.

Über die Gründe, die die sogenannten Impfskeptiker für ihre (teilweise) ablehnende Haltung anführen, gibt die Grafik unten Aufschluss.

Wir wollen auch hier einen klaren Standpunkt einnehmen. Die Gründe der Impfgegner, auch wenn sie von einigen publikumswirksam auftretenden Ärztinnen/Ärzten ebenfalls vorgetragen werden, überzeugen nicht:

- Ernst zu nehmende Komplikationen im Zusammenhang mit Impfen treten extrem selten auf.
- Die Krankheiten, die durch das Impfen verhindert werden, sind keinesfalls harmlos. Sie können zu bleibenden und schweren Schädigungen des Kindes führen.
- Auch eine zu 100 Prozent gesunde Lebensweise schützt Ihr Kind nicht vor einer Infektion.
- Warum auch sollten Kinder Krankheiten erleiden, denen erfolgreich vorgebeugt werden kann?

Gründe der Impfskeptiker
Quelle: Koch, J., Kirschner, W., Kirschner, R., Heydt, K.

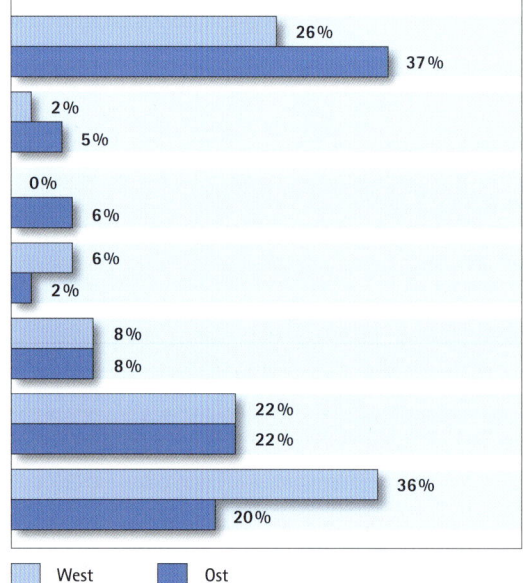

	West	Ost
Keine Angabe	26%	37%
Aufschub wegen bestehender Krankheit	2%	5%
Richtige Lebensweise macht das Impfen überflüssig	0%	6%
Die Krankheit durchzumachen stärkt das Kind	6%	2%
Ärzte oder anderes medizinisches Personal raten ab	8%	8%
Die Krankheiten, gegen die geimpft wird, sind harmlos	22%	22%
Angst vor Komplikationen	36%	20%

10.4 Verhütung

Nach der Geburt taucht bald die Frage nach weiteren Schwangerschaften bzw. deren Verhütung auf. Auch wenn Sie stillen, müssen Sie sich darüber Gedanken machen. Bei der Wahl der jeweiligen Empfängnisverhütungsmethode spielen viele Faktoren eine Rolle:

- Welche Empfängnisverhütungsmethoden haben Sie bisher angewendet?
- Sind diese Methoden mit dem Stillen zu vereinbaren?
- Wollten Sie eigentlich ohnehin die Methode wechseln?
- Wollen Sie für die nächste Zeit eine Schwangerschaft mit Sicherheit ausschließen oder wollen Sie hier flexibel sein?

Mit dem Älterwerden ändern sich auch die Vorlieben der Frauen in Deutschland bezüglich der Verhütungsmethoden. Während jüngere Frauen im Alter von 20 bis 24 Jahren zu über 60 Prozent die Pille verwenden, sinkt dieser Anteil bei 35- bis 39-Jährigen auf unter 25 Prozent ab. Entsprechend häufiger werden in dieser Altersgruppe andere Verhütungsmethoden angewandt – ihr Anteil steigt von 18 auf 44 Prozent. Gleichzeitig steigt der Anteil der Frauen, die nicht oder natürlich verhüten von 20 auf 31 Prozent an. Vergleichen Sie dazu auch die untenstehende Grafik.

Die Pille

Die Pille ist nach wie vor das häufigste Verhütungsmittel. Sie ist meist gut verträglich. Wird sie abgesetzt, pendelt sich in drei bis sechs Wochen der normale Zyklus wieder ein. Eine Schwangerschaft ist dann wieder möglich, aber das heißt nicht, dass Sie dann auch sofort wieder schwanger werden. Der Eintritt einer Schwangerschaft nach Absetzen der Pille kann sich verzögern, gerade wenn Frauen die Pille wegen hormoneller Störungen eingenommen haben. Folgende Frauen sollten die Pille nicht nehmen:

- starke Raucherinnen,
- Frauen mit Thrombosen oder Herz-Kreislauf-Erkrankungen
- Frauen, die schon einen Schlaganfall hatten
- Frauen, die selbst unter bestimmten Krebserkrankungen leiden oder in deren Familie derartige Krankheiten aufgetreten sind.

Alternativen zur Pille

Alternativen zur Pille sind Hormonspritzen, ein Vaginalring, ein Verhütungspflaster oder ein Hormonstäbchen mit Gestagenen, das für drei Jahre unter die Haut am Oberarm eingesetzt wird. Sie enthalten alle auch Hormone. Der Vorteil dieser Methoden ist sicher, dass Sie nicht täglich an die Pilleneinnahme denken müssen.

Verhütungsmethoden nach Alter

Quelle: Kirschner, W., Schäfer, A.

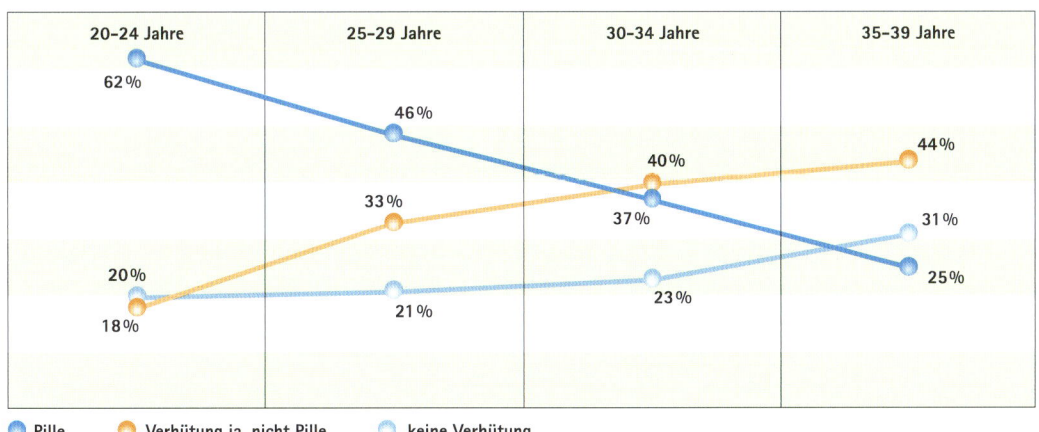

Achtung! Während der Stillzeit dürfen **östrogenhaltige** Verhütungsmethoden nicht angewendet werden, da diese die Menge und Zusammensetzung der Muttermilch beeinflussen. Besprechen Sie mit Ihrer Frauenärztin/Ihrem Frauenarzt, welche Methode für Sie in Frage kommt, insbesondere während der Stillzeit.

Spirale/Intrauterinpessar (IUP): Es gibt ganz unterschiedliche Spiralen. Die meisten bestehen aus Kupferdraht. Hormonspiralen geben über einen Zeitraum von fünf Jahren ständig kleinste Hormonmengen ab. Nach ein paar Monaten wird die Monatsblutung schwächer und hört dann meist ganz auf. Spiralen sind besonders zur Verhütung nach der Entbindung und in der Stillzeit geeignet. Sie können bereits sechs bis acht Wochen nach der Entbindung eingelegt werden. Ein weiterer Vorteil ist, dass man nach der Entfernung schon im ersten Zyklus wieder schwanger werden kann.

Kondome: Die »Verhüterli« sind nach der Pille das am zweithäufigsten verwendete Verhütungsmittel. Vorteil: sie sind billig und fast überall zu bekommen. Nachteil: bei nicht richtigem Gebrauch gibt es keinen 100-prozentigen Schutz vor einer Schwangerschaft. Latex-Allergiker können auch auf latexfreie Kondome zurückgreifen.

Chemische Verhütungsmittel: (Creme, Schaum, Scheidenzäpfchen, Tampons). Sie eignen sich vor allem für Frauen, die seltener Geschlechtsverkehr haben. In der Regel töten die Chemikalien die Spermien ab. Sie sollten diese Mittel aber immer in Kombination mit Kondomen verwenden, da sie nicht sehr sicher sind. Benzalkoniumchlorid ist ebenfalls ein chemisches Verhütungsmittel. Es schützt auch gegen Viren und Bakterien. Aber Vorsicht: Wenn Sie es benutzen, müssen Sie bei der Reinigung des Genitalbereichs auf Seife völlig verzichten. Sonst wirkt es nicht.

Natürliche Familienplanung: Die folgenden Verhütungsmethoden basieren auf einer Berechnung der fruchtbaren Tage bei normalem Zyklus.

- Temperaturmethode
- Beobachtung des Muttermundschleims
- Verhütungscomputer

Für die Zeit nach der Geburt sind all diese Methoden aber nicht geeignet.

Die Sterilisation: Dieser endgültige Schritt, bei dem bei der Frau die Eileiter oder beim Mann die Samenleiter durchtrennt werden, muss natürlich besonders gut überlegt werden.

Empfehlung

Machen Sie Flitterwochen mit Ihrem Kind und nehmen Sie sich Zeit, Ihr Kind zu genießen.

Suchen Sie eine Kinderarztpraxis in Ihrer Nähe. Nehmen Sie alle Kindervorsorgeuntersuchungen (U´s) wahr und sprechen Sie mit Ihrer Kinderärztin/Ihrem Kinderarzt über die empfohlenen Impfungen für Säuglinge und Kleinkinder.

Bei der Nachuntersuchung (etwa sechs bis acht Wochen nach der Geburt) sollten Sie mit Ihrer Frauenärztin/Ihrem Frauenarzt eine geeignete Verhütungsmethode besprechen. Verlassen Sie sich nicht auf die alte Weisheit: Stillen ist die beste Verhütungsmethode. Dies ist ein Ammenmärchen!

Was sind die häufigsten Verhütungsmethoden von 20- bis 39-jährigen Frauen in Deutschland?		
1.	Pille	42 %
2.	Kondom	17 %
3.	Spirale	9 %
4.	Sterilisation	5 %
5.	sonstige	2 %
6.	gar nicht	24 %

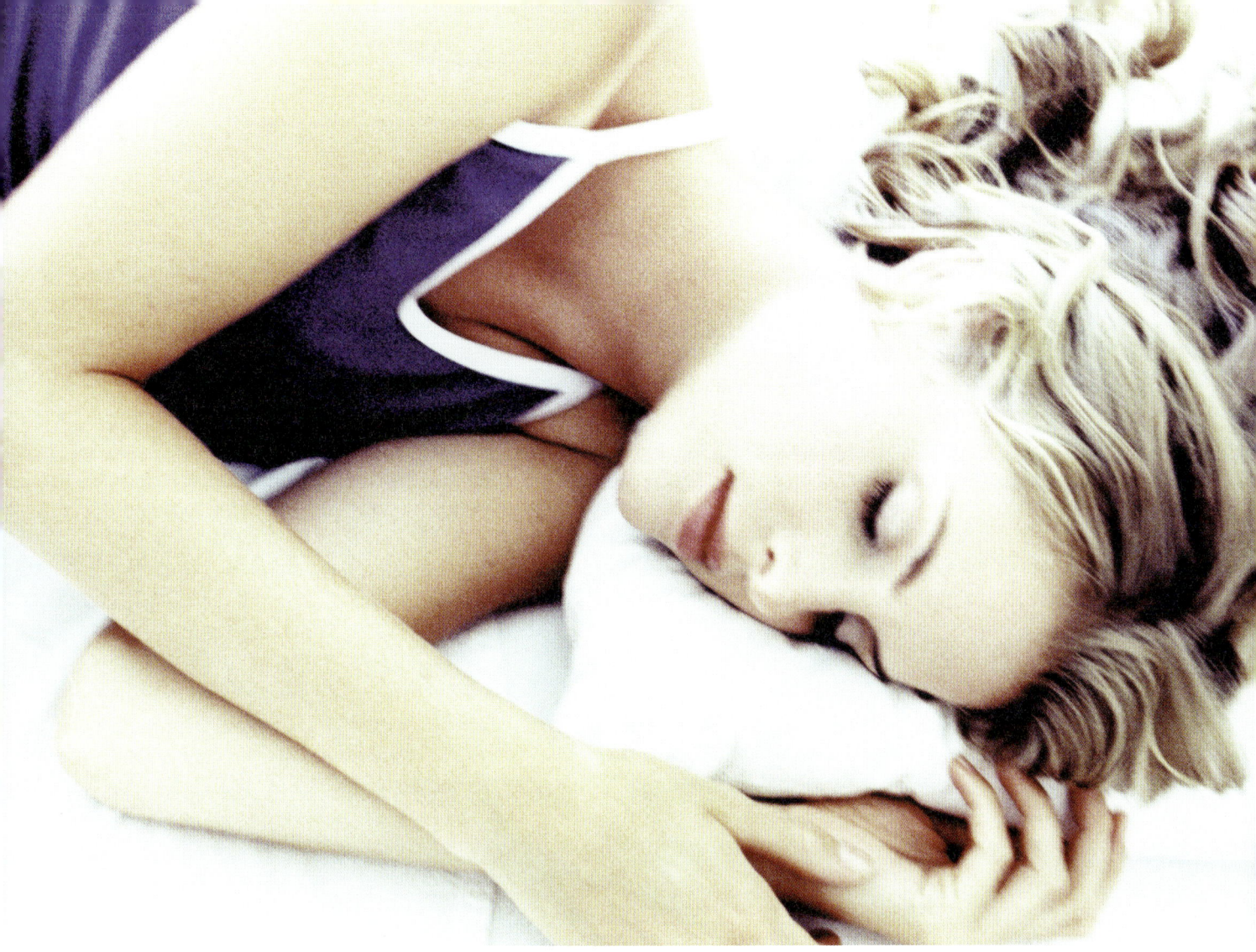

11 Was Sie für sich und Ihr Kind tun können

Im folgenden Kapitel haben wir für Sie noch einmal die wichtigsten Empfehlungen zu den einzelnen beschriebenen Aspekten und Besonderheiten einer Schwangerschaft zusammengefasst. Zusätzlich finden Sie hier hilfreiche Tipps für den Alltag einer Schwangeren und Angaben von Einrichtungen, die Ihnen bei möglichen Fragen gern Auskunft geben.

Allgemeine Beratung

Wenn Sie Beratung auf verschiedenen Gebieten benötigen, kann Ihnen der Beratungsführer der Deutschen Arbeitsgemeinschaft für Jugend- und Eheberatung helfen. Dieser enthält die Adressen und Telefonnummern aller Sozial- und Gesundheitsberatungsstellen in Deutschland.
Ihre Bestellung schicken Sie an:

DAJEB, Beratungsführer
Neumarkter Strasse 84c, 81673 München
Tel.: 089 - 436 10 91

Der Deutsche Hebammenverband hält auf seiner Internetseite eine umfangreiche Linksammlung zu allen Themen rund ums »schwanger sein« bereit. Hier zu stöbern lohnt sich. www.hebammenverband.de/familie/links-fuer-eltern.

Arztbesuche

Nehmen Sie unbedingt alle Vorsorgeuntersuchungen wahr! Achten Sie auf Ihren Gesundheitszustand! Bei unklaren, häufig wiederkehrenden Beschwerden, bei Blutungen und vorzeitigem Blasensprung sollten Sie sofort Ihre Frauenärztin/Ihren Frauenarzt aufsuchen

»Es kommt darauf an, die Kinder zu verstehen und erkennend lieben zu lernen«
Hermann Hesse
(Schriftsteller, 1877-1962)

oder verständigen. Falls Sie niemanden erreichen, suchen Sie sofort eine Frauenklinik auf.

Alkoholkonsum

Verzichten Sie in der Schwangerschaft möglichst ganz auf den Konsum von Alkohol. So vermeiden Sie unnötige Risiken. Falls Sie Probleme damit haben, sprechen Sie mit Ihrer Frauenärztin/Ihrem Frauenarzt.

Chemikalien/Umweltbelastungen/ Nahrungszusatzstoffe

Beunruhigen Sie sich nicht unnötig. Diese Risiken werden vielfach überschätzt. Wenn Sie allerdings am Arbeitsplatz regelmäßig mit Chemikalien, Gasen oder Stäuben zu tun haben, dann sollten Sie im Betrieb bei der/ dem Sicherheitsbeauftragten oder beim betriebsärztlichen Dienst nachfragen. Der Arbeitgeber ist für Ihre Sicherheit und die Ihres Kindes verantwortlich.

- Der (richtige) Umgang mit Personalcomputern stellt nach allen bisherigen Untersuchungen keine gesundheitliche Gefahr dar.
- Vermeiden Sie im Haushalt oder beim Ausüben von Hobbys den regelmäßigen Umgang mit Chemikalien. Führen Sie keine Haus- oder Gartenarbeiten durch, bei denen Sie mit Farben, Lacken oder anderen Chemikalien längere Zeit in Kontakt kommen.
- Achten Sie bei der Einrichtung des Kinderzimmers auf einen möglichst geringen Schadstoffgehalt der Materialien (Teppiche, Schränke). In ernsten Zweifelsfällen kann Ihnen eine örtliche Umweltberatungsstelle (Gelbe Seiten im Telefonbuch) weiterhelfen.
- Um möglicherweise auftretende Schadstoffe zu verringern, lassen Sie das Leitungswasser morgens zunächst etwa zwei bis drei Minuten ablaufen, ehe Sie fürs Tee oder Kaffee Kochen Wasser entnehmen.
- Umweltschadstoffe aus der Nahrung (PCB, Dioxine, Pestizide) können Sie durch eine abwechslungsreiche Ernährung verringern oder durch den Kauf von Produkten aus biologischem Anbau. Dies sei vor allem für Gemüse, Obst und Geflügelprodukte empfohlen.

Schwangerschaft im höheren Lebensalter

Die altersbedingten Risiken für Schwangere ab 35 Jahren sind leicht, ab 40 Jahren schon etwas stärker erhöht. Dennoch gebären auch in diesem Alter noch etwa 90 Prozent der Schwangeren termingerecht gesunde Kinder.

Das Risiko für Kinder mit Fehlbildungen ist leicht erhöht. Ihre Frauenärztin/Ihr Frauenarzt wird Ihnen in diesem Alter – schon aus juristischen Gründen – die Durchführung von Untersuchungen zur Abklärung des Risikos anbieten. Erwägen Sie diesen Schritt sorgfältig. Im Falle eines Testergebnisses, das auf eine Fehlbildung hindeutet, müssen weitere diagnostische Maßnahmen zum Beispiel eine Amniozentese zum Ausschluss oder zur Bestätigung des Risikos durchgeführt werden. Lesen Sie dazu die Kapitel 8.8 und 8.15 und lassen Sie sich von einer entsprechenden Beratungsstelle beraten. Adressen finden Sie im nächsten Abschnitt.

Erbliche Belastungen

Falls in Ihrer Familie oder der Ihres Partners sogenannte Erbkrankheiten aufgetreten sind, wird Ihre Frauenärztin/Ihr Frauenarzt mit Ihnen über die Möglichkeiten sprechen, das Risiko abzuklären. Auch entsprechende genetische Beratungsstellen helfen Ihnen weiter. Bei einem erhöhten Risiko für Neuralrohrdefekte (offener Rücken, Lippen-, Kiefer-, Gaumenspalten) wird man Ihnen Folsäure in hoher Dosierung empfehlen. Falls Sie ein familiäres Risiko haben, sollten Sie sich schon vor der Beratung weiter informieren.

> Roswitha Schwab, Ulrike Walburg: »Beunruhigende Befunde in der Schwangerschaft - Ein Ratgeber zur Pränataldiagnostik« Irisiana Verlag, eBook 2010
>
> Hille Haker: »Hauptsache gesund? Ethische Fragen der Pränatal- und Präimplantationsdiagnostik«, Kösel Verlag, München 2011

Über Schwangerschafts- und Schwangerschaftskonfliktberatungsstellen in Ihrer Nachbarschaft informieren Sie beispielsweise:

Pro Familia Bundesverband
Tel.: 069-26957790
www.profamilia.de

Deutscher Caritasverband e.V.
Im Internet unter
www.caritas.de/onlineberatung

Ernährung und Gewicht

Essen Sie abwechslungsreich! Nehmen Sie täglich die im Kapitel 8.9 genannten Kalorienmengen zu sich. Achten Sie auf die richtige Verteilung von Kohlenhydraten, Fetten und Eiweiß. Bedenken Sie, dass Sie als Schwangere einen erhöhten Bedarf an Vitaminen, Mineralstoffen und Spurenelementen haben. Essen Sie kein rohes oder nicht durchgegartes Fleisch, ebenso wenig rohen Fisch und Rohmilchprodukte. Verzichten Sie aufgrund der hohen Vitamin-A-Konzentration auf den Verzehr von Leberprodukten im ersten Schwangerschaftsdrittel.

Auch wenn Sie sich ganz gesundheitsbewusst ernähren, werden Sie nun um die zusätzliche Einnahme von Jod, Folsäure und möglicherweise Eisen nicht herumkommen, wenn Sie die empfohlenen Mengen nicht erreichen. Nähere Informationen entnehmen Sie Ihrer persönlichen Ernährungsanalyse, wenn Sie den Fragebogen ausfüllen.

Gut zu wissen! Eine Ernährungsberatung ist laut § 43 SGB V verordnungsfähig. Wenn Sie Ernährungs- oder Gewichtsprobleme haben, sprechen Sie mit Ihrer Frauenärztin/Ihrem Frauenarzt oder besuchen Sie eine Ernährungsberatung. Unter www.richtig-essen-institut.de finden Sie verschiedene Beratungsangebote für werdende Mütter sowie Ihren persönlichen Ernährungsberater vor Ort. Auch Ihre Krankenkasse hilft Ihnen dabei gern weiter.

Zu Ihrer persönlichen Idealfigur finden Sie nach der Geburt des Kindes mit Sport und Gymnastik schnell wieder zurück. Das häufige Leiden der Schwangeren, die Obstipation (Verstopfung), lässt sich durch eine ballaststoffreiche Ernährung (Leinsamen) deutlich lindern.

Geburtsklinik – die richtige Wahl

Bei der Vorauswahl der Geburtskliniken kann Ihnen die Broschüre »Wo bekomme ich mein Baby« helfen. Darin sind für alle großen Städte und Verdichtungsregionen Deutschlands alle Geburtskliniken mit Informationen über Ausstattung, Angebote im Vorwehenzimmer, Kreißsaal und Anästhesiemethoden aufgeführt. Die Broschüre können Sie bei Ihrer Frauenärztin/Ihrem Frauenarzt häufig kostenlos erhalten oder sich unter www.elternwegweiser.de informieren.

In kidsgo, dem Veranstaltungsmagazin rund um Schwangerschaft, Geburt, Baby, Kleinkind und Familie, finden Sie neben den Adressen der Kliniken, Geburtshäuser und Hebammen auch deren Geburtsvorbereitungskurse und Besichtigungstermine (www.kidsgo.de).

Illegale Drogen

Kurz und klar: Verzichten Sie auf den Konsum von Drogen! Die Adressen von Drogenberatungsstellen finden Sie in den Gelben Seiten des Telefonbuchs. Informationen erhalten Sie auch beim BZgA-Infotelefon zur Suchtberatung (02 21 - 89 20 31).

Infektionskrankheiten vermeiden

Während der Schwangerschaft sind Sie anfälliger für Infektionskrankheiten. Ihre Frauenärztin/Ihr Frauenarzt wird Ihnen auf der Grundlage Ihrer Lebens- und Krankengeschichte vielleicht die Durchführung von Untersuchungen auf (sexuell) übertragbare Krankheiten empfehlen.

Vaginale Infektionen in der Schwangerschaft erhöhen das Risiko von Früh- und Fehlgeburten stark. Sie können das Vorliegen einer vaginalen Infektion durch einen einfachen Test (pH-Testhandschuhe, in der Apotheke erhältlich) auch zwischen den Vorsorgeterminen überprüfen (siehe Infokasten auf Seite 127).

Meiden Sie den Kontakt mit Haustieren (Hunde, Katzen). Falls Sie in Ihrem Haushalt eine Katze haben, achten Sie besonders auf Hygiene und lassen Sie das Katzenklo regel-

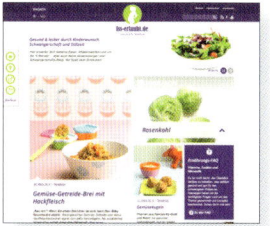

Alles rund um gesunde Ernährung in der Schwangerschaft finden Sie auch unter www.iss-erlaubt.de

mäßig von anderen Haushaltsmitgliedern oder Bekannten desinfizieren. Vorsicht auch bei Eiern und Eierspeisen (Salmonellengefahr). Achten Sie auf optimale Küchenhygiene.

Um sexuell übertragbaren Krankheiten vorzubeugen, schützen Sie sich mit Kondomen.

Krankheiten

Im gebärfähigen Alter sind schwerwiegende und chronische Krankheiten noch sehr selten. Aber selbst wenn Sie an einer schweren und belastenden Krankheit leiden, wird Ihre Frauenärztin/Ihr Frauenarzt alles tun, um für einen möglichst risikolosen Schwangerschaftsverlauf zu sorgen.

Medikamente

Nehmen Sie nur Medikamente zu sich, die Ihnen ausdrücklich ärztlich verordnet wurden. Sind Sie bei Fachärzten in Behandlung, informieren Sie auch Ihre Frauenarztpraxis über alle verwendeten Arzneimittel. Bei der sogenannten Arzneimittelanamnese, die nach der Art und Häufigkeit der Medikamentenverwendung fragt, denken Sie bitte auch an:

- Medikamente, die Sie aus der Hausapotheke nehmen
- Salben, Einreibungen
- Homöopathische Mittel
- Medizinische Tees/Kräutertees
- Vitaminpräparate

Falls Ihnen ein Medikament ärztlich verordnet wurde, verwenden Sie es auch in der verordneten Weise. Informieren Sie Ihre Frauenärztin/Ihren Frauenarzt unbedingt darüber, wenn Sie vor der Schwangerschaft häufig Medikamente verwendet haben sollten. Im BabyCare-Fragebogen wird nach Medikamenten gefragt, die Sie derzeit verwenden. Geben Sie diese möglichst genau an. Dann erhalten Sie im Auswertungsschreiben eine Bewertung dieser Arzneimittel auf mögliche gesundheitliche Risiken für die Schwangerschaft und/oder das Kind. Diese Beratung wird von der Beratungsstelle für Embryonaltoxikologie in Berlin durchgeführt.

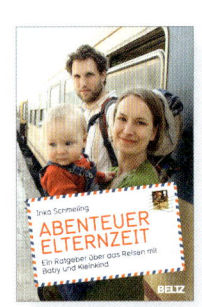

Inka Schmeling:
Abenteuer Elternzeit:
Ein Ratgeber über
das Reisen mit
Baby und Kleinkind
Beltz-Verlag

Mutterpass

Führen Sie stets Ihren Mutterpass mit sich!

Parodontitis

Nach neueren amerikanischen Untersuchungen steht Parodontitis im Zusammenhang mit einem erhöhten Frühgeburtsrisiko. Ein Hinweis auf Parodontitis ist Zahnfleischbluten. Wir empfehlen Ihnen vorsorglich, in der Schwangerschaft Ihre Zahnarztpraxis aufzusuchen und Erkrankungen behandeln zu lassen.

Rauchen

Geben Sie sich alle Mühe der Welt, das Rauchen einzustellen. Das ist besonders wichtig in den ersten Schwangerschaftswochen, wenn das kleine Lebewesen in Ihnen beginnt, seine einzelnen Organe auszubilden. Falls Ihnen das absolut nicht gelingen will, tun Sie alles, um das Rauchen wenigstens stark zu reduzieren. Es gibt viele Einrichtungen und Stellen, die Ihnen beim Versuch, mit dem Rauchen aufzuhören, gern helfen. Häufig ist die Schwangerschaft der richtige Moment, sich und auch den Partner von dieser Sucht für immer zu befreien. Wenn Sie es schaffen, mit dem Rauchen aufzuhören, halbieren Sie Ihr Frühgeburtsrisiko.

Die Broschüre »Rauchfrei in der Schwangerschaft. Ich bekomme ein Baby« können Sie per Fax bei der BZgA unter der 0221-899 22 57 (Bestellnr. 31500000) anfordern. Außerdem bietet die BZgA-Telefonberatung zur Raucherentwöhnung (01805-31 31 31) Hilfestellung und Informationen an.

Reisen

Bedenken Sie die Ansteckungsrisiken bei Fernreisen! Die beste Reisezeit ist das mittlere Schwangerschaftsdrittel. Planen Sie im späteren Schwangerschaftsverlauf eine Flugreise, erkundigen Sie sich bei Ihrem Reiseveranstalter oder der Fluggesellschaft.

Übrigens bietet sich auch die Elternzeit für eine Reise an. Der linksstehende Buchtipp gibt einen Überblick, worauf dabei zu achten ist.

Rückbildungsgymnastik

Da die Beckenbodenmuskulatur während der Schwangerschaft und der Geburt stark gedehnt wurde, muss diese mit Hilfe gezielter Übungen im Rückbildungskurs wieder gekräftigt werden. Hebammen bieten entsprechende Rückbildungskurse an. Diese Kurse besuchen die meisten Frauen sechs bis acht Wochen nach der Entbindung.

Sexualverhalten

Sprechen Sie früh und offen mit Ihrem Partner über Veränderungen, die in Ihrem Sexualleben entstehen. Verdrängen Sie Probleme oder Konflikte nicht. Auch nach der Geburt ist nicht automatisch sofort wieder alles im Lot.

Scheuen Sie sich nicht, bei anhaltenden Konflikten mit Ihrer Frauenärztin/Ihrem Frauenarzt zu sprechen. Diese können Ihnen den Kontakt zu einer fachlichen Partnerberatung vermitteln. Falls Sie in einer Partnerschaft leben, die »Seitensprünge« toleriert, sollten Sie bei weiteren Sexualpartnern auf die Verwendung von Kondomen bestehen. Infektionen der Vagina in der Schwangerschaft gehören zu den wichtigsten Ursachen der Frühgeburt.

Schwangerschaft & Schönheit

Besuch des Solariums

Grundsätzlich ist gegen den Besuch eines Solariums auch während der Schwangerschaft nichts einzuwenden, denn Zusammenhänge zwischen häufiger Exposition mit ultravioletter Strahlung und Schwangerschaftsverlaufskomplikationen sind nicht gesichert. Durch die hormonellen Veränderungen in der Schwangerschaft kann jedoch die Empfindlichkeit der pigmentbildenden Zellen ansteigen und so vermehrt auf die UV-Bestrahlung reagieren. Leider erfolgt dies nicht gleichmäßig, so dass es eben zu keiner flächendeckenden Bräune, sondern zu Flecken kommt.

Für Ihr ungeborenes Kind sind indessen keine Risiken bekannt. Aber! Übertreiben Sie es nicht, denn bei zu langer Benutzung kann es auch im Bauch zu einer nicht ganz harmlosen Überwärmung kommen. Auch zu langes auf dem Rücken liegen könnte zu Kreislaufproblemen führen.

Haare färben

Unsere Empfehlung! – Besonders in den ersten zwölf Schwangerschaftswochen, wenn die Organbildung stattfindet, ist der Embryo sehr empfindlich. Deshalb raten wir während dieser Zeit eher vom Haare färben ab. Ein definitives Verbot kann aber nicht ausgesprochen werden, so dass die Entscheidung immer in Ihrem Ermessen oder in dem Ihrer Frauenärztin/Ihres Frauenarztes liegt. Als Alternative können Sie aber auch Pflanzenhaarfarben wie Henna verwenden, denn diese sind unbedenklich (www.oekotest.de).

Info

Stellungnahme des Zentralverbandes des Deutschen Friseurhandwerks zum Thema Haare färben

»Die Inhaltsstoffe von Haarfärbemitteln und Dauerwellflüssigkeit stellen keine gesundheitliche Gefährdung für eine werdende Mutter und/oder das ungeborene Kind dar. Zudem sind Haarfärbemittel und Dauerwellflüssigkeiten nach der Kosmetikverordnung nach vorausgegangener strenger wissenschaftlicher Evaluierung durch das wissenschaftliche Komitee in Brüssel und das BG bzw. BGVV ausdrücklich zugelassen worden. Aus den vorgelegten Studien zur Embryotoxizität haben sich keinerlei Hinweise auf irgendwelche fruchtschädigende Wirkungen ergeben.«

Besuch der Sauna

Eindeutige Studien, ob Saunabesuche dem werdenden Kind Schaden zufügen können, gibt es bisher nicht. Daher raten die meisten Frauenärztinnen/Frauenärzte aus Vorsichtsgründen, zumindest in der Frühschwangerschaft auf Saunagänge zu verzichten oder sie doch wenigstens zeitlich zu reduzieren. Verläuft Ihre Schwangerschaft unkompliziert und hat Ihre Hebamme oder Ihre Frauenärztin/

»LocEmotion«
Der Film für Frauen nach der Geburt und später. Video zur Rückbildungsgymnastik für zu Hause auf Youtube.
Suchbegriff: Loc Emotion

Ihr Frauenarzt keine medizinischen Einwände, können Sie ruhig weiterhin saunieren, vor allem, wenn Sie daran gewöhnt sind. Während einer Schwangerschaft kann es aber durchaus vorkommen, dass Sie starke Hitze nicht mehr so gut vertragen. Als gute Alternative bietet sich hier das Benutzen einer Biosauna an, denn eine Luftfeuchtigkeit von 45 Prozent sowie eine Temperatur von 60 Grad sind wahrscheinlich angenehmer für Sie. Verlassen Sie die Sauna immer sofort, wenn Ihr Kreislauf nicht mehr mitspielt. Wenn Ihnen schwindelig wird, dann sollten Sie eine Pause einlegen. Denken Sie daran, dass Sie jetzt niemals alleine in die Sauna gehen. Und vergessen Sie nicht, zwischen den Saunagängen ausreichend zu trinken.

Wellness/Massagen

Um Verspannungen im Rücken- und Nackenbereich ein wenig zu lindern, sind leichte Entspannungsmassagen besonders sinnvoll. Oftmals werden Schwangere aber in Wellnesshotels skeptisch angeschaut, da nicht alle Anwendungen wie Salzbäder oder bestimmte Massagen in der Schwangerschaft möglich sind. Heute gibt es aber bereits Hotels, die sich auf Schwangere spezialisiert haben. Suchen Sie dort Entspannung.

Whirlpool/warme Thermen

Die natürlichen Quellen der Thermalbäder sind oft zu warm für Schwangere. Meiden Sie Wassertemperaturen über 37 Grad Celsius! Bei Wassertemperaturen zwischen 20 und 35 Grad Celsius ist ein Besuch einer Therme dennoch ok. Zu schnelle Temperaturwechsel sind wegen der Kreislaufanstrengungen jedoch nicht zu empfehlen. Das sollten Sie außerdem beachten:

- Bikini/Badeanzug nach dem Schwimmen wechseln, um Scheideninfektionen vorzubeugen
- Bewegungen im Wasser sind bis zur 36. Schwangerschaftswoche empfehlenswert
- Meiden Sie Whirlpools – Infektionsgefahr!

Risikoschwangere sollten Thermen nicht besuchen. Sprechen Sie gegebenenfalls auch mit Ihrer Frauenärztin/Ihrem Frauenarzt darüber.

Gesichtspflege

Auch für die Haut bedeutet eine Schwangerschaft große Veränderungen. Es können Hautprobleme (Pickel und Unreinheiten) auftreten, die Haut kann trockener und empfindlicher werden oder Ihre Haut wird zarter und rosiger. Die Hormone spielen eben verrückt!

Daher ist eine tägliche gründliche Reinigung des Gesichts mit einer sanften Reinigungsmilch empfehlenswert. Tragen Sie danach ruhig ein mildes Gesichtswasser und eine Feuchtigkeitscreme auf.

Pickel!? Nutzen Sie ein Peeling, um abgestorbene Hautpartikel zu entfernen, denn damit können Sie Akne vorbeugen. Auch entspannende Gesichtsmasken können den Teint schöner machen! Lassen Sie sich am besten in der Apotheke oder im Reformhaus beraten.

Bequeme Kleidung

Alle Schwangeren brauchen bequeme Kleidung, die den Bauch nicht einengt und ständig drückt. Meistens wird es den Frauen ab der 12.-15. Schwangerschaftswoche unangenehm, enge Hosen zu schließen. Die Bauchdecke ist in der Schwangerschaft oft sehr druckempfindlich, weshalb Hosen und Röcke schnell als zu eng empfunden werden. Das ist dann immer etwas schwierig, da der schwangere Bauch meist noch zu klein für die Schwangerschaftshosen ist, aber schon zu groß für die normalen Jeans. Sogar tief sitzende Hüfthosen werden als sehr unangenehm empfunden.

Eine Zwischenlösung ist es, einfach die Hose etwas offen zu lassen und diese mit einem Gummi zu tragen, welcher um den Knopf und das Knopfloch geschlungen wird (hält jedoch meist nicht gut). Eine bessere Lösung sind weite Hosen, Kleider oder elastische Röcke, die man auf eine bequeme Höhe ziehen kann.

Piercings

Ein Bauchnabelpiercing verursacht wahrscheinlich in der Schwangerschaft nur dann Probleme, wenn es noch relativ frisch ist. Viele Frauen mit Bauchnabelpiercing haben trotz enormer

Spannung auf die Bauchwand am Ende der Schwangerschaft keine Probleme und lassen das Piercing auch während der Geburt im Bauchnabel. Achten Sie dennoch auf Entzündungszeichen wie Rötung, Schwellung oder Juckreiz und cremen Sie doppelt gut ein, damit die Haut dort elastisch bleibt.

Ein Brustwarzenpiercing kann in der Schwangerschaft oft als sehr unangenehm empfunden werden, denn die Brust vergrößert sich enorm und die Brustwarzen werden sehr empfindlich. Viele Frauen entfernen deshalb ihre Piercings schon in der Frühschwangerschaft. Stillende Frauen sollen zum Wohle des Kindes ihr Brustwarzenpiercing unbedingt entfernen, denn die Gefahr einer Verletzung oder des Verschluckens von Piercingteilen während des Saugens ist hoch. Wollen Sie stillen, so sollte das Piercing bereits vor der Geburt aus der Brustwarze entnommen werden.

Piercings im Genitalbereich können bei der Geburt stören und zu Verletzungen führen. Ihre Frauenärztin/Ihr Frauenarzt kann Ihnen sagen, ob es nötig ist, den Schmuck zu entfernen.

Schwangerschaftsstreifen vorbeugen
Viele Frauen fürchten, dass nach der Geburt Schwangerschaftsstreifen in der Haut zurückbleiben. Diese sind natürlich kein medizinisches Problem, aber sie werden oft als unschön empfunden.

Schwangerschaftsstreifen sind hormonell bedingt. Das Risiko dafür steigt mit dem Vorliegen folgender Faktoren:

- Alter unter 20
- Erste Schwangerschaft
- Übergewicht vor der Schwangerschaft
- Abnehmdiäten
- Diabetes
- Empfindliche Haut

Im Handel sind verschiedene Präparate erhältlich, mit deren Hilfe Sie bei regelmäßiger Anwendung diesem Problem vorbeugen können.

Sport

Schwangere Frauen, die schon vor der Schwangerschaft körperlich aktiv waren, können Ihren Sport weiter betreiben, sofern der Sport an die Schwangerschaft angepasst werden kann oder es sich nicht um eine Sturz- oder Risikosportart handelt (siehe Infokasten im Kapitel Sport, Seite 88).

Für alle sehr aktiven Schwangeren gilt, dass Sport mit hoher Intensität bzw. anaerobes Training (abhängig vom individuellen Fitnesszustand) während der Schwangerschaft vermieden werden sollte.

Wenn Sie aber zu den etwa 30 Prozent der Frauen gehören, die nie Sport treiben, sollten Sie mit einer sanften Schwangerschaftsgymnastik beginnen (siehe Gymnastikprogramm ab Seite 204).

Ein gesundes Bewegungsverhalten geht zum Beispiel mit einer komplikationslosen Entbindung bzw. einer Reduktion operativer Geburtseingriffe einher. Insgesamt kann man durch moderate und gesunde sportliche Aktivität die Lebensqualität deutlich erhöhen.

Info

Die psychosozialen und emotionalen Auswirkungen von Sport und Bewegung

In einer Befragung der Deutschen Sporthochschule Köln gaben sportlich aktivere Frauen an, vor und nach der Schwangerschaft sich wohler, zufriedener und sozial aufgehobener zu fühlen. Der Schlaf wurde als erholsamer und entspannender eingestuft und ein niedrigeres Schmerzempfinden sportlich aktiverer Schwangerer wurde festgestellt.

Aktivere Frauen sind seltener von Stimmungsschwankungen und depressiven Verstimmungen betroffen und haben ein höheres Selbstwertgefühl als unsportliche Schwangere.

Mehr zum Thema Sport in der Schwangerschaft finden Sie unter www.sportundschwangerschaft.de

Stress, psychische Belastungen

Viele Mütter und Schwangere sind von Stress und Erschöpfung betroffen, die in Zusammenhang mit Familienarbeit und geschlechtstypischen Mehrfachbelastungen zu sehen sind.

Oft entwickeln Frauen dadurch körperliche, psychische und psychosomatische Symptome – vor allem, wenn in Überlastungssituationen noch weitere Probleme, wie zum Beispiel Partnerschaftskonflikte, finanzielle Sorgen, Arbeitslosigkeit, Krankheit oder Behinderung eines Familienmitgliedes auftreten.

Die Symptome reichen von Kopfschmerzen, Schlafstörungen oder Schweißausbrüchen bis hin zu ständiger Müdigkeit oder Niedergeschlagenheit, Lustlosigkeit, Stimmungsschwankungen oder Angstgefühlen. Oft kommen Wirbelsäulen- oder Bandscheibenprobleme oder Herz-/Kreislaufbeschwerden dazu.

Wenn Sie unter Stress und psychischen Belastungen aufgrund der Arbeits- oder Familiensituation leiden, gibt es Möglichkeiten diese zu verringern:

- Suchen Sie bitte zuerst das Gespräch mit Ihrem Partner oder mit guten Bekannten.
- Gehen Sie – soweit möglich – dem Stress aus dem Weg, das heißt, setzen Sie sich den »Stressoren« nicht aus.
- Versuchen Sie es mit Entspannungsübungen. Kurse zur Entspannung gibt es auch in Ihrer Nähe und auch verschiedenen Krankenkassen bieten diese an. Für Entspannungsübungen Zuhause denken Sie bitte auch an die Möglichkeiten des Tropho-Trainings oder des autogenen Trainings
- Hilfe und Beratung finden Sie auch bei einer Schwangerschaftsberatungsstelle in Ihrer Nähe (www.familienplanung.de) oder bei entsprechenden Selbsthilfegruppen.

Natürlich können Sie auch mit Ihrer Frauenärztin/Ihrem Frauenarzt oder Ihrer Hebamme darüber sprechen. In ausgeprägten Fällen können diese Ihnen fachärztliche Hilfe vermitteln.

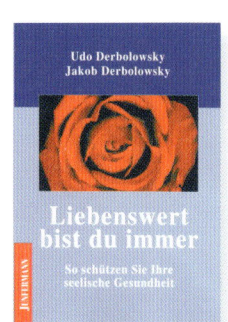

BUCHTIPP
»Liebenswert bist Du immer – So schützen Sie Ihre seelische Gesundheit«
4. Auflage 2010
U. und J. Derbolowsky
Junfermann Verlag

Info

Schwangerenkur »Haus an der Sonne«

Eine dreiwöchige Vorsorgemaßnahme für Schwangere bietet die Medizinische Vorsorgeeinrichtung »Haus an der Sonne« in Bad Saarow am Scharmützelsee. Die Einrichtung ist anerkannt durch die gesetzlichen Krankenkassen nach §24 SGB V, verfügt über einen Versorgungsvertrag nach § 111 a SGB V, ist beihilfefähig und als Sanatorium anerkannt. Hier werden Schwangere, bei denen eine Risikoschwangerschaft vom Gynäkologen diagnostiziert wurde, während eines dreiwöchigen Kuraufenthaltes betreut.

Im »Haus an der Sonne«, der einzigen Kureinrichtung ausschließlich für Schwangere (ohne mitreisende Kinder) wird den Kurgästen die Möglichkeit geboten, eine Kombination aus verschiedensten therapeutischen Angeboten, Gesundheitsberatung und – je nach Erfordernis – medizinischer Vorsorge in Anspruch zu nehmen. Das Haus bietet maximal 24 Kurgästen in Einzelzimmern die Möglichkeit der Erholung und der körperlichen und psychischen Stabilisierung. Ziel der Kureinrichtung ist es, Krankenhausaufenthalte während der Schwangerschaft zu vermeiden, Früh-und Fehlgeburten möglichst zu verhindern, Risikogeburten vorzubeugen und eine positiven Einstellung zur Schwangerschaft sowie zur späteren Rolle als Mutter herbeizuführen oder dabei zu unterstützen. Um den Kurgästen den Kontakt zu wichtigen Vertrauenspersonen auch während des Kuraufenthaltes zu ermöglichen, ist an den Wochenenden Besuch gern gesehen.

Fragen und Terminvereinbarung
Telefon: 033631 437-0
Mail: info@schwangerenkur.de
Weitere Informationen unter
www.schwangerenkur.de

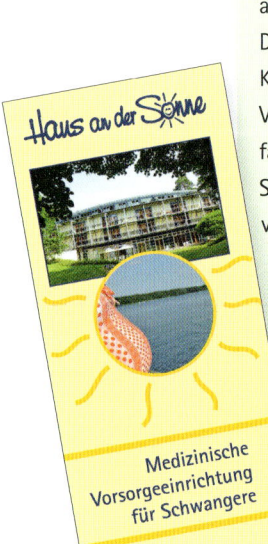

Info

Deutschland kinderfreundlicher gestalten!
... als Kindervertreter der Deutschen Kinderhilfe

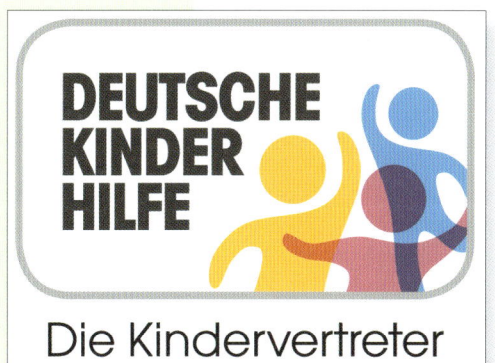

Die Deutsche Kinderhilfe setzt sich als einzige unabhängige Kindervertretung in Deutschland dafür ein, dass Deutschland kinderfreundlicher wird. Der bewusste Verzicht auf staatliche Zuschüsse oder Politiker in den Entscheidungsgremien gibt der Deutschen Kinderhilfe die Freiheit, Kinderinteressen aktiv, unabhängig, überparteilich und wenn nötig laut und unbequem, zu vertreten.

Die Neuausrichtung der Deutschen Kinderhilfe im Jahr 2013 wurde den heutigen gesellschaftlichen Entwicklungen und Herausforderungen zeitgemäß angepasst. In Deutschland wird dem Kinderschutz und den Kinderrechten nicht die Aufmerksamkeit geschenkt, die unsere Kinder verdienen. Daher fordern wir, Kinderinteressen dauerhaft in den Fokus von Politik und Öffentlichkeit zu stellen. Dafür engagieren wir uns politisch als Lobbygruppe und mit einer Vielzahl von Projekten in ganz Deutschland, vor allem in folgenden Bereichen:

- Kinderschutz & Kinderrechte
- Familienförderung
- Betreuung & Kitas
- Bildung
- Ernährung & Bewegung
- Gesundheitsvorsorge
- Unfallschutz
- Missbrauchsprävention
- Aktion Kinderlachen

Unser oberstes Ziel:
Ein kinderfreundlicheres, familiengerechteres, sozialeres und moderneres Deutschland!

Wir schauen hin, weil Deutschland wegschaut. Wir geben Kindern eine Stimme!

Möchten auch Sie uns dabei unterstützen? Dann verschaffen Sie sich einen Einblick in die aktuellen Projekte und Aktivitäten der Deutschen Kinderhilfe auf unserer neuen Internetseite **www.kindervertreter.de.**

Erfahren Sie, welche Möglichkeiten Sie haben, der Deutschen Kinderhilfe bei ihrer Arbeit unter die Arme zu greifen. Werden auch Sie Kindervertreter! Den entsprechenden Antrag finden Sie ebenfalls online, gerne informieren wir Sie aber auch persönlich. Unter der Rufnummer 030 - 24342940 sowie unter der E-Mailadresse info@kindervertreter.de steht Ihnen das Team der Deutschen Kinderhilfe bei sämtlichen Nachfragen zur Verfügung.

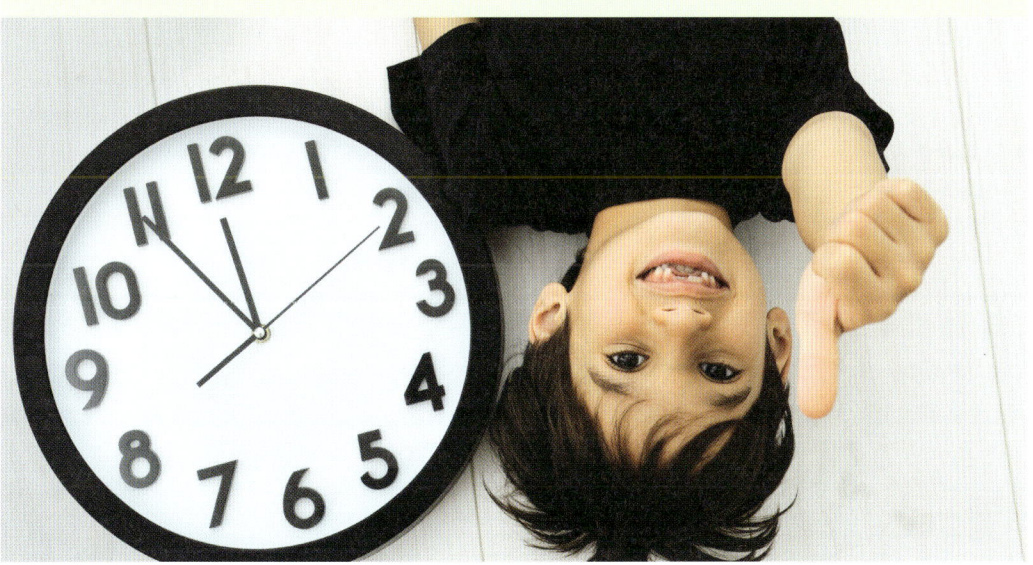

Gymnastik in der Schwangerschaft

Mit gezielten Entspannungs- und Kräftigungsübungen, speziell für den Beckenboden und leichten Dehnungsübungen können Sie eine lebendige und gesunde Schwangerschaft erfahren.

Diese sanfte Gymnastik und Techniken zur Selbstmassage geben Ihnen die Möglichkeit, sich zu Hause bewusst zu entspannen und Ihren Körper neu zu spüren.

Auf der Grundlage der Atem- und Bewegungslehre nach *Frieda Goralewski* wird eine jahrzehntelang erprobte Methode für eine positiv erlebte Schwangerschaft und Geburtsvorbereitung vorgeschlagen.

Damit Sie sich wohl und beweglich in Ihrer Schwangerschaft fühlen, ist es empfehlenswert, dass Sie während der gesamten Zeit sich und Ihrem Körper für ca. 30 - 40 Minuten täglich (mindestens 3 x wöchentlich) bewusste Aufmerksamkeit, Entspannung, Bewegung und Atmung gönnen.

Suchen Sie sich einen ruhigen Raum, in dem Sie ungestört sind. Richten Sie sich allein oder mit einer Freundin behaglich ein.

Das brauchen Sie:
- Gymnastikmatte oder eine dicke Wolldecke
- 2 - 4 kleine Kissen (40 x 40)
- einen Hocker
- bequeme Kleidung
- warme Socken (keine Schuhe)

Übung 1
Dehnen und Rekeln
Übungsdauer: 3-5 Min.

1. Sie liegen entspannt auf dem Rücken. Nehmen Sie die Verbindung zum Boden bewusst wahr.

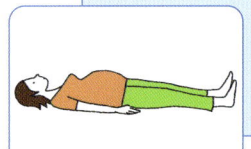

2. Legen Sie jetzt Ihre Hände auf den Bereich zwischen Brust und Bauch und achten auf Ihre natürliche Atmung, wie diese gleichmäßig ein- und ausströmt.

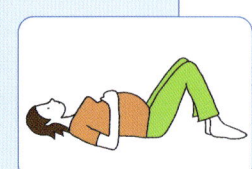

3. Beginnen Sie nun mit Lust sich zu dehnen und zu rekeln, indem Sie Ihre Arme und Beine von sich strecken, sich auf die Seite rollen, sich lang machen und sich einrollen. Diese spontanen Bewegungen sind nie festgelegt und erinnern an das Dehnen und Rekeln nach dem morgendlichen Erwachen. Auch Gähnen und Seufzer der Erleichterung sind hier erlaubt.

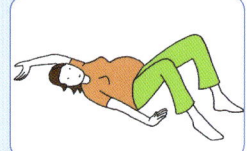

Suchen Sie ihre Anspannung und Entspannung gleichermaßen im Wechsel.

Übung 2
Bewegung für Becken und Beine
Übungsdauer: 5-7 Min.

1. Sie bleiben in der Rückenlage und legen ein Kissen unter den Lendenwirbel/Kreuzbeinbereich, so dass Ihr Becken gut auf dem Boden ruhen kann.

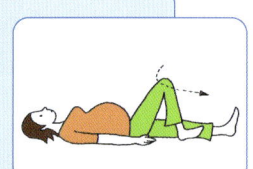

Stellen Sie ein Bein angewinkelt auf, lassen es in einer fließenden Bewegung zunächst zur Seite nach außen kippen und dann lang werdend in die Ausgangshaltung zurück rutschen. Der Fuß bleibt in Bodenkontakt. Wiederholen Sie im fließenden Wechsel der Beine diese **Entspannungsübung 7-10 Mal.**

2. Winkeln Sie beide Beine an und stellen Ihre Füße parallel mit einem Abstand von ca. 20 cm zueinander.

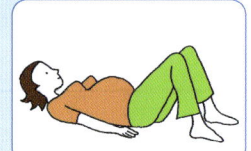

3. Heben Sie Ihr Becken vom Boden leicht an. Halten Sie so einen Moment Ihr Becken mit

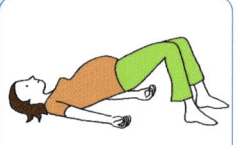

Hilfe Ihrer jetzt angespannten Beckenbodenmuskeln und der Tragfläche Ihrer Fußsohlen und atmen gleichmäßig weiter. Führen Sie Ihr Becken langsam und bewusst in die Ausgangslage zurück. Wiederholen Sie diese **Kräftigungsübung 3-7 Mal.**

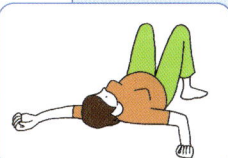

4. Machen Sie eine kleine Pause zum Nachspüren. Werden Sie sich Ihres Beckenraumes bewusst. Hier lebt Ihr Kind und in diesem Raum schlägt sein Herz

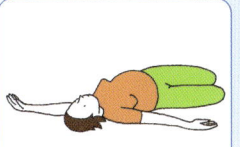

5. Stellen Sie beide Beine wieder parallel zueinander wie oben beschrieben. Legen Sie die Beine so angewinkelt und parallel miteinander rechts und links ab. Wiederholen Sie diese **Dehnungsübung 3-7 Mal.**

Übung 3
Entlastung Wirbelsäule und Beine
Übungsdauer: ca. 5 Min.

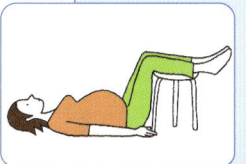

1. Bleiben Sie in der Rückenlage und platzieren Sie das Kissen jetzt im Brustwirbel/Lendenwirbelbereich (an dieser Stelle lässt die Wirbelsäule meist einen Hohlraum zum Boden hin entstehen; füllen Sie ihn mit dem Kissen aus).
Legen Sie Ihre Unterschenkel bis ca. zu den Kniekehlen im rechten Winkel auf einem Hocker oder Gymnastikball ab. Die Füße hängen frei. Entspannen Sie den gesamten Rücken und lassen die Wirbelsäule in den Boden sinken. Legen Sie Ihre Hände auf Ihre Leistengegend und spüren Ihrer natürlichen Atmung in diesem Bereich nach.

Um die Atmung verstärkt wahrzunehmen können sie mit einem »Oh« Ton ausatmen. Wiederholen Sie diese **Atemübung 3-5 Mal.**

2. In dieser Hochlage der Beine bewegen Sie die Füße im Gelenk zum Körper hin und weg. Danach bewegen Sie Ihre Zehen so, als wollten sie nach etwas greifen.

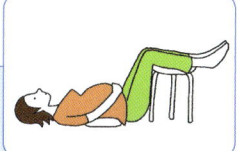

Mit dieser **Wahrnehmungsübung** achten Sie auf die Beweglichkeit Ihrer Fuß- und Zehengelenke. Im Verlauf Ihrer Schwangerschaft sind diese Gelenke einer erhöhten Belastung ausgesetzt und brauchen viel Pflege und Aufmerksamkeit.

3. Heben Sie im Wechsel jeweils ein Bein vom Hocker. Ziehen es zu sich heran, so dass das Knie nach außen zeigt und die Leiste geöffnet ist (solange es der Bauchumfang erlaubt) und legen es zurück. Wiederholen Sie diese **Lockerungsübung 3-7 Mal.**
Hinweis: Sollten Sie zu anschwellenden Beinen neigen, ist diese Hochlage häufiger am Tag für kurze Zeit zu empfehlen.

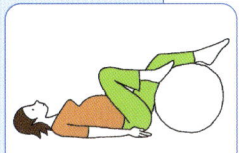

4. Variation: Lehnen Sie Ihre Beine senkrecht und langgestreckt im rechten Winkel von der Rückenlage ausgehend an eine Wand.

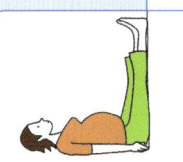

5. Hinweis: Alle Übungen in Rückenlage sind günstig bis zur 25./26. SSW.

Übung 4
Beweglichkeit für die Wirbelsäule
Übungsdauer: ca. 7 Min

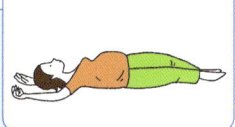

1. Schieben Sie nun den Hocker/Ball weg. Dehnen und rekeln sich nochmals kurz.
Mit angewinkelten Beinen rollen Sie von der Rückenlage auf die Seitenlage. Kommen Sie aus der Seitenlage in die Krabbelposition. Eventuell legen Sie in dieser Position Kissen unter die Knie und die Fußgelenke.

2. Aktivieren Sie nun Ihre Wirbelsäule vom unteren Rücken ausgehend und machen einen **Katzenbuckel.**

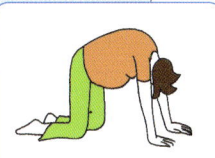

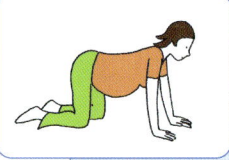

3. Führen Sie die Wirbelsäule langsam und aufmerksam zurück zum langen und geraden Rücken, bevor Sie die Wirbelsäule nun in die **Delle** führen
Hinweis: Das bewusste Führen ist hierbei ausschlaggebend. Lassen Sie die Wirbelsäule nicht in die Delle fallen. Wiederholen Sie diese **Entlastungsübung in gleichmäßigem Rhythmus 3–7 Mal.**

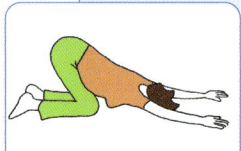

4. Entspannen Sie, indem Sie Ihre Unterarme und Ellenbogen vor sich am Boden ablegen, den Kopf seitlich mit der Stirn ablegen. Hierbei bleibt das Becken oben und die Beine angewinkelt auf den Knien, während Sie Ihren Brustbereich Richtung Boden senken. Bleiben Sie in dieser **Dehnungsposition für 3–7 ruhige Atemzüge.** Spüren Sie Ihre Atmung bis in den unteren Bauchraum.
Hinweis: Diese Haltung mag Ihnen zu Beginn unbequem erscheinen, geben Sie diese bitte nicht auf. Das Verhältnis zu Ihrer eigenen Beweglichkeit und Körperlichkeit wird sich mit der kontinuierlichen Ausführung dieser Gymnastik entwickeln und verändern und eine aktive Vorbereitung für die Geburt Ihres Kindes sein können.

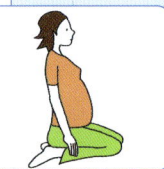

5. Ziehen Sie nun das Becken nach hinten und legen es auf den Fersen ab. Richten Sie Ihren Oberkörper auf und bleiben einen Moment so im Fersensitz.
Lassen Sie Ihren Kopf leicht kreisen, in dem Sie die **Halswirbel aktivieren.** Danach stellen Sie Ihre Zehen auf und kommen mit Stützhilfe Ihrer Hände und Arme in die Hocke.

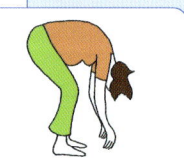

6. Richten Sie sich nun auf, indem Sie das Becken zuerst nach oben bringen, so dass sich Ihre Beine langsam strecken und Sie aus der **Wirbelbeuge** behutsam **ins Stehen kommen.** Ggf. nehmen Sie den Hocker unterstützend zur Hilfe. Im letzten Drittel der Schwangerschaft eher aus der Hocke mit geradem Rücken aufrichten.

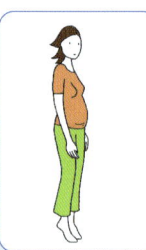

7. Lösen Sie mehrmals die Fersen vom Boden und kommen Sie in den Zehenstand.

Übung 5
Wahrnehmung und Lockerung im Stehen und Gehen

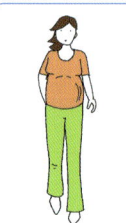

1. Gehen Sie einige Schritte und nehmen sich in Ihrer aufrechten Haltung wahr. Wenn Sie mögen, können Sie sich vorstellen, Sie tragen eine Krone auf dem Kopf.

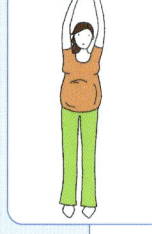

2. Hinweis: Wenn Sie das Bedürfnis haben sollten, sich jetzt im Stehen und Gehen zu dehnen, dann geben Sie diesem Impuls nach. Auch das sanfte Kreisen des Beckens können Sie probieren.

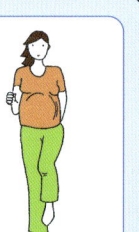

3. Überkreuzen Sie im Gehen Beine und Füße. Lassen Sie Ihre Arme dabei frei schwingen.

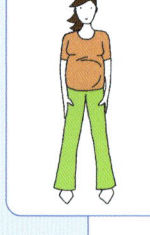

4. Suchen Sie einen sicheren Stand mit ca. hüftbreitem Abstand Ihrer parallel zueinander stehenden Füße. Lassen Sie Ihre Knie etwas locker. Nehmen Sie Ihre Aufrichtung bewusst wahr. Wie empfinden Sie das Verhältnis zwischen der Schwerkraft und Fliehkraft für Ihren Körper? Wie empfinden Sie Ihre Spannung im Körper?

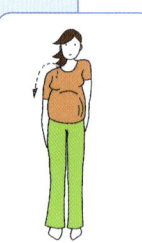

5. Entspannen Sie in den Schultern und lassen Sie Ihre Arme im Schultergelenk nach hinten und unten kreisen. Diese **Lockerungs- und Wahrnehmungsübungen** sind zeitlich nach Ihrem individuellen Bedürfnis durchführbar.

Übung 6
Kräftigung der Beckenbodenmuskulatur

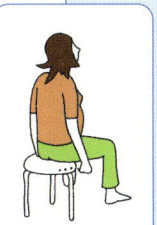

1. Setzen Sie sich aufgerichtet auf den Hocker. Dabei achten Sie darauf, dass Sie weder ein Hohlkreuz noch einen Rundrücken machen. Lassen Sie sich von Ihrer Sitzfläche, dem Beckenboden, tragen. Ihre Schultern sind locker und Ihr Kopf wird aufgerichtet von der Wirbelsäule getragen.
Legen Sie nun die rechte Hand unter Ihre rechte Gesäßhälfte, so dass Sie Ihren Sitzhöcker und seine Tragfläche und den Druck durch das Sitzen mit der Hand wahrnehmen. Anschließend wechseln Sie mit der linken Hand unter die linke Gesäßhälfte.

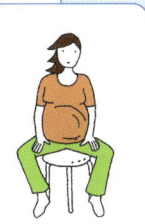

2. Lassen Sie Ihre Hände nun auf den Oberschenkeln ruhen.
Ziehen Sie jetzt abwechselnd ihre Gesäßmuskulatur der rechten und linken Gesäßhälfte fest an, so als wollten Sie sich vom Hocker lösen. Ihre Füße bleiben parallel zueinander mit ganzer Fußfläche am Boden stehen. Sie haben damit Ihre Beckenbodenmuskeln aktiviert.
Ziehen Sie dann Ihre Beckenbodenmuskeln beiderseits gleichzeitig an. Sie werden es mit einem »Fahrstuhleffekt« vergleichen können.

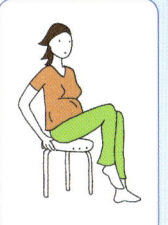

3. Heben Sie im Wechsel Ihr rechtes und linkes Bein vom Boden ab, halten es einen Moment und führen es in seine Ausgangsposition zurück. Auch dabei werden Sie Ihre Beckenbodenmuskeln deutlich spüren können.
Wiederholen Sie diese drei **Kräftigungsübungen 3–7 Mal**.

Übung 7
Entspannung der Gesichtsmuskulatur
Übungsdauer: 5–7 Min.

1. Bleiben Sie für diese **Gesichtsmassage** auf dem Hocker sitzen.

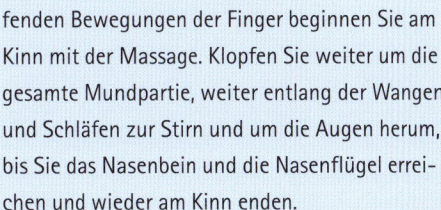

Sie können Ihre Augen geöffnet oder geschlossen halten.
Mit leicht kreisenden und klopfenden Bewegungen der Finger beginnen Sie am Kinn mit der Massage. Klopfen Sie weiter um die gesamte Mundpartie, weiter entlang der Wangen und Schläfen zur Stirn und um die Augen herum, bis Sie das Nasenbein und die Nasenflügel erreichen und wieder am Kinn enden.

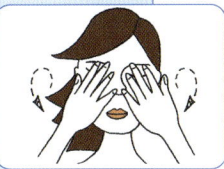

2. Streichen Sie mit sanftem Druck über das gesamte Gesicht in kreisenden Bewegungen. Halten Sie nun Ihre Handflächen einen Moment über Ihre jetzt geschlossenen Augen. Nehmen Sie die Wärme Ihrer Hände wahr und versuchen Sie, Ihre Augenlider völlig zu entspannen.

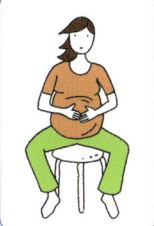

Bleiben Sie noch für einen Moment in dieser **abschließenden Ruheposition** und achten auf Ihre natürlich fließende Atmung bis in den Bauchraum hinein.

Öffnen Sie Ihre Augen.

Wünschen Sie sich und Ihrem Kind einen schönen Tag und kehren Sie in Ihren Alltag zurück!

Nun sind Sie am Ende Ihres BabyCare-Handbuches angekommen. Wahrscheinlich haben Sie auch schon den BabyCare-Fragebogen ausgefüllt und an uns abgeschickt!? Wenn ja, dann haben Sie auch Ihre persönliche Analyse erhalten. Wir empfehlen Ihnen das Auswertungsschreiben auch mit Ihrer Frauenärztin/Ihrem Frauenarzt zu besprechen. So können Sie gemeinsam eventuell bestehende Risiken frühzeitig erkennen und reduzieren.

Wir wünschen Ihnen einen gesunden Schwangerschaftsverlauf.

Besuchen Sie uns im Internet unter www.baby-care.de oder www.facebook.com/BabyCareDE

12 Erklärung von Fachausdrücken und Abkürzungen

Abort	Beendigung der Schwangerschaft, »Abgehen« oder Ausstoßung des Embryos oder Fötus innerhalb der ersten sechs Monate, wenn das Kind noch nicht lebensfähig ist
Abstrich	Entnahme kleinster Gewebeteile der Gebärmutterschleimhaut am Gebärmutterhals, zum Beispiel zur Entdeckung von Infektionen
Abusus	Missbrauch (beispielsweise von Medikamenten oder Alkohol)
Adipositas	Übergewicht, Fettleibigkeit
Alkoholembryopathie	Durch Alkoholmissbrauch verursachte geistige und körperliche Mangelerscheinungen des Kindes
Amnioskopie	Fruchtwasserspiegelung: wird bei Überschreiten des Geburtstermins durchgeführt und zeigt durch die Farbe an, ob ein Übertragen des Kindes vorliegt. Bestimmte Verfärbungen deuten auf Risiken für das Kind hin
Amniozentese	Fruchtwasseruntersuchung zur Feststellung von Chromosomenanomalien
Anämie	Blutarmut, ein zu niedriger Anteil an roten Blutkörperchen, in der Schwangerschaft meist durch Eisenmangel hervorgerufen
Anamnese	Die Vorgeschichte des Kranken bzw. die Krankheitsgeschichte
Ante partum	Zeitraum vor der Geburt
Antikörpersuchtest	Test, der nachweist, dass der Körper mit einer Infektionskrankheit konfrontiert war oder ist (etwa HIV-Test, Rötelnantikörpertest), aber auch Test auf Abwehrstoffe gegen den Rhesusfaktor
Antizipation	Vorausschauen, Vorausahnen
APGAR-Zahl	Punktbewertung des Zustands des Neugeborenen
Asthma	Schwere Atemnot
ATD	Abdomino-transversaler Durchmesser, Durchmesser der Bauchhöhle im Ultraschall
Bakterielle Vaginose	Durch Bakterien hervorgerufene Infektion der Vagina
BPD	Biparietaler Durchmesser, Durchmesser des kindlichen Kopfes
Candida albicans	Erreger einer vaginalen Pilzinfektion
Cerclage	Operative Umschlingung des Gebärmutterhalses bei drohender Frühgeburt
Cerclage-Stützpessar	Ohne Operation Umschlingung des Gebärmutterhalses und Abstützung auf dem Beckenboden bei drohender Frühgeburt

ERKLÄRUNG VON FACHAUSDRÜCKEN UND ABKÜRZUNGEN

Cervix	Gebärmutterhals, Verbindung zwischen der Gebärmutter (Uterus) und der Scheide (Vagina)
Chlamydien	Erreger einer weit verbreiteten Genitalinfektion, die häufig ohne Beschwerden verläuft, aber schwere Folgeerkrankungen nach sich ziehen kann
Chloasmen	Anderer Name »Melasmen« Bräunliche, besonders starke, aber gutartige Pigmentierung der Haut
Chorionzottenbiopsie	Zellenuntersuchung von Material des Mutterkuchens (damit können genetisch bedingte Erkrankungen erkannt werden)
Chromosomenanomalien	Erblich bedingte Chromosomenveränderungen
CTG	Cardiotokogramm, Aufzeichnen der Wehentätigkeit der Mutter und der Herzfrequenzmuster des Kindes auf einem Papierstreifen. Die Aufzeichnungen können Hinweise auf mögliche Gefährdungen des Kindes im Mutterleib geben
Cytomegalievirus (CMV)	In der Schwangerschaft gefährliche Virusinfektion, die durch Kontakt mit kleinen Kindern übertragen wird. Immunität wird durch Bluttest festgestellt
Damm	Gegend zwischen After und Vagina (vorderer Damm)
Diabetes mellitus	Zuckerkrankheit
Diagnose	Erkennen und Benennen einer Krankheit durch medizinische Untersuchungen
Doppler-Sonographie	Spezielle Form der Sonographie (Ultraschall), mit der Informationen über die Durchblutung von Organen gewonnen werden
Down-Syndrom	Chromosomenanomalie, dreifaches Chromosom 21
Dystokie	Gestörter Geburtsverlauf, zum Beispiel durch organische Ursachen
Embryo	Medizinischer Ausdruck für die Frucht in der Gebärmutter während der Zeit der Organentwicklung (also der ersten acht Schwangerschaftswochen nach der Konzeption)
Emesis	Erbrechen, das während der ersten Schwangerschaftsmonate auftreten kann
Endometrium	Gebärmutterschleimhaut
Epidemiologie	Wissenschaft über die Verbreitung und die Ursachen von Krankheiten
Epikrise	Zusammenfassender Bericht über den Gesundheitszustand
Episiotomie	Scheidendammschnitt (wird häufig bei der Geburt gemacht, um dem Kind den Durchtritt zu erleichtern und ein Einreißen der Scheidenwand und des Damms zu verhindern)
Erythrozyten	Rote Blutkörperchen
Ersttrimesterscreening (ETS)	Ultraschall- und Blutuntersuchung in der 12.-14. SSW zur Bestimmung der Wahrscheinlichkeit einer Chromosomenanomalie

Extrauteringravidität (EU)	Ein befruchtetes Ei nistet sich außerhalb der Gebärmutterhöhle ein (Eileiter- oder Bauchhöhlenschwangerschaft)
Fehlbildungen	Nicht üblich ausgebildete Organe
Fluor	Absonderung aus der Scheide (Vagina) oder den äußeren Geschlechtsteilen, meist durch eine Scheidenentzündung (Pilze, Bakterien) verursacht
Fötus/Fetus	Lateinisch: das Gezeugte, Leibesfrucht. Medizinischer Ausdruck für das Kind im Mutterleib ab der neunten Schwangerschaftswoche nach der Zeugung bzw. ab der elften Schwangerschaftswoche nach dem Tag der letzten Regel
Forceps	Geburtszange
Frühgeborenes Kind	Kind mit Geburtstermin vor 37 abgeschlossenen (37+0) Wochen
Frühgeburt	Geburten vor 37 abgeschlossenen Schwangerschaftswochen
FTMV	Frühzeitiger totaler Muttermundverschluss
Fundusstand	Höhenstand der Gebärmutter
Fundus uteri	Gewölbter, oberer Rand der Gebärmutter
Gebärmutterkontraktionen	Wehen; die Gebärmutter zieht sich zusammen, der Bauch wird hart
Geburtsvorbereitungskurse	Kurse, in denen Sie wichtige Informationen und Übungen zur Geburt erhalten
Geistige Retardierung	Geistiges Zurückbleiben
Gemini	Zwillinge
Genetische Krankheiten	Erblich bedingte Krankheiten
Genitalien	Geschlechtsorgane
Genitalmykose	Erkrankung der äußeren Geschlechtsteile und häufig auch der Scheidenregion durch Pilze
Gestation	Schwangerschaft
Gestosen	Durch die Schwangerschaft verursachte Erkrankungen wie Erbrechen, Bluthochdruck und Ödeme (Flüssigkeitsansammlungen)
Gonorrhoe	Eine übertragbare Geschlechtskrankheit
Gravida	Schwangere, Anzahl aller bisherigen Schwangerschaften einschließlich Fehlgeburten
Gravidität	Schwangerschaft, der Zeitraum von der Befruchtung bis zur Geburt
Gravidogramm	Eintragungen der Schwangerschaftsvorsorgeuntersuchungen
Hämophilie	Bluterkrankheit
Hb-Wert	Hämoglobingehalt des Blutes, Anteil der roten Blutkörperchen
Homöopathie	Therapierichtung, die nach dem Ähnlichkeitsprinzip arbeitet
Hydramnion	Vermehrte Fruchtwassermenge (über zwei Liter)

Hyperemesis gravidarum	Verstärktes Schwangerschaftserbrechen
Hypertonie	Bluthochdruck (gemessen in RR systolisch/diastolisch ≥140/≥90 mmHg.)
Hypotonie	Niedriger Blutdruck (deutlich unter den oben genannten Werten) etwa 95/55 mmHg.
Hypotrophie	Mangelentwicklung des Kindes im Mutterleib
Implantation	Einpflanzung von Fremdteilen in den Körper. Bei der Schwangerschaft: Einnistung der befruchteten Eizelle in die Gebärmutterschleimhaut
Imprägnation	Spermium dringt in die Eizelle ein
Indikation	Notwendigkeit einer medizinischen Handlung
Indirekter Coombs Test	Bluttest, der feststellt, ob die Rhesus-Faktoren bei Mutter und Kind gleich oder verschieden sind
Infiltration	Eindringen von zum Beispiel Entzündungszellen oder Flüssigkeiten in das Gewebe
Inkompatibilität	Unverträglichkeit
Insemination	Instrumentelle Einbringung von männlichen Samenzellen in den Gebärmutterhals oder die Gebärmutterhöhle
Inspektion	Untersuchung
Insuffizienz	Mangelleistung eines Organs, etwa Herzinsuffizienz
Intravaginal	Innerhalb der Scheide (Vagina)
Inzidenz	Anzahl der in einem bestimmten Zeitraum neu auftretenden Krankheiten
Kolpitis	Entzündung der Scheide bzw. der Scheidenhaut
Kolposkopie	Untersuchung der Scheide und des Gebärmutterhalses mit einem lupenartigen Gerät
Kontagiosität	Übertragungswahrscheinlichkeit einer Infektion bei Kontakt mit einem Infizierten
Kontraindikation	Einschränkung, Verbot, dass etwas nicht angezeigt ist
Konzeption	zur Schwangerschaft führender Verkehr
Konzeptionstermin	Datum des Geschlechtsverkehrs, der zur Schwangerschaft führt
Lageanomalie	Falsche Lage des Kindes in der Gebärmutter kurz vor der Geburt
Laktation	Produktion der Milch in den weiblichen Brustdrüsen nach der Geburt
Mamma	Weibliche Brust, eine Milchdrüse, die während der Stillzeit Milch produziert
Mastitis	Entzündung der Brustdrüse. In den ersten Tagen nach der Entbindung ist die Gefahr einer Mastitis bei stillenden Müttern besonders groß.
Mekonium	Sogenanntes Kindspech, die ersten Stuhlgänge des Neugeborenen sind schwarz (bzw. dunkelgrün)
Monitoring	Laufende Überwachung

Mukoviszidose	Angeborene Stoffwechselerkrankung
Multipara	Mehrgebärende, eine Frau die mehrere Kinder geboren hat
Multivitaminpräparate	Medikamente, die unterschiedliche Vitamine enthalten
Muskelatrophie	Muskellähmung
Mykose	Erkrankung der Haut, die durch Pilze hervorgerufen wird
Myom	Gutartige Geschwulst der Gebärmutter, die sich durch verstärkte und verlängerte Regelblutung bemerkbar machen kann
Nausea	Übelkeit, die häufig in den ersten Schwangerschaftsmonaten beim morgendlichen Aufstehen auftritt
Neuralrohrdefekt	Offener Rücken
Nullipara	Frau, die noch keine Kinder geboren hat
o. B.	Ohne Befund, Feststellung nach einer Untersuchung, dass keine erkennbare Erkrankung vorliegt
Ödeme	Ansammlung von Flüssigkeit im Gewebe
Organogenese	Organentwicklung des Embryos etwa zwischen dem 15. und 70. Tag nach der Konzeption
Ovarien	Eierstöcke, in ihnen werden die weiblichen Geschlechtshormone gebildet
Ovulation	Eisprung, der etwa in der Mitte des Zyklus stattfindet
Ovum	Das reife Ei, das nach dem Eisprung innerhalb von sechs bis acht Stunden von den Eierstöcken über den Eileiter zur Gebärmutter gelangt. In dieser Zeit besteht die Möglichkeit der Befruchtung
Para	Anzahl ausgetragener Schwangerschaften
Periduralanästhesie	Gezielte örtliche Betäubung der unteren Körperhälfte über einen Katheter im Lendenbereich vor bzw. während der Geburt zur Schmerzlinderung
Perinatalperiode	Zeitraum ab 28+0 Schwangerschaftswochen bis zum 7. Lebenstag des Kindes
Periode	Menstruation, Zyklus
Phenylketonurie	Schwere Stoffwechselerkrankung
pH-Wert	Säuregehalt (zum Beispiel der Vaginalflüssigkeit)
Plasma	Flüssiger Bestandteil des Bluts
Placenta	Mutterkuchen, ein Organ, das für die Schwangerschaft aufgebaut wird. Durch die Nabelschnur ernährt der Mutterkuchen das Kind im Mutterleib
Placenta praevia	Der Mutterkuchen liegt im unteren Teil der Gebärmutter vor dem Muttermund
Portio	Unterer Teil des Gebärmutterhalses, der in der Scheide sichtbar ist
Postnatal/ post partum	Nach der Geburt

Präkonzeptionell	Vor der Befruchtung	Röteln-HAH-Test	Test auf eine frühere Rötelnerkrankung mit Nachweis, ob noch Schutz besteht oder nicht
Pränatal	Vor der Geburt	Rooming-in	Wochenstation, Mutter und Kind im gleichen Raum
Prävalenz	Anzahl der in einem bestimmten Zeitraum bestehenden Krankheiten (Krankheitshäufigkeiten)	Rooming-in mit Partner	Übernachtungsmöglichkeiten im Krankenhaus für den Partner
Primipara	Eine Frau, die vor der ersten Geburt steht	Salmonellen	Stäbchenbakterien, die in Lebensmitteln (vor allem Eiern) vorkommen können
Prolaps	Vorfall, Heraustreten eines Organs, zum Beispiel Senkung der Gebärmutter oder Hervortreten aus der Scheide	Schwangerschaftsrisiken	Risiken, die den normalen Verlauf der Schwangerschaft beeinträchtigen können
Prophylaxe	Verhütung von Krankheiten durch vorbeugende Maßnahmen	Schwangerschaftsverlaufskomplikationen	Ereignisse, die die Gesundheit der Mutter oder des Kindes im Verlauf der Schwangerschaft beeinträchtigen können
Pruritus vulvae	Jucken am Scheideneingang		
Pudendusblock	Lokalanästhesie, wodurch die äußeren Genitalien und der Damm betäubt werden	Sectio (caesarea)	Kaiserschnittentbindung, Operation, bei der die Bauchdecke und die Gebärmutter geöffnet werden, um das Kind auf diesem Wege zur Welt zu bringen
Punktion	Einstich in ein Organ, um Flüssigkeit zu entnehmen. Die Punktion dient meist der Diagnosefindung	Serologische Untersuchungen	Blutuntersuchungen
		Sonographie	Ultraschalluntersuchung
Rezidiv	Rückfall, Wiederauftreten einer Erkrankung nach der Behandlung	Soor-Prophylaxe	Vorbeugende Behandlung gegen Scheidenpilze
Risiko	Eine Verhaltensweise oder ein Zustand, der die Wahrscheinlichkeit, von einem Schadensereignis betroffen zu werden, erhöht	Spontanabort	Plötzliches »Abgehen« des Embryos oder Fötus
		SSL	Scheitel-Steiß-Länge des Ungeborenen
Risikofaktor	Sachverhalt, der die Wahrscheinlichkeit des Eintritts eines Schadensereignisses in jenen Bevölkerungsgruppen, die diesen Sachverhalt aufweisen, über das allgemeine Risiko hinaus erhöht	SSW	Schwangerschaftswochen

Stria	Streifen in der Haut, meistens am Bauch, an den Hüften und den Brüsten	**Vagina**	Scheide, Verbindung zwischen der Vulva und der Gebärmutter
Symptom	Zeichen einer Krankheit wie Schmerzen oder Fieber	**Vaginal-candidose**	Pilzinfektion in der Scheide
Syphilis	Sexuell übertragbare Infektionskrankheit	**Vaginal-sonographie**	Spezielle Form der Ultraschalluntersuchung, bei der eine schmale Sonde in die Scheide eingeführt wird, um die inneren Genitalorgane besser darstellen zu können
Teratogen	Das Erbgut schädigend		
Thrombose	Blutpfropfbildung (meist in den Venen)	**Vaginitis**	Entzündung der Scheide oder der Scheidenhaut
Tokolyse	Wehenhemmende Arzneimittel, Verhinderung zu früher oder zu starker Wehen, um eine Frühgeburt zu vermeiden	**Varikosis**	Krampfadern, erweiterte geschlängelte Venen, meistens in den Beinen
Toxizität	»Giftigkeit«	**Vulva**	Die äußeren weiblichen Geschlechtsteile
Toxoplasmose	Durch kranke Tiere und ihre Exkremente übertragbare Krankheit. In Fäkalien von Haustieren (besonders von Hauskatzen) enthalten und in rohem Fleisch oder Fisch	**Vulvovaginale Candidose**	Pilzinfektion, die sich von der Scheide auf den Bereich der äußeren weiblichen Geschlechtsteile (zum Beispiel Schamlippen) ausgebreitet hat
Tricho-monaden	Erreger, die Vaginalinfektionen hervorrufen	**Zervix**	= Cervix: Gebärmutterhals, Verbindung zwischen der Gebärmutter (Uterus) und der Scheide (Vagina)
Tropho-Training	Neue Entspannungsmethode		
Tubar-gravidität	Eileiterschwangerschaft	**ZNS**	Zentrales Nervensystem
		Zyklus	Der Monatszyklus wird von den Hormonen Östrogen und Gestagen gesteuert und dauert von einer Regelblutung bis zur nächsten durchschnittlich 28 Tage
Tube	Eileiter		
Tumor	Geschwulst, übermäßiges Gewebswachstum an bestimmten Körperteilen		
		Zyste	Kapselartige Geschwulst mit flüssigem Inhalt
Uterus	Gebärmutter		

SCHLAGWORTVERZEICHNIS

Abort 10, 21, 32, 77ff, 82, 89, 94, 111ff, 124, 146f, 149, 156, 161, 163, 208, 213

Adipositas 20, 89f, 114ff, 133, 142f, 156, 201, 208

Alkohol 74ff, 95, 98, 111, 132, 136, 144, 152, 156f, 185, 187, 196, 208

Allergien 51, 133, 140, 145, 178

Alter der Schwangeren 10, 93ff, 196

Amniozentese 30, 149, 196, 208

Anämie 23, 47, 102, 134f, 155, 208

Anamnese 20, 28, 101, 121, 145, 198, 208

Antikörper (Suchtest) 22f, 92, 122, 135, 140f, 208

APGAR-Zahl 24, 177, 208

Arzneimittel 10, 23, 49, 51, 78, 92, 108, 120, 123, 130ff, 134, 136, 141, 43ff, 156, 161, 163, 166, 176, 198, 208, 212, 214

Asthma 104, 134, 140f, 145, 156, 178, 208

Bakterielle Vaginose 130, 208

Beschäftigungsverbot 60, 63f, 122

Blähungen 36, 47, 51, 186

Blutarmut siehe Anämie

Blutdruck 21ff, 47, 49, 77, 134, 139f, 145, 156f, 176, 211

Body Mass Index (BMI) 54, 114f, 163

Bronchitis (chronische) 132, 134, 141

Brustspannen 47

Chemikalien 80ff, 140, 156, 196

Chinin 51, 92, 113, 146

Chlamydien 20, 28, 125ff, 209

Chorionzottenbiopsie 149, 209

Chromosomenanomalien 93f, 149, 161, 209

Chronische Krankheiten 133ff, 156, 198

CTG 20, 24, 40, 44, 209

Cytomegalie Virus Infektion (CMV) 121f

Dammvorbereitung, Dammschnitt 48, 57, 72, 166, 170ff, 176, 185, 209, 213

Diabetes mellitus 20, 23, 38, 73, 89, 94, 114f, 117, 133f, 141ff, 156f, 177, 201, 209

Down-Syndrom 93, 148ff, 157, 209

Eisenmangel 100ff, 116, 133ff, 208 (s.a. Anämie)

Elternzeit und Elterngeld 61ff, 198

Embryo 8, 10, 21, 26, 28, 30, 32, 75f, 85, 91, 95, 116f, 132, 134, 144, 146f, 153, 161, 199, 208f, 212f

Entspannung 18, 47ff, 51, 54, 57, 88, 119f, 134, 161, 164, 166, 172, 200, 202, 204ff, 214

Erkältung 131ff, 143, 145

Ernährung 5, 10, 12, 26, 32, 50, 54, 57, 81, 83ff, 95ff, 135, 142, 152, 156ff, 163, 187, 196f, 203

Fehlbildungen 4, 10, 32, 73, 76f, 79, 82, 89, 94f, 103, 125, 128, 134, 136, 139, 143f, 146, 157, 162, 196, 210

Fehlgeburt 8, 20ff, 57, 72f, 88, 95, 135ff, 143, 156ff, 161ff, 197, 202, 210

Flugreisen 90f

Fetus 32, 82, 89, 105, 111, 117, 210

Frauenärztin/Frauenarzt 53ff

Frühgeburt 10, 22, 54, 57, 69, 72ff, 77ff, 89, 92, 94f, 103, 105f, 111f, 114, 118f, 126f, 129, 131f, 135, 139, 141ff, 147, 152f, 155ff, 166, 173, 177, 198f, 208, 210, 214

Gastritis 134, 136f

Geburtsort 62, 164ff, 172f

Gefühlsveränderungen 13ff

Gelenk-, Muskel- und Wirbelsäulenerkrankungen 134, 138, 202

Gewichtszunahme 26, 40, 46, 79, 113ff, 136

Glutenunverträglichkeit 135

Gonorrhoe 126, 128ff, 210

Gravidogramm 21, 210

Gymnastik 10, 17, 31, 36, 38, 48, 50, 55, 57, 86ff, 115, 132, 138f, 163, 165, 167, 176, 185, 187, 197, 199, 201, 204ff

Hämorrhoiden 36, 48

Harnwegsbeschwerden 48

Hautjucken 36, 48

Hb-Wert 102, 210

Hebamme 55ff

Hepatitis 20, 22, 91f, 128ff, 190f

Herpes 128, 130

HIV 20, 22, 28, 126, 129f

Homöopathie 166, 210

HPV 125, 128f

Hygiene 9, 43, 69, 116, 122ff, 131, 133, 152, 197f

Illegale Drogen 79f, 197

Impfungen 90ff, 190ff, 194

Infektionskrankheiten 90f, 99, 110f, 120ff, 145, 178, 192, 197

Kaiserschnitt 21, 105, 115, 128, 130, 155, 166, 170f, 177f, 184, 213

Kalorienbedarf 26f, 32, 95, 197

Kinderärztin/Kinderarzt 189ff

Kinderzimmer 10, 16f, 36, 86, 178f, 196

Klinikauswahl 169ff, 197

Krampfadern 20f, 36, 48, 90, 134, 138f, 145, 214

Listeriose 110, 124

Magen-Darm-Infektionen 111, 122ff

Mastitis 211

Medikamente siehe Arzneimittel

Migräne 133ff

Mineralstoffe 12, 96ff, 107ff, 116, 162f, 197
Multivitaminpräparate 10, 112, 212
Mutterbandschmerzen 48
Mutterpass 11, 19ff, 43, 54, 59, 145, 198
Mutterschutz 9, 28, 32, 42f, 58ff, 65
Nahrungszusatzstoffe 80, 196
Ödeme 20f, 36, 46, 49, 90, 135, 138, 153, 210, 212
Organogenese 26, 212
Parodontitis 152, 156, 198
Partner(zufriedenheit) 3, 10ff, 13ff, 16ff, 27, 32, 36, 45, 66f, 71f, 119, 151f, 163ff, 184f, 187, 199, 213
Periduralanästhesie 170, 176f, 212
pH-Wert/Messung (Vaginal) 20, 54, 126f, 130, 212
Pränataldiagnostik 147ff, 196
Psychische Erkrankungen / Depressionen 118, 137f
Rauchen 9, 76ff, 95, 119, 136, 141f, 152, 156f, 198
Reisen 90ff, 123, 198
Risiko(faktor) 4, 9ff, 73ff, 168, 172, 186ff, 213
Rohmilchprodukte 116, 110f, 197
Rooming-in 170, 213
Rotavirus(impfung) 122ff, 190
Röteln 91ff, 125f, 190ff, 208, 213
Rückenschmerzen 16, 40, 46, 120, 138, 159
Scheidenentzündung 126, 130, 210
Schilddrüse(nerkrankungen) 26, 34, 104f, 108, 116, 133ff, 143, 145, 168, 182
Schlafprobleme 49, 136
Schwangerschaftsalter 93ff
Schwangerschaftsbeschwerden 46ff, 54f, 71, 153
Schwangerschaftsdiabetes siehe Diabetes
Schwangerschaftsstreifen 49, 201
Schwangerschaftsverlauf 11, 20f, 24ff, 122, 142, 173, 198f
Schwangerschaftsverlaufsrisiken 73ff
Sectio (cesarea) siehe Kaiserschnitt
Sex 10, 70ff, 124ff, 128ff, 152, 156, 185, 199
Sexuell übertragbare Krankheiten (STD) 121, 125ff, 133, 197f, 214
Sodbrennen 36, 40, 49f, 120
Sport 10, 86ff, 101, 106ff, 115, 132, 134, 140, 142f, 156ff, 187, 197, 201
Sprue siehe Glutenunverträglichkeit
Stillen 17, 57, 63, 78, 100, 104f, 138, 142, 155, 166f, 171, 177, 179ff, 184, 186ff, 193f, 201, 211
Stress 10, 13ff, 28, 42, 47, 49, 57, 61, 87, 106f, 117ff, 136, 157f, 162f, 183, 186, 189, 202,
Supplementierung 103ff, 116
Syphilis 20, 22, 28, 129f, 214

Thrombose 73, 90f, 114, 133f, 139, 162f, 193, 214
Toxoplasmose 20, 22, 28, 110, 124f, 130, 133, 214
Übelkeit 28, 30, 42, 46f, 49f, 92, 106, 120, 133f, 137, 140, 153, 166, 176, 212
Übergewicht siehe Adipositas
Ultraschall 15, 17, 20ff, 26, 28, 30, 32, 34, 38, 40, 55, 139, 148ff, 154f, 208f, 213f
Umweltschadstoffe 84ff, 196
Vaginalabstrich 22, 208
Vaginalinfektion 72, 120, 126ff, 132, 156, 158, 214
Varizen siehe Krampfadern
Vater siehe Partner(zufriedenheit)
Vegetarier 98, 101f, 108
Verstopfung 28, 34, 36, 48, 50f, 122, 135, 197
Vitamine 12, 95ff, 162f, 197, 212
Vorsorgeuntersuchungen 11, 19ff, 42, 52, 126f, 168, 189f, 194f, 210
Wachstum 24ff, 36, 46, 75, 79, 108, 110, 113f, 181
Wadenkrämpfe 36, 50, 106
Wehen 10, 17, 20, 24, 40, 42, 44f, 48ff, 55f, 69, 79, 113f, 127, 140, 144, 153, 160ff, 169, 171ff, 176f, 184, 197, 209f, 214
Wochenbett 24, 55ff, 87, 137f, 165ff, 180, 183, 185
Zahnfleischbluten 30, 34, 50, 152, 198
Zöliakie siehe Glutenunverträglichkeit
Zwillingsschwangerschaft 153ff

Bildnachweis:
gettyimages: Mark Douet, S. 5; Martin Barraud, S. 7 (Strand), S. 90; Yorgos Nikas, S. 11; Frank Herholdt, S. 23; Colin Hawkins, S. 144; Jerome Tisne, S. 180; Laurence Monneret, S. 183; Uwe Kreici, S. 195; **Corbis:** Graf, S. 154; **Martina Eisele:** S. 21, S. 55; **Mascha Greune:** Illustrationen S. 89, S. 97; S. 204–207; **Photo Alto:** Vincent Hazat, S. 16, S. 70, S. 95, Téo Lannié, S. 6 (Sport), S. 87; **Erich Saling-Institut:** Illustration S. 127; **Schönwerk:** Carolin Friese, S. 7 (Baby), S. 40, S. 187; **shutterstock:** Pim, Illustration S. 6 (Tagebuch), S. 25; Bezikus, S. 8; Taiga, S. 13; Mariia Savoskula, S. 19; Monkey Business Images, S. 47; mama_mia, S. 50; Tyler Olson, S. 52, S. 168; Rtimages, S. 58; Phil Jones, S. 66; r.classen, S. 73; Wavebreakmedia, S. 78, S. 167; Olesya Feketa, S. 83; Alliance, S. 104; Anteromite, S. 114; Andrzej Wilusz, S. 119; angellodeco, S. 125; Es75, S. 132; Kati Molin, S. 164; ZouZou, S. 203; Dirk Ercken Umschlagklappe (Kopfhörer), Werner Muenzker Umschlagklappe (Schnuller); **Bigstock:** Wavebreak Media Ldt, S. 3; sbego, S. 153; **Sonoace:** S. 38, S. 42, S. 44; **Sanofi Pasteur MSD GmbH:** S. 190; **1. Universitätsfrauenklinik München:** Dr. Katrin Karl, S. 30, S. 32, S. 36, S. 148; **Fotolia:** Serg Nvns, S. 88; aleshin, S. 137; **Dipl. med. Ulrich Freitag:** S. 28

Die Aussagen in diesem Handbuch sind von den Herausgebern und Autoren sorgfältig erwogen und geprüft worden. Sie entsprechen dem aktuellen wissenschaftlichen Kenntnisstand. Dies gilt auch für die im Buch gemachten Angaben zu gesetzlichen Leistungen. Diese Angaben beziehen sich auf die gesetzlichen Regelungen zum 01.04.2014. Eine Haftung der Herausgeber oder der Autoren für Personen-, Sach-, oder Vermögensschäden ist ausgeschlossen.

Der BabyCare Rezeptbeihefter zum Heraustrennen und Abheften!

»Man soll dem Leib etwas Gutes bieten, damit die Seele Lust hat, darin zu wohnen.«
Winston Churchill (Politiker, 1874–1965)

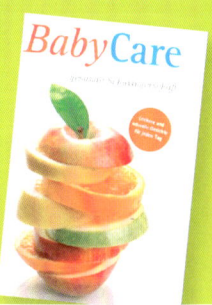

Kinderwunsch?
Schwanger?
Stillzeit?

Femibion® mit Folsäure und Metafolin® – der bereits bioaktiven Folat-Form – bietet eine maßgeschneiderte Folat-Versorgung von Anfang an. Ergänzend enthält Femibion 2 Schwangerschaft + Stillzeit die wertvolle Omega-3-Fettsäure DHA[1].

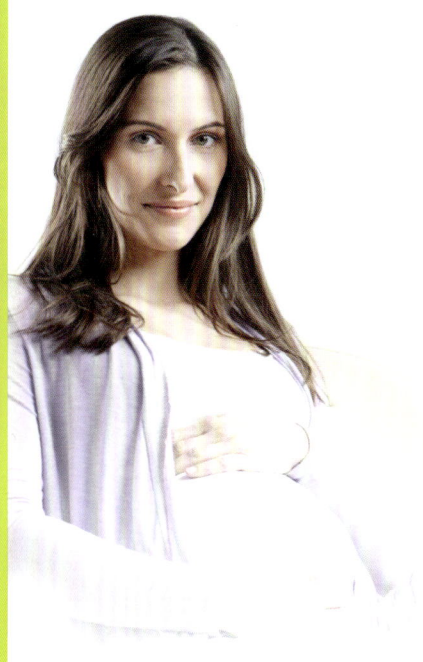

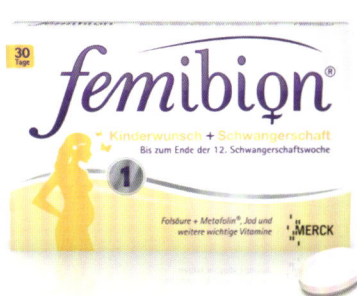

Ab Kinderwunsch bis zum Ende der 12. Schwangerschaftswoche

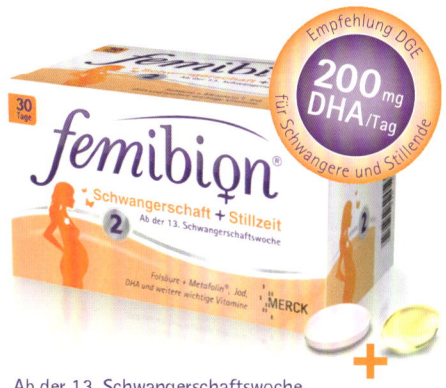

Ab der 13. Schwangerschaftswoche bis zum Ende der Stillzeit

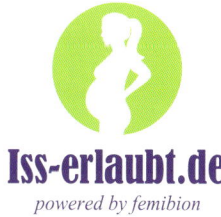

iss-erlaubt.de
powered by femibion

Das neue Online-Magazin für gesunde Ernährung rund um Kinderwunsch, Schwangerschaft und Stillzeit. Folgen Sie uns auch auf Facebook.

Metafolin® ist eine eingetragene Marke der Merck KGaA, Darmstadt, Germany.
[1] Docosahexaensäure
* Quelle: Nielsen bei Drucklegung

www.femibion.de
www.iss-erlaubt.de

Femibion® – die Nr. 1* der Schwangerschaftsvitamine

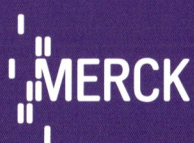

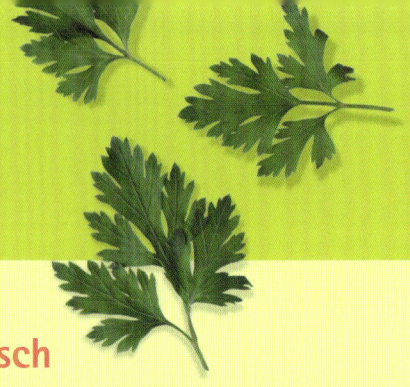

Bringen Sie Abwechslung auf den Tisch

Machen Sie abends mal eine kulinarische Reise mit Gerichten, die ganz einfach zuzubereiten sind. Die Mengenangaben sind jeweils für 2 Personen berechnet, Kalorienangaben gelten pro Portion.

Fränkischer Abend 400 kcal
⏱ 15 Minuten
(nur 1 mal pro Woche, wegen hohem Vitamin A Gehalt nicht im ersten Schwangerschaftsdrittel)
1 kleine Dose Sauerkraut
je 1 Blut- und Leberwurst
Sauerkraut wie gewohnt zubereiten,
Würste in heißem Wasser heiß machen
mit 2 Vollkornbrötchen anrichten.

Münchner Abend 500 kcal
⏱ 5 Minuten
2 x 2 Stück Weißwürste
2 Laugenbrezeln
süßer Weißwurstsenf
Radieschen und Rettich
Die Würste in heißem Wasser ziehen lassen (Vorsicht, Wasser darf nicht kochen), mit Brezeln, Radieschen, Rettich und dem Senf anrichten.

Italienischer Abend 500 kcal
⏱ 10 Minuten
1 Mozzarella (abgepackt)
50 g Parmesan
2 Tomaten
10 Oliven (Glas frisch öffnen)
Basilikumblätter
dazu zwei Scheiben Vollkornbrot pro Person
Alle Zutaten auf einem Teller anrichten.

Schwäbischer Abend 550 kcal
⏱ 15 Minuten
Wurstsalat:
300 g Bierschinken im Stück
1 Zwiebel
aus Essig und Öl, 1 Teelöffel Senf, 1 Teelöffel Zucker sowie der in kleine Stücke zerteilten Zwiebel eine Marinade herstellen.
Die Wurst in Streifen schneiden und dazugeben.
Im Kühlschrank ca. 15-20 Minuten ziehen lassen.
Dazu 2 Vollkornbrötchen
Wer Abwechslung mag:
Der Wurstsalat kann auch nach Schweizer Art mit Streifen von Schnittkäse ergänzt werden.

Schweizer Abend 520 kcal
⏱ 5 Minuten
Käseplatte mit Weintrauben:
240 g fettarmer Käse (nicht aus Rohmilch),
3 Sorten zu je 80 g
500 g Weintrauben
dazu 2 Vollkornbrötchen

Griechischer Abend 480 kcal
⏱ 5 Minuten
100 g Schafskäse (abgepackt)
100 g Kichererbsen aus der Dose, püriert und mit Oliven und Zitronensaft abgeschmeckt
2 Tomaten und
2 rote Paprika
dazu frisches Baguette oder Vollkornbrötchen

Impressum

Dieser Rezeptbeihefter ist im Rahmen des BabyCare-Programms zur nährstoffoptimierten Ernährung entwickelt worden.
Autoren:
Prof. Dr. Volker Briese, Universitätsfrauenklinik und Poliklinik am Klinikum Südstadt Rostock
Dr. Wolf Kirschner, Forschung, Beratung + Evaluation FB+E, Berlin
Gestaltung: eisele grafik·design, München
Druck: RieckDruck GmbH, Hamburg – Ganzheitliche Beratung und Printproduktion, www.RieckDruck.de
Fotos: Photodisc, Shutterstock, iStockphoto
Ein Teil der Rezepte mit freundlicher Genehmigung der Medienconctor AG, Zürich aus dem Buch DIE FRUCHTBARKEITSDIÄT
BabyCare im Internet: www.baby-care.de, www.blog.baby-care.de, www.facebook.com/BabyCareDE

Rot-Gelb-Grün – die fruchtige Grütze

🕐 20 Minuten
Schwierigkeitsgrad: ❸

:: Reich an Mineralstoffen :: Viel Vitamin C
pro Portion etwa 210 kcal

Zutaten für 2 Personen:
80 g Erdbeeren
2 Kiwis
4 Aprikosen
1 TL Kartoffelmehl
1/8 l Fruchtsaft
2 EL Zucker

1. Erdbeeren waschen, putzen und klein schneiden. Die Kiwis schälen, halbieren und in kleine Würfel schneiden. Die Aprikosen mit heißem Wasser überbrühen, abziehen, entkernen und ebenfalls in kleine Würfel schneiden.

2. Das Kartoffelmehl mit etwas kaltem Fruchtsaft anrühren. Den restlichen Saft mit dem Zucker aufkochen. Das angerührte Kartoffelmehl dazugeben und 2 Minuten unter ständigem Rühren kochen lassen. Zum Schluss die Früchte dazugeben und kurz aufkochen lassen.

3. Vom Herd nehmen. Die Grütze frisch gekocht genießen oder in Gläser füllen und kalt stellen.

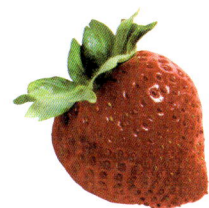

Tiramisu mit Joghurt und Quark

🕐 30 Minuten
Schwierigkeitsgrad: ❹

:: Reich an Calcium
pro Portion etwa 360 kcal

Zutaten für 2 Personen:
1/8 l Milch
3 Blatt weiße Gelatine
20 g Zucker
Mark von 1 Vanilleschote
1/2 Päckchen Vanillepuddingpulver (20 g)
100 g Quark
100 g Joghurt
100 g Löffelbiskuits
50 ml starker Kaffee
1 TL Kakaopulver

1. Die Milch zum Kochen bringen. Gelatine in kaltem Wasser einweichen, ausdrücken und in die heiße Milch einrühren. Die Milch mit Zucker süßen und das Vanillemark dazugeben. Vanillepuddingpulver in kalter Milch glattrühren und unter ständigem Rühren dazugeben.

2. Die Masse aufkochen lassen, vom Herd nehmen. Den Quark mit dem Joghurt in einer Schüssel verrühren und die Milchmasse locker unterheben.

3. Eine rechteckige Form mit Löffelbiskuits auslegen und mit etwas Kaffee tränken. Die Hälfte der Masse einfüllen, eine Schicht Löffelbiskuits darauflegen, mit übrigem Kaffee tränken und die restliche Masse darauf verteilen.

4. Mit dem Teigschaber die Masse glatt streichen und das Ganze im Kühlschrank zwei bis drei Stunden kalt stellen. Vor dem Servieren aus der Form lösen, mit Kakao bestäuben, portionieren und anrichten.

Hauptgerichte 21

Sommergemüse mit Filetspitzen und Basilikumtomaten

:: Reich an Mineralstoffen :: Folsäure :: Eisen
pro Portion etwa 500 kcal

⏱ 25 Minuten
Schwierigkeitsgrad: ❸

1. Die Möhren waschen, schälen, der Länge nach halbieren und in dünne Scheiben schneiden. Zucchini waschen und in Streifen schneiden. Champignons putzen und achteln. Kirschtomaten waschen und halbieren. Paprika waschen, entkernen und in Streifen schneiden.

2. Das Rinderfilet mit kaltem Wasser abbrausen, trocken tupfen und in Streifen schneiden. Die Zwiebel abziehen, in Streifen schneiden und in Butterschmalz glasig dünsten. Das Rinderfilet dazugeben und mit Pfeffer aus der Mühle und zerdrücktem Knoblauch würzen. Das vorbereitete Gemüse dazugeben, mit Bratensaft aufgießen und das Gericht etwa 10 Minuten durchkochen lassen.

3. Für die Basilikumtomaten Tomaten brühen, abziehen, in Achtel schneiden und entkernen. Butter schmelzen, Tomaten dazugeben, erhitzen und mit gehacktem Basilikum, Jodsalz und Pfeffer würzen. Zum Schluss mit der Sahne angießen, Schnittlauchröllchen dazugeben, alles nochmal kurz aufkochen und mit Jodsalz und Pfeffer abschmecken.
Das Filetgeschnetzelte anrichten, die Basilikumtomaten darauf verteilen und servieren.

Zutaten für 2 Personen:
200 g Möhren
je 1 Zucchini, rote Paprikaschote, Zwiebel
120 g Champignons
8 Kirschtomaten
300 g Rinderfilet
1/2 TL Butterschmalz
Jodsalz
Pfeffer aus der Mühle
1 Knoblauchzehe
1/4 l Bratensaft
4 Tomaten
1 TL Butter
1 kleines Bund frischen Basilikum
40 g Sahne
1 EL Schnittlauchröllchen

tipp Dazu schmeckt frisches Vollkornbaguette.

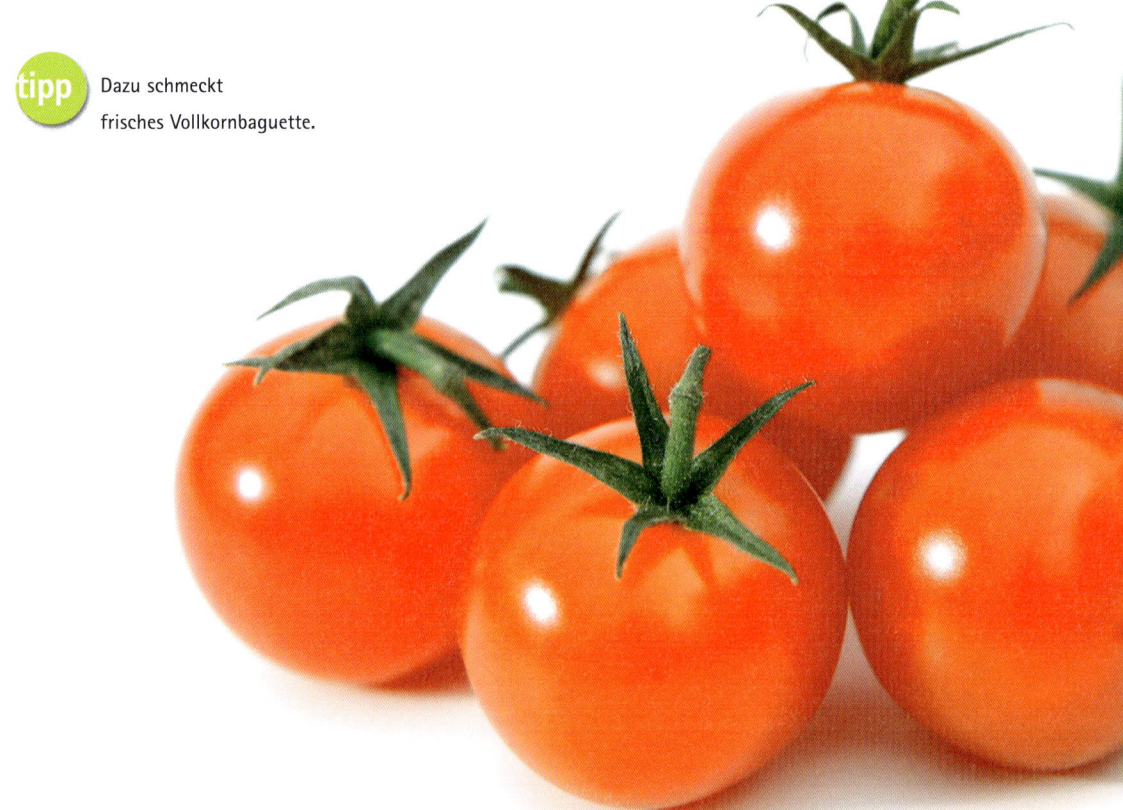

Gratinierte Brokkoli-Pilz-Pfanne mit Rindfleisch

🕐 30 Minuten
Schwierigkeitsgrad: ❸

:: Reich an Calcium :: Viel Vitamin A + C :: Folsäure :: Eisen
pro Portion etwa 800 kcal

Zutaten für 2 Personen:
300 g Kartoffeln
Jodsalz, Pfeffer aus der Mühle
1/2 TL Kümmel
400 g Brokkoli
2 Möhren
120 g Shiitakepilze
240 g Rindfleisch
(Roastbeef oder Hüfte)
1 TL Butterschmalz
2 EL geschälte Sonnenblumenkerne
1/4 l Gemüsebrühe
100 g geriebener Allgäuer Emmentaler

1. Die Kartoffeln gründlich waschen und mit der Schale in Salzwasser mit wenig Kümmel – nicht zu weich – kochen. Abgießen, ausdampfen lassen, pellen und in Scheiben schneiden.

2. Inzwischen Brokkoli putzen, waschen und in Röschen teilen. Möhren schälen und in Scheiben schneiden. Shiitakepilze putzen, mit Küchenkrepp reinigen und achteln. Das Rindfleisch kalt abbrausen, trocken tupfen, in kleine Würfel schneiden und mit Jodsalz und Pfeffer würzen.

3. Butterschmalz erhitzen und die Fleischwürfel darin rasch von allen Seiten anbraten. Die Sonnenblumenkerne, Gemüse und Pilze dazugeben. Mit Gemüsebrühe aufgießen und mit Pfeffer und Jodsalz würzen. Das Ganze etwa 15-20 Minuten bei mittlerer Hitze schmoren lassen.

4. Zum Schluss die vorbereiteten Kartoffeln zufügen, abschmecken und in eine Auflaufform füllen. Mit geriebenem Allgäuer Emmentaler bestreuen und im vorgeheizten Backofen bei 200 °C etwa 5 Minuten überbacken.

Lammkoteletts mit Baked Beans und Tortillas

🕐 20 Minuten
(+ 3 Stunden kaltstellen)
Schwierigkeitsgrad: ❷

:: Folsäure :: Eisen
pro Portion etwa 850 kcal

Zutaten für 2 Personen:
2 EL Olivenöl
1/2 EL Zitronensaft
1 Knoblauchzehe
1/2 TL Sojasauce
4 kleine Lammkoteletts
4 EL Öl
Jodsalz
weißer Pfeffer
375 g Baked Beans
(kleine Dose)
Fertig gekaufte Tortillas
1 Bund frische Petersilie

1. Aus Olivenöl, Zitronensaft, der kleingeschnittenen oder durchgepressten Knoblauchzehe und Sojasauce eine Marinade rühren.

2. Die Lammkoteletts damit von beiden Seiten dick bepinseln und ca. 3 Stunden zugedeckt im Kühlschrank ziehen lassen.

3. Öl in einer Pfanne erhitzen, Koteletts von beiden Seiten ca. 8 Minuten durchbraten. Mit Salz und Pfeffer würzen und auf eine vorgewärmte Platte legen.

4. Die Baked Beans aus der Dose in der selben Pfanne erwärmen und abschmecken.

5. Die Lammkoteletts mit den fertigen Tortillas auf zwei Tellern anrichten, die Baked Beans in die Tortillataschen füllen und alles mit frisch gewaschener Petersilie reichlich garnieren.

Möhren-Paprika-Gemüse mit Schweinefleisch

:: Reich an Folsäure :: Eisen | pro Portion etwa 400 kcal

🕒 30 Minuten
Schwierigkeitsgrad: ❸

1. Die Möhren waschen, schälen und in etwa zentimetergroße Würfel schneiden. Paprika waschen, putzen und würfeln.

2. Butter in einer beschichteten Pfanne schmelzen, zuerst die Möhren, dann die Paprikawürfel zugeben und leicht anbraten.

3. Mit Gemüsebrühe auffüllen und ca. 12–15 Minuten bissfest garen. Mit Jodsalz, Pfeffer und wenig geriebener Muskatnuss würzen.

4. Den Schweinenacken unter kaltem Wasser abbrausen, mit Küchenkrepp trocken tupfen und in dünne Scheibchen schneiden. Anschließend zwischen Frischhaltefolie legen und dünn klopfen.

5. Das Fleisch mit Jodsalz, Pfeffer aus der Mühle und Rosmarin leicht würzen. Wenig Rapsöl in einer Pfanne erhitzen und die Nackenscheibchen darin bei großer Hitze rasch 1–2 Minuten von beiden Seiten gut durchbraten.

6. Das Möhren-Paprika-Gemüse anrichten und die Nackenscheibchen darüber setzen. Mit der gewaschenen Kresse bestreuen und servieren.

Zutaten für 2 Personen:
300 g Möhren
2 rote Paprikaschoten
1 TL Butter
1/2 l Gemüsebrühe
Jodsalz, Pfeffer aus der Mühle
geriebene Muskatnuss
240 g magerer Schweinenacken
1 Zweig frischer Rosmarin
1 TL Rapsöl
1 EL frische Kresse

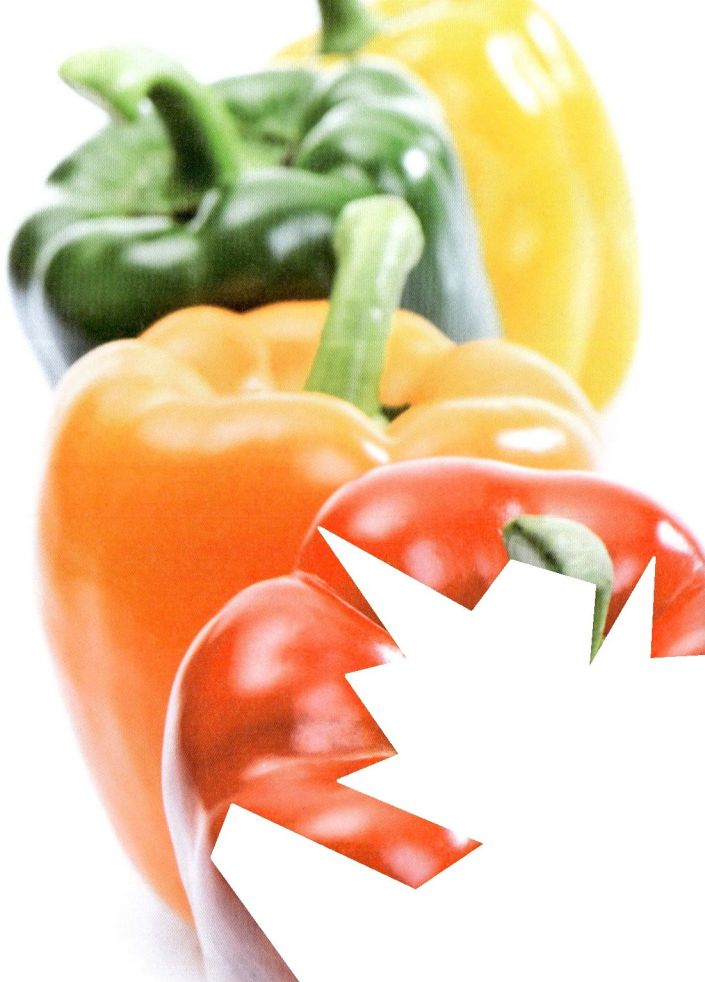

Schweinefilet im Kartoffelmantel

🕐 40 Minuten
Schwierigkeitsgrad: ❹

:: Reich an Eisen :: Vitamin C :: Folsäure | pro Portion etwa 250 kcal

Zutaten für 2 Personen:
240 g Schweinefilet
Jodsalz, Pfeffer aus der Mühle
1 TL Butterschmalz
Mehl zum Wenden
200 g Kartoffeln
1 Ei
2 EL Mehl
je 1 TL frischer Kerbel, Petersilie und Schnittlauch
1 Msp. gem. Muskatnuss
Frischhaltefolie
300 g Pfifferlinge
50 g gehackte Schalotten
100 ml Gemüsebrühe
1 TL Butter

1. Das Schweinefilet in Scheiben schneiden, leicht klopfen und mit Jodsalz und Pfeffer beidseitig würzen. In heißem Butterschmalz auf den Punkt braten.

2. Zwischenzeitlich Kartoffeln schälen, reiben, ausdrücken und mit dem Ei, 2 EL Mehl, Kerbel, Petersilie, Muskat und Jodsalz einen Kartoffelteig herstellen. Acht Plätzchen formen und auf Frischhaltefolie gegenüberliegend auflegen.

3. Die gebratenen Filetscheiben in Mehl wenden, auf den Kartoffelplätzchen verteilen und mit dem gegenüberliegenden bedecken (einfach mit der Folie zusammenklappen). Folie entfernen und die Taler von beiden Seiten, etwa 5-10 Minuten in Butterschmalz braten.

4. Pfifferlinge putzen, reinigen und zerkleinern. In Butter feingeschnittene Schalotten glasig braten, Pfifferlinge, Petersilie, Schnittlauch dazugeben, mit Jodsalz und Pfeffer würzen, mit Gemüsebrühe aufgießen und bissfest garen. Die Pfifferlinge auf die Teller verteilen, je 2 Schweinefilets im Kartoffelmantel daraufsetzen und servieren.

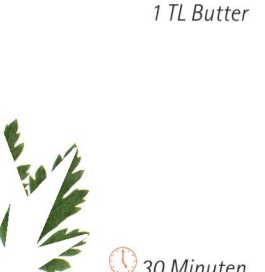

Kartoffelpfanne mit Zuckerschoten und Schweineschnitzel

🕐 30 Minuten
Schwierigkeitsgrad: ❸

:: Reich an Eisen :: Viel Vitamin C | pro Portion etwa 350 kcal

Zutaten für 2 Personen:
300 g Kartoffeln
Jodsalz
1/2 TL Kümmel
200 g Zuckerschoten
200 g Möhren
300 g Schweineschnitzel
Pfeffer aus der Mühle
1/2 TL Butterschmalz
1/4 l Gemüsebrühe
1 kleines Bund Kräuter (Petersilie, Majoran, Dill, Schnittlauch)
2 EL Sahne

1. Kartoffeln gründlich waschen, in Salzwasser mit etwas Kümmel bissfest garen, abgießen und etwas ausdampfen lassen. Pellen, in Scheiben schneiden und beiseite stellen.

2. Inzwischen Zuckerschoten waschen, Stielansatz und Schotenenden abschneiden. Möhren waschen, schälen und in dünne Scheiben schneiden. Das Gemüse in kochendem Salzwasser einige Minuten blanchieren.

3. Schweinefleisch kalt abbrausen, trocken tupfen und in Streifen schneiden. Mit Jodsalz und Pfeffer würzen und in heißem Butterschmalz gut anbraten.

4. Gemüse hinzufügen, mit Brühe aufgießen und aufkochen. Kartoffelscheiben dazugeben und miterhitzen. Die Kräuter abbrausen, trocken schütteln und fein hacken. Das Gericht mit Sahne und den Kräutern verfeinern, etwas einkochen lassen und mit Jodsalz und Pfeffer abschmecken.

Pasta mit Spinat-Parmesan-Sauce

:: Calcium :: Folsäure
pro Portion etwa 575 kcal

🕐 20 Minuten
Schwierigkeitsgrad: ❷

1. Tiefkühlspinat auftauen oder frischen Spinat putzen und waschen. Zwiebel zerkleinern und in Olivenöl (etwa 1,5 Esslöffel) anbraten.

2. Spinat hinzugeben und unter häufigem Umrühren 5 Minuten köcheln lassen.

3. Inzwischen Nudeln kochen. Beachten Sie die Kochzeiten auf der Packung.

4. Zu der Spinatmasse 1 Ei zugeben und weitere 5 Minuten auf kleiner Flamme köcheln.

5. Sahne erwärmen (nicht kochen), den geriebenen Parmesan unter Rühren dazugeben. Spinatmasse, Nudeln und Parmesansauce vermischen.

Zutaten für 2 Personen:
*250 g Nudeln ihrer Wahl
(am besten Vollkorn)
100 g Parmesan
Olivenöl
1 Ei
1 größere Zwiebel
450 g Spinat
tiefgekühlt oder frisch
1 Becher Sahne*

Was für's Auge: Nudeln mit klein geschnittener roter oder gelber Paprika garnieren.

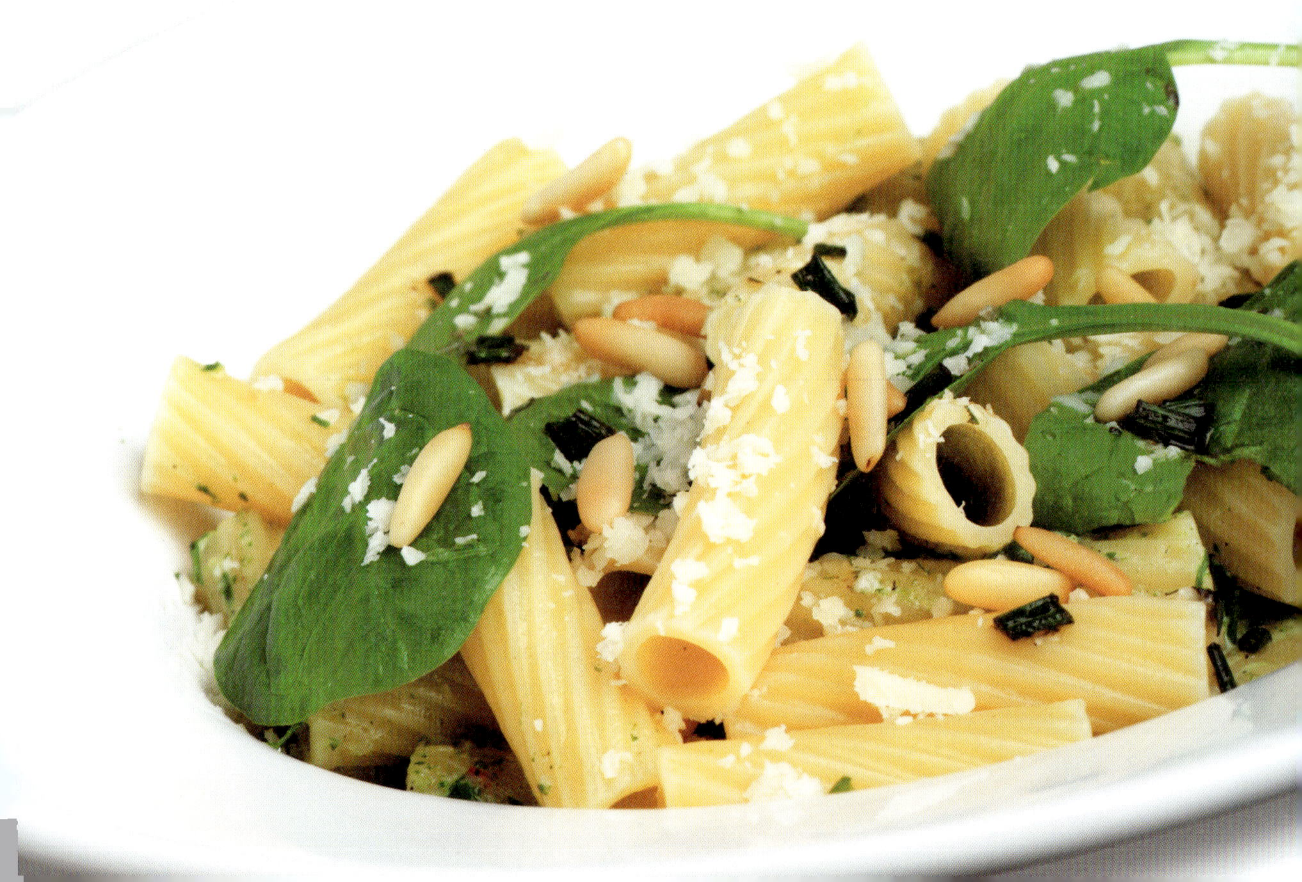

Spanische Paella »light«

🕐 30 Minuten
Schwierigkeitsgrad: ❸

:: Jod :: Folsäure
pro Portion etwa 600 kcal

Zutaten für 2 Personen:
2 große Tassen Reis
Gemüsebrühe im Glas
1 Packung tiefgekühlte Meeresfrüchte (Krabben, Tintenfische etc.) zu 450 g
1 Packung Mischgemüse
2 Zitronen
Olivenöl
2 Tomaten
1 Päckchen Safran
1 Ciabattabrot

1. Die Meeresfrüchte in einen Topf geben und mit wenig Wasser auf dem Herd bei geringer Hitze auftauen lassen.

2. 5 Esslöffel Olivenöl in einem Topf erhitzen, den Reis zugeben (Vorsicht: spritzt) und umrühren bis der Reis glasig ist.

3. 3/4 Liter Wasser kochen und eine Gemüsebrühe zubereiten. Einen Teil der Brühe in den Reis geben, so dass er ganz bedeckt ist. Unter wiederholtem Rühren ca. 15 Minuten köcheln lassen.

4. Ist die Brühe eingekocht, immer wieder Stück für Stück die übrige Gemüsebrühe unter Umrühren zugeben. Nach 10 Minuten das Safranpulver dazugeben, umrühren.

5. Nach 15 Minuten das Gemüse und die nun aufgetauten Meeresfrüchte unterrühren. Weitere 5 Minuten unter Aufsicht köcheln lassen, bis die Meeresfrüchte gar sind. Dabei vorsichtig umrühren. Nach Bedarf salzen.

6. Paella portionsweise auf Teller anrichten, mit je 2 Esslöffeln Olivenöl beträufeln und mit Zitronen- und Tomatenspalten garnieren.

Pasta mit Gorgonzolasauce und Birnenstückchen

🕐 20 Minuten
Schwierigkeitsgrad: ❷

:: Calcium | pro Portion etwa 650 kcal

Zutaten für 2 Personen:
250 g Nudeln ihrer Wahl (am besten Vollkorn)
50 g Parmesan
150 g Gorgonzola
2 Birnen
1 Tasse fettarme Milch

1. Nudeln kochen. Beachten Sie die Kochzeiten auf der Packung.

2. In der Zwischenzeit Gorgonzola klein schneiden. Milch vorsichtig erhitzen und Käse unter Umrühren schmelzen und geriebenen Parmesan dazugeben.

3. Die gekochten Nudeln nun mit der Sauce mischen. Mit klein geschnittenen Birnenstückchen garniert servieren.

 tipp Für einen besonders aromatischen Geschmack achten Sie darauf, dass die Birnen wirklich reif sind.

Risotto mit Pilzen

:: Reich an Mineralstoffen :: Viele B-Vitamine :: Folsäure
pro Portion etwa 430 kcal

◷ 20 Minuten
Schwierigkeitsgrad: ❷

---

1 Zwiebeln zerkleinern, in einem Topf mittlerer Größe mit Olivenöl anschwitzen und unter Rühren nach einigen Minuten Reis dazugeben.

2 Ist der Reis glasig, etwas Brühe dazugeben bis der Reis bedeckt ist. Bei offenem Topf ca. 20 Minuten köcheln lassen und immer wieder umrühren, damit nichts anbrennt.

3 Sobald die Flüssigkeit vom Reis aufgesogen ist, diesen Vorgang mit der übrigen Gemüsebrühe Stück für Stück wiederholen, bis der Reis (ihrem Geschmack entsprechend) bissfest ist.

4 Inzwischen Pilze putzen, in feine Scheiben schneiden, nach 15 Minuten zum Reis geben und mitköcheln lassen, bis das Risotto gar ist. Den Parmesan reiben und kurz vor dem Servieren unterrühren. Evtl. mit Salz und Pfeffer abschmecken. Auf den Tellern anrichten und mit Parmesan und etwas Petersilie garnieren.

Zutaten für 2 Personen:
400 g frische Pilze Ihrer Wahl
1 l Gemüsebrühe (Instant)
5 EL Olivenöl
2 große Tassen Reis
1 große Zwiebel
40 g Parmesan
Petersilie

tipp Am besten schmeckt das Risotto mit aromatischen Steinpilzen. Je nach Jahreszeit können Sie auch getrocknete verwenden. Diese müssen allerdings mindestens 15 Minuten in lauwarmen Wasser eingeweicht werden.

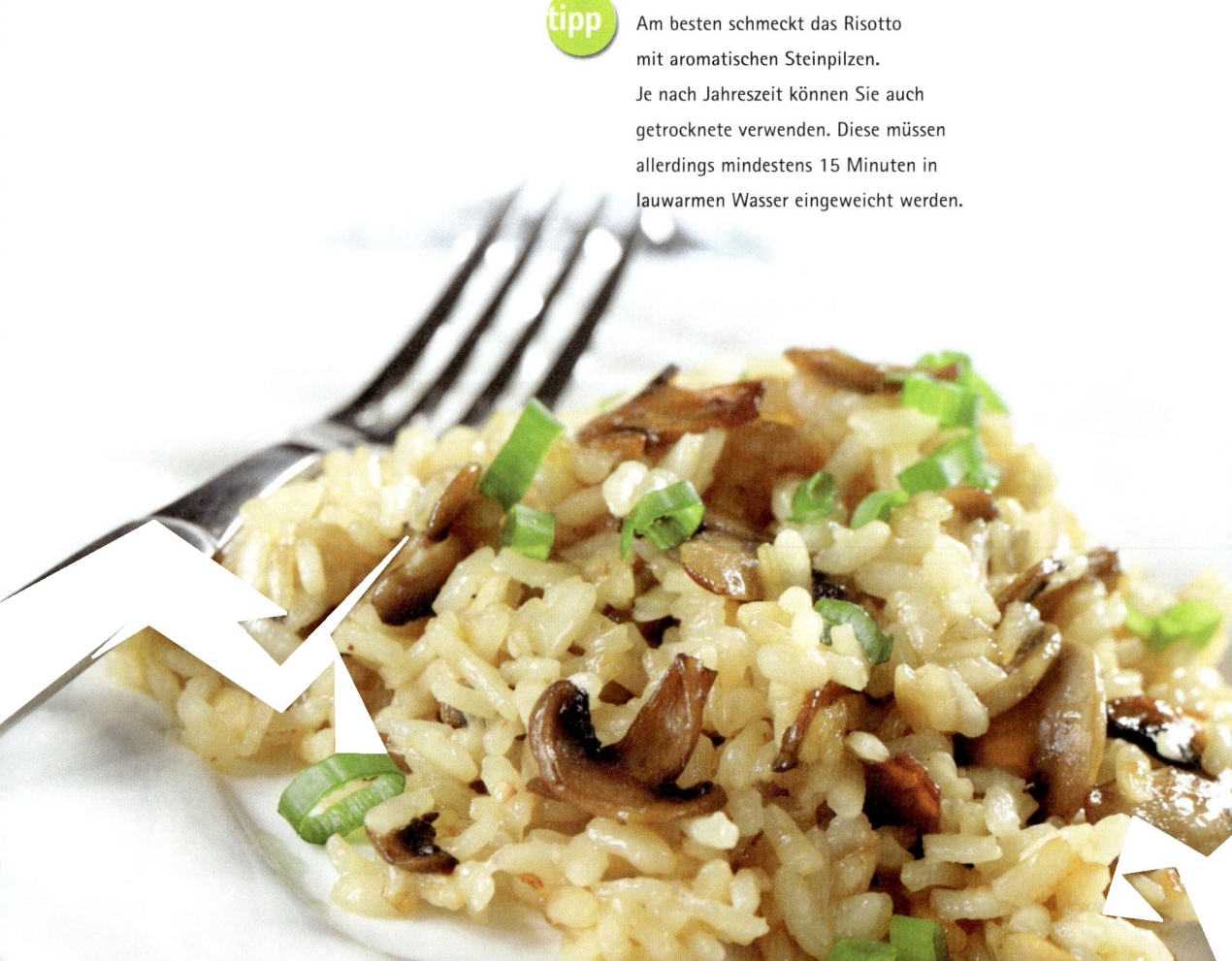

Sauerkrautsalat mit Bismarckheringen und Birnen

⏱ *30 Minuten*
Schwierigkeitsgrad: ❶

:: Reich an Jod und Calcium :: Folsäure :: Omega-3-Fettsäuren
pro Portion: etwa 550 kcal

Zutaten für 2 Personen:
300 g Sauerkraut (Dose oder Glas)
2 süße Birnen
100 g Stangensellerie
100 g eingelegten Kürbis (Glas)
200 g Bismarckheringe
50 g Mayonnaise
100 g Naturjoghurt
2 EL Sahne
1 EL gehackte Kräuter (Petersilie, Dill, Schnittlauch)
Jodsalz, Pfeffer aus der Mühle
1 Prise Zucker

1 Das Sauerkraut auseinanderzupfen und klein schneiden. Birnen waschen, schälen, entkernen und in kleine Würfel schneiden. Stangensellerie putzen, waschen und in Scheiben schneiden. Den eingelegten Kürbis in kleine Würfel schneiden.

2 Birnen, Stangensellerie und Kürbis mit dem Sauerkraut vermengen. Aus Mayonnaise, Joghurt, Sahne, den gehackten Kräutern, Jodsalz, Pfeffer aus der Mühle und ein wenig Zucker eine kräftige Sauce herstellen.

3 Die Bismarckheringe abziehen, in zentimeterdicke Streifen schneiden und zu den übrigen Salatzutaten geben. Alles mit der Sauce anmachen, nochmals abschmecken und anrichten.

tipp Wenn Sie ein paar Sardellenfilets in den Salat geben, schmeckt es noch würziger.

Rucolasalat mit angebratenem Carpaccio und Parmesan

⏱ *20 Minuten*
Schwierigkeitsgrad: ❸

:: Eisen :: Calcium :: Folsäure | pro Portion etwa 400 kcal

Zutaten für 2 Personen:
180 g Rinderfilet
150 g Rucolasalat
1 kleiner Apfel
2 EL Mineralwasser
1 TL Waldhonig
1 EL Balsamessig
2 EL Rapsöl
Jodsalz
Pfeffer aus der Mühle
1/2 TL rosa Pfefferbeeren
etwas scharfer Senf
40 g Parmesan

1 Das Rinderfilet kalt abbrausen, trocken tupfen und im Gefrierfach leicht anfrosten lassen. Inzwischen Rucolasalat verlesen, waschen und trockenschütteln. Den Apfel schälen, vierteln, entkernen und in kleine Würfel schneiden.

2 Mineralwasser zusammen mit dem Honig leicht erwärmen, Balsamessig und das Rapsöl dazugeben und mit einem Schneebesen verrühren. Die Apfelwürfel dazugeben und das Dressing mit Jodsalz, Pfeffer aus der Mühle, einigen rosa Beeren und etwas Senf pikant abschmecken.

3 Eine beschichtete Pfanne mit Rapsöl ausreiben und erhitzen. Das Rinderfilet in hauchdünne Scheiben schneiden und in der heißen Pfanne rasch von beiden Seiten durchbraten.

4 Inzwischen den Rucolasalat auf zwei flache Teller verteilen. Carpaccio-Scheiben aus der Pfanne nehmen, dazulegen und das Dressing darüberträufeln. Zum Schluss den Parmesan darüberhobeln und gleich servieren.

Salat mit weißen Bohnen und Thunfisch

:: Reich an Eisen + Jod :: Viel Vitamin A + C :: Folsäure
pro Portion etwa 250 kcal

15 Minuten
Schwierigkeitsgrad: ❶

1. Die Bohnen in ein Sieb schütten, kalt abspülen und abtropfen lassen. Den Brokkoli waschen und in einzelne Röschen teilen.

2. Eine beschichtete Pfanne mit 5 Esslöffel Wasser erhitzen, Brokkoli dazugeben und andünsten. Mit Salz, Pfeffer und Muskat würzen. Bei schwacher Hitze zugedeckt etwa 5 Min. bissfest dünsten.

3. Zwiebel abziehen und in feine Streifen schneiden. Meerrettich schälen, fein reiben, mit Essig, Salz, Pfeffer und Ahornsirup zu einer Marinade verrühren und das Olivenöl unterschlagen.

4. Thymian abbrausen, Blättchen abzupfen und mit den Zwiebeln unter die Marinade heben. Bohnen mit der Marinade in einer großen Schüssel mischen, Brokkoli abgießen und heiß dazugeben, vorsichtig mischen.

5. Thunfisch abtropfen lassen und in Stücke teilen. Salat putzen, waschen, trocken schleudern und zurechtzupfen. Mit den Bohnen mischen, abschmecken und auf Teller verteilen. Am Ende den Thunfisch darübergeben und servieren.

Zutaten für 2 Personen:
100 g weiße Bohnenkerne (gekocht, aus dem Glas)
200 g Brokkoli
Jodsalz
Pfeffer aus der Mühle
1 Msp. gemahlene Muskatnuss
1 rote Zwiebel
1 cm frische Meerrettichwurzel
2 EL Weißweinessig
einige Spritzer Ahornsirup
etwas frischer Thymian
1 EL Olivenöl
200 g Thunfisch im eigenen Saft
1 kleiner Friséesalat
Thymian

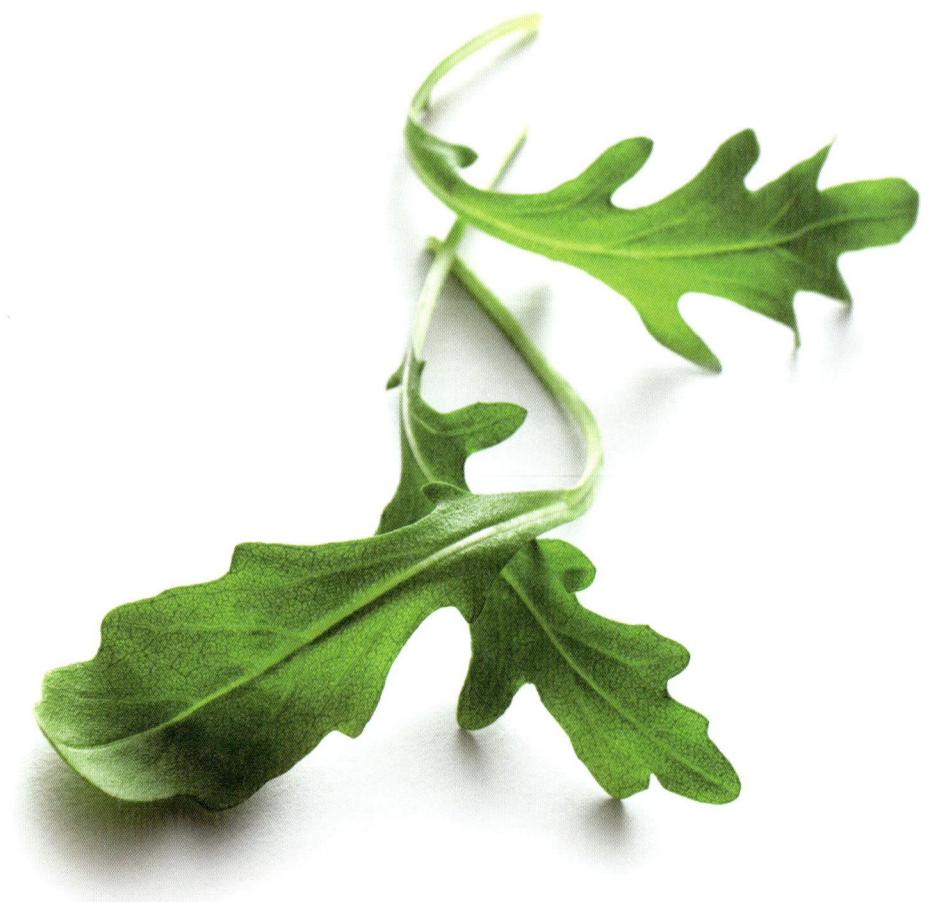

Pikanter Mozzarellasalat mit Kirschtomaten und Aprikosen

◷ 10 Minuten
Schwierigkeitsgrad: ❶

:: Reich an Calcium :: Folsäure | pro Portion etwa 480 kcal

Zutaten für 2 Personen:
1 kleiner Kopfsalat
2 Aprikosen
100 g Kirschtomaten
2 Kugeln Mozzarella
(à 125 g, abgepackt)
1 rote Zwiebel
1 Knoblauchzehe
2 EL Balsamessig
2 EL Mineralwasser
1 TL Körnersenf
Jodsalz
Pfeffer aus der Mühle
1 EL Olivenöl
2 Stiele Blattpetersilie
12 grüne oder schwarze Oliven
(ohne Stein, frisch
geöffnetes Glas)

1. Kopfsalat putzen, waschen, trockenschleudern und in mundgerechte Stücke teilen. Aprikosen waschen, entkernen und in dünne Spalten schneiden.

2. Tomaten waschen, Stielansätze herausschneiden und halbieren. Mozzarella mit kaltem Wasser abbrausen, trocken tupfen und in Würfel schneiden.

3. Zwiebel und Knoblauch abziehen und in feine Würfel schneiden. Mit Balsamessig, Mineralwasser, Körnersenf, Jodsalz und Pfeffer aus der Mühle verrühren und das Olivenöl unterschlagen.

4. Blattpetersilie waschen, trockenschütteln und die Blättchen in das Dressing zupfen. Die vorbereiteten Zutaten vorsichtig miteinander vermengen und mit dem Dressing anmachen. Den Salat dekorativ auf Tellern anrichten, die halbierten Oliven darüber geben und servieren.

Gemischter Salat mit Ei und Lachs

◷ 10 Minuten
Schwierigkeitsgrad: ❶

:: Jod :: Folsäure | pro Portion etwa 360 kcal

Zutaten für 2 Personen:
2 Tomaten
1 Gurke
1 Kopfsalat
2 gekochte Eier
150 g frisches Lachsfilet
Olivenöl

Für das Dressing:
1 EL Essig
2 EL Öl
1/2 Zwiebel
1 TL Senf
1 TL Zucker

1. Gemüse und Salat waschen, gut abtropfen lassen. Gurke in dünne Scheiben schneiden, Tomaten vierteln, Salat in mundgerechte Stücke zupfen.

2. Zwiebel klein schneiden und mit Essig, Öl, Senf, Zucker zu einem Dressing verrühren.

3. Lachsfilet in mundgerechte Stücke zerkleinern und in etwas Olivenöl gut anbraten, bis der Fisch gar ist. Eier in Scheiben schneiden.

4. Salat auf Tellern anrichten. Den Fisch, dann die Eier vorsichtig auf den Salat setzen und mit dem Dressing beträufeln.

 Anstelle des frischen Lachsfilets können auch Sardinen aus der Dose verwendet werden.

Salate

Fenchelrohkost mit Kernen

:: Reich an Folsäure + Eisen :: Viel Vitamin C
pro Portion etwa 220 kcal

🕒 10 Minuten
Schwierigkeitsgrad: ❶

1. Die Fenchelknollen putzen, waschen, halbieren und den Strunk herausschneiden. Möhren waschen, schälen und anschließend mit dem Fenchel in dünne Scheiben schneiden oder hobeln.

2. Den Feldsalat putzen und gründlich mit kaltem Wasser waschen. In einem Sieb abtropfen lassen und trockenschütteln.

3. Für das Dressing Zitronensaft, Sonnenblumenöl, Apfelessig und Ahornsirup verrühren und mit Jodsalz und Pfeffer aus der Mühle kräftig abschmecken.

4. Feldsalat mit Fenchel und Möhren dekorativ auf zwei Tellern anrichten und das Dressing darüber träufeln. Mit Sonnenblumenkernen und Leinsamen bestreuen.

Zutaten für 2 Personen:
2 kleine Fenchelknollen
(ca. 300 g)
2 Möhren
40 g Feldsalat
Saft 1/2 Zitrone
1 EL Sonnenblumenöl
1 EL Apfelessig
1 EL Ahornsirup
Jodsalz
Pfeffer aus der Mühle
1 EL geschälte
Sonnenblumenkerne
1 EL gerösteter Leinsamen

tipp Zu diesem vegetarischen Gericht passen gut auch gebratene Puten- oder Hühnerbrustfilets.

Spinatsalat mit gebratenen Pfifferlingen

:: Reich an Eisen :: Viel Vitamin C :: Folsäure
pro Portion: etwa 150 kcal

🕒 10 Minuten
Schwierigkeitsgrad: ❶

1. Den Blattspinat gründlich mit kaltem Wasser waschen, gut abtropfen lassen und in mundgerechte Stücke zupfen, dabei große Stiele entfernen.

2. Die Pfifferlinge waschen und mit Küchenkrepp reinigen. 1 Teelöffel Rapsöl in einer beschichteten Pfanne erhitzen und die Pfifferlinge darin gut durchbraten. Mit Jodsalz und wenig gemahlenem Kümmel würzen.

3. Für das Dressing das restliche Öl, den Senf und den Weinessig gut vermischen und mit Jodsalz, Pfeffer aus der Mühle und Paprikapulver abschmecken.

4. Den Blattspinat auf Tellern anrichten und mit dem Dressing beträufeln. Die gebratenen Pfifferlinge daraufsetzen und zum Schluss mit den Pinienkernen bestreuen.

Zutaten für 2 Personen:
150 g junger Blattspinat
200 g Pfifferlinge
2 EL Rapsöl
1 TL scharfer Senf
1 EL Weinessig
Jodsalz
Pfeffer aus der Mühle
1 Msp. Paprikapulver
1 EL Pinienkerne

Paprikasalat mit gebratener Hühnerbrust

⏱ *15 Minuten*
Schwierigkeitsgrad: ❶

:: **Viel Vitamin C** :: **Folsäure**
pro Portion etwa 400 kcal

Zutaten für 2 Personen:
2 rote und 1 gelbe Paprika
2 Hühnerbrüste à 150 g
Sonnenblumenkerne

Für das Dressing:
1 EL Essig
2 EL Öl
1/2 Zwiebel
1 TL Senf
1 TL Zucker

1 Zwiebel klein schneiden und mit Essig, Öl, Senf, Zucker zu einem Dressing verrühren. Paprika waschen und in Scheiben schneiden.

2 Hühnerbrüste waschen, trocken tupfen, salzen, pfeffern und in Olivenöl unter häufigem Wenden gut durchbraten, bis diese leicht Farbe annehmen und innen gar und nicht mehr rötlich bzw. blutig sind.

3 Paprika auf Tellern anrichten und mit dem Dressing beträufeln. Die gebratenen Hühnerbrüstchen teilen und dazu legen. Das Ganze mit Sonnenblumenkernen bestreuen.

tipp Zum Salat schmecken immer leckere Vollkornbrötchen.

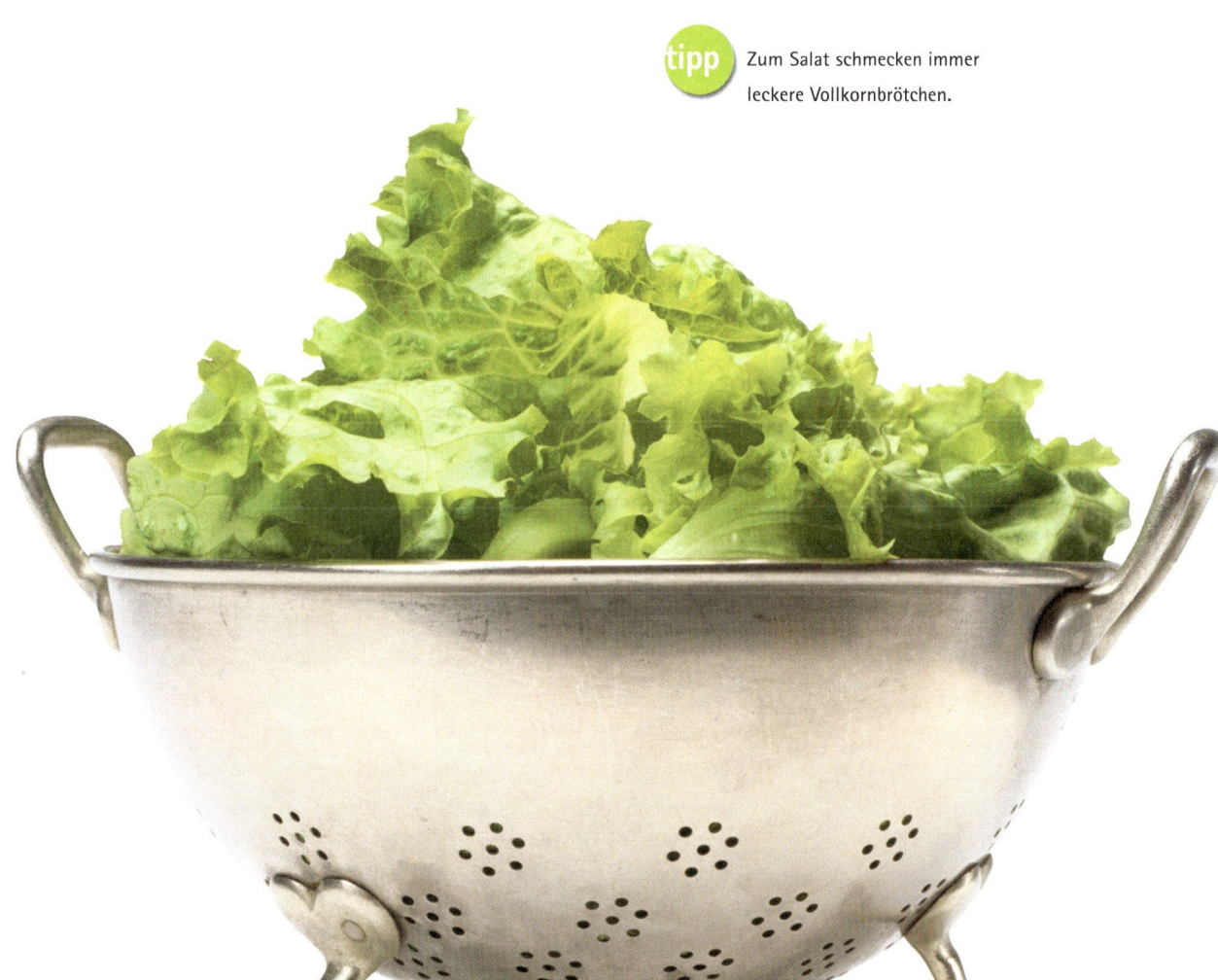

Suppen 9

Ligurische Fischsuppe

:: Reich an Jod
pro Portion etwa 620 kcal

🕐 20 Minuten
Schwierigkeitsgrad: ❸

1 Garnelen und Fischfilets unter kaltem Wasser waschen und mit einem Küchenkrepp trocken tupfen. Sollten Sie Tiefkühlware benutzen, nach Packungsangaben auftauen und waschen.

2 Wasser erhitzen, Instantbrühe zubereiten, und zum Köcheln bringen. Reis wie gewohnt zubereiten.

3 Das Mischgemüse in die köchelnde Brühe geben und ca. 8 Minuten köcheln lassen.

4 Die gewaschenen Fischfilets in ein wenig Olivenöl ca. 3 Minuten anbraten, dann die Garnelen kurz dazugeben.

5 Fischfilets in mundgerechte Stücke schneiden, mit den Garnelen und dem Bratöl in die Suppe geben und noch weitere 3 Minuten köcheln lassen, bis die Garnelen »durch« aber nicht trocken sind. Fertig gekochten Reis dazugeben.

6 Paprika waschen, putzen und in kleine Würfel hacken, Petersilie waschen, Blättchen abzupfen und Suppe mit Paprika und Petersilie garnieren

Zutaten für 2 Personen:
2 größere Garnelen
400 g Fischfilet
0,75 l Wasser
4 TL Fisch- oder Gemüsebrühepulver
1 Packung Mischgemüse (TK)
1 rote frische Paprika
etwas frische Blattpetersilie
2 Tassen Reis

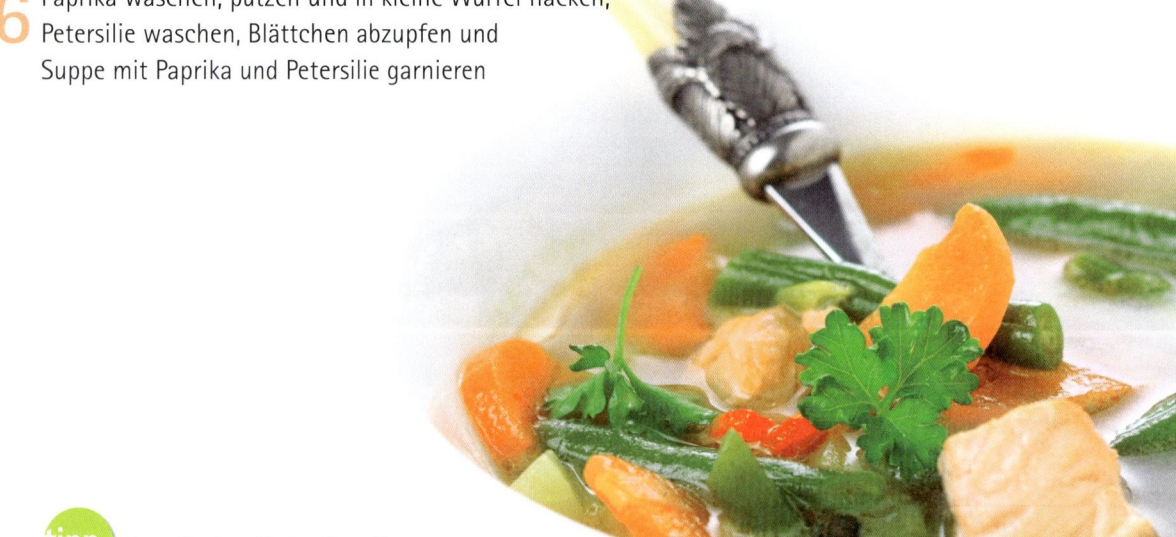

tipp Essen Sie dazu frisches Baguette oder ein halbes Vollkornbrötchen.

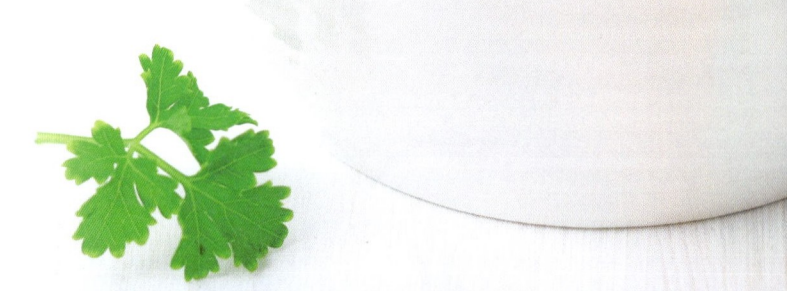

Gelbe Paprikasuppe mit gebratenen Scampi

⏲ 30 Minuten
Schwierigkeitsgrad: ❷

:: Reich an Jod :: Viel Vitamin C :: Viel Folsäure
pro Portion etwa 150 kcal

Zutaten für 2 Personen:
2 gelbe Paprikaschoten
100 g Kartoffeln
Zwiebel
1/2 l Gemüsebrühe
1/4 TL mildes Currypulver
und Koriander
Jodsalz
Pfeffer aus der Mühle
2 Scampi (à 35 g – 40 g)
je 1 TL Zitronensaft und
Schnittlauchröllchen
1/2 TL Sonnenblumenöl

1. Die Paprikaschoten waschen, halbieren, entkernen, mit heißem Wasser überbrühen, die Haut abziehen und klein schneiden. Kartoffeln schälen und ebenfalls klein schneiden.

2. Die Zwiebel abziehen und in feine Würfel schneiden. Wenig Gemüsebrühe erhitzen und das Gemüse darin andünsten. Mit der restlichen Gemüsebrühe auffüllen und mit Curry, Koriander, Jodsalz und Pfeffer würzen.

3. Die Suppe etwa 15-20 Minuten bei mittlerer Hitze kochen lassen, vom Herd nehmen und mit dem Mixstab pürieren. Aufkochen lassen und abschmecken.

4. Inzwischen die Scampi unter kaltem Wasser abbrausen, trocken tupfen und mit Jodsalz, Zitronensaft und Pfeffer würzen. Eine beschichtete Pfanne erhitzen, wenig Sonnenblumenöl hineingeben und die Scampi darin rasch von allen Seiten braten bis sie »durch«, aber nicht trocken sind.

5. Die Suppe auf dem Teller verteilen. Scampi mit Küchenkrepp abtupfen und darauf setzen. Mit Schnittlauch bestreut servieren.

Kaltes Sauerkraut-Gurken-Süppchen

⏲ 20 Minuten
Schwierigkeitsgrad: ❷

:: Reich an Calcium und Folsäure :: Viel Vitamin A | pro Portion etwa 190 kcal

Zutaten für 2 Personen:
100 g Kartoffeln
1 kleines Bund Dill
120 g Sauerkraut
300 g Naturjoghurt
50 ml Gemüsebrühe
1 TL grobkörniger Senf
1 TL kaltgepresstes Distelöl
1 Knoblauchzehe
Jodsalz u. Pfeffer / Mühle
einige Spritzer Worcestersauce
100 g Salatgurke
1 rote Paprika

1. Die Kartoffeln gründlich waschen und mit der Schale in Salzwasser garen. Abgießen, etwas ausdampfen lassen, pellen und zerkleinern. Dill waschen, trocken schleudern und von den Stielen zupfen.

2. Vorbereitete Kartoffeln, Dill, Sauerkraut, Joghurt, Gemüsebrühe, Körnersenf, Distelöl und die zerkleinerte Knoblauchzehe im Mixer pürieren.

3. Die Suppe mit Jodsalz, Pfeffer aus der Mühle und Worcestersauce pikant abschmecken. Salatgurke waschen und schälen, der Länge nach halbieren und mit einem Teelöffel die Kerne entfernen. Das Fruchtfleisch in feine Würfel schneiden und unter die Suppe rühren.

4. Die Suppe etwa 1 Stunde kaltstellen, dann nochmals abschmecken, mit kleingeschnittener roter Paprika garnieren und servieren.

Snacks 7

Thunfisch-Sandwich

:: Reich an Omega-3-Fettsäuren
pro Portion etwa 300 kcal

🕓 5-10 Minuten
Schwierigkeitsgrad: ❶

1. Thunfisch abtropfen lassen. Zwiebeln zerkleinern, Mayonnaise und Ketchup mit Thunfisch vermischen und mit einem Rührbesen zu einer cremigen Masse verarbeiten.

2. Minibaguettes in 2 Teile aufschneiden, mit Salat belegen und mit der Masse bestreichen.

Zutaten für 2 Personen:
2 Minibaguettes
1 Dose Thunfisch im eigenen Saft
2 Zwiebeln
4 EL Mayonnaise light
2 EL Ketchup
Salatblätter

Orangensalat mit Fenchel und Sardellenfilets

:: Reich an Vitamin C+E :: Folsäure
pro Portion etwa 350 kcal

🕓 5-10 Minuten
Schwierigkeitsgrad: ❶

1. Orangen schälen und in dünne Scheiben schneiden. Saft in einem Schüsselchen auffangen. Fenchel putzen und ebenfalls in Scheiben schneiden. Zwiebel schälen und in dünne Ringe schneiden.

2. Oliven und Sardellen klein schneiden.

3. Für das Dressing den aufgefangenen Orangensaft mit den Oliven und Sardellen vermischen, Weißweinessig und Olivenöl hinzugeben.

4. Alles garnieren und mit etwas Salz und Pfeffer abschmecken.

Zutaten für 2 Personen:
4 Orangen
1 kleine rote Zwiebel
2 Fenchelknollen
5 große grüne Oliven
4 Sardellenfilets (Vollkonserve, ohne Kühlung lange haltbar)
1/2 EL Weißweinessig
2 EL Natives Olivenöl
Salz
Pfeffer

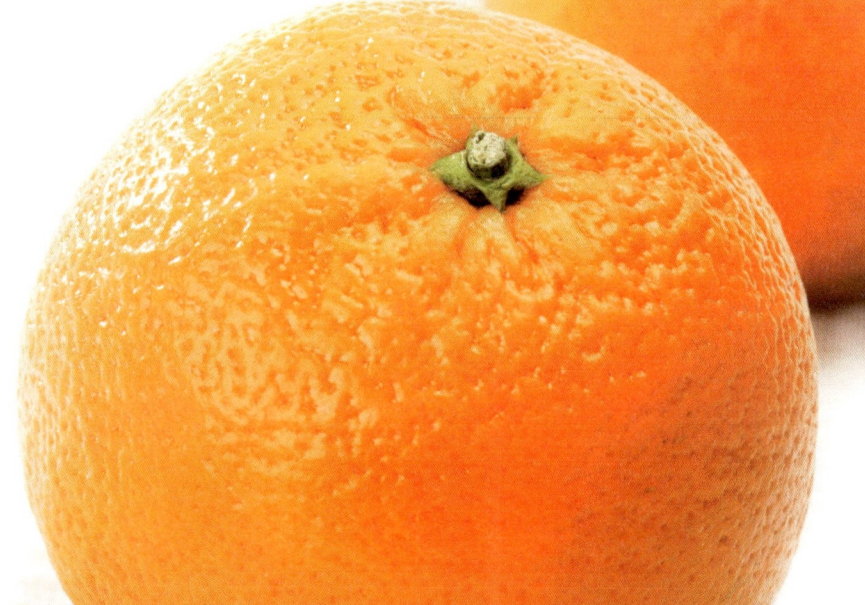

Vollkorntoast mit Frischkäseaufstrich

⏱ 5-10 Minuten
Schwierigkeitsgrad: ❶

:: Reich an Mineralstoffen :: Viele B-Vitamine :: Folsäure :: Calcium
pro Portion etwa 340 kcal

Zutaten für 2 Personen:
1 kleines Bund frische Kräuter
(Dill, Petersilie,
Schnittlauch, Basilikum)
100 g körniger Frischkäse
100 g Magerquark
2 EL Milch
1 kleine rote Zwiebel
Jodsalz
Pfeffer aus der Mühle
4 Scheiben Vollkorntoastbrot
4 Radieschen

1 Die Kräuter unter fließendem kalten Wasser abbrausen, trockenschütteln und fein hacken. Frischkäse mit dem Magerquark und der Milch glattrühren.

2 Die Zwiebel abziehen und in kleine Würfel schneiden. Die Kräuter und die Zwiebelwürfel unter die Frischkäsemasse rühren und mit Jodsalz und Pfeffer aus der Mühle abschmecken.

3 Vollkorntoastbrot rösten und mit dem Käseaufstrich bestreichen. Radieschen putzen, waschen und mit einer groben Küchenreibe darüberreiben.

Rührei mit frischen Champignons

⏱ 5-10 Minuten
Schwierigkeitsgrad: ❶

:: Inhaltsstoffe: B-Vitamine :: Phosphor :: Vitamin E
pro Portion etwa 250 kcal

Zutaten für 2 Personen:
4 Eier
4 El Milch
Salz
Pfeffer
200g frische Champignons
1 Zwiebel
wer es mag: 1 Knoblauchzehe
Öl
Petersilie
Cherrytomaten

1 Champignons waschen und putzen, dann vierteln. Zwiebeln und gegebenenfalls Knoblauch klein hacken.

2 Eier aufschlagen und mit der Milch mit einem Rührbesen vermischen.

3 2 Esslöffel Öl in einer Pfanne erhitzen und Zwiebeln dazugeben. Wenn die Zwiebeln glasig sind, die Champignons hinzufügen und anbraten. Dann die Eimasse dazugeben und noch ca. zwei Minuten bei kleiner Hitze rühren bis das Ei gestockt ist.
Auf einem Teller mit Petersilie und Cherrytomaten anrichten.

tipp Dazu schmeckt ein frisches Weiß- oder Vollkornbrot.

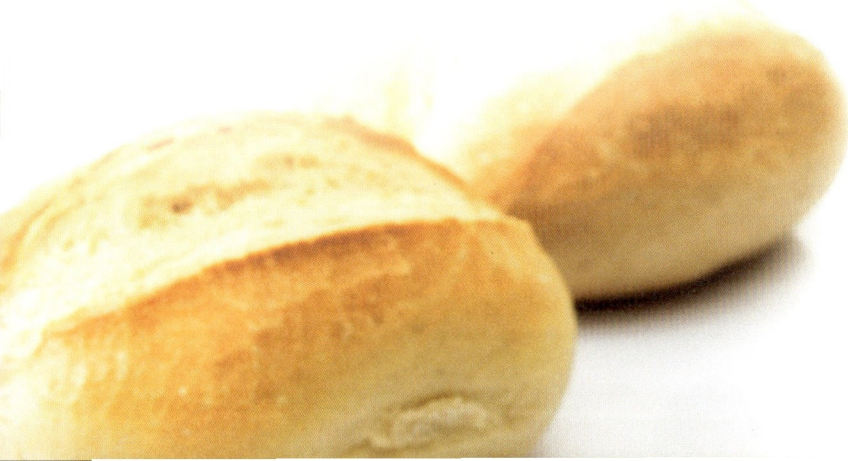

Zwischengerichte ...

Neben einem ausgiebigen Frühstück und einem leichten Mittag- und Abendessen kann man auch bei den Zwischenmahlzeiten – bei dem was man so nebenbei isst – hinsichtlich der Mikronährstoffe einiges verbessern. Zunächst empfehlen wir Ihnen, jeden Tag – über den Tag verteilt – einen halben Becher Buttermilch oder Kefir (250 g/90 kcal) zu trinken sowie 1 bis 2 Portionen Obst der Saison zu sich zu nehmen. Damit es nicht langweilig wird, sollten Sie zwischen Naturbuttermilch und Buttermilch mit Früchten abwechseln. Dies ist eine gute Grundlage für eine ausreichende Versorgung mit Calcium. Zusätzlich können Sie pro Tag eine der folgenden Zwischenmahlzeiten einnehmen:

- Studentenfutter (25 g) und 1 Glas fettarme Milch (218 kcal)
- Sonnenblumenkerne (10 g) und 1 Glas fettarme Milch (140 kcal)
- Mohnkuchen (1 Stück) und 1 Glas fettarme Milch (320 kcal)
- Banane und 1 Glas fettarme Milch (210 kcal)
- Kiwi und ein fettarmer Joghurt (150 g) (140 kcal)
- Apfelsine und ein fettarmer Joghurt (150 g) (140 kcal)
- Nüsse (20 g) und 1 Glas fettarme Milch (210 kcal)

Nicht vergessen: Jeden Tag mindestens 1,5 l Flüssigkeit trinken. Dazu eignen sich am Besten ein gutes calciumhaltiges Mineralwasser und natürliche Obstsäfte ohne Zuckerzusatz, die Sie mit Wasser zu einer Schorle verdünnen können.

... und Hauptmahlzeiten

Die hier beschriebenen Hauptmahlzeiten können Sie ganz wie Sie wollen sowohl als Mittag- als auch als Abendessen zubereiten. Alle Rezepte enthalten eine Einkaufsliste und die Zubereitungsschritte. Angegeben ist auch der Schwierigkeitsgrad von 1-4:

- ❶ = sehr einfach
- ❷ = einfach
- ❸ = eher aufwendig
- ❹ = sehr aufwendig

Neben den Kilokalorien ist jeweils auch angegeben, welche Vitamine und Mineralstoffe das jeweilige Rezept in besonderem Maße enthält. Kombinieren Sie Frühstück, Zwischen- und Hauptgerichte jeweils so, dass Sie damit Ihre empfohlene Zufuhr an Kilokalorien erreichen und nicht überschreiten. Hinsichtlich der Kräuter und Gewürze haben wir uns zurückgehalten. Hier können Sie die Kräuter und Gewürze einsetzen, die Sie mögen.

Aber Vorsicht, nicht alle Kräuter (auch Tees) eignen sich in der Schwangerschaft. Dazu finden Sie ein interessantes Lexikon im Internet unter www.heilkraeuter.de.

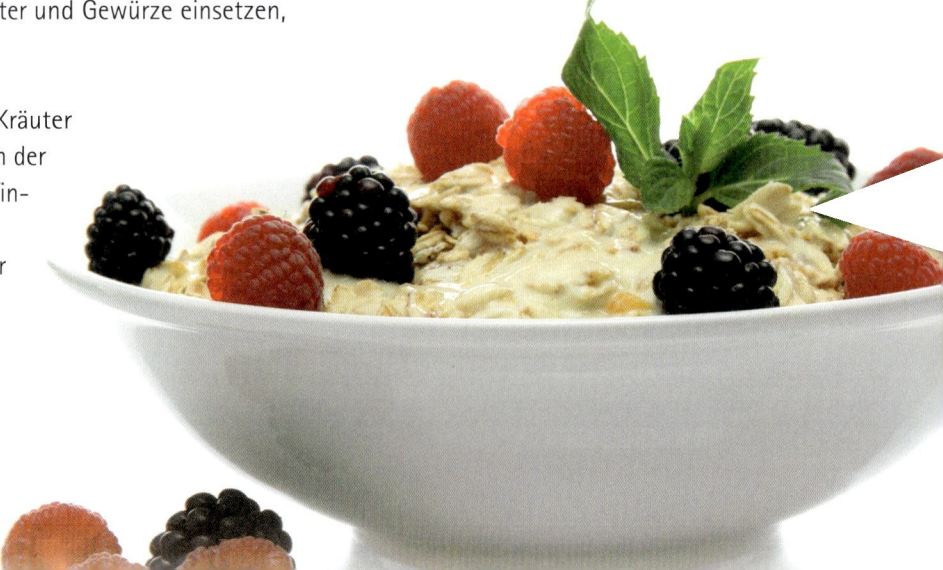

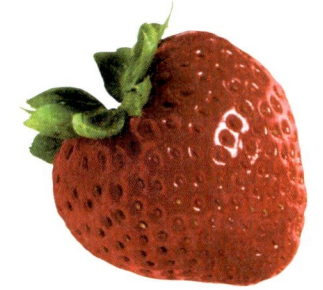

1000 kcal
Folsäure: 210 µg
Eisen: 8 mg
Jod: 31 µg
Calcium: 300 mg

Das Herzhafte

1 Spiegelei (beidseitig gebraten) mit 1 Scheibe gekochtem Schinken und Weizenkeimen garniert, dazu 2 Scheiben Vollkornbrot mit Aufstrich nach Wahl sowie 1 Möhre und 1 rote Paprika. Zum süßen Schluss: 50 g Schokomüsli mit frischer fettarmer Milch mit Sonnenblumenkernen, Mandeln und Nüssen garniert

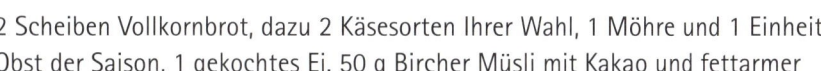

630 kcal
Folsäure: 100 µg
Eisen: 4 mg
Jod: 21 µg
Calcium: 250 mg

Das Süße

20 g Cornflakes mit frischer fettarmer Milch mit Mandeln und Nüssen garniert; dazu 1 Banane. 1 Vollkornbrötchen, eine Hälfte mit Butter und Marmelade, die andere mit Honig bestreichen. 1 Glas frisch gepresster Orangensaft

1060 kcal
Folsäure: 153 µg
Eisen: 9 mg
Jod: 34 µg
Calcium 400 mg

Das Schweizer

2 Scheiben Vollkornbrot, dazu 2 Käsesorten Ihrer Wahl, 1 Möhre und 1 Einheit Obst der Saison, 1 gekochtes Ei. 50 g Bircher Müsli mit Kakao und fettarmer Milch mit Sonnenblumenkernen, Mandeln und Nüssen garniert.
Zum Schluss: 1 Glas Traubensaft.

860 kcal
Folsäure: 120 µg
Eisen: 5 mg
Jod: 25 µg
Calcium: 270 mg

Das Englische

50 g Baked Beans mit 1 Scheibe gebratenen Kochschinken und Spiegelei (beidseitig gebraten). Dazu Apfel-Möhrensalat und 1 Scheibe Vollkornbrot oder 1/2 Vollkornbrötchen. Zum Schluss: 1/2 Vollkornbrötchen mit Honig und 1 Glas frische Milch.

670 kcal
Folsäure: 120 µg
Eisen: 5 mg
Jod: 25 µg
Calcium: 370 mg

Das Fruchtige

75 g Früchtemüsli mit fettarmen Joghurt mit Obstsalat aus 3 Einheiten Obst der Saison mit Sonnenblumenkernen, Mandeln und Nüssen garniert.
2 Knäckebrote mit Magerquarkaufstrich und Marmelade.

740 kcal
Folsäure: 140 µg
Eisen: 6 mg
Jod: 34 µg
Calcium: 360 mg

Das Königliche

1 Einheit fettarme Leberwurst (nicht im ersten Schwangerschaftsdrittel), 1 Scheibe Wurst Ihrer Wahl, ein gekochtes Ei, 1 Möhre, 1 Vollkornbrötchen, 1 Glas frisch gepresster Orangensaft und 1 fettarmer Joghurt und Erdnussbutter als Brotaufstrich für ein 1/2 Brötchen. Dazu 200 g Krabbensalat am besten selbst hergestellt, indem Sie Nord- oder Tiefseekrabben durcherhitzen und dazu eine leicht gesüßte Joghurt/Zitronenmischung herstellen.

Den Tag gesund beginnen

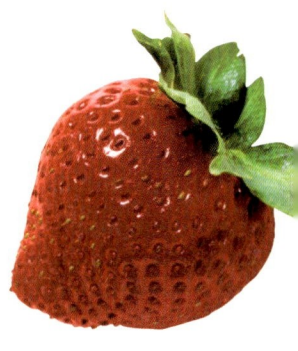

Für einen optimalen Start in den Tag empfehlen wir, Ihre Frühstücksgewohnheiten zu prüfen und wenn nötig zu verändern. Sie werden sehen, dass das nicht schwierig ist. In der folgenden Tabelle haben wir Ihnen Nahrungsmittel zusammengestellt, die jeweils besonders viel Inhaltsstoffe von zunächst Folsäure, dann Eisen und schließlich Calcium aufweisen.

Optimierung Folsäure	Optimierung Eisen	Optimierung Calcium
Weizenkeime	Weizenkeime	Alle Milchprodukte
Sonnenblumenkerne	Leberwurst* (fettarm)	Haselnüsse
Mandeln	Sonnenblumenkerne	Walnüsse
Walnüsse	Haferflocken	Vollkornbrot
Haselnüsse	Mandeln und Haselnüsse	Weizenkeime
Hühnerei	Müsli	Getrocknete Feigen
Erdbeeren, Himbeeren Stachelbeeren	Roggenvollkornbrot	Getrocknete Pflaumen
Leberwurst* (fettarm)	Hirse	Leinsamen
Paprika (frisch)	Tofu	Haferflocken
Feldsalat	Schinken (gekocht)	Mineralwasser (calciumreich)

*Leber (rot markiert) sollte im ersten Schwangerschaftsdrittel aufgrund ihres hohen Vitamin A - Gehalts nicht gegessen werden (vgl. Infokasten im Handbuch auf Seite 112)

Sicherlich haben Sie die nachfolgenden Zutaten im Haushalt vorrätig, diese aber vielleicht bislang nicht so häufig verwendet:

- Weizenkeime
- Sonnenblumenkerne
- Haferflocken
- Müsli
- Nüsse
- jodiertes Speisesalz

Sieben Frühstücksvariationen

Trinken Sie dazu Kaffee oder Tee, aber nicht mehr als 3 Tassen koffeinhaltige Getränke pro Tag.

Das Fitnessfrühstück

50 g Früchtemüsli mit 50 g Quark oder 150 g fettarmen Joghurt mit 2 Einheiten frischem Obst der Saison (zerkleinert) und mit Honig gesüßt und mit 1 EL Sonnenblumenkernen, Mandeln und Nüssen garniert.
2 Scheiben Vollkorntoast einmal belegt mit 1 Scheibe gekochten Schinken, zum anderen dünn mit Schokoladencreme bestrichen.
Zum Schluss: 1 Banane.

tipp

Bei guter Versorgung mit Vitamin C wird die Eisenaufnahme im Körper erleichtert. Die Aufnahme von ß-Karotin ist an ausreichend Fett gebunden.

980 kcal
Folsäure: 126 µg
Eisen: 5 mg
Jod: 24 µg
Calcium: 312 mg

Gesund essen!

Mit diesem Rezeptbeihefter zum Heraustrennen und Abheften wollen wir Sie dabei unterstützen, sich in der Schwangerschaft gesund zu ernähren. Dafür erhalten Sie Vorschläge und Ideen für das Frühstück, zahlreiche Rezepte für die Hauptmahlzeiten sowie für das Abendbrot oder für zwischendurch. Dabei geht es vor allem darum, den Bedarf an den in der Schwangerschaft wichtigen Vitaminen und Mineralstoffen sicherzustellen.

Denn der in der Schwangerschaft anfallende Mehrbedarf kann in den meisten Fällen bereits durch eine geeignete Lebensmittelauswahl und deren richtige Zubereitung gedeckt werden, sodass die Einnahme von Vitamin- und Mineralstoffpräparate oftmals unnötig ist. Ausnahmen davon sind jedoch die Supplementierung mit Folsäure (mindestens bis zum vierten Monat), Jod (während der gesamten Schwangerschaft) und gegebenenfalls auch Eisen.

Informationen dazu, welche Lebensmittel besonders viele Vitamine und Mineralstoffe enthalten, finden Sie auf den nächsten Seiten oder auch im Kapitel 8.9 »Ernährung und Gewicht« des BabyCare Handbuchs. Wer allerding nicht gerne Fisch, viel Obst und Gemüse, Salate und Milch und Milchprodukte isst oder diese nicht verträgt (z.B. aufgrund allergischer Reaktionen), sollte die Vitamine oder Mineralstoffe, bei denen eine Unterversorgung besteht, in Form von Präparaten zu sich zu nehmen.

Abschließend gilt: In der Schwangerschaft ist eine ausgewogene Ernährung besonders wichtig, die zwar durch Vitamin- und Mineralstoffpräparate ergänzt, aber niemals völlig durch diese ersetzt werden kann!

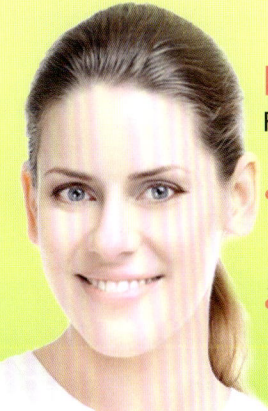

Die Rezepte
Für alle beschriebenen Rezepte gilt:

- Sie sind einfach zuzubereiten. Besondere »Kochkünste« sind – bis auf wenige Ausnahmen – nicht erforderlich.

- Die jeweiligen Produkte sind in der Regel in einem gut sortierten Einkaufsmarkt erhältlich.

- Wenn frische Nahrungsmittel zugrunde gelegt werden, können Sie – je nach Saison – gegebenenfalls auf Tiefkühlware zurückgreifen.

- Bei den meisten der verwendeten Nahrungsmittel handelt es sich nicht um »Luxusprodukte«. Es empfiehlt sich, bei bestimmten Produkten (Eier, Fleisch, Fisch) mehr auf Qualität als auf den Preis zu achten und Bio-Produkte zu verwenden.

- Die Rezepte beziehen sich hinsichtlich des Energiebedarfs alle auf eine 30-jährige Frau mit durchschnittlichem Körpergewicht. Die für Sie erforderlichen Mengen bestimmen Sie deshalb jeweils selbst. Die Rezeptangaben gelten – bis auf das Frühstück – für zwei Personen.

BabyCare

Rezepte für eine gesunde Schwangerschaft

Leckere und schnelle Gerichte für jeden Tag

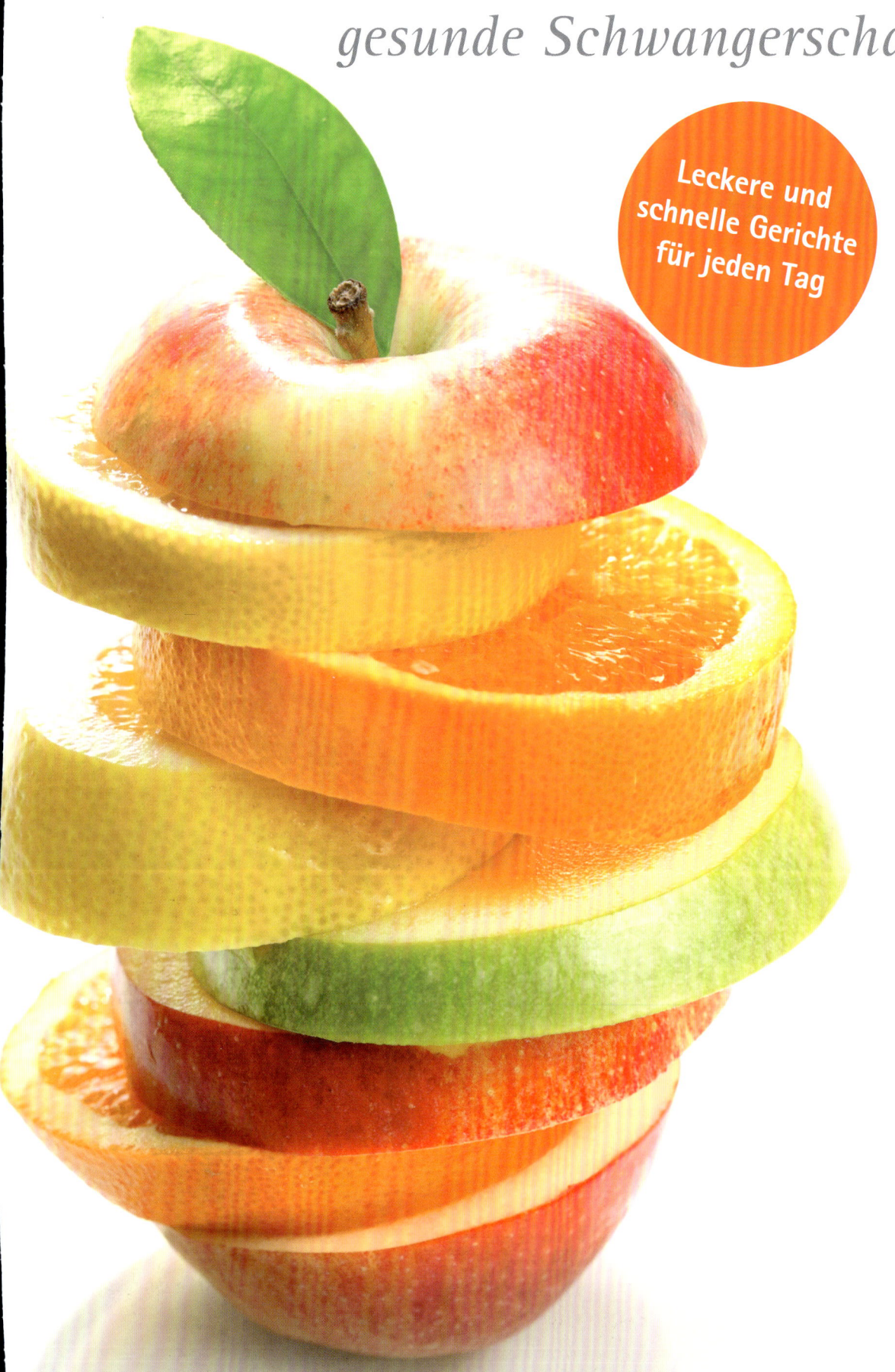

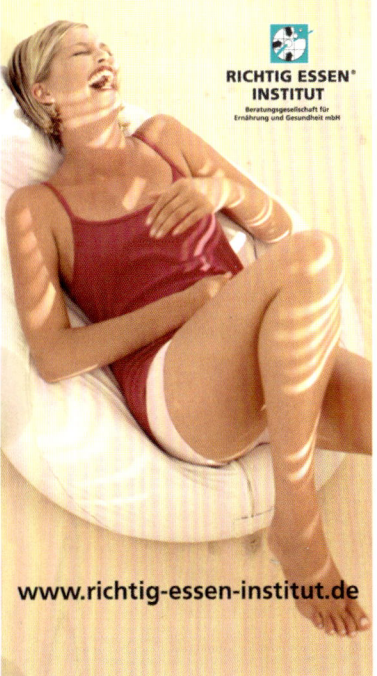

www.richtig-essen-institut.de

Leicht durch die Schwangerschaft mit

RICHTIG ESSEN – Gewichts-Coaching

für werdende Mütter

Ihr Programm für alle Fälle:

- zu jeder Zeit und überall durchführbar
- Optimierung Ihrer Ernährung von Anfang an
- gesunde Gewichtsentwicklung während der Schwangerschaft
- optimale Versorgung mit Vitaminen und Mineralstoffen
- gesundes Abnehmen nach der Schwangerschaft

BabyCare

Postkarte zum Weiterempfehlen

Erzählen Sie doch auch Ihren Freundinnen von BabyCare und empfehlen Sie uns weiter!

Postkarte zum Absenden nach der Geburt

Liebe BabyCare-Leserin,
um die Wirksamkeit des BabyCare-Programms überprüfen zu können, möchten wir Sie um die Beantwortung der Fragen bitten.
Wir bedanken uns bereits vorab für Ihre Mitarbeit.

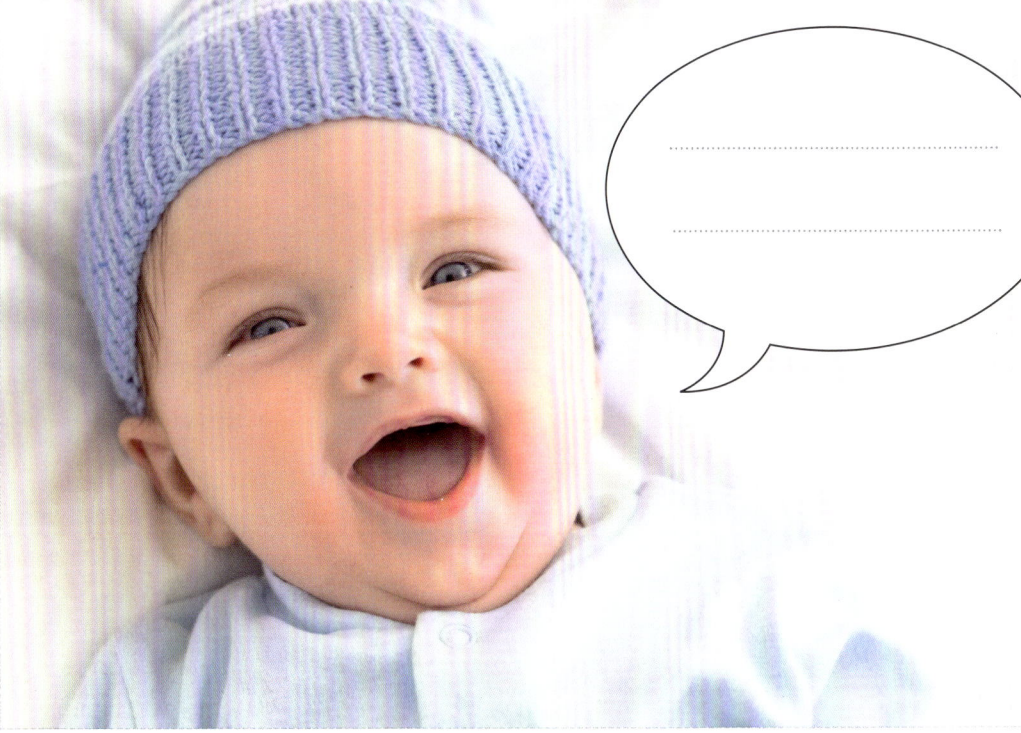

Handelte es sich bei Ihrer Schwangerschaft um eine Einlings- oder Mehrlingsschwangerschaft?

❏ Einlingsschwangerschaft   ❏ Mehrlingsschwangerschaft

Bitte geben Sie noch folgende Informationen an: Geburt in Schwangerschaftswoche ☐☐ + ☐ Tag(e)

Art der Geburt   ❏ spontan   ❏ vaginal operativ   ❏ geplanter Kaiserschnitt   ❏ Notkaiserschnitt

Geburtsgewicht (in Gramm)   ☐☐☐☐ g   ☐☐☐☐ g   ☐☐☐☐ g
                              1. Kind   ggf. 2. Kind   ggf. 3. Kind

Geschlecht   ❏ männlich   ❏ männlich   ❏ männlich
             ❏ weiblich   ❏ weiblich   ❏ weiblich

Sind in der Schwangerschaft oder während der Geburt medizinische Komplikationen aufgetreten?
(z.B. auch Frühgeburt, vorzeitige Wehen o.ä.)

❏ Nein   ❏ Ja und zwar
         ❏ Vaginalinfektion(en)   ❏ Vorzeitiger Blasensprung   ❏ Fehlbildung der Gebärmutter, Myome
         ❏ Plazentaprobleme   ❏ Zervixinsuffizienz   ❏ Vorzeitige Wehen
         ❏ Gestose, Prä-, Eklampsie, HELLP-Syndrom   ❏ Schwere Blutungen im III. Trimenon

Sonstiges und zwar ....

Wann wurde/n das Kind/die Kinder geboren?   **Und wann war der ursprünglich errechnete Geburtstermin?**

Tag   Monat   Jahr   Tag   Monat   Jahr
☐☐   ☐☐   ☐☐   ☐☐   ☐☐   ☐☐

BabyCare

Ich melde mich verbindlich für das RICHTIG ESSEN– Gewichts-Coaching für werdende Mütter an.

Mit der ersten Aussendung erhalte ich die Rechnung über die Teilnahmegebühr in Höhe von 135,- Euro.

Name:

Vorname:

Straße, Nr.:

PLZ, Ort:

Datum:

Unterschrift:

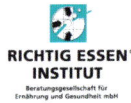

Bitte freimachen

RICHTIG ESSEN INSTITUT

Max-Josefs-Platz 1
83022 Rosenheim

Hilfe bei der gesunden Gewichtsentwicklung während Ihrer Schwangerschaft bekommen Sie auch unter:

www.richtig-essen-institut.de
Telefon 08031-350 999-0

Das Programm dauert etwa 4 Monate und optimiert Ihre Ernährung, Schritt für Schritt von Anfang an. Die Programmgebühr beträgt 135,- Euro. Nach Beendigung des Programms (80% Teilnahme) erhalten Sie eine Teilnahmebescheinigung, die Sie zur Kostenerstattung bei Ihrer Krankenkasse einreichen können.

BabyCare
Das Vorsorgeprogramm für eine gesunde Schwangerschaft
www.baby-care.de

BabyCare

Fragebogen →

Füllen Sie den Fragebogen aus und fordern Sie Ihre individuelle Analyse an.

Ein Tipp von uns: Die 7-Tage Ernährungsanalyse am Ende des Fragebogens erfordert Angaben für jeden Wochentag. Deshalb können Sie auch die Beantwortung der anderen Fragen des Fragebogens über die gesamte Woche verteilen – dann ist es nicht zu viel auf einmal.

Neben dem Nutzen für Sie hilft Ihr Fragebogen zusammen mit der Geburtsdokumentation auch, die Wirksamkeit des BabyCare-Programms zu messen und das Programm stetig zu verbessern.

← **Geburtsdokumentation**

Liebe BabyCare-Leserin,
um die Wirksamkeit des BabyCare-Programms überprüfen zu können, möchten wir Sie nach der erfolgten Geburt um die Beantwortung der Fragen auf der Rückseite der Karte bitten. Wir bedanken uns bereits vorab für Ihre Mitarbeit. Sie können die Karte mit oder ohne Ihre Adresse abschicken. Wenn Sie Ihre Adresse nennen und im Unterschriftsfeld unterschreiben, gestatten Sie uns Ihre Adresse zu speichern. Sie erhalten dann ggf. weitere Informationen zur gesunden Entwicklung Ihres Kindes. Sie können dieses Einverständnis jederzeit widerrufen.

Vorname

Nachname

Strasse

Postleitzahl   Ort

Unterschrift

493320709841

Bitte freimachen

Rückantwort

Forschung, Beratung + Evaluation
Projektgruppe BabyCare
Postfach 652111

13316 Berlin

BabyCare
Profil & Analyse

> Um Portokosten und Postwege zu sparen, können Sie den BabyCare-Fragebogen bequem unter www.baby-care.de/fragebogen ausfüllen. Um Ihre persönliche Analyse *noch schneller* zu erhalten, bieten wir Ihnen den Versand dieser auch per E-Mail an.

Ein paar Hinweise vorweg

Erlauben Sie uns, mit einer Frage zu beginnen?

Wie ist im Allgemeinen Ihre Einstellung zur Teilnahme an schriftlichen oder telefonischen Befragungen?
❏ Daran nehme ich prinzipiell nicht teil
❏ Daran nehme ich nicht gerne teil
→ (Bitte weiter mit **A**)
❏ Das kommt auf das Thema an
→ (Bitte weiter mit **B**)
❏ Weiß ich nicht
→ (Bitte weiter mit **A**)

Etwa die Hälfte der Bundesbürger beteiligt sich nur ungern an Befragungen und etwa ein Viertel tut dies aus Prinzip nicht. Wenn Sie zu diesen Gruppen gehören, möchten wir Sie bitten, hier und heute Ihre Skepsis noch einmal zu überdenken, denn mit den Informationen, die Sie uns geben, erhalten Sie in einem Auswertungsschreiben wichtige Hinweise und Empfehlungen, wie Sie mögliche Risiken für den weiteren Verlauf der Schwangerschaft verringern können. Und ggf. erfahren Sie auch, dass soweit alles o.k. ist. Bitte weiterlesen. ↓

Der Fragebogen behandelt alle Faktoren, von denen bekannt ist, dass sie vor Komplikationen im Verlauf der Schwangerschaft schützen oder die Wahrscheinlichkeit ihres Eintritts erhöhen. Bei einigen Verhaltensweisen oder Lebensbedingungen können Sie sich selbst ein Bild machen, ob bei Ihnen Risiken bestehen, z. B. beim Rauchen. Bei vielen Anderen können Sie sich aber nicht sicher sein, ob hier tatsächlich Risiken bestehen oder nicht. Dazu drei Beispiele:

Stress vor und in der Schwangerschaft, häufige Vaginalinfektionen und eine unzureichende Aufnahme von Vitaminen und Mineralstoffen sind Risiken für Komplikationen im Verlauf der Schwangerschaft. Im Fragebogen erfragen wir auch diese drei Bereiche. Sie geben uns an, ob und wie stark Sie unter Stress stehen, wie viele Vaginalinfektionen Sie in Ihrem Leben bisher gehabt haben und schließlich füllen Sie das Ernährungsprotokoll aus.

Stresserleben ist eine sehr subjektive Sache. Indem wir Ihre persönlichen Angaben zum Stress mit den Angaben von allen Teilnehmerinnen am BabyCare-Programm vergleichen, können wir Ihnen sagen, ob Sie persönlich überdurchschnittlich oder normal mit Stress belastet sind. Liegen Sie deutlich über dem Durchschnitt, erhalten Sie diese Informationen mit Ratschlägen und Empfehlungen, wie Sie mit Stress besser umgehen können.

Dasselbe gilt für Vaginalinfektionen. Nehmen wir einmal an, Sie geben an, bisher drei Vaginalinfektionen gehabt zu haben. Ist das viel, ist das wenig, oder ist das normal? Auch hier vergleichen wir mit dem Durchschnitt und können Ihnen mitteilen, ob Sie überdurchschnittlich häufig solche Infektionen hatten. Dies ist wichtig für Sie, denn dann können Sie im Verlauf der Schwangerschaft viel dafür tun, diese Infektionen zu vermeiden.

Das Ausfüllen des 7 Tage Ernährungsprotokolls ist - zugegebenermaßen - etwas mühsam. Aber Sie erhalten dafür wichtige Informationen. Fast jede Schwangere ist mit Folsäure, Eisen und Jod unterversorgt.

IHR SCHWANGERSCHAFTSPROFIL

Bitte füllen Sie den Fragebogen aus, indem Sie –

- in die Kästchen ein Kreuz machen
  Beispiel: **Haben Sie Kinder?** Ja ☐₁ Nein ☒₂

- oder die entsprechenden Zahlen in die Felder eintragen
  Beispiel: Alter [2][9] Jahre

- oder etwas auf die Zeile schreiben
  Beispiel: **Welche Sportarten betreiben Sie?**
  GYMNASTIK
  AEROBIC

Wenn Sie einmal ein Kreuz falsch gesetzt haben, korrigieren Sie wie folgt:
Angenommen, Sie haben auf die Frage nach dem täglichen Medikamentenkonsum irrtümlich angegeben, dass Sie ein bestimmtes Präparat täglich einnehmen, in Wirklichkeit nehmen Sie es aber nur 1mal pro Woche ein, dann machen Sie bitte einen Kreis um das falsch gesetzte Kreuz und setzen ein neues Kreuz an der zutreffenden Stelle:

	Täglich	Mehrmals pro Woche	1mal pro Woche	Seltener	Nie
	1	2	3	4	5
Beispiel:	⊗	☐	☒	☐	☐

- Gehen Sie der Reihe nach vor, Frage für Frage. Überspringen Sie eine oder mehrere Fragen nur dann, wenn im Text ausdrücklich darauf hingewiesen wird:
  Beispiel: Ja ☐₁ ▼ Nein ☒₂ ▶ *Weiter mit Frage ...*

  Wenn Sie "Ja" ankreuzen, gehen Sie einfach zur nächsten Frage weiter.
  Wenn Sie "Nein" ankreuzen, gehen Sie zu der Frage weiter, die im Kästchen steht.

MUSTER

können Sie die Beantwortung jederzeit auch unterbrechen und später fortfahren.

Wenn Sie den Fragebogen an uns zurückschicken, erhalten Sie nach etwa 2-3 Wochen die Auswertung der Ergebnisse mit persönlichen Empfehlungen. Auf Wunsch senden wir Ihnen diese gerne auch per Mail zu. Machen Sie dazu einfach den entsprechenden Vermerk am Ende des Fragebogens.

Der Fragebogen wurde mit dem zuständigen Datenschutzbeauftragten in Berlin abgestimmt. **Die Beantwortung der Fragen ist freiwillig. Sie können sicher sein, dass alle Angaben, die Sie machen nur anonymisiert ausgewertet werden.** Dazu wird Ihre Adressangabe sofort nach Eingang vom Fragebogen getrennt. Die Mitarbeiter, die den Fragebogen bearbeiten, wissen nicht, von wem die Angaben stammen. Mehr Informationen dazu finden Sie auch in unserer Datenschutzerklärung auf Seite 26 in diesem Fragebogen.

Erklären Sie am Ende des Fragebogens mit Ihrer Unterschrift Ihr Einverständnis, dass wir nach dem voraussichtlichen Geburtstermin mit Ihrer Frauenärztin/Ihrem Frauenarzt Kontakt aufnehmen und das Geburtsergebnis von ihr/ihm erhalten dürfen. Dies benötigen wir aus Forschungszwecken, um die Wirksamkeit des BabyCare-Programms genau überprüfen und das Programm stetig verbessern zu können.

Nehmen Sie sich die Zeit für ein »Gespräch« mit sich selbst.

Stress, Vaginalinfektionen und Defizite in der Mikronährstoffversorgung verdoppeln jeweils einzeln das Risiko für eine Frühgeburt. Umgekehrt gilt, dass Stressreduktion, Schutz vor einer Vaginalinfektion und eine gute Mikronährstoffversorgung das Risiko jeweils halbieren.

Und dies ist unser Ziel. Nutzen Sie deshalb unser Angebot und füllen Sie den Fragebogen aus. Dies ist ganz einfach. Das Ausfüllen des Fragebogens dauert etwa 30-45 Minuten, dazu kommen noch jeweils 5 Minuten pro Tag für das Ernährungsprotokoll. Beantworten Sie bitte alle Fragen so genau und zutreffend wie möglich.

Der Fragebogen existiert auch als Onlineversion. Vorteile der Onlineversion sind, dass der Fragebogen versandkostenfrei an uns zurückgeschickt werden kann. Auch die Zeit des Postweges fällt dadurch weg und Sie halten Ihre persönliche Analyse schneller in den Händen. Den Onlinefragebogen finden Sie unter **www.baby-care.de/fragebogen**. Durch das Anmelden und die Vergabe eines Passwortes

Verantwortliche Stelle:

FB+E Forschung, Beratung + Evaluation GmbH
Projektteam BabyCare
Dr. Renate Kirschner (Geschäftsführerin)

c/o Charité Frauenklinik CVK
Augustenburger Platz 1
13353 Berlin
Telefon: +49-30-450 5780 32
FAX: +49-30-450 5789 22
E-Mail: team@baby-care.de

ID-NR.:	493320709841

Bestehende oder geplante Schwangerschaft

1. Sind Sie schwanger oder planen Sie eine Schwangerschaft?

Bin schwanger .... ☐ 1
Plane eine Schwangerschaft .... ☐ 2

Wohnung

2a Planen Sie in der Zeit der Schwangerschaft bzw. in den nächsten zehn Monaten einen Umzug oder Renovierungsmaßnahmen in Ihrer derzeitigen (oder neuen) Wohnung?

Ja, Umzug .... ☐ 1
Ja, Renovierungsmaßnahmen .. ☐ 1
Nein, weder Umzug noch Renovierung geplant. ☐ 1 ▶ *Weiter mit Frage 3*

2b Führen Sie diese Umzüge oder die Renovierungsmaßnahmen selbst aus oder beauftragen Sie Dritte?

Führe selbst aus bzw. mit Partner .... 1 ☐
Beauftrage Dritte .... 2 ☐
Sowohl als auch .... 3 ☐

3. Halten Sie in Ihrer Wohnung, in Ihrem Haus eine oder mehrere Katzen?

Ja .... ☐ 1   Nein .... ☐ 2

4. Halten Sie sich häufiger (z. B. bei Freunden) in Wohnungen auf, in denen Katzen gehalten werden?

Ja .... ☐ 1   Nein .... ☐ 2

Ausbildung, Beschäftigung, Arbeitsplatz

5. Welchen Schulabschluss haben Sie? Falls Sie mehrere Abschlüsse haben, geben Sie bitte den <u>höchsten</u> an!

Hauptschulabschluss / Volksschulabschluss .... ☐ 1
Realschulabschluss (Mittlere Reife) /
Abschluss Polytechnische Oberschule 10. Klasse .... ☐ 2
Allgemeine oder fachgebundene Hochschulreife / Abitur
(Gymnasium bzw. EOS und Fachoberschule) .... ☐ 3
Hochschulabschluss .... ☐ 4
Anderen Schulabschluss .... ☐ 5
Noch keinen Schulabschluss / Schule ohne Abschluss beendet .... ☐ 6

6. Welche der folgenden Angaben trifft auf Ihre derzeitige Situation zu?

Voll berufstätig (mit einer wöchentlichen Arbeitszeit von 35 Stunden und mehr) ☐ 1
Teilzeitberufstätig (mit einer wöchentlichen Arbeitszeit von 15 bis 34 Stunden) ...... ☐ 2
Teilzeit- oder stundenweise berufstätig
(mit einer wöchentlichen Arbeitszeit von unter 15 Stunden) .... ☐ 3
In Ausbildung / Schülerin / Lehrling / Studentin .... ☐ 4

} *Weiter mit Frage 8*

Nicht berufstätig (Hausfrau) .... ☐ 5
Nicht berufstätig (arbeitslos / arbeitssuchend) .... ☐ 6
Vorübergehende Freistellung (z. B. Beschäftigungsverbot, Erziehungsurlaub) ..... ☐ 7

7.	Waren Sie schon einmal berufstätig?
	Ja ☐₁ Nein ☐₂ ▶ *Weiter mit Frage 13*

8.	Als was arbeiten Sie derzeit, bzw. – wenn Sie derzeit nicht arbeiten – als was haben Sie zuletzt gearbeitet?	*Bitte Berufsbezeichnung angeben:*

9. Bitte nennen Sie die (letzte) berufliche Stellung und das Qualifikationsniveau, über das Sie in Ihrem Beruf verfügen.

	Qualifikationsniveau			
	Einfach	Mittel	Hoch	Sehr hoch
	1	2	3	4
Arbeiterin	☐	☐	☐	☐
Angestellte	☐	☐	☐	☐
Beamtin	☐	☐	☐	☐
Selbständige	☐	☐	☐	☐
Sonstiges	☐	☐	☐	☐

Diese Frage richtet sich nur an Schwangere:

10. Waren Sie zum Zeitpunkt der Feststellung Ihrer derzeitigen Schwangerschaft berufstätig? Falls nein: Seit wann sind Sie nicht mehr berufstätig?

Ja ☐₁   Nein ☐₂ ▶ Seit ☐☐ ☐☐☐☐ ▶ *Weiter mit Frage 13*
                          Monat   Jahr

11a Wie häufig und wie stark fühlen bzw. fühlten Sie sich durch Arbeit und/oder Ausbildung im Allgemeinen belastet?

Häufigkeit: Sehr häufig ☐₁ Häufig ☐₂ Gelegentlich ☐₃ Selten ☐₄ Nie ☐₅
Stärke: Sehr stark ☐₁ Stark ☐₂ Es geht ☐₃ Kaum ☐₄ Gar nicht ☐₅

11b Haben oder hatten Sie bei Ihrer Arbeit häufig mit Kindern oder Kleinkindern zu tun?   Ja ☐₁ Nein ☐₂

11c Haben oder hatten Sie häufig Kontakt mit Erde oder Sand?   Ja ☐₁ Nein ☐₂

11d Ist oder war Ihre Tätigkeit überwiegend?
Sitzend ☐₁   Stehend ☐₂   Gehend / aktiv ☐₃   Unterschiedlich ☐₄

12. Welche der folgenden Arbeitsbedingungen kommen bzw. kamen häufig oder regelmäßig vor und wie stark fühlen bzw. fühlten Sie sich dadurch belastet?

	Kommt vor	Fühle mich dadurch:		
		nicht belastet	etwas belastet	stark belastet
	1	1	2	3
Schichtarbeit	☐	☐	☐	☐
Körperlich schwere Arbeit	☐	☐	☐	☐
Starke Konzentration	☐	☐	☐	☐
Zwang zu schnellen Entscheidungen	☐	☐	☐	☐
Arbeit mit Chemikalien	☐	☐	☐	☐

Rauchen und Drogen

13. Haben Sie früher geraucht oder rauchen Sie derzeit?

Habe noch **nie** geraucht (bis auf ganz seltenes Probieren) .... 1 ☐ ▶ *Weiter mit Frage 16*

Rauche schon längere Zeit nicht mehr .... 2 ☐ ⎫
Rauche nicht mehr, seit ich weiß, dass ich schwanger bin ..... 3 ☐ ⎬ *Weiter mit Frage 15*

Rauche derzeit .... 4 ☐
▼

14. Wie viel rauchen Sie <u>derzeit</u> durchschnittlich pro Tag? ☐☐ Zigaretten

15. Wie viel haben Sie <u>früher</u> durchschnittlich pro Tag geraucht? ☐☐ Zigaretten

16. Halten Sie sich häufiger tagsüber oder abends in Räumen auf, in denen geraucht wird?

☞ *Mehrfachnennungen möglich!*

Ja, bei der Arbeit .... ☐ 1
Ja, zu Hause .... ☐
Ja, an anderen Orten .... ☐
Nein .... ☐

17. Haben Sie in den letzten 12 Monaten, wenn auch nur gelegentlich, Cannabis, Marihuana oder andere sogenannte illegale Drogen verwendet?

Ja .... 1 ☐   Nein ..... 2 ☐ ▶ *Weiter mit Frage 19*
▼

18a Wie häufig haben Sie diese Drogen in den letzten 12 Monaten verwendet? Circa ☐☐ Mal

18b Haben Sie diese Drogen auch während der Schwangerschaft verwendet?   Ja .... ☐ 1   Nein .... ☐ 2

Ernährung

19. Stellen Sie sich bitte vor, dass Sie <u>vor ca. einem Jahr</u> in einem Interview zur folgenden Aussage hätten Stellung nehmen sollen:

"Meiner Gesundheit zuliebe verwende ich Vitamin- und Mineralstoffpräparate."

Wie hätten Sie geantwortet?

☞ *Bitte geben Sie Ihre <u>damalige</u> Antwort an!*

Trifft voll und ganz zu .... ☐ 1
Trifft eher zu .... ☐ 2
Trifft eher nicht zu .... ☐ 3
Trifft überhaupt nicht zu ... ☐ 4

20. Bitte geben Sie an, wie sehr die folgenden Sätze auf Ihr Ernährungsverhalten zutreffen.
1 bedeutet: "Trifft voll und ganz zu", 6 bedeutet: "Trifft gar nicht zu".
Mit den Werten dazwischen können Sie Ihr Urteil abstufen.

☞ *Bitte machen Sie in jeder Zeile ein Kreuz!*

	Trifft voll und ganz zu					Trifft gar nicht zu
	1	2	3	4	5	6
Ich esse, was mir schmeckt	☐	☐	☐	☐	☐	☐
Ich achte sehr auf die Kalorien	☐	☐	☐	☐	☐	☐
Ich esse gerne traditionell	☐	☐	☐	☐	☐	☐
Ich ernähre mich vegetarisch	☐	☐	☐	☐	☐	☐
Ich esse gerne exklusiv	☐	☐	☐	☐	☐	☐
Ich achte sehr auf den Preis der Nahrungsmittel	☐	☐	☐	☐	☐	☐

Fortsetzung nächste Seite

	Fortsetzung Frage 20	Trifft voll und ganz zu					Trifft gar nicht zu
		1	2	3	4	5	6
	Ich esse häufig in Kantinen und im Imbiss	☐	☐	☐	☐	☐	☐
	Ich achte sehr auf die Frische der Nahrungsmittel	☐	☐	☐	☐	☐	☐
	Ich esse häufig in Gaststätten und Restaurants	☐	☐	☐	☐	☐	☐
	Ich verwende häufig Bioprodukte	☐	☐	☐	☐	☐	☐
	Ich achte sehr auf die Qualität der Nahrungsmittel	☐	☐	☐	☐	☐	☐
	Ich esse, was schnell zuzubereiten ist	☐	☐	☐	☐	☐	☐
	Ich esse, was einfach zuzubereiten ist	☐	☐	☐	☐	☐	☐
	Ich esse häufig Fertiggerichte	☐	☐	☐	☐	☐	☐
	Ich achte besonders auf Vitamine	☐	☐	☐	☐	☐	☐
	Ich achte besonders auf Mineralstoffe	☐	☐	☐	☐	☐	☐
	Ich esse, was auf den Tisch kommt	☐	☐	☐	☐	☐	☐
	Beim Essen achte ich vor allem auf meine Gesundheit	☐	☐	☐	☐	☐	☐

21. Welchem der folgenden Ernährungstypen würden Sie sich zuordnen?

☞ Bitte nur *eine* Nennung!

Schnell & Bequem ☐ 1
Exklusiv & Genussvoll ☐ 2
Traditionell & Gut ☐ 3
Gesund & Natürlich ☐ 4
Gesund & Fit ☐ 5
Schnell & Preiswert ☐ 6

22. Meinen Sie, dass Ihr Gewicht eher zu hoch, gerade richtig oder eher zu niedrig ist?

Eher zu hoch ☐ 1
Gerade richtig ☐ 2
Eher zu niedrig ☐ 3

23. Haben Sie in den letzten 12 Monaten eine Diät oder sonstige besondere Ernährungsweisen (z. B. vegetarische Ernährung) durchgeführt? Wenn ja, welche?

Ja, Diät ☐ 1 ▶ und zwar: _____

Ja, besondere Ernährung ☐ 2 ▶ und zwar: _____

Nein ☐ 3

24. Wie häufig essen Sie derzeit rohes Fleisch (Tartar, Carpaccio), rohen Fisch (Sushi) oder Rohmilchprodukte (z. B. Rohmilchkäse)?

(Sehr) häufig ☐ 1
Manchmal bzw. eher selten ☐ 2
Nie ☐ 3

25. Wie häufig essen Sie derzeit Lakritz?

Sehr häufig ☐ 1
Häufig ☐ 2
Selten ☐ 3
Nie ☐ 4

26.	Wie häufig nehmen Sie die einzelnen Getränke zu sich? Denken Sie dabei bitte an die letzten 4 Wochen.	Mehrmals täglich	Täglich bzw. fast täglich	Mehrmals in der Woche	Etwa 1 Mal in der Woche	2-3 Mal im Monat	1 Mal im Monat oder seltener	Nie
		1	2	3	4	5	6	7
	Milch, Milchgetränke	☐	☐	☐	☐	☐	☐	☐
	Kaffee mit Koffein	☐	☐	☐	☐	☐	☐	☐
	Kaffee ohne Koffein (z. B. Kaffee Hag)	☐	☐	☐	☐	☐	☐	☐
	Ersatzkaffee (z. B. Malzkaffee)	☐	☐	☐	☐	☐	☐	☐
	Schwarzer Tee	☐	☐	☐	☐	☐	☐	☐
	Grüner Tee	☐	☐	☐	☐	☐	☐	☐
	Kräutertee	☐	☐	☐	☐	☐	☐	☐
	Früchtetee / Aroma Tee	☐	☐	☐	☐	☐	☐	☐
	Alkoholfreies Bier	☐	☐	☐	☐	☐	☐	☐
	Lightbier und alkoholarmes Bier	☐	☐	☐	☐	☐	☐	☐
	Bier mit normalem oder höherem Alkoholgehalt	☐	☐	☐	☐	☐	☐	☐
	Wein, Sekt, Obstwein	☐	☐	☐	☐	☐	☐	☐
	Hochprozentige alkoholische Getränke (Rum, Weinbrand, Likör, klare Schnäpse u. Ä.)	☐	☐	☐	☐	☐	☐	☐
	Multivitaminsäfte	☐	☐	☐	☐	☐	☐	☐
	Obst- und Gemüsesäfte	☐	☐	☐	☐	☐	☐	☐
	Mineralwasser	☐	☐	☐	☐	☐	☐	☐
	Leitungswasser	☐	☐	☐	☐	☐	☐	☐
	Erfrischungsgetränke (Limonade, Fruchtsaftgetränke, Brause, Cola)	☐	☐	☐	☐	☐	☐	☐
	Sportlergetränke (z. B. "Isostar", "Gatorade")	☐	☐	☐	☐	☐	☐	☐
	Chininhaltige Getränke (z. B. Bitter Lemon, Tonic Water)	☐	☐	☐	☐	☐	☐	☐

27. Wenn Sie die folgenden Getränke zu sich nehmen, wie viel trinken Sie dann üblicherweise <u>pro Tag</u>? Denken Sie dabei bitte (auch) an die letzten 4 Wochen.

☞ *Bitte für jedes Getränk gesondert ankreuzen!*

Milch, Milchgetränke *(Bitte denken Sie hier z. B. auch an Buttermilch oder Kefir)*
<u>Tassen:</u> *gemeint sind normale Tassen mit 150 ml*

- Mehr als 6 Tassen ☐ 1
- 5 bis 6 Tassen ☐ 2
- 3 bis 4 Tassen ☐ 3
- 1 bis 2 Tassen ☐ 4
- Weniger als 1 Tasse ☐ 5
- Trinke (fast) **nie** Milch ☐ 6

Kaffee
<u>Tassen:</u> *gemeint sind normale Tassen mit 150 ml*

	Mit Koffein	Ohne Koffein bzw. Ersatz-/ Malzkaffee
Mehr als 6 Tassen	☐ 1	☐ 1
5 bis 6 Tassen	☐ 2	☐ 2
3 bis 4 Tassen	☐ 3	☐ 3
1 bis 2 Tassen	☐ 4	☐ 4
Weniger als 1 Tasse	☐ 5	☐ 5
Trinke (fast) **nie** Kaffee	☐ 6	☐ 6

Fortsetzung nächste Seite

Fortsetzung Frage 27

Tee *Gemeint sind normale Tassen mit 150 ml*	Schwarzer Tee	Grüner Tee	Kräuter-/ Früchte-/ Aromatee
Mehr als 6 Tassen	☐	☐	☐ 1
5 bis 6 Tassen	☐	☐	☐ 2
3 bis 4 Tassen	☐	☐	☐ 3
1 bis 2 Tassen	☐	☐	☐ 4
Weniger als 1 Tasse	☐	☐	☐ 5
Trinke (fast) **nie** Tee	☐	☐	☐ 6

Bier	Alkoholfrei	Alkoholarm, Lightbier	Normaler Alkoholgehalt
Mehr als 2 Liter	☐	☐	☐ 1
1 bis 2 Liter	☐	☐	☐ 2
½ bis 1 Liter	☐	☐	☐ 3
¼ bis ½ Liter	☐	☐	☐ 4
Weniger als ¼ Liter	☐	☐	☐ 5
Trinke (fast) **nie** Bier	☐	☐	☐ 6

Wein, Sekt, Obstwein, Alkopops
Gläser: gemeint sind Gläser mit 0,2 Liter

- 5 Gläser und mehr ☐ 1
- 4 Gläser ☐ 2
- 3 Gläser ☐ 3
- 2 Gläser ☐ 4
- 1 Glas ☐ 5
- Weniger als 1 Glas ☐ 6
- Trinke (fast) **nie** Wein, Sekt, Obstwein ☐ 7

Hochprozentige alkoholische Getränke
(Rum, Weinbrand, Likör, Schnaps u. Ä.)
Kleine Gläser: gemeint sind Gläser mit 2 cl

- 10 kleine Gläser und mehr ☐ 1
- 5 bis 9 kleine Gläser ☐ 2
- 3 bis 4 kleine Gläser ☐ 3
- 2 kleine Gläser ☐ 4
- 1 kleines Glas ☐ 5
- Weniger als 1 kleines Glas ☐ 6
- Trinke (fast) **nie** Hochprozentiges ☐ 7

Körperliche Aktivität, Sport und Gesundheit

28a Wie oft betreiben Sie im Laufe einer Woche üblicherweise Gymnastik oder Sport?

- Regelmäßig mehr als 10 Stunden pro Woche (Leistungssport) ☐ 1
- Regelmäßig 4 bis 10 Stunden pro Woche ☐ 2
- Regelmäßig 2 bis 4 Stunden pro Woche ☐ 3
- Regelmäßig 1 bis 2 Stunden pro Woche ☐ 4
- Weniger als 1 Stunde pro Woche ☐ 5
- Mache **nie** Gymnastik oder Sport ☐ 6 → *Weiter mit Frage 29*

28b Wenn Sie Gymnastik oder Sport betreiben, um was handelt es sich?

- Schwimmen ☐ 1
- Tanzen ☐ 2
- Joggen/Walken ☐ 3
- Radfahren ☐ 4
- Skifahren ☐ 5
- Fußball ☐ 6
- Wandern ☐ 7
- Tennis/Tischtennis ☐ 8
- Handball ☐ 9
- Fitness/Gymnastik ☐ 10
- Squash/Badminton ☐ 11
- Reiten ☐ 12

Sonstiges *(bitte angeben):* _____

29. Wie würden Sie Ihren Gesundheitszustand im Allgemeinen beschreiben?

Sehr gut ☐ 1 Gut ☐ 2 Zufriedenstellend ☐ 3 Weniger gut ☐ 4 Schlecht ☐ 5

30a Welche der Krankheiten auf der nebenstehenden Liste hatten Sie <u>in den letzten 12 Monaten</u>?
30b Wurden diese Krankheiten mit Medikamenten behandelt?
30c Wenn ja: womit? Geben Sie bitte so genau wie möglich den Namen des Medikaments an.
30d Welche der folgenden Krankheiten hatten Sie auch <u>in den letzten 4 Wochen</u>?
30e Wurden diese Krankheiten mit Medikamenten behandelt?
30f Wenn ja: womit? Geben Sie bitte so genau wie möglich den Namen des Medikaments an.

☞ *Die Krankheiten sind von A bis Z geordnet. Gehen Sie bitte die nebenstehende Liste kurz durch, kreuzen Sie die zutreffenden Krankheiten an und nennen Sie die verwendeten Medikamente. Geben Sie diese bitte so genau wie möglich an.*

☞ *Falls Sie **keine** der Krankheiten haben oder hatten, machen Sie bitte in der letzten Zeile der Frage auf Seite 10 ein Kreuz.*

Liste zu den Fragen 30a bis 30f	In den letzten 12 Monaten			In den letzten 4 Wochen		
	30a	30b	30c	30d	30e	30f
	Ja, hatte ich	Ja, wurde medikamentös behandelt	Name des Medikaments	Ja, hatte ich	Ja, wurde medikamentös behandelt	Name des Medikaments
	1	2		1	2	
1. Akne	☐	☐	_____	☐	☐	_____
2. Allergie (Heuschnupfen, Neurodermitis, Kontaktekzem)	☐	☐	_____	☐	☐	_____
3. Asthma	☐	☐	_____	☐	☐	_____
4. Bandscheibenvorfall	☐	☐	_____	☐	☐	_____
5. Blutarmut	☐	☐	_____	☐	☐	_____
6. Bluthochdruck, Hypertonie	☐	☐	_____	☐	☐	_____
7. Bronchitis (chronisch)	☐	☐	_____	☐	☐	_____
8. Bronchitis (akut)	☐	☐	_____	☐	☐	_____
9. Durchblutungsstörung an den Beinen, arterielle Verschlusskrankheiten	☐	☐	_____	☐	☐	_____
10. Durchblutungsstörung des Gehirns	☐	☐	_____	☐	☐	_____
11. Eisenmangel	☐	☐	_____	☐	☐	_____
12. Epilepsie	☐	☐	_____	☐	☐	_____
13. Erhöhte Blutfette, erhöhtes Cholesterin	☐	☐	_____	☐	☐	_____
14. Essstörung / Bulimie	☐	☐	_____	☐	☐	_____
15. Gallenblasenentzündung oder Gallensteine	☐	☐	_____	☐	☐	_____
16. Gelenk- oder Wirbelsäulen - erkrankungen (HWS, LWS)	☐	☐	_____	☐	☐	_____
17. Gelenkverschleiß, Arthrose der Hüft- oder Kniegelenke	☐	☐	_____	☐	☐	_____
18. Gicht oder Harnsäureerhöhung	☐	☐	_____	☐	☐	_____
19. Glutenunverträglichkeit (Sprue)	☐	☐	_____	☐	☐	_____
20. Grippe	☐	☐	_____	☐	☐	_____
21. Gürtelrose	☐	☐	_____	☐	☐	_____
22. Herzerkrankung / Durchblutungsstörungen am Herzen (Angina Pectoris)	☐	☐	_____	☐	☐	_____
23. Herzinfarkt	☐	☐	_____	☐	☐	_____
24. Herzschwäche, Herzasthma, Herzinsuffizienz	☐	☐	_____	☐	☐	_____
25. Knochenbruch	☐	☐	_____	☐	☐	_____
26. Krampfadern, "offenes Bein"	☐	☐	_____	☐	☐	_____
27. Krebserkrankung, bösartiger Tumor (einschließlich Blutkrebs)	☐	☐	_____	☐	☐	_____
28. Leberentzündung, Hepatitis, ansteckende Gelbsucht	☐	☐	_____	☐	☐	_____
29. Leberschrumpfung, Leberzirrhose	☐	☐	_____	☐	☐	_____
30. Magen- oder Zwölffingerdarmgeschwür, Ulcuskrankheit	☐	☐	_____	☐	☐	_____
31. Magenschleimhautentzündung, Gastritis	☐	☐	_____	☐	☐	_____
32. Magersucht / Anorexie	☐	☐	_____	☐	☐	_____

Fortsetzung nächste Seite

Fortsetzung	In den letzten 12 Monaten			In den letzten 4 Wochen		
	30a	30b	30c	30d	30e	30f
	Ja, hatte ich	Ja, wurde medikamentös behandelt	Name des Medikaments	Ja, hatte ich	Ja, wurde medikamentös behandelt	Name des Medikaments
	1	2		1	2	
33. Migräne	☐	☐	_____	☐	☐	_____
34. Multiple Sklerose	☐	☐	_____	☐	☐	_____
35. Niedriger Blutdruck	☐	☐	_____	☐	☐	_____
36. Nierenbeckenentzündung (Pyelonephritis)	☐	☐	_____	☐	☐	_____
37. Nierenkolik, Nierensteine	☐	☐	_____	☐	☐	_____
38. Ödeme	☐	☐	_____	☐	☐	_____
39. Psychische Erkrankung (z. B. Angstzustände, Depression, Psychose)	☐	☐	_____	☐	☐	_____
40. Schilddrüsenüberfunktion	☐	☐	_____	☐	☐	_____
41. Schilddrüsenunterfunktion	☐	☐	_____	☐	☐	_____
42. Schilddrüsenkrankheiten (sonstige)	☐	☐	_____	☐	☐	_____
43. Schlaganfall	☐	☐	_____	☐	☐	_____
44. Sucht- oder Abhängigkeitserkrankung (Medikamente, Drogen, Alkohol)	☐	☐	_____	☐	☐	_____
45. Thrombose	☐	☐	_____	☐	☐	_____
46. Thromboseneigung (Gerinnungsstörung) Faktor-V-Leiden (APC-Resistenz)	☐	☐	_____	☐	☐	_____
47. Zuckerkrankheit, Diabetes mellitus Typ I	☐	☐	_____	☐	☐	_____
48. Zuckerkrankheit, Diabetes mellitus Typ II	☐	☐	_____	☐	☐	_____
Sonstige Krankheiten *(bitte angeben)*:	☐	☐	_____	☐	☐	_____

Hatte keine dieser Krankheiten ☐

		31a	31b	31c
31a	Welche der folgenden Erkrankungen der Geschlechtsorgane hatten Sie <u>jemals</u>?	Ja, hatte ich jemals	Ja, hatte ich in den letzten 12 Monaten	Name des Medikaments
31b	Welche hatten Sie <u>in den letzten 12 Monaten</u>?			
31c	Wenn in den letzten 12 Monaten: Mit welchen Medikamenten wurden diese Krankheiten behandelt?	1	2	
	1. Bakterielle Scheidenentzündung	☐	☐▶	_____
	2. Scheidenpilze	☐	☐▶	_____
	3. Chlamydien	☐	☐▶	_____
	4. Trichomonaden	☐	☐▶	_____
	5. HPV (Humanes Papilloma-Virus)	☐	☐▶	_____
	6. Herpes-Genitalis	☐	☐▶	_____
	7. Harnwegsinfektionen (Blasenentzündung)	☐	☐▶	_____
	8. Entzündung des Muttermundes	☐	☐▶	_____
	9. Eierstockentzündung	☐	☐▶	_____
	10. Entzündung der Gebärmutter	☐	☐▶	_____
	Andere Vaginalinfektionen *(bitte angeben)*:	☐	☐▶	_____

31d	Wie viele Vaginalinfektionen, die behandelt werden mussten, hatten Sie ungefähr in Ihrem Leben?	Ungefähr ☐☐ Vaginalinfektionen Keine ☐ 0
31e	Und wie viele Vaginalinfektionen hatten Sie in den letzten 12 Monaten?	Ungefähr ☐☐ Vaginalinfektionen Keine ☐ 0

32. Wenn Sie sich die Zähne putzen, beobachten Sie dabei häufiger, dass das Zahnfleisch blutet?

Ja, stark .... 1 ☐
Ja, etwas .... 2 ☐ ↓
Nein .... 3 ☐ ▶ *Weiter mit Frage 34*

33. Waren oder sind Sie <u>deshalb</u> in zahnärztlicher Behandlung?

Ja, war in Behandlung .... ☐ 1
Ja, bin in Behandlung .... ☐ 2
Nein .... ☐ 3

Handelt(e) es sich um eine richtige Parodontitisbehandlung, die Sie zum Teil selbst bezahlen mussten oder müssen?

Ja .... ☐ 1   Nein .... ☐ 2   Weiß nicht ...... ☐ 3

34. Wie viele Tage waren Sie in den vergangenen 12 Monaten so krank, dass Sie Ihrer üblichen Tätigkeit nicht nachgehen konnten?

Insgesamt ☐☐☐ Tage
Keinen Tag .... ☐ 0

35. Sind Sie in den vergangenen 12 Monaten ein- oder mehrmals in ein Krankenhaus aufgenommen worden?

Nein .... 1 ☐
Ja .... 2 ☐ ▶ Aus welchen Gründen: _____

Wie viele Nächte waren Sie insgesamt im Krankenhaus?   Insgesamt ☐☐ Nächte

36. Wie viele gynäkologische Operationen (z. B. Myomentfernung, Konisation, Aborte) hatten Sie in Ihrem Leben insgesamt?

☐☐ gynäkologische Operationen
Keine gynäkologische Operation .... ☐ 0

37. Wie sehr litten Sie in den letzten 12 Monaten unter den folgenden Beschwerden?

	Stark	Mäßig	Kaum	Gar nicht
	1	2	3	4
Kloßgefühl, Enge oder Würgen im Hals	☐	☐	☐	☐
Kurzatmigkeit	☐	☐	☐	☐
Schwächegefühl	☐	☐	☐	☐
Schluckbeschwerden	☐	☐	☐	☐
Stiche, Schmerzen oder Ziehen in der Brust	☐	☐	☐	☐
Druck- oder Völlegefühl im Leib	☐	☐	☐	☐
Mattigkeit	☐	☐	☐	☐
Übelkeit	☐	☐	☐	☐
Sodbrennen oder saures Aufstoßen	☐	☐	☐	☐
Reizbarkeit	☐	☐	☐	☐
Grübelei	☐	☐	☐	☐
Starkes Schwitzen	☐	☐	☐	☐
Kreuz- oder Rückenschmerzen	☐	☐	☐	☐
Innere Unruhe	☐	☐	☐	☐

Fortsetzung nächste Seite

	Stark	Mäßig	Kaum	Gar nicht
	1	2	3	4

Fortsetzung Frage 37

	Stark	Mäßig	Kaum	Gar nicht
Schweregefühl bzw. Müdigkeit in den Beinen	☐	☐	☐	☐
Unruhe in den Beinen	☐	☐	☐	☐
Überempfindlichkeit gegen Wärme	☐	☐	☐	☐
Überempfindlichkeit gegen Kälte	☐	☐	☐	☐
Übermäßiges Schlafbedürfnis	☐	☐	☐	☐
Schlaflosigkeit	☐	☐	☐	☐
Schwindelgefühl	☐	☐	☐	☐
Zittern	☐	☐	☐	☐
Nacken- oder Schulterschmerzen	☐	☐	☐	☐
Ungewollte Gewichtsabnahme	☐	☐	☐	☐
Muskelkrämpfe	☐	☐	☐	☐
Missempfindungen an den Gliedmaßen wie Kribbeln oder Taubheitsgefühle	☐	☐	☐	☐
Zittern von Muskeln oder Augenlidern	☐	☐	☐	☐
Erschöpfungszustände, Müdigkeit, Abgeschlagenheit	☐	☐	☐	☐
Gedächtnisstörungen, Verwirrtheit	☐	☐	☐	☐
Krämpfe der Speiseröhre, des Magens oder Darms	☐	☐	☐	☐
Herzklopfen / Herzrasen	☐	☐	☐	☐
Geräuschempfindlichkeit	☐	☐	☐	☐
Kalte Füße	☐	☐	☐	☐
Konzentrationsstörungen	☐	☐	☐	☐
Häufige Kopfschmerzen	☐	☐	☐	☐
Niedergeschlagenheit	☐	☐	☐	☐
Depressive Verstimmungen	☐	☐	☐	☐
Infektionsanfälligkeit	☐	☐	☐	☐
Brüchige Nägel und Haare	☐	☐	☐	☐
Eingerissene Mundwinkel	☐	☐	☐	☐
Gesichtsblässe	☐	☐	☐	☐

38. Haben Sie vor Eintritt Ihrer Schwangerschaft (bzw. vor der Kinderwunschbehandlung) die Pille genommen? Ja ☐₁ Nein ☐₂

39. Haben Sie die im Folgenden genannten Präparate regelmäßig täglich oder mehrmals in der Woche eingenommen, bevor Sie wussten, dass Sie schwanger sind bzw. bevor Sie mit der Kinderwunschbehandlung begonnen haben?

	Ja	Nein
	1	2
Ein Calciumpräparat	☐	☐
Ein Eisenpräparat	☐	☐
Ein Jodpräparat	☐	☐
Ein Folsäurepräparat	☐	☐
Ein Multivitaminpräparat	☐	☐

40. Wussten Sie, dass die Einnahme von Folsäure vor der Konzeption (Befruchtung) das Fehlbildungsrisiko des Kindes um bis zu 70 % senken kann? Ja ☐₁ Nein ☐₂

> **ACHTUNG:** Wenn Sie derzeit nicht schwanger sind, beantworten Sie die Frage für den letzten Monat!

41a Welche der folgenden Vitamine und Mineralstoffe nehmen Sie <u>seit</u> der Diagnose der Schwangerschaft (bzw. seit Beginn der Kinderwunschbehandlung) in Form von Tabletten, Pulvern oder Säften wie häufig zu sich?

	Täglich 1	3 Mal pro Woche 2	2 Mal pro Woche 3	Seltener 4	Nie 5
Vitamin A	☐	☐	☐	☐	☐
Vitamin B1	☐	☐	☐	☐	☐
Vitamin B2	☐	☐	☐	☐	☐
Vitamin B6	☐	☐	☐	☐	☐
Vitamin B12	☐	☐	☐	☐	☐
Vitamin D	☐	☐	☐	☐	☐
Folsäure	☐	☐	☐	☐	☐
Eisen	☐	☐	☐	☐	☐
Jod	☐	☐	☐	☐	☐
Magnesium	☐	☐	☐	☐	☐
Calcium	☐	☐	☐	☐	☐
Multivitaminpräparat	☐	☐	☐	☐	☐
Multimineralpräparat	☐	☐	☐	☐	☐

41b *Wenn Sie Vitamine / Mineralstoffe eingenommen haben:*

Um welche Präparate handelt es sich? Nennen Sie bitte die Namen der Produkte:

Bitte Produktnamen notieren:

[   ]

[   ]

Reisen

42a Planen Sie in der Zeit der Schwangerschaft (oder während der Kinderwunschbehandlung) eine Fernreise in <u>außereuropäische</u> Länder?

Ja ......1 ☐   Nein .....2 ☐ ▶ *Weiter mit Frage 43*

42b Wo soll die Fernreise hingehen?

1
- Afrika .... ☐
- Asien .... ☐
- Australien .... ☐
- Nordamerika ..... ☐
- Südamerika ...... ☐

Frühere und derzeitige Schwangerschaft

43. *Diese Frage richtet sich nur an Schwangere:*

Ist das Ihre erste Schwangerschaft? Wenn nein, die wievielte Schwangerschaft ist es?

Nein ......2 ☐   Ja ......1 ☐ ▶ *Weiter mit Frage 50*

↪ die [ ][ ] . Schwangerschaft

44.	Haben Sie schon einmal oder mehrmals eine Schwangerschaft abbrechen lassen?	Ja, einmal ☐₁ Ja, zwei- oder mehrmals ☐₂ Nein ☐₃
45.	Haben Sie bisher Fehlgeburten oder Totgeburten gehabt?	Ja, einmal ☐₁ Ja, zwei- oder mehrmals ☐₂ Nein ☐₃

46. Wie viele Kinder haben Sie bisher geboren?

Bisher ☐☐ Kinder geboren   Habe bisher kein Kind geboren ☐₀ ▶ *Weiter mit Frage 50*

In welchem Monat und Jahr wurde das (jüngste) Kind geboren?

☐☐ ☐☐☐☐
Monat   Jahr

47. Wie viele Wochen haben Sie dieses Kind ohne Beikost gestillt?

☐☐ Wochen   Wird derzeit noch voll gestillt ☐₁

48.	Kam es bei Ihnen schon einmal zu einer Frühgeburt?	Ja, einmal ☐₁ Ja, zwei- oder mehrmals ☐₂ Nein ☐₃

49a. Gab es während früherer Schwangerschaft(en) oder Geburt(en) Probleme oder Komplikationen?

Nein ☐₁   Ja ☐₂ ▶ und zwar: _____

49b. Hatten Sie in den ersten sechs bis acht Wochen nach der Geburt (den Geburten) leichte oder schwerere depressive Verstimmungen oder eine Depression?

Nein ☐₁ ▶ *Weiter mit Frage 50*

Ja, leichte depressive Verstimmungen ☐₂

Ja, schwerere depressive Verstimmungen ☐₃

Ja, Depression ☐₄

▼

Wenn ja, haben Sie deshalb einen Arzt aufgesucht?

Ja ☐₁

Nein ☐₂

50. Ging der derzeitigen Schwangerschaft eine Kinderwunschbehandlung voraus bzw. stehen Sie vor einer Kinderwunschbehandlung oder wird diese gerade durchgeführt?

Nein ......₁ ☐   Ja ....₂ ☐ ▶ und zwar:

- Zyklusmonitoring / Zyklusüberprüfung .... ☐
- Ausgleich einer Prolaktinerhöhung .... ☐
- Ausgleich einer Testosteronerhöhung .... ☐
- Ausgleich einer Schilddrüsenfunktionsstörung .... ☐
- Clomifenstimulation .... ☐
- IVF-Behandlung .... ☐
- ICSI-Behandlung .... ☐

Sonstiges *(bitte angeben):* [_____]

Weiß (noch) nicht .... ☐

51. Welche der folgenden Krankheiten oder Ereignisse sind in Ihrer Herkunftsfamilie oder der Ihres Partners, also bei Großeltern, Eltern oder Geschwistern, aufgetreten?

☞ *Kreuzen Sie bitte alles an, was zutrifft!*

1. Lippen-, Kiefer-, Gaumenspalten .... ☐
2. Andere Fehlbildungen .... ☐
3. Diabetes (Zuckerkrankheit) .... ☐
4. Hypertonie (Bluthochdruck) .... ☐
5. Mukoviszidose .... ☐
6. Schilddrüsenerkrankungen .... ☐
7. Krampfadern, Thrombosen, Venenerkrankungen .. ☐
8. Chromosomenveränderungen (Trisomien) .... ☐
9. Krebserkrankungen .... ☐
10. Unfruchtbarkeit / ungewollte Kinderlosigkeit ...... ☐
11. Zystenniere .... ☐
12. Fehlgeburten .... ☐
13. Frühgeburten .... ☐

Andere Krankheiten *(bitte angeben):* .... ☐

[_____]

Keine dieser Krankheiten in den Herkunftsfamilien ..... ☐

Weiß nicht .... ☐

| 52. | Haben Sie in den letzten 12 Monaten Blut gespendet? |

Ja .... 1 ☐   Nein ..... 2 ☐ ▶ *Weiter mit Frage 54*

▼

Wie häufig war das in den letzten 12 Monaten?

Insgesamt ...... ☐☐ Mal

Vor wie vielen Monaten war die letzte Blutspende?

Vor .... ☐☐ Monaten

| 53. | Haben Sie danach ein Eisenpräparat verwendet? |

Ja .... 1 ☐   Nein ..... 2 ☐ ▶ *Weiter mit Frage 54*

▼

Welches Präparat und in welcher Dosierung (z. B. 2 x täglich)?

☐

Wie viele Tage haben Sie das Präparat ungefähr verwendet?

Ungefähr .... ☐☐☐ Tage

| 54. | Vor wie viel Wochen hatten Sie Ihre letzte Regelblutung? |

Vor .... ☐☐ Wochen

| 55. | Ist bzw. war der Abstand zwischen den Regelblutungen (Zyklusdauer) im Allgemeinen regelmäßig oder unregelmäßig? |

Regelmäßig .... 1 ☐ zwischen ☐☐ Tagen und ☐☐ Tagen

Unregelmäßig .... 1 ☐ ▶ der kleinste Abstand betrug ... ☐☐ Tage

der größte Abstand betrug ..... ☐☐ Tage

| 56. | Wie war beim Eintritt der letzten Regelblutung die Blutungsstärke? |

Leicht .... ☐ 1
Mittel .... ☐ 2
Stark .... ☐ 3

| 57. | Wie viele Tage dauerte die letzte Regelblutung? .... ☐☐ Tage |

58. Tampons und Binden unterscheiden sich nach der Saugstärke, die auf der Packung mit Tröpfchen (1-6) gekennzeichnet sind.

Welche Tampons- bzw. Bindentypen verwenden Sie zu Beginn, in der Mitte und am Ende der Regelblutung und wie häufig wechseln Sie diese jeweils pro Tag?

	Regelblutung zu Beginn		Regelblutung in der Mitte		Regelblutung am Ende	
	Verwende Typ	Wechsel pro Tag	Verwende Typ	Wechsel pro Tag	Verwende Typ	Wechsel pro Tag
1	☐₁	☐ Mal	☐₁	☐ Mal	☐₁	☐ Mal
2	☐₂	☐ Mal	☐₂	☐ Mal	☐₂	☐ Mal
3	☐₃	☐ Mal	☐₃	☐ Mal	☐₃	☐ Mal
4	☐₄	☐ Mal	☐₄	☐ Mal	☐₄	☐ Mal
5	☐₅	☐ Mal	☐₅	☐ Mal	☐₅	☐ Mal
6	☐₆	☐ Mal	☐₆	☐ Mal	☐₆	☐ Mal

59. Hatten Sie in den letzten 12 Monaten Unfälle, Verletzungen oder Operationen, die zu einem Blutverlust führten?

Nein..........₁ ☐

Ja..............₂ ☐ ▶ Um was handelte es sich: _____

Die Fragen 60-65 richten sich nur an Schwangere:

60. Welche der folgenden Aussagen trifft für Ihre derzeitige Schwangerschaft (eher) zu und welche trifft (eher) nicht zu?

	Trifft (eher) zu 1	Trifft (eher) nicht zu 2
1. Ich hatte die feste Absicht, schwanger zu werden	☐	☐
2. Ich freue mich auf das Kind	☐	☐
3. Mein Partner hat (etwas) Probleme damit	☐	☐
4. Ich habe (etwas) Probleme damit	☐	☐
5. Meine Familie hat (etwas) Probleme damit	☐	☐
6. Ich mache mir manchmal deshalb finanzielle Sorgen	☐	☐
7. Meine Belastung wird durch das Kind noch zunehmen	☐	☐
8. Ich mache mir Sorgen wegen meiner beruflichen Entwicklung	☐	☐
9. Ich habe manchmal Sorge, kein gesundes Kind zu gebären	☐	☐
10. Ich sehe mit Optimismus in die Zukunft	☐	☐
11. Ich kann über alle Probleme mit jemandem sprechen	☐	☐
12. Ich erhalte viel emotionale Unterstützung	☐	☐
13. Ich fühlte mich in den letzten 4 Wochen häufig niedergeschlagen, traurig, bedrückt oder hoffnungslos	☐	☐
14. Ich hatte in den letzten 4 Wochen deutlich weniger Lust und Freude an Dingen, die ich sonst gerne tue	☐	☐
15. Ich habe häufig Angst vor dem, was auf mich zukommt	☐	☐

61.	In welcher Schwangerschaftswoche befinden Sie sich und wann ist der errechnete Geburtstermin?	☐☐ . Schwangerschaftswoche Geburtstermin: ☐☐ ☐☐ ☐☐ Tag Monat Jahr
62.	Wie viele Tage hatten Sie in der Zeit seit der Diagnose der Schwangerschaft Übelkeit oder Brechreiz?	☐☐ Tage
63.	Hatten Sie tägliches, mehrfaches Erbrechen mit Gewichtsverlust?	Ja ☐₁ Nein ☐₂
64.	Wissen Sie schon, ob es sich um einen Einling, Zwillinge oder Mehrlinge handelt?	Ja, Einling ☐₁ Ja, Zwillinge ☐₂ Ja, Mehrlinge ☐₃ Nein, nicht bekannt ☐₄

65. Wie stark waren Sie in den letzten 12 Monaten vor der Schwangerschaft und seit der Schwangerschaft durch Ereignisse in Familie, Beruf (oder anderes) belastet?

	Sehr stark						Überhaupt nicht
	1	2	3	4	5	6	7
In den letzten 12 Monaten vor der Schwangerschaft	☐	☐	☐	☐	☐	☐	☐
Seit der Schwangerschaft	☐	☐	☐	☐	☐	☐	☐

Die folgenden Fragen richten sich wieder an alle:

66a **Wie zufrieden sind Sie derzeit mit den folgenden Bereichen Ihres Lebens?**

☞ *Bitte kreuzen Sie das Kästchen unter dem entsprechenden Gesicht an.*

Wie zufrieden sind Sie ...	Sehr unzufrieden						Sehr zufrieden
	1	2	3	4	5	6	7
mit Ihrer Arbeitssituation bzw. Ihrer Hauptbeschäftigung?	☐	☐	☐	☐	☐	☐	☐
mit Ihrer Wohnsituation?	☐	☐	☐	☐	☐	☐	☐
mit Ihrer finanziellen Lage?	☐	☐	☐	☐	☐	☐	☐
mit Ihrer Freizeit?	☐	☐	☐	☐	☐	☐	☐
mit Ihrer Gesundheit?	☐	☐	☐	☐	☐	☐	☐
mit Ihrer Partnerbeziehung?	☐	☐	☐	☐	☐	☐	☐
mit Ihrer familiären Situation?	☐	☐	☐	☐	☐	☐	☐
mit Ihren Beziehungen zu Freunden, Nachbarn, Bekannten?	☐	☐	☐	☐	☐	☐	☐

66b **Und wenn Sie nun einmal Ihre gesamte derzeitige Situation berücksichtigen:**

	1	2	3	4	5	6	7
Wie zufrieden sind Sie dann insgesamt mit Ihrem Leben?	☐	☐	☐	☐	☐	☐	☐

Allergierisiko des Kindes

67a Haben oder hatten Sie oder der Vater des Kindes jemals ein <u>juckendes Ekzem bei Hautkontakt mit bestimmten Materialien</u> oder nach der Einnahme von Medikamenten?

Ja, ich selbst ....☐₁

Ja, der Vater des Kindes ....☐₁

67b Leiden oder litten Sie oder der Vater des Kindes an einer <u>Neurodermitis</u> (auch endogenes Ekzem oder atopische Dermatitis genannt)?

Ja, ich selbst ....☐₁

Ja, der Vater des Kindes ....☐₁

67c Leiden oder litten Sie oder der Vater des Kindes regelmäßig im Frühjahr oder Sommer an einer juckenden, verstopften oder laufenden Nase und/oder an geschwollenen, juckenden Augen, ohne erkältet zu sein (<u>Heuschnupfen oder allergische Bindehautentzündung</u>)?

Ja, ich selbst ....☐₁

Ja, der Vater des Kindes ....☐₁

67d Leiden oder litten Sie oder der Vater des Kindes an <u>allergischem Asthma</u> (Brochialasthma)?

Ja, ich selbst ....☐₁

Ja, der Vater des Kindes ....☐₁

Allgemeine statistische Angaben

68. Und nun bitte noch einige statistische Angaben: In welcher Krankenkasse sind Sie versichert? Bitte geben Sie zunächst die Kassenart an und nennen Sie die genaue Bezeichnung Ihrer Krankenkasse.

☞ *Also z. B. nicht nur "AOK" ankreuzen, sondern zusätzlich z. B. angeben: "AOK-Bayern".*
Oder nicht nur "Betriebskrankenkasse" ankreuzen, sondern zusätzlich z. B. angeben: "BKK Mobil Oil"

AOK .... ₁ ☐ ▶ [   ]

Betriebskrankenkasse (BKK) .... ₂ ☐ ▶ [   ]

Innungskrankenkasse (IKK) .... ₃ ☐ ▶ [   ]

Ersatzkasse .... ₅ ☐ ▶ [   ]

Private Krankenversicherung .... ₆ ☐ ▶ [   ]

Sonstige Krankenkasse .... ₇ ☐ ▶ [   ]

69. Ihr Geburtsmonat und -jahr:

Monat: ☐☐ Jahr: ☐☐

70.	Welche Staatsangehörigkeit haben Sie?	Deutsch ☐₁ Andere ☐₂

71a	Wie viel Kilogramm wiegen Sie <u>derzeit</u> ohne Bekleidung?	☐☐ kg
71b	Wie viel Kilogramm haben Sie <u>vor der Schwangerschaft</u> gewogen?	☐☐ kg Weiß nicht mehr ☐₁

72.	Wie groß sind Sie in Zentimetern?	☐☐☐ cm

73.	Ihr Familienstand:	Verheiratet, mit Ehepartner zusammen lebend ☐₁ Verheiratet, von Ehepartner getrennt lebend ☐₂ Ledig, mit Partner zusammenlebend ☐₃ Ledig, allein lebend ☐₄ Geschieden ☐₅ Verwitwet ☐₆

74.	Wie viele Personen leben insgesamt in Ihrem Haushalt?	☐☐ Personen

75.	Auf welche Fragen zur Schwangerschaft und Geburt haben Sie bisher (auch im Handbuch des BabyCare-Programms) keine ausreichende Antwort bekommen? Bitte geben Sie uns diese hier an:

76.	Bitte geben Sie abschließend unserem BabyCare-Programm noch eine Schulnote:

Sehr gut	Gut	Befriedigend	Ausreichend	Mangelhaft	Ungenügend
1	2	3	4	5	6
☐	☐	☐	☐	☐	☐

77.	Wo bzw. wie sind Sie auf das Programm BabyCare aufmerksam geworden?

Informationsmaterial in der Frauenarztpraxis ☐₁   Im Internet ☐₁
Informationsmaterial in einer anderen Arztpraxis ☐₁   In der Apotheke ☐₁
Durch persönliche Empfehlung eines Arztes ☐₁   Im Buchladen ☐₁
Durch Artikel in einer Zeitung / Zeitschrift ☐₁   Durch meine Krankenkasse ☐₁
Durch Fernsehen / Rundfunk ☐₁   Sonstiges (bitte angeben): ☐₁
Durch Freunde / Bekannte / Kollegen ☐₁
Durch Partner / Ehepartner ☐₁

78.	Datum des Ausfülltages:	Tag: ☐☐ Monat: ☐☐ Jahr: ☐☐

Ernährungsanalyse

79. Bitte füllen Sie das nachfolgende Schema sorgfältig für 7 Tage aus, wenn Sie an der zusätzlichen Ernährungsanalyse interessiert sind. Wenn Ihnen das zu viel Mühe macht, überspringen Sie diese Frage und **füllen bitte noch die vorletzte Seite des Fragebogens aus, damit wir Ihnen Ihre Auswertung zuschicken können.**

So ernähre ich mich
Bei unvollständigen Angaben kann die Ernährungsanalyse nicht durchgeführt werden. Notieren Sie also bitte alles, was Sie verzehren, z. B. auch Nüsse, Bonbons o. Ä. zwischendurch oder beim Fernsehen.
In der zweiten Spalte ist für die einzelnen Nahrungsmittel zunächst die normale, übliche Portionsmenge angegeben. Wenn Sie genau diese Menge zu sich nehmen, machen Sie einen Strich, bei der doppelten Menge also zwei Striche usw. Am Ende der 7 Tage zählen Sie die Striche pro Lebensmittel zusammen und tragen diese Zahl in die Summenspalte ein *(z. B. 14)*

So ernähre ich mich:

Nahrungsmittel	Kücheneinheit bzw. Portionsmenge	1. Tag	2. Tag	3. Tag	4. Tag	5. Tag	6. Tag	7. Tag	Summe (7 Tage)
BROT									
Graubrot	Scheibe = 45 g								
Weißbrot, Toast	Scheibe = 30 g								
½ Brötchen	Stück = 25 g								
½ Vollkornbrötchen	Stück = 30 g								
Vollkornbrot	Scheibe = 50 g								
Laugengebäck	Stück = 50 g								
Croissant aus Blätterteig	Stück = 70 g								
Knäcke, Zwieback	Scheibe = 10 g								
BROTBELAG / EIER									
Butter	Portion = 20 g								
Margarine	Portion = 20 g								
Margarine, halbfett	Portion = 20 g								
Wurst (Salami, Mettwurst, Leberwurst)	Portion = 30 g								
Fettarme Wurst (Corned Beef, Geflügelwurst)	Portion = 25 g								
Sojaaufschnitt	Portion = 30 g								
Vegetarische Pasten	Portion = 20 g								
Frischkäse	Portion = 30 g								
Käse unter 20 % Fett i.Tr.	Portion = 30 g								
Käse 20 bis 40 % Fett i.Tr.	Portion = 30 g								
Käse über 40 % Fett i.Tr.	Portion = 30 g								
Marmelade, Gelee	Portion = 25 g								
Honig	Portion = 20 g								
Nussnougatcreme	Portion = 20 g								
Magerquark	Esslöffel = 30 g								
Speisequark	Esslöffel = 30 g								
Eier	Stück = 60 g								
CEREALIEN (MÜSLI ETC.)									
Haferflocken, trocken	Tasse = 60 g								

Fortsetzung nächste Seite

Nahrungsmittel	Kücheneinheit bzw. Portionsmenge	Nahrungsaufnahme, Anzahl pro Tag							Summe (7 Tage)
		1. Tag	2. Tag	3. Tag	4. Tag	5. Tag	6. Tag	7. Tag	
Müsli, trocken	Tasse = 50 g								
Cornflakes, trocken	Tasse = 30 g								
Frühstückscerealien	Tasse = 30 g								
Sonnenblumen-, Kürbiskerne	Esslöffel = 20 g								
KAFFEE / MILCH / JOGHURT									
Kaffee	Tasse = 150 g								
Schwarzer oder Grüner Tee	Tasse = 125 g								
Früchtetee, Kräutertee, Aromatee	Becher = 200 g								
Dosenmilch	Teelöffel = 5 g								
Zucker	Teelöffel = 5 g								
Kakao	Tasse = 150 g								
Trinkmilch 3,5 % Fett	Glas = 150 g								
Trinkmilch 1,5 % Fett	Glas = 150 g								
Buttermilch	Tasse = 150 g								
Sojamilch	Tasse = 150 g								
Tofu	Portion = 100 g								
Joghurt 3,5 % Fett	Kleiner Becher = 150 g								
Joghurt 1,5 % Fett	Kleiner Becher = 150 g								
Joghurt mit Früchten 3,5 % Fett	Kleiner Becher = 150 g								
Joghurt mit Früchten 1,5 % Fett	Kleiner Becher = 150 g								
FLEISCH									
Kotelett, Schnitzel	Portion = 180 g								
Steak, Schnitzel natur	Portion = 160 g								
Putenschnitzel	Portion = 350 g								
Braten	Portion = 125 g								
Gulasch, Ragout	Portion = 150 g								
Bratwurst	Stück = 100 g								
Würstchen, Bockwurst, Wiener Würstchen	Stück = 100 g								
Fleisch-, Kochwurst	Portion = 125 g								
Frikadelle, Klops	Stück = 200 g								
Hähnchenfleisch	Portion = 125 g								
Leber, Herz, Niere	Portion = 125 g								
Mett, Gehacktes	Portion = 100 g								
Speck, Bauchfleisch	Scheibe = 30 g								
KARTOFFELN / BEILAGEN									
Kartoffeln	Portion = 200 g								
Kartoffelpüree	Portion = 250 g								
Klöße, Knödel	Portion = 200 g								
Bratkartoffeln	Portion = 250 g								

Fortsetzung nächste Seite

Nahrungsmittel	Kücheneinheit bzw. Portionsmenge	Nahrungsaufnahme, Anzahl pro Tag							Summe (7 Tage)
		1. Tag	2. Tag	3. Tag	4. Tag	5. Tag	6. Tag	7. Tag	
Pommes frites	Portion = 200 g								
Kartoffelpuffer	Portion = 200 g								
Reis, gekocht	Portion = 180 g								
Naturreis, gekocht	Portion = 180 g								
Weizen-, Roggen-, Gerste-Vollkorn	Portion = 150 g								
Nudeln, gekocht	Portion = 125 g								
Vollkornnudeln, gekocht	Portion = 125 g								
Soße	Portion = 60 g								
Tomatenketchup	Esslöffel = 20 g								
Hackfleischsoße	Portion = 75 g								
GERICHTE									
Pizza	Stück = 300 g								
Vegetarische Pizza	Stück = 250 g								
Pfannkuchen, Eierkuchen, Crêpe	Portion = 250 g								
Spaghetti in Tomatensoße	Portion = 250 g								
Fladenbrot mit Kalb-/Rindfleisch (Döner)	Stück = 350 g								
Gemüse-Lasagne	Portion = 250 g								
Ratatouille	Portion = 350 g								
Frühlingsrolle	Portion = 150 g								
GEMÜSE / SALAT									
Rotkohl, Weißkohl, Sauerkraut, Wirsing	Portion = 200 g								
Spinat, Mangold	Portion = 150 g								
Rote Rübe (Rote Beete) gegart	Portion = 150 g								
Blumenkohl, Broccoli	Portion = 200 g								
Kohlrabi, Rosenkohl	Portion = 200 g								
Kürbis frisch gegart	Portion = 150 g								
Fenchel, Spargel, Porree	Portion = 200 g								
Möhren, Schwarzwurzeln	Portion = 200 g								
Bohnen, Erbsen grün	Portion = 200 g								
Aubergine	Portion = 150 g								
Avocado	Stück = 125 g								
Pilze gegart	Portion = 120 g								
Gurke, Paprika, Tomate	Portion = 150 g								
Gewürzgurken Sauerkonserve, abgetropft	Portion = 100 g								
Mais aus Konserve	Portion = 150 g								
Zwiebeln	Portion = 30 g								
Oliven	Portion = 20 g								
Endivien-, Eisberg-, Feld-, Kopfsalat	Portion = 100 g								
Sojasprossen	Portion = 12 g								

Fortsetzung nächste Seite

Nahrungsmittel	Kücheneinheit bzw. Portionsmenge	Nahrungsaufnahme, Anzahl pro Tag							Summe (7 Tage)
		1. Tag	2. Tag	3. Tag	4. Tag	5. Tag	6. Tag	7. Tag	
Rohkostsalat ohne Dressing	Portion = 250 g								
Blattsalat mit Dressing	Portion = 100 g								
Küchenkräuter frisch	Teelöffel = 1 g								
Nudelsalat mit Mayonnaise	Portion = 350 g								
Kartoffelsalat	Portion = 250 g								
Fleischsalat	Portion = 100 g								
SUPPEN / EINTÖPFE									
Klare Suppe	Teller = 300 g								
Gebundene Suppe	Teller = 350 g								
Suppen-Eintopf	Teller = 450 g								
Gemüse-Eintopf	Teller = 450 g								
Linsen-, Erbseneintopf	Teller = 400 g								
FISCH									
Fisch, gekocht	Portion = 150 g								
Fisch, gebraten	Portion = 200 g								
Fischstäbchen	Portion = 150 g								
Fischkonserve	Dose = 180 g								
Fisch, geräuchert	Portion = 70 g								
Rollmops, Matjes	Stück = 90 g								
Krustentiere	Portion = 100 g								
GETRÄNKE									
Fruchtsaft	Glas = 200 g								
Multivitaminsaft	Glas = 200 g								
Apfelsaftschorle	Glas = 200 g								
Limonade, Cola	Glas = 200 g								
Diätlimonaden	Glas = 200 g								
Mineralwasser	Glas = 200 g								
Trinkwasser	Glas = 200 g								
Gemüsesaft	Glas = 200 g								
Bier alkoholfrei	Glas = 330 g								
Radler/Alster, Light Bier, Alkoholarm	Glas = 300 g								
Bier	Glas = 330 g								
Wein, Sekt	Kleines Glas = 125 g								
Spirituosen (Weinbrände, Schnäpse)	Schnapsglas = 20 g								
Liköre	Schnapsglas = 20 g								
OBST									
Apfel	Stück = 125 g								
Apfelsine	Stück = 125 g								
Ananas	Portion = 125 g								

Fortsetzung nächste Seite

Nahrungsmittel	Kücheneinheit bzw. Portionsmenge	Nahrungsaufnahme, Anzahl pro Tag							Summe (7 Tage)
		1. Tag	2. Tag	3. Tag	4. Tag	5. Tag	6. Tag	7. Tag	
Birne	Stück = 120 g								
Banane	Stück = 125 g								
Melone	Portion = 125 g								
Weintrauben	Portion = 125 g								
Aprikosen, Pfirsiche, Kirschen, Pflaumen	Portion = 100 g								
Erdbeeren, Himbeeren, Stachelbeeren	Portion = 100 g								
Mandarine, Clementine	Portion = 125 g								
Kiwi	Stück = 45 g								
KUCHEN / DESSERT									
Obstkuchen	Stück = 150 g								
Dresdner Stollen aus Hefeteig	Stück = 100 g								
Nürnberger Lebkuchen	1/2 Stück = 40 g								
Trockenkuchen	Stück = 70 g								
Stückchen, Teilchen	Stück = 50 g								
Sahne-, Cremetorte	Stück = 120 g								
Schlagsahne	Esslöffel = 25 g								
Eis	Portion = 75 g								
Milchreis	Portion = 250 g								
Pudding	Portion = 250 g								
Kompott, Apfelmus	Portion = 250 g								
SÜSSWAREN / SNACKS									
Bonbon	Stück = 5 g								
Gummibärchen/Weingummi	Esslöffel = 15 g								
Kekse	Stück = 5 g								
Schokolade	Portion = 20 g								
Schokoriegel (z. B. Mars, Nuts)	Stück = 60 g								
Müsliriegel	Stück = 25 g								
Pralinen	Stück = 12 g								
Nüsse	Esslöffel = 25 g								
Salzige Knabbereien	Tasse = 25 g								
ÖLE / SALZ									
Sonnenblumenöl, Distelöl	Esslöffel = 10 g								
Sojaöl, Erdnussöl	Esslöffel = 10 g								
Olivenöl, Rapsöl	Esslöffel = 10 g								
Jodiertes Salz	Prise = 0,5 g								

Sonstiges *(bitte angeben)*:

Erklärung zum Datenschutz und zur absoluten Vertraulichkeit Ihrer Angaben beim BabyCare-Fragebogen

Die Befragung wird nach den gesetzlichen Bestimmungen des Datenschutzes in Deutschland durchgeführt. Die Daten werden nur in anonymisierter Form ausgewertet.

Die Teilnahme an der Befragung ist freiwillig. Wenn Sie möchten, können Sie an der Befragung auch anonym teilnehmen und/oder die Ergebnisse an eine dritte Person oder ein Postfach schicken lassen.

Die Zustimmung zur Auskunft durch Ihre Frauenärztin/Ihren Frauenarzt und zur Folgebefragung können Sie jederzeit für die Zukunft unter team@fb-e.de oder telefonisch unter 030/450 5780 32 widerrufen.

Bei FB+E sind Name und Anschrift stets vom Fragebogen getrennt. Beide Teile erhalten eine Codenummer. Name und Anschrift werden von FB+E in der Versandabteilung und dem beauftragten Versandunternehmen gesichert, um Ihnen die persönlichen Empfehlungen auch zusenden zu können. Dabei wird der Antwortbrief verschlossen und nur über die Codenummer an Sie adressiert.

Die Ergebnisse der wissenschaftlichen Auswertung werden ausschließlich in anonymisierter Form und in Gruppen zusammengefasst dargestellt. Niemand kann also aus den Ergebnissen erkennen, von welcher Person die Angaben stammen.

Der ausgefüllte Fragebogen wird ohne die Umschlagseiten, die sofort abgetrennt werden, d. h. also ohne Name und Anschrift zur wissenschaftlichen Auswertung an die Datenverarbeitungsabteilung gegeben. Deren Mitarbeiter sehen also nicht, von wem die Angaben stammen.

Nur in besonderen Ausnahmefällen (Rückfragen der Schwangeren) werden die Adressdaten durch eine besonders autorisierte Mitarbeiterin mit den Fragebogendaten zusammengeführt, um die Rückfrage zu beantworten.

Damit ist eine größtmögliche Trennung der Fragebogendaten und der Adressdaten umgesetzt.

Die technischen und organisatorischen Maßnahmen zum Datenschutz werden regelmäßig vom betrieblichen Datenschutzbeauftragten geprüft.

Wir danken Ihnen für Ihre Mitwirkung und für Ihr Vertrauen in unsere Arbeit.

Für die Einhaltung der Datenschutzbestimmungen sind verantwortlich

Dr. R. Kirschner
(Geschäftsführerin FB+E)

M. Mielke
(Datenschutzbeauftragter)

Dieses Blatt wird sofort nach Eingang des Fragebogens abgetrennt!

Anschrift zur Einsendung des Fragebogens:
Forschung, Beratung + Evaluation, Projektgruppe BabyCare, Postfach 652111, 13316 Berlin

---

Bitte senden Sie mir die persönliche Auswertung an folgende Adresse: *
(Bitte in Druckbuchstaben ausfüllen!)

Name:

Adresse:

Postleitzahl / Ort:

Alternativ: **Bitte senden Sie mir die persönliche Auswertung an meine E-Mail Adresse:** *

Name:

E-Mail Adresse:

Bitte geben Sie uns nochmals Ihr genaues Geburtsdatum an. Dieses benötigen wir, um ganz sicher sein zu können, dass wir die Empfehlung an die richtige Adresse schicken.

Geburtsdatum: Tag Monat Jahr

Hiermit erkläre ich mein Einverständnis, dass mein(e) betreuende(er) Ärztin/Arzt:

Name:

Adresse:

Postleitzahl / Ort:

dem Forschungsinstitut über mein Geburtsergebnis Auskunft geben darf. Dieses wird benötigt, um den Erfolg des Programms BabyCare bewerten zu können.
(Ich kann diese Zustimmung jederzeit für die Zukunft unter team@fb-e.de oder telefonisch unter 030/450 5780 32 widerrufen.)

Datum   Unterschrift

Ich bin damit einverstanden, dass für eine mögliche Folgebefragung
(z. B. zum Stillen oder zur Entwicklung des Kindes) **meine Adresse gespeichert wird.**
(Ich kann diese Zustimmung jederzeit für die Zukunft unter team@fb-e.de oder telefonisch unter 030 / 450 5780 32 widerrufen.)

Ja ☐₁   Nein ☐₂   ▶ *Dann wird Ihre Adresse ca. 3 Monate nach dem voraussichtlichen Geburtstermin gelöscht!*

Datum   Unterschrift

---

* Die Teilnahme an der Befragung ist freiwillig. Wenn Sie möchten, können Sie an der Befragung auch anonym teilnehmen und/oder die Ergebnisse an eine dritte Person/ein Postfach schicken lassen.

© Forschung, Beratung + Evaluation (FB+E), außer: Frage 79 © Deutsche Gesellschaft für Ernährung (DGE) und Frage 67 a-d © Universität Freiburg, Prof. Dr. Forster

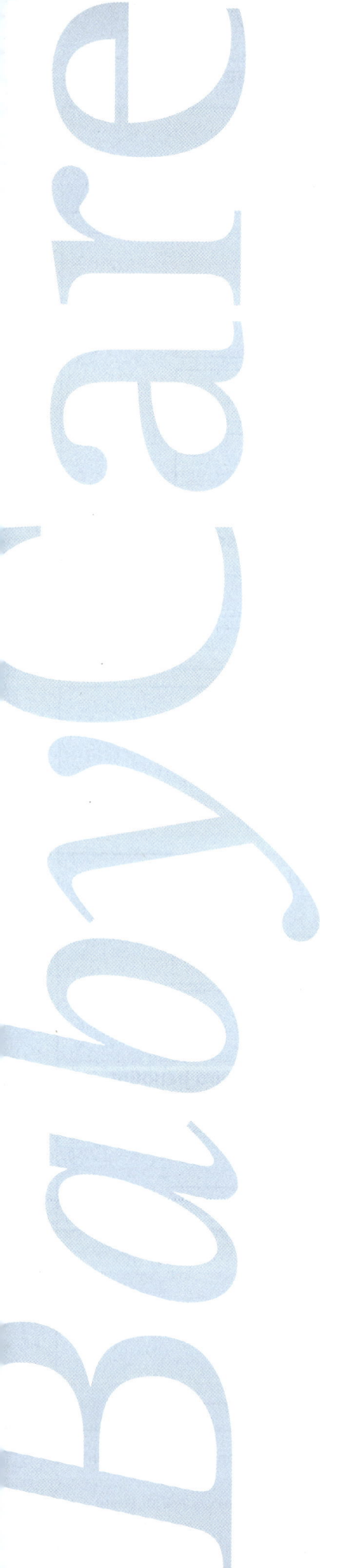

4933207C9841